国家出版基金项目
NATIONAL PUBLICATION FOUNDATION

齐鲁医派文库

总主编○王振国

齐鲁优秀中医药人才临床经验集萃

王兴臣 主编

山东科学技术出版社
·济南·

图书在版编目（CIP）数据

齐鲁优秀中医药人才临床经验集萃 / 王兴臣主编 . -- 济南：山东科学技术出版社，2023.10
（齐鲁医派文库 / 王振国总主编）
ISBN 978-7-5723-1616-6

Ⅰ. ①齐…　Ⅱ. ①王…　Ⅲ. ①中医临床 – 经验 – 中国 – 现代　Ⅳ. ① R249.7

中国国家版本馆 CIP 数据核字（2023）第 056921 号

齐鲁优秀中医药人才临床经验集萃
QILU YOUXIU ZHONGYIYAO RENCAI LINCHUANG JINGYAN JICUI

责任编辑：马　祥
装帧设计：孙　佳

主管单位：山东出版传媒股份有限公司
出 版 者：山东科学技术出版社
地址：济南市市中区舜耕路 517 号
邮编：250003　电话：（0531）82098088
网址：www.lkj.com.cn
电子邮件：sdkj@sdcbcm.com
发 行 者：山东科学技术出版社
地址：济南市市中区舜耕路 517 号
邮编：250003　电话：（0531）82098067
印 刷 者：山东联志智能印刷有限公司
地址：山东省济南市历城区郭店街道相公庄村文化产业园 2 号厂房
邮编：250100　电话：（0531）88812798

规格： 16 开（184 mm × 260 mm）
印张： 31.5　**字数：** 490 千　**印数：** 1~1000
版次： 2023 年 10 月第 1 版　**印次：** 2023 年 10 月第 1 次印刷
定价： 108.00 元

文库规划委员会

专家指导委员会

本书编委会

主　编　王兴臣

副主编　姬　琳　于丽红　王　彬

编　委（按姓氏笔画排序）

王开达　王学斌　王缓缓　刘金星

刘建民　李雅慧　张明庆　阎兆君

文库序

齐鲁大地，东临渤海、西接中原、北傍燕赵、南依徐淮，是连接华东与华北、大海与中原的纽带。先秦时期，华夏文明的重心在齐鲁，多元文化融合而成的齐鲁文化是中国优秀传统文化的重要源头。在齐鲁文化的滋养下，齐鲁大地产生了独特的地域性中医药文化，形成了“儒医文化”“扁鹊故里”“针砭发源地”三张名片，齐鲁医派即是在这种具有地域特色的中医药厚土上孕育、发展、壮大的中医学术流派，是齐鲁中医药文化的重要组成部分，在医学理论和诊疗技术方面形成了自己独特的体系，对我国中医药事业的发展影响至深。

“十四五”时期，我国转向高质量发展阶段，人民健康处于优先发展的战略位置，中医药振兴发展迎来天时地利人和的大好时机，山东省也进入由中医药大省向强省跨越的关键时期。习近平总书记就中医药工作做出的一系列重要指示和重要批示，为新时代中医药事业传承创新发展提供了根本遵循。2018 年以来，山东省委、省政府先后出台了多个促进中医药发展的重要文件，为齐鲁中医药文化的弘扬与齐鲁医派的传承创新发展增添了巨大的推动力。其中，《齐鲁医派文库》的出版就是大力实施齐鲁中医药“六大工程”的重要举措之一。

《齐鲁医派文库》是以习近平新时代中国特色社会主义思想为指导，深入贯彻落实全国、全省中医药大会精神，以挖掘、建设与普及齐鲁中医药文化及特色技术为主要目的的大型中医药文化传承出版工程，是山东省政府首次对齐鲁中医药文化精髓进行的全面深刻的挖掘与传承。该项目聚焦齐鲁医籍、医史汇考、经验辑要和中医药文化等板块，重点整理抢救濒临失传的珍稀和珍贵古医籍，深入挖掘整理扁鹊、淳于意、王叔和、钱乙、成无己、黄元御等为代表的古代齐鲁医家理论精华，全面梳理齐鲁中医药名堂、名号及名家理论，系统整理齐鲁当代名老中医、中青年人才的学术和临床经验。在对齐鲁历代名医的相关文献和资料进行搜集、解读、阐释、评议的基础上，本着历史、文献、理论研究有机结合的原则，厘清齐鲁医学的基本发展脉络，系统总结齐鲁古代名医、近现代名医及当代名医的特色医学理论、临床实践经验、传承谱系和历史影响，为当代齐鲁医派的发展提供理论及技术支持。

《齐鲁医派文库》秉承“整体设计、分步实施、突出特色、强化实践”的研究宗旨，以文化建设为前提，以学术传承为根本，密切结合社会发展需要，力图打造形成特色鲜明、优势突出的齐鲁中医药文化特色品牌。其编纂历时五年，编写组由齐鲁中医药古籍文献研究、中医临床、中药炮制等知名专家组成，有力地保障了作品的顺利实施及高质量完成。文库的问世将填补山东地区中医药文献与文化整理的多项空白，对山东特色的中医药文化核心价值体系的建立、齐鲁中医药非物质文化遗产的保护，以及齐鲁中医药典籍、文物、古迹和古今名医学术思想及其文化内涵的传承，起到巨大的推动作用。希望后续能有更多更好的齐鲁中医药著作问世，从而掀起齐鲁医派研究的巨浪，将齐鲁中医药的宝贵财富奉献给社会，为中医药的传承创新发展贡献齐鲁力量。

文库规划委员会

2023 年 9 月于泉城

王琦序

今天我们对中医学术流派的一般定义，是指中医学在长期历史发展过程中形成的具有独特学术思想或学术主张及独到临床诊疗技艺，有清晰的学术传承脉络、一定历史影响与公认度的学术派别。我认为，中医学术流派的内涵有狭义和广义的区别。狭义的中医学术流派是指以师承为核心，有独特主张的医家群体；而广义的中医学术流派还包含了以学术理论或经典为核心的中医学派，以及经过长期传承而形成的以地域环境为基础的各类中医派别。

齐鲁医派就是我国地域性医学流派的重要代表，是产生于齐鲁大地、根植于齐鲁文化、受齐鲁地域环境特异性影响而形成的医学流派，是对齐鲁大地这一特定地域医家医学与文化特征的整体概括。中医药文化植根于中国传统文化的土壤，融合了母体文化中的自然观、哲学观、思维模式，滋养着中医学的创造与发明，具有主宰着自己命运的卓然自立的“思想自我”。这种“思想自我”是集自然科学与社会科学相融合的中医思维，是具有东方特色的原创性思维。中医药文化从中国传统文化的母体里走出来，带着历史的轨迹走到今天，充分显示了自身的价值。齐鲁文化主张以人为本，以仁为核心，以和为贵，以礼为范，追求“天人合一”“与时俱进”，是中国传统文化中最灿烂的瑰宝，也塑造和丰富了中医药学自然科学与人文科学的双重属性。齐鲁医派是齐鲁文化的承载者，也是齐鲁文化的践行者。

丰厚的文化底蕴既是中医学术流派形成与发展的灵魂，也是中医学术传承创新发展的凝聚力所在。综观中医学术流派发展历程，其兴衰每与文化相应。宋明儒家摒斥旧学，各立新说，金元时期医派林立；近代学人弃旧维新，各流派亦积极采纳西学，中西汇通、衷中参西等主张也风行一时。中医药学之所以历数千年而不衰，正在于其拥有自我创新的机制，表现为随着时代变迁而不断调整创新，从而显示出强大的生命力。医学流派的发展，离不开文化的滋养，要促进医学流派的繁荣，必须将其植于中华优秀传统文化土壤中，必须将其置于各地文化发展的脉络中，把流派文化传承与研究放在首要地位。推动传统文化的创造性转化和创新性发展，使之与现实文化相融相通，共同服务以文化人的时代任务，这对中医药文化发展尤为重要。

齐鲁大地名医辈出，开山立派的大家众多。汉代司马迁《史记》之《扁鹊仓公列传》，是我国正史中第一部医家传记，入传的扁鹊（秦越人）、仓公（淳于意），都是齐鲁医家。如司马迁所言："扁鹊言医，为方者宗。"又说："至今天下言脉者，由扁鹊也。"淳于意"诊籍"开创中国乃至世界医案之先河。还有王叔和撰第一部脉学专著《脉经》，钱乙世称"儿科鼻祖"，成无己首注《伤寒论》，开创方论之先河，等等。在儒家文化影响下，齐鲁医家精通文化典籍，熟悉传统思维，援儒入医，格物穷理，融会贯通，促进了中医药理论的系统整理、凝练与升华，更因其具有区别于一般医家独特的道德理想，处世风范，"立德、立功、立言"，使医学获得广泛的社会认同。迄今齐鲁中医整体上依然保持着"重传承，重脉学，重经典"的特点。

中医流派研究要"古为今用"，要密切结合社会发展的需要。我认为现代中医流派传承有以下三大基点。

首先，中医流派多样性的重塑是学术繁荣的动因。两千多年来，从扁鹊学派到中西汇通派，中医流派的稳定结构一直存在着。学术流派的根本特征在于有鲜明独特的学术思想，稳定的学术体系，以及完整的学术群体。中医流派的多样性是中医水系不断流的重要因素，流派之间相互切磋互补是形成理论张力、推动中医学发展的重要存在。然而当前中医学术特色淡化，中医流派出现严重断层和脱节，甚至消亡。如何做到传承和而不同，重塑中医流派的多样性问题迫在眉睫。

其次，中医流派新学说的开创是学术发展的引擎。形成中医流派需要具备的三个主要条件：一是有学术（说）奠基人，即开启山林的鼻祖，或者叫作宗师；二是有一部或一类旗帜鲜明、理论独特的传世之作；三是有一个不断相传研习、传播实践的学术群体。中医学术呈现流派特色淡化和传承危机的问题虽与教育模式有关，但根本原因在于学术源头缺少新学说。今天的中医学术多偏重于学术的共性，而缺少学术的个性。理论界的一个重要欠缺是流派与学派稀少。只要有新学说，就会有新流派。只要学术本身有生命力、有价值，这个学术流派就会有追随者、实践者、继承者、推广者。

再次，中医流派的时代性特征是学术传承的生命力。流派独特的理论与临床技艺是中医学术流派产生、发展的生命力所在，学术流派的繁荣发展离不开对流派诊疗理论与特色技艺的继承掌握和创新优化研究。每个学派的形成必有其鲜明的时代印记，当时代需求发生改变时，必然有新学说的创立。传统不是过去，而是能够随着时光的推移，在历史长河中连接过去、传承现在、对接未来的存在，这样的传统才有生命力。中医学术流派应敢于突破与超越，既从传统中来，又超越传统，从而达到传承与发展。

《论语·雍也》："齐一变，至于鲁；鲁一变，至于道。"齐鲁文化是中华优秀传统文化的主干，齐鲁医派是山东中医学术的一张熠熠生辉的金名片。《齐鲁医派文库》秉承"整体设计、分步实施、突出特色、强化实践"的研究宗旨，以齐鲁医派文化渊源研究、齐鲁医派发展史研究、齐鲁名医考、齐鲁医籍考、齐鲁医籍名著整理、齐鲁医派当代主要流派研究为基本架构，传承与创新并举，形成了一个完整的体系，不仅致力于坚守中医药文化根脉，更着眼于激活中医学的现代转型。文库的编纂出版，功在当代，利在千秋，必将为促进山东乃至全国的中医药事业传承、繁荣与发展，为"健康中国""健康山东"建设作出贡献。

中国工程院院士
国医大师
王琦

2023 年 9 月于北京

王新陆序

齐鲁大地人杰地灵，齐鲁文化浩浩汤汤，齐鲁医学源远流长。“齐鲁”缘起于先秦齐、鲁两国，最早将其作为统一地域概念使用见于《荀子·性恶篇》。后人用“齐鲁”指代山东地区。山东是中国古代文化的发源地之一，曾出现过许多杰出的思想家、政治家、军事家、科学家、文学家和艺术家。他们的思想、理论、智慧和学术成就，构成了中国传统文化的重要内容，形成了具有独特地域优势的齐鲁文化。齐鲁医学滥觞于齐鲁大地，齐鲁文化为齐鲁医学的孕育和壮大提供了丰富的养分，形成了独具特色、影响巨大的齐鲁医学，对整个中医药学的形成与发展产生了巨大的推动作用。

齐鲁地区自古以来就有比较先进的医学。“砭石者，亦从东方来”，济南城子崖文化遗址中出土的陶制“尖头器”，平阴县朱家桥商周文化遗址中出土的长约8厘米的无孔骨针，据考都是砭刺人体穴位祛除疾病的医疗工具。春秋战国时期，齐鲁大地就形成了独具特色的齐派医学。早期的齐派医学主要包括前后相接的两个医疗群体，前者以秦越人（扁鹊）为核心，后者以淳于意（仓公）为基干。他们不但有独特的理论和技术，而且形成了完整的传承谱系。其中扁鹊是脉学的创始者，开创了我国医学史上第一个医学学派，即扁鹊学派。淳于意则为扁鹊学派的重要医家。

扁鹊学派在齐鲁中医学的发展中成为齐鲁医派的核心，后世王叔和完善了脉学体系，钱乙创立了独特的儿科治疗体系，徐之才、成无己、黄元御等齐鲁医学名家各有发挥，形成了体系完善的地域性中医学术流派——齐鲁医派。伴随着齐鲁文化的兴旺发达，齐鲁医派也曾经历过辉煌的历史阶段，但由于宋代以后文化中心的南移而趋于平缓。长期以来，齐鲁医派的文献整理始终处于“零散性”“规模小”的状态。因此，齐鲁中医学界有必要在山东省卫生健康委员会、山东省中医药管理局的支持下，对齐鲁医派进一步整理挖掘，促进其繁荣与发展。

值得庆幸的是，山东省委、省政府很早就注意到了齐鲁中医学术流派的发展。

《山东省卫生事业发展第十二个五年规划》中首次提到了齐鲁中医学术流派传承工作，明确指出“建设好一批国家级、省级名老中医药专家传承工作室和中医学术流派传承工作室”。2012年9月9日，山东中医流派继承与发展研讨会讨论了齐鲁医派的研究与发展策略，确定了以山东中医流派研究为契机，推动山东中医事业的新发展这一目标。山东省一系列的政策支持为齐鲁医派的当代发展注入了新的活力，为《齐鲁医派文库》的编写奠定了基础。

《齐鲁医派文库》是以挖掘、建设与普及齐鲁中医药文化及特色技术为主要目的的大型文化出版工程，符合习近平新时代中国特色社会主义思想的根本要求。项目由中医文献专家和中医临床专家经过多年考察、收集、编撰而成，上承齐鲁古代名家名著，中继近现代中医药名家理论，下接当代名老中医学术经验及中青年人才的临床经验，主要包括中医古籍系列、医史汇考系列、经验辑要系列和中医药文化系列等。文库展示了齐鲁医派的发展过程、宝贵经验和理论精华，是对传统中医药文化的一次深刻挖掘与守正创新。

2023年6月，习近平总书记在文化传承发展座谈会上强调，在新的起点上继续推动文化繁荣、建设文化强国、建设中华民族现代文明，是我们在新时代新的文化使命。中医药学不仅是中国传统文化中的重要组成部分，还是中华民族贡献于人类科学文化领域的瑰宝，是中华民族智慧的结晶。传承创新发展中医药，是当前复兴中华传统文化，提高文化软实力的重要举措。齐鲁医派是齐鲁文化的承载者，是齐鲁文化的践行者，《齐鲁医派文库》首次将齐鲁历代中医古籍、齐鲁古代名医、齐鲁近现代名医、齐鲁当代优秀中医人才、齐鲁中药炮制等进行全面系统整理与传承，有利于打造形成特色鲜明、优势突出的齐鲁中医药品牌，给宣传和推广山东地域文化开辟了一个重要途径和新亮点，这对我省深化医药卫生体制改革、提高人民群众健康水平、弘扬中华优秀传统文化、促进区域经济发展和社会和谐，具有十分重要的意义。同时，文库的顺利出版对中医药这一中华优秀传统文化的创造性转化和创新性发展也具有重要的意义。

《齐鲁医派文库》的推出恰逢其时，是以为序。

国医大师 王新陆

2023年9月于泉城

文库前言

学术流派是中医学术发展历程中的一个显著特征。中医学在漫长的发展过程中，逐步形成了独具特色的医学流派，各个流派以其独特的理论、学说以及灵活的辨治方法，不断丰富和完善中医学术体系，呈现出“一源多流”的学术特色。我国幅员辽阔，地大物博，不同地域有着不同的地理风貌、气候物产、饮食结构、风土民俗，并形成了相应的地域文化。在学术史上，以地域相称的学术流派，中外皆有之。空间的相近，文化的融通，学术的传承，是地域性学术流派形成的重要因素。空间的相近使学术交流十分便捷，相同的地域往往具有一致的文化背景，同乡人在心理上的认同感，学术观点、思维方式易趋于一致；加之古代信息闭塞、交通不便，也更有利于地域性学术流派的形成。可以说，地域性医学流派是对某一特定地域医家特点的整体概括，其对该地域发病倾向性与治疗特殊性的集中阐发，凸显了中医辨证论治的多样性和灵活性。

一、中医学术流派研究的简要回顾

班固在《汉书·艺文志》中，将“生生之具”的“方技”类著作分为医经、经方、房中、神仙四类，医经有黄帝(《内经》《外经》)、扁鹊(《内经》《外经》)、白氏(《内经》《外经》《旁篇》)诸流派，也就是所谓的“医经七家”，经方则有十一家之多。清代纪昀在《四库全书总目提要·医家类》“小序”中提出“儒之门户分于宋，医之门户分于金元”的观点，影响至巨。其后，史家与医家都关注到了中国医学历史上不同时期医家思想的“流”与“变”、“学”与“派”问题，并提出了各自的判断与主张。著名医史学家陈邦贤1914年在《中西医学报》刊文指出，一般将清代医家分为古派和今派的方法实有偏颇，所列古派人物，基本上是以尊奉仲景为代表的医家；而所谓的新派或者今派，则是以清代的温病学家为代表的医家。陈邦贤同时提出了将清代著名医家分为七派的观点：“嘉言派黜邪崇正，韵伯派去伪存诚，天士派援古证今，灵胎派补偏矫枉，各有特长，宗之者尚多。石顽派执一失中，坤载派胶柱鼓瑟，各有偏颇，宗之者甚少。修园派因陋就简，而宗之者颇不乏其人。”谢观 1935 年在《中国医学源流论》中提出的中医六大学派，以刘河间、李东垣、张景岳、薛立斋、赵献可、李士材为代表。

迄于当代，北京中医药大学任应秋教授对学术流派的概念与内涵进行了系统阐述，并以《中医各家学说》作为讲述中医学术流派相关理论与知识的课程。主要的中医学术流派，也经过了多次的分析与修正，从 1964 年《中医各家学说》第二版教材提出河间、易水、伤寒、温病四个主要学术流派，到 1980 年《中医各家学说》第四版教材增加医经、经方、汇通三个学派，最终于 1986 年五版教材确定为伤寒、河间、易水、丹溪、攻邪、温补、温病七大学术流派。虽然如此，但在中医药高等院校教育模式日渐走向规范和统一的过程中，学术流派还是逐渐淡出了人们的视野，在统一的教科书中流派的痕迹日渐模糊，流派传承出现严重的断层和脱节，影响了学术争鸣、理论创新与中医临床特色的发挥。

二、国家对中医学术流派研究的重视与推动

2006 年 2 月，中华中医药学会召开“中医药特色优势及古今学术流派研究专家座谈会”，时任卫生部（现国家卫生健康委员会）副部长兼国家中医药管理局局长佘靖同志出席会议。与会专家分析了当代中医学术流派现状及其在保持中医药特色、发挥中医药优势中的重要作用。会后，国家中医药管理局将“中医学术流派研究”确定为重点课题并立项研究；2007 年，国家“十一五”科技支撑计划项目将“当代名老中医学术流派分析整理研究”列入其中。这两个项目的确立，是国家立项支持中医学术流派研究的重要开端。“中医学术流派研究”工作启动后，在时任山东中医药大学校长王新陆教授的支持和指导下，于山东中医药大学中医文献研究所设立工作办公室，中华中医药学会、各地方中医行政管理机关给予大力支持，全国 13 家中医药大学、研究院所与医疗机构的 50 多名专家学者在全国开展了中医学术流派调查研究工作。课题组采取理论研究与实地调研相结合、典型流派与全面调查相结合的研究方法，通过名家访谈、集体讨论、专家论证、调查问卷等多种形式，对全国中医学术流派现状进行了全面研究，获取了大量的一手资料，形成了关于当前中医学术流派发展状况的客观评价与建议。“当代名老中医学术流派分析整理研究”对“十五”“十一五”期间 209 位名老中医的学术特色、学术传承及成才经历等进行了全面分析，梳理了当代名老中医学术流派现状，总结了当代中医学术流派的主要特点，完成了当代典型学术流派的形成背景、师承脉络、学术特色、临

证特点等的分析整理。上述课题成果，一方面为中医临床提供了借鉴，一方面又为中医学术创新以及流派发展提供了思路，带动了相关研究向纵深发展。

中医学术流派研究的系统开展在全国范围内引起了很大反响，《中国中医药报》曾多次报道研究进展，《健康报》以“专版”对中医学术流派的现状、存在的问题及对策进行了全面报道。此后，各地学者纷纷开展学术流派研究，相关研究论文及著作的产出明显增加，形成了中医学术流派研究的高潮。同时，国家中医药管理局、各地方政府及相关医疗教学部门对学术流派的关注度空前提高。2008年，山东中医药大学中医学术流派研究室被确立为国家中医药管理局重点研究室，成为全国中医学术流派研究的旗舰平台。2009年1月，“中医学术流派研究”项目顺利结题，课题组系统梳理了中医学术流派概念体系和框架，首次调查并勾勒出全国中医学术流派概貌，初步构建了当代中医学术流派的评价体系，首次分析了国家级名老中医群体学术流派特征，总结了学术流派推动中医理论与临床创新的机制与规律，并向国家中医药管理局提出了系统的政策建议。2011年，项目成果结集为《争鸣与创新：中医学术流派研究》，由华夏出版社出版。“中医学术流派研究与当代评价体系的建立及应用”获2015年度中华中医药学会“李时珍医药创新奖”。

中医学术流派研究成果的发表，提高了中医界对中医学术流派的认识，同时在社会树立了正确的舆论导向，为中医学术发展营造了和谐的社会环境，也为国家相关部门制定促进中医学术流派发展的政策、措施提供了有力的支撑，为提高中医教学水平及临床效果发挥了重要的作用。

2010年9月，由科技部、国家中医药管理局主办的首届“国家中医药发展论坛（珠江论坛）”在广州召开，会议主题是“中医学术流派的继承与发展”。时任国家卫生与计划生育委员会（现国家卫生健康委员会）副主任兼国家中医药管理局局长王国强等领导和专家出席，陈可冀院士为大会主席。笔者作了名为“中医学术流派研究思路与方法”的主题报告。2011年，国家中医药管理局发布《中医药事业发展“十二五”规划》，其中关于“加强中医药人才队伍建设”部分提出：“完善中医药师承教育制度，探索不同层次、不同类型的师承教育模式，进一步落实全国老中医药专家学术经验继承工作与临床医学专业学位教育相衔接的政策。建设一批名老中医药专家传承工作室及中医药学术流派传承基地（工作室）。”正式将中医学术流派传承工作纳入国家中医药人才队伍建设规划。

2012年，国家中医药管理局从全国500多家申报单位中遴选了第一批64个全国中医学术流派传承工作室，开启了从国家层面集中力量对代表性中医学术流派进行重点投入、规范建设和保护传承的新阶段。2017 年，第一批全国中医学术流派传承工作室建设项目全部验收合格。2019 年，国家中医药管理局又择优确定了 51 个流派传承工作室，开展第二轮建设。十多年来，学术界对中医学术流派的研究经历了从论文寥若晨星、著作屈指可数、流派隐晦不显，到论文迅速增加、著作相继出版、流派百花齐放的过程。

三、中医学术流派相关概念问题

中医“学派”“流派”“学术流派”“医派”等概念早已见诸教材、著作、论文及媒体报道中，但一直缺乏明确界定。山东中医药大学“中医学术流派研究”课题组综合各学科相关定义，结合中医理论与临床实际，对这些概念进行了梳理，明确指出：中医学派是指“中医学的某个学科中因不同的师承而形成的以某种独特的理论主张或独特的方法、技艺为基础的不同学术派别”，强调在学术上要有自成系统的主张与风格；中医流派则是指“中医学同一个学科内因不同的师承而形成的以独特的研究旨趣、技艺、方法为基础的不同学术派别”，强调观点的鲜明与独特，不一定要有系统的学说；“医派”是“医学学派”的简称，属于地域性医学学派的范畴，其下可以包容各种流派，如“齐鲁小儿推拿流派”“海派中医蔡氏妇科流派”等，且“医派”往往是在该地域其他学科流派的基础上提出的，如“永嘉学派”与“永嘉医派”、“吴中画派”与“吴门医派”、“海派”与“海派中医”等。

2012 年，国家中医药管理局在《关于开展中医学术流派传承工作室建设项目申报工作的通知》中，将“中医学术流派”界定为“中医学在长期历史发展过程中形成的具有独特学术思想或学术主张及独到临床诊疗技艺，有清晰的学术传承脉络和一定历史影响与公认度的学术派别”。

关于“地域性医学流派”，学术界认识近年来渐趋一致，认为“地域流派”反映的是一个地方的医学风格和人物群体特色，虽然医家之间可能学术观念不完全一致，也不一定有传承关系，但同受地域或者特定文化氛围熏陶培育，可以在文化上找出共性特征。

四、齐鲁医派的提出

山东地处东海之滨，齐鲁建邦于斯，孔孟兴儒之地。山东文化昌盛，号称“礼仪之邦”，是齐鲁文化的发祥地，地域文化特色明显，齐鲁医学则是齐鲁文化不可分割的组成部分。

关于齐鲁大地的医学流派，国内学者首先提出的是“扁鹊学派”与“齐派医学”这两个名称。1925 年，谢观在《中国医学源流论》一书中说：“《史记·扁鹊列传》载其所治诸人，多非同时，或疑史公好奇，不衷于实，不知‘扁鹊’二字，乃治此一派医学者之通称，秦越人则其中之一人耳。”1962 年，范行准在《科学史集刊》刊发的《张仲景〈伤寒杂病论〉的成书探讨》一文中，指出“华佗是属于古代扁鹊学派的北方医学者”。1979 年，任应秋在《中医各家学说》教材中指出：“越人在当时在某些医学问题上，确是一位与《内经》具有不同见解，而另立一个学派的大医学家。”1990 年，李伯聪在《扁鹊和扁鹊学派研究》一书中，正式提出了“扁鹊学派”的名称：“中医史上的第一个医学学派，并且是在战国、秦汉时期产生过最大社会影响的医学学派——扁鹊学派，其在中医史上的存在竟然在隋唐以后的医史著作中被一笔抹杀了。所以，本书的首要目的就是想恢复扁鹊学派在中医史上的‘合法地位’，为扁鹊学派的医史人物和医学著作搞清其学派归属和真实源流情况。”

关于“齐派医学”，陈邦贤在 1937 年版的《中国医学史》中指出：“司马迁著《史记》，扁鹊和仓公同传……汉代的良医，不止仓公一人。仓公生长在临淄，他的先生元里公乘阳庆，也是临淄的人，和扁鹊同国，大概是齐派；到了汉的时候，齐派的医学代秦派医学便兴起了……齐派的医学，从战国以来，可以说是没有一日的休止……自扁鹊以至仓公，可以说是实验派的始祖。”1958 年，陈直在《科学史集刊》发表的《玺印木简中发现的古代医学史料》一文中，根据玺印木简中发现的古代医学史料，把春秋战国至秦汉时期的医学划分为东西两大派别，即“齐派”和“秦派”，前者重视针灸，后者重视汤药。1983 年，著名医史学家俞慎初在《中国医学简史》一书中明确提出“齐派医学”的名称，并指出：“淳于意和扁鹊同属齐派医学，故司马迁著《史记》时将扁鹊、仓公列入同传。淳于意之后，齐派医家如马长、冯信、杜信、唐安等人均能各传其术。”1990 年，医史学家何爱华在《管子学刊》刊发了《齐派医学简论》一文，比较清晰地勾画出了齐派医学的基本轮廓。齐派医学主要包括两个学术共同体，一个以秦越人（扁鹊）为核心，一个以淳于意（仓公）为核心。他们不但有独特的理论和技术，而且形成了完整的传承谱系。秦越人师承长桑君，授徒子明、子豹、子同等；淳于意师承公孙光和公乘阳庆，授徒宋邑、高期、王禹等。齐派医学有丰富的医学著作，如长桑君授给秦越人的《禁方》；公孙光授给淳于意的《方化阴阳》《传语法》；公乘阳庆授给淳于意的《黄帝脉书》《扁鹊脉书》《上经》《下经》《五色诊》《奇咳》《揆度》《阴阳外变》《药论》《接阴阳禁书》等；淳于意授给宋邑、高期、王禹等的《五诊》《经脉上》《经脉下》《奇络结》《论俞所居》《案法》《逆顺》《论药法》《定五味》《和齐汤法》《四时应阴阳重》等。总之，以秦越人（扁鹊）和淳于意（仓公）为核心人物的汉以前齐鲁医家，已经形成独特的医学理论和诊疗技术，有“古先道遗传”下来的医书以及完整传承谱系，具备了中医学术流派成立的核心要素，形成了传承千年的基本范式。不论称之为“扁鹊学派”，抑或是“齐派医学”，都是持之有故、言之成理的。

众所周知，中医深深植根于中国传统文化的土壤中，而文化又是一个在特定的空间发展起来的历史范畴，地理环境是文化赖以产生的基石，带有鲜明的地域特征。换言之，中国传统文化是在中国这块古老的土地上产生、演化、发展而成的。在具体的演化、发展过程中，由于受历史、自然等因素的制约和影响，它又是在不同的区域内进行的，这就生成了各具地域特色的地方文化。

春秋时期，作为齐鲁文化的核心成分——儒学，产生于鲁国。战国时期，儒家的杰出代表孟子两度游学于齐，并在齐国居住了十几年，他的学术思想受到齐文化的熏陶。此外，作为儒家思想的集大成者的荀子在丰富和完善儒学思想的同时，通过学术交流将儒家思想在齐国的文士阶层传播开来。在此背景下，齐文化和鲁文化开始走向融合，共同构筑了辉煌灿烂的齐鲁文化。虽然齐鲁文化不能等同于中国传统文化，但中国传统文化的核心是齐鲁文化，中国传统文化的精华、主干也在齐鲁文化，这是世所公认的。

齐鲁文化的主干是儒家文化，到战国中后期，儒学与墨学成为当时的“显学”。汉武帝“罢黜百家”之后，儒学成了唯一的正统学说，《诗》《书》《礼》《易》《春秋》这“五经”便完全超出了一般历史文化典籍，成为国家全部思想与政治生活所必须遵循的指针，成为神圣不可侵犯的经典，并对中医药理论体系建立作出了重要贡献，对中医药学术发展发挥了重要推动作用。

2012 年，时任山东省政协副主席、山东中医药大学名誉校长王新陆教授，仿永嘉医派、新安医学、吴门医派、钱塘医派、孟河医派、岭南医学之例，首次提出了“齐鲁医学流派”的概念，并做了多方面的考证与梳理，此为“齐鲁医派”名称之肇始。

五、齐鲁医派的主要特点

齐鲁医派是指产生于齐鲁大地、根植于齐鲁文化而形成的具有地域性特色的医学流派。恢弘博大的齐鲁文化为中医学确立了"医乃仁术"的本质定位，奠定了"精气为本"的学术基础，明确了"以和为贵"的学术宗旨，形成了"儒医"这一独特的医学群体，对中医学的影响可谓"根深而蒂固、巨大而广泛、深远而深刻"（张效霞:《齐鲁文化对中医药理论和实践的推动和影响》）。齐鲁医派并不像某些地域性医学流派有一个中心人物，有完整传承，特点是开山立派的大家很多，如扁鹊创立发明脉诊，淳于意开创医案之先河，王叔和撰写第一部脉学专著，钱乙为儿科鼻祖，成无己开创方论之先河。概括而言，以扁鹊为代表的齐派医学开创中国医学流派传承的基本范式，齐鲁医派涌现开山立派的众多大家，齐鲁文化形塑了中国医学"仁、和、精、诚"的亮丽底色。总体而言，齐鲁医派具有以下五个主要特点。

（一）崇尚脉学

山东是中医脉学的发源地，诊疗疾病崇尚和重视脉诊，是齐鲁医派的一大特色。"齐派医学"的代表人物扁鹊（秦越人）是脉诊的创立者，司马迁在《史记·扁鹊仓公列传》中对其给予极高的评价："至今天下言脉者，由扁鹊也。"继扁鹊之后，汉代淳于意亦相当重视脉诊，其"诊籍"所记载的25个病案中有20个病案运用了脉诊。晋代王叔和总结前人脉学经验，撰成第一部脉学专著——《脉经》，为脉学的发展作出重要贡献。他系统总结出数、弦、紧、细、迟等二十四种脉象，并具体阐释每种脉象的形态标准及其主病，将脉、症、治三者有机地结合起来，为论脉辨证提供了依据。清代黄元御也非常重视脉诊，在其论著中特设"脉解专篇"，对二十四种脉象进行了详细论述。据不完全统计，在山东各级地方志中记载的脉学著作达四十余种。"脉理"是否精细，已经成为齐鲁医派医家学术与临床水平的标志。"按脉察疾，疗病如神""术精岐黄，诊脉能决人生死""精《脉诀》，临症治疗，应手立效"，是史志对齐鲁医家医学水平的最高评价。

（二）注重经典

齐鲁医派历来重视经典的研究与学习，并以此指导临床实践。尤其是《伤寒论》被誉为"众方之祖"，尊为"经方"。历代齐鲁医家，不仅对《伤寒论》的整理、注释有开创之功，也将其视为中医临床的源头活水，细读精研，颇多发挥。《伤寒杂病论》问世不久，由于战乱而散失不全，王叔和不遗余力，四处收集，加以整理，并重新进行编排，分为《伤寒论》和《金匮要略》，使仲景著作得以保存并流传。宋代林亿等评价："近世太医令王叔和撰次仲景遗论甚精，皆可施用。”“自仲景于今八百余年，唯王叔和能学之。”成无已则是注解《伤寒论》的第一人。其书卷二亦赞：“仲景之书逮今千年，而显用于世者，王叔和之力也。”清代汪琥《伤寒论辨证广注》评成氏则谓：“成无已注解《伤寒论》，犹王太仆之注《内经》，所难者惟创始耳。后之人于其注之可疑者，虽多所发明，大半由其注而启悟。”清代黄元御著《素灵微蕴》《四圣心源》《四圣悬枢》《素问悬解》《灵枢悬解》《伤寒悬解》《伤寒说意》等医书十一种，是“尊经派”的代表人物。当代齐鲁医家的代表刘惠民、周凤梧、徐国仟、李克绍等前辈也都以注重研究《黄帝内经》《伤寒论》等经典医籍而闻名，为临床诊疗及理论创新打下了坚实的基础。

（三）弘扬“儒医”

齐鲁医派具有鲜明的传统文化属性。齐鲁文化形塑了中国医学“仁、和、精、诚”的亮丽底色，齐鲁医派彰显了中医学独特的“儒医”现象。恢弘博大的齐鲁文化，是中华优秀传统文化的主干和核心。特别是以孔子为代表的儒家文化，上承三代，下启百世，将中华数千年文化传统联为一体，表现出强大的凝聚力、广阔的包容性和顽强的生命力。不仅齐鲁医学在齐鲁文化影响下形成、发展、完善，对于整个中医学来说，齐鲁文化的影响也是至关重要、无可取代的。“仁”是儒家伦理思想的核心，对中国传统医德观的形成有重大影响。儒家格物穷理的思维方式对中医认识人体生理状态、病理变化及治疗原则等方面也有重要影响。特别是唐宋以后，儒家思想对医学进行了全方位、多层次的渗透和形塑。“儒医”是以儒家学说为行医指导思想，精通医学理论与技术的医者。通过援儒入医、以儒治医等手段，“立德、立功、立言”，促进了中医理论的系统整理、凝练和升华，也提高了医家的人文境界和社会地位，使得被视为“小道”的医学获得了更加广泛的社会认同。儒医逐渐成为医学传承的主流，对于医学影响力的提升和理论水平的提高都产生了显著的影响。“医儒同源”“医儒同道”道出了二者之间的密切关系。齐鲁医家在诊疗过程中处处体现“以人为本”的人本主义和人文精神，医者对患者要有“仁爱之德”，医者对疾病的治疗，要“以和为贵”，过犹不及，以恢复患者“阴平阳秘，精神乃治”的正常生理状态。

（四）创新立宗

齐鲁文化对阴阳五行与精气学说的创新与发展，为中医学阐释生命本质、生命现象、生命规律提供了理论基础与方法指导，齐鲁医家是中医诸多核心学术思想与医疗方法的创立者，开宗立说的大家很多，学术思想在全国范围内广泛传播，影响卓著。《素问·异法方宜论》云："东方之域，天地之所始生也……其病皆为痈疡，其治宜砭石，故砭石者，亦从东方来。"这里的"东方"，主要指今山东东部及南部地区。这是揭示针砭外治起源的文献证据之一，也显示了针砭医学的地域性。文献记载的砭石用途，主要是刺脉放血，治疗痈肿类疾病。考古发现与文献记载是完全一致的。出土文物也表明，在距今4000～5000年之际，一种用于治病的锥形砭石已流行于山东、江苏等地，其中大汶口文化遗址出土的砭石数量最多，表明山东一带是砭石的主要发源地。在济南城子崖文化遗址中，出土的陶制"尖头器"，据考证是一种砭刺人体穴位祛除病患的医疗工具。在平阴县朱家桥商周文化遗址中，出土的无孔骨针长约8厘米，同样也是针灸所用。可见，针刺疗法起源于齐鲁。山东主要地域出土的很多汉画像石也有与之相应的内容，《扁鹊行针图》中的扁鹊都是人首鸟身，一手持脉，一手持针。《史记》载齐勃海秦越人为虢太子治病时，"乃使弟子子阳厉针砥石"。所谓"厉针"与"砥石"，都是言其使用前需要磨制。《素问·宝命全形论》中"四曰制砭石小大"，全元起注云："砭石者，是古外治之法……古来未能铸铁，故用石为针，故名之针石。言工必砥砺锋利，制其小大之形，与病相当。"司马迁说："扁鹊言医，为方者宗。"扁鹊不仅首创脉学理论，也是针刺疗法的代表人物。扁鹊大胆创新，用铁针代替砭石治疗疾病，可以说是医学史上的一次重大变革。仓公淳于意精于医道，其平时诊病均详细记录患者姓名、居所、病候、脉象、治法等，即所谓"诊籍"，《史记》中记录了仓公诊籍25则，为医学史上最早的医案集。晋太医令王叔和编撰我国第一部脉学专著《脉经》，以脉学的体系化而名垂青史。钱乙著《小儿药证直诀》，并以善于"化裁古方，勇创新方"而著称，如将金匮肾气丸化裁成六味地黄丸，影响深远。钱乙被称为"儿科鼻祖"，名不虚传。成无已首开方论先河，对传承仲景学术，厥功甚伟。他们不仅是我国医药史上贡献卓越的著名医家，而且使得齐鲁医学在金元之前始终处于中国医学界的先进行列。概而言之，齐鲁医派在医经整理、注释，脉学与针灸理论，儿科乃至养生等方面，开宗立说，引领一时风骚。

（五）世家众多

齐鲁有一些大家辈出、名垂青史的医学世家。如南北朝时期，东海徐氏医学家族相传八代，历时二百余年，载入史册的有徐熙、徐秋夫、徐道度、徐叔响、徐文伯、徐嗣伯、徐成伯、徐雄、徐践、徐之才、徐之范、徐敏齐、徐复等人。徐道度著有《疗脚弱杂方》，是目前世界上最早的治疗脚气病的专著。徐叔响对针灸、小儿科、本草学等都有研究和著述。徐之才在徐氏家族历代名医中影响最大，他曾医治过梁国魏帝、东魏孝静帝、北齐文宣帝和武成帝等，深得信任。据《北史》卷九十列传、《北齐书》卷八记载，徐之才在武平元年（570）封西阳王，武平二年（571）任尚书令，卒年80岁。著有《徐王八代家传效验方》十卷、《徐氏家秘方》两卷、《徐王方》五卷等，为总结家传医疗经验之书。另有《药对》（或作《雷公药对》）两卷。他把药分为宣、通、补、泻、涩、滑、燥、湿、轻、重十剂，还提出了孕妇逐月养胎法。徐氏世医历时之长，名医之多，医名之显，为我国医学史上所罕见。明清时期诸城臧氏家族，也是代有名医，如明末太医院吏目臧惟儿，清康熙间医家臧达德，清乾隆年间与昌邑黄元御并称、有“南臧北黄”之誉的臧应詹。臧应詹之孙臧岱谷，传祖父之业，亦以医术知名。考诸历代史志，在齐鲁各地，享誉一方的中医世家，更是不可胜数。

六、齐鲁医派研究目的和意义

开展齐鲁医派研究，厘清山东中医药历史文化的发展脉络，整理、总结山东历代名中医的特色医学理论与临床实践经验，对山东中医学术发展史进行重新审视，密切结合社会发展需要，灵活应用，积极推广，促进其有效传承与纵深发展，促进山东中医事业的传承、繁荣与发展，对于建设山东中医药文化强省，服务于“健康中国”“健康山东”建设，具有重要的理论价值。

开展齐鲁医派研究，概括和彰显齐鲁医家的整体特性，挖掘齐鲁中医药学术精华，树立齐鲁医派的学术旗帜，兼融并包，传承精华，守正创新，展示山东中医的理论创新与临床实效，宣传和推广齐鲁医派的学术经验成果，促进山东中医理论创新与临床疗效的提高，让中医成果真正造福百姓，对于促进山东医疗卫生事业的健康发展，具有重大的实践价值。

开展齐鲁医派研究，充分发挥齐鲁文化优势，系统研究齐鲁文化与中医药的广泛交融，系统梳理齐鲁中医药文化传承脉络，以儒医文化、扁鹊文化、针砭发源地为核心，以“尼山世界中医药论坛”“泰山论灸”“沂山论健”打造齐鲁中医药文化研究与传承传播高地，擦亮山东中医药文化特色品牌。

开展齐鲁医派研究，全面整理齐鲁中医药古籍，凝练齐鲁中医药名家学术精华，健全齐鲁中医药非物质文化遗产保护传承体系，促进齐鲁中医药文化遗存的研究与保护，使之成为宣传和推广齐鲁文化的一个重要途径和崭新亮点。

七、齐鲁医派研究的主要内容

（一）齐鲁医派文化渊源研究

从齐鲁文化产生的地理环境、历史渊源和社会背景入手，研究和探讨以“人”为本、以“仁”为核心、以“和”为贵、以“礼”为形式、以“天人合一”为目标、以“因时变革”为灵魂（王修智:《齐鲁文化对山东的深远影响》）的齐鲁文化对齐鲁医派形成和发展的历史影响，重点阐明先秦学术流派中与齐鲁有着密切关系的儒家、道家（黄老学派）、阴阳家、墨家、法家、兵家在中医理论体系形成过程中的地位、作用和贡献。

（二）齐鲁名医汇考

广泛搜集历代史书、方志（通志、府志、州志、县志）、文集、笔记、杂录、碑传、墓志、族谱等文献中有关齐鲁医家的生平资料，以历史朝代为序，以医家姓名为目，以历史唯物主义和辩证唯物主义的观点，实事求是、客观公正地对齐鲁历代医家的生卒年月、主要著述、学术经验、临床心得、著作流传等加以考证、研究与评价。

《齐鲁名医汇考》的编撰，不仅有助于厘清齐鲁医学的基本发展脉络，而且有助于梳理齐鲁医派的学术特色、传承谱系和历史影响，为一步开展齐鲁医派研究打下坚实的基础。

（三）齐鲁医籍辑考

将历代史书（艺文志、经籍志）、方志（通志、府志、州志、县志）、各种公私藏书目录以及子部集部、丛书类书、笔记杂录等所记载的有关齐鲁医家的著作进行穷尽式收罗和整理，按照医经、伤寒温病、诊法、本草、方书、内科、外科、妇科、儿科、骨科、喉科、眼科、针灸推拿、医案医话、养生等学科分类方法进行编排，每书首列书名（包括异名），次列朝代、作者、该书出处、卷次、存佚、内容（包括原书序言、跋语及古代对此书进行的历史考证与评价）、版本馆藏，最后列按语（包括著作异名考、作者考、存佚考、版本考、内容考等内容）。

《齐鲁医籍辑考》的编撰，既可通过汇集的每本书的序跋、提要等内容，从总体上把握和了解其主要学术思想及价值，又可征引资料，方便实用；既可了解齐鲁医籍存佚情况，又可直接到所藏图书馆去查阅。力求做到一书在手，齐鲁医书尽在其中。

（四）齐鲁医籍丛刊

从齐鲁历代名医传世著作中，选择学术影响较大、学术价值较高的《难经》（秦越人）、《脉经》（王叔和）、《小儿药证直诀》（钱乙）、《注解伤寒论》《伤寒明理论》（成无己）、《素问悬解》《灵枢悬解》《难经悬解》《伤寒悬解》《金匮悬解》《伤寒说意》《四圣心源》《四圣悬枢》《素灵微蕴》《长沙药解》《玉楸药解》（黄元御）、《松峰说疫》（刘奎）、《经穴解》（岳含珍）、《伤寒论选注》《外科大成》《类方大全》（臧枚吉）、《履霜集》（臧达德）、《经络汇编》《脉诀汇编说统》《治症提纲》《医学启蒙汇编》（翟良）、《要略厘辞》（于溥泽）、《医鉴草》（孔继菼）、《胎产方案》（高淑濂）等书籍，采用最佳版本为底本，按照《中医古籍整理规范》的要求进行整理，结集为《齐鲁医籍丛刊》系列，分医经、伤寒、温病等卷出版。

《齐鲁医籍丛刊》的整理与出版，不仅可以树立起“齐鲁医派”的旗帜，而且能够传承齐鲁医派的学术薪火，弘扬齐鲁医学的学术成就。

（五）齐鲁医派发展史研究

从齐鲁医派的兴起发展与延续、齐鲁名医与名著、齐鲁医派的主要特点、齐鲁医派的主要成就、齐鲁主要医学流派及特色、齐鲁医家的从医之路与治学特点、齐鲁医派的历史地位及影响等方面，对齐鲁医派的历史进行全方位的考察。从自然科学的角度，客观地总结、分析、评价齐鲁医派对中医学的继承、发展所起的作用和所处的地位；从社会科学的角度，对齐鲁医派兴盛的人文社会因素进行探讨与分析。

（六）齐鲁医派近现代主要流派研究与传承

基于“纵向研究与横向研究相结合、群体研究与典型流派研究相结合”的研究思路，以齐鲁近现代名老中医群体为研究对象，摸清近现代各学术流派，如齐鲁李（克绍）氏伤寒、刘（惠民）氏内科、孔氏（伯华）内科、郑氏（惠芳）妇科、潍坊姜氏外科、文登孙氏骨科、泰安梁氏骨科、齐鲁小儿推拿三大流派（三字经派、张汉臣派、孙重三派）等的继承、发展、应用情况，挖掘近现代各学术流派中对当今中医理论创新与临床诊疗具有重要指导意义的学术思想、独特诊疗技术及验方，更好地服务于中医药的继承与创新工作，为中医临床诊疗提供更多的借鉴。该部分研究内容包括《齐鲁近现代中医药名家传略》《齐鲁当代名老中医学术经验辑要》《齐鲁优秀中医药人才临床经验集萃》《齐鲁中药炮制技术辑要》等。

八、齐鲁医派研究的组织实施

齐鲁医派是齐鲁文化的承载者，也是齐鲁文化的践行者。整体规划并开展全面深入的齐鲁医派研究是建设经济文化大省不可或缺的内容。山东省有着独树一帜的研究平台和优秀的研究团队，先后主持完成了“十一五”国家科技支撑计划“名老中医临床经验学术思想传承研究”、国家中医药管理局重点课题“中医学术流派研究”“中医药传统知识保护研究”、山东省文化厅“齐鲁非物质文化遗产丛书·传统医学卷”、山东省教育厅“中医药知识产权法律保护”等项目课题，出版或即将出版《争鸣与创新：中医学术流派研究》《异法方宜：地域性中医学术流派评价研究》《中医学术流派发展报告》等著作，带动国内中医学术流派研究成为本学科领域的研究热点，取得的系列研究成果为现代中医教育、中医药学术传承、中医药文化国际传播及国家相关中医药政策法规的制定提供了理论指导和决策依据，为保持与发挥中医药传统特色与优势，发挥了重要的作用，也为《齐鲁医派文库》的成功编纂奠定了学术、人才、团队、平台基础。开展齐鲁医派的研究是我们不可推卸的责任，更是迫在眉睫的任务。

2012年9月9日，山东省政协办公厅组织的“山东省中医流派继承与发展研讨会”在省政协会堂召开。时任山东省政协副主席、山东中医药大学名誉校长的王新陆教授指出，山东中医传统源远流长，名医辈出，在我国中医药发展史上具有重要地位，要以山东中医流派研究为契机，推动山东中医事业的新发展；要以山东中医为整体，认真总结山东中医发展的独特理念，深入挖掘山东中医的特点，充分展示山东中医的临床实效，为打造齐鲁医派奠定基础；要概括和突显齐鲁医派的整体特性，用齐鲁医派的旗帜，将中医各科包容进来，共同发展，让中医成果真正造福百姓；要充分发挥政协优势，汇聚各方智慧力量，积极建言献策，为我省医疗卫生事业发展凝聚合力，作出贡献。《联合日报》以《齐鲁医派，呼之欲出》为题进行了专版报道。

根据山东省政府《关于贯彻落实国家中医药发展战略规划纲要（2016—2030）的实施方案》的要求，2018年5月29日，山东省委宣传部、山东省卫生和计划生育委员会、山东省财政厅、山东省文化厅、山东省中医药管理局联合下发《关于印发齐鲁中医药名家理论精华整理传承工程实施方案的通知》，从总体要求、工作任务、保障措施三方面全面规划了“齐鲁中医药名家理论精华整理传承工程”的指导思想、工作原则、工作目标和具体任务，标志着“齐鲁医派研究”得到山东省政府立项支持和组织落实，研究工作进入新阶段。

2019年10月17日，山东省卫生健康委员会、山东省文化和旅游厅联合下发《关于公布齐鲁医学中医药名家理论精华整理传承工程组织编辑委员会、专家组和项目组人员名单的通知》；2019年11月20日，山东省卫生健康委员会发布《关于印发〈齐鲁医派中医学术流派传承项目实施方案〉的通知》，组织全省相关部门申报“齐鲁医派中医学术流派传承项目”；2020年11月，山东省卫生健康委员会发布《关于成立齐鲁医派中医学术流派传承项目办公室的通知》，对“齐鲁医派”研究工作的推动进行了具体细致的统筹，保障了项目的顺利实施。

《齐鲁医派文库》还得到了国家出版基金和山东省委宣传部“齐鲁文库”的立项支持。我们对所有支持、鼓励、帮助齐鲁医派学术研究和成果出版的组织机构、领导、专家表示衷心的感谢！

《齐鲁医派文库》的编纂出版，植根优秀齐鲁文化，弘扬和传播中医药文化，旨在为山东经济社会文化事业发展作出新贡献。山东是我国中医药产业大省，随着以健康为中心的思想变化和医学模式的转变，中医药越来越显示出独特优势。通过对齐鲁医派源流的梳理，可以进一步推动对中医学术思想的深入研究，促进其有效传承与纵深发展。打造形成特色鲜明、优势突出的齐鲁中医药品牌，是宣传和推广山东地域文化的一个重要途径和新亮点，这对我省深化医药卫生体制改革、提高人民群众健康水平、弘扬中华优秀传统文化、促进区域经济发展和社会和谐，具有十分重要的意义。

《齐鲁医派文库》的编纂出版，秉承“整体设计、分步实施、突出特色、强化实践”的研究宗旨，以学术传承为根本，以人才建设为先导，以文化建设为目标，以提升条件为基础，以科学管理为保障，不仅通过齐鲁医派文化渊源研究、齐鲁医派发展史研究、齐鲁名医考、齐鲁医籍考、齐鲁医派近现代主要学术流派的调查研究，产出一系列研究成果，还将培养一支高水平人才团队，形成中医学术流派研究、中医文化传播发展研究、中医药知识产权保护研究等领域的学术高地，为中医药学“传承精华，守正创新”作出新贡献。

总主编 王振国

2023年9月20日

前　言

近十余年来，齐鲁大地涌现出一批中青年中医学术骨干，他们思想活跃、善于学习、博采众长、勤于临床，在多年的工作中积累了丰富的临床经验，有自己独到的学术见解及特色技术，受到广大患者的信赖和喜爱。了解他们的成长过程，总结他们的学术成果和临床特色，分享他们的经验，不仅给人以启迪，而且将惠及更多百姓。为此，我们根据山东省中医药管理局的总体安排，将山东省的部分国家优秀临床人才及省中青年学术骨干的宝贵经验汇集成册。

本书编写过程中，编委会充分征求文库规划委员会和专家指导委员会专家的意见，形成编写体例。任务启动后广大中青年专家积极响应，踊跃投稿。经编委会与撰稿者反复磋商，几易稿件，最终遴选了其中的30份。根据专家指导意见，编委会将稿件按所从事的专业及研究方向分为内科、外科、妇科、儿科、针推康复五部分，其中内科18位，外科4位，妇科2位，儿科2位，针推康复4位。书中专家排序以入选国家优秀临床人才的顺序排列。

受编排容量所限，部分专家稿件未能收录在册，深以为憾。

王兴臣

2023年9月

目　录

第一部分　内科

第二部分　外 科

第三部分　妇 科

第四部分　儿 科

第五部分　针推康复

第一部分　内 科

徐慧

个人简介

徐慧，女，1960年生。1977年恢复高考后，徐慧考入山东中医学院（今山东中医药大学），获学士学位，济南市中医医院心血管科主任，主任中医师，山东省中医药管理局徐慧名老中医传承工作室指导老师，山东中医药大学兼职教授，硕士研究生导师，山东省五级中医药师承教育项目指导老师，首批全国优秀中医临床人才、山东省名中医药专家，山东省名老中医药专家华明珍学术经验继承人，山东省首批中医药重点学科中医心病学学科带头人，山东省重点专科心血管科学科带头人，济南市名中医，济南市市级领军人才，首批济南市名中医“薪火传承231工程”指导老师，济南市最美健康守护者，兼任中华中医药学会内科分会心病专业委员，中国中西医结合学会心血管病专业委员会委员，山东省中医药学会心脏病专业委员会副主任委员，济南中医药学会常务理事、内科专业委员会副主任委员。自1983年至今，徐慧一直在济南市中医医院从事临床工作，擅长诊治心血管系统疾病，如冠心病、高血压、心律失常、心力衰竭、心肌疾病、血脂异常等临床常见病，主持科研项目8项，获山东省科学技术进步奖三等奖1项，济南市科学技术进步奖二等奖1项，济南市科学技术进步奖三等奖2项，主编学术著作6部，发表学术论文30余篇。

学术见解

冠状动脉粥样硬化性心脏病，简称冠心病，是西医学病名。在中医学理论中虽然没有冠心病的病名，但类似冠心病的一些症状早有记载，如中医文献中记述的“胸痹”“心痛”“肝心痛”“厥心痛”“久心痛”等。中医学对冠心病心绞痛的命名虽有不同，但近年来趋于统一，目前比较常用的是“胸痹”和“心痛”。

“胸痹”“心痛”是因正气内虚，六淫犯心，七情内伤，或饮食不节，劳逸失度等病因导致的心脉痹阻不畅、心脏阴阳气血失调，以膻中或胸部憋闷、疼痛为主要临床表现的疾病。它所表现的症状可因病情轻重不同而各异，轻者可仅有短暂轻微的胸部沉闷感或隐痛，或伴有气短、心悸，重者可见胸闷如窒，疼痛如绞，多伴有气短、心悸和呼吸不畅，更甚者可出现膻中及左胸部的压榨样疼痛，并放射至左肩臂或上肢内侧，伴有面色苍白、惊恐不安、冷汗自出等症。

一、辨证论治要点

（一）辨缓急，标本兼顾

胸痹心痛是本虚标实之证，发作期以标实为主，缓解期以本虚为主。本虚是脏腑气血阴阳亏虚，而以胸中阳气不足为主，瘀血、痰浊及气滞、寒凝等为标。《类证治裁·胸痹》云："胸痹，胸中阳微不运，久则阴乘阳位而为痹结也。"本虚以阳虚为主并可向阳脱发展，也可气阴两虚并见。进一步分析，冠心病之虚是何脏之虚？其位在心，其本在肾，兼涉及脾。标实以血瘀痰浊多见，其次是气滞、寒凝，对缓急标本的权衡：若痰浊重者，虽有阳虚，也以化痰为先，这样补虚治实、标本兼顾，既补五脏之虚，恢复五脏之用，使五脏功能协调平衡，又使瘀血得除，痰浊得化，同时五脏功能的恢复，又能促进瘀血、痰浊消退，而瘀血消退又有利于五脏功能的发挥，二者相辅相成，以达到治疗目的。《素问·标本病传论》曰："病有标本……知标本者，万举万当。"疾病的发生、发展、变化是复杂的，临床表现多端，任何一种疾病都是通过许多症状或体征显示出来的，这些症状和体征中必有反映疾病本质的主证，结合主证、兼证，参照舌脉，分析病理，寻求病因，从而分清缓急标本，以确定恰当的治疗方法。

（二）论治疗，分清虚实

冠心病的形成以内虚为基础，本虚主要是阴阳气血亏虚，标实为气滞、寒凝、血瘀、痰浊，本虚多由气血不足、心失所养而起，标实常以心脉痹阻、痰浊闭塞所致。临床所见，不论猝发或间断持续发作，在痛发期，冠心病多以实证为主，尤以骤发为显，治当宣痹或豁痰祛瘀为法，治疗以祛邪为主，扶正为次，当以通为补，使邪祛而正自安，若由实转虚，治疗当以扶正为要，以补为通，使正足而邪自祛。冠心病的治疗不能单凭一方一药或专用活血化瘀法来处理整个疾病过程，必须根据疾病的虚实来辨证施治，或先攻后补，或先补后攻，或攻补兼施，做到补虚勿忘邪实，祛实勿忘本虚，权衡标本虚实之多少，确定补泻法度之度，以达到平衡阴阳、调和气血的目的。冠心病的发生应责之正气虚损，即或有标实，亦属本虚所致。在该病的治疗中，只有在治本的前提下治标，在扶正的基础上祛邪，即以正气为本，使正气日充，才能提高疗效。祛邪而不伤正，使患者的体质不断增强，病邪渐祛。若痰浊、瘀血阻滞较甚，心痛剧烈，不攻逐不足以缓解其剧痛者，亦应用祛邪之法，然祛邪亦当顾正，适可而止，切不可屡攻屡逐，否则必将导致正愈虚而邪愈实，给后期治疗造成困难。特别对日久心痛的治疗更应注意扶助阴阳气血，纵然有痰浊、瘀血，亦应慎重处理。祛痰不宜用峻剂，而用瓜蒌薤白半夏汤、温胆汤之类即可；祛瘀不宜用猛剂，而用丹参、当归、郁金之类即可。

（三）审病程，法随证转

疾病的发生、发展是一个不断变化的动态过程，病程的长短常以阶段性加以区分，疾病的阶段性不仅能反映出病程的浅深、病情的轻重、病势的进退，而且还能揭示病机的转化和疾病的预后，即使同一位患者其病机也会随着时间的迁移而不断发展，更会因治疗而发生变化，故治疗方法也应随着病程长短和证候趋势而做相应调整，才能紧扣病机，提高疗效。冠心病为本虚标实之证，但在发病初期或病程较短时，临床表现常以邪实为主，因此以通法为首选治法。通法常用于标证紧急之时，但在标急缓解之后，即当转求治本，以祛邪之法作为补法的辅佐。冠心病的本质是正虚，扶正固本是治疗冠心病的基本大法。实践证明，补法和通法是治疗冠心病不可分割的两大原则。临床是先通后补还是先补后通，通多补少或补多通少，或一通一补、通补兼施，均应根据冠心病的病程，视具体情况权衡而定，不能只补虚而忽视了祛邪，也不能一通到底而不予扶正固本，可以一法为主，兼以他法。这就必须依靠临床细心地辨证分析，方能选用适宜的治法。

（四）辨证型，结合辨病

所谓辨病施治，就是针对疾病而治。临床上有些冠心病症状的出现多不典型，如不出现典型的胸骨上段或中段之后绞痛，而是在胃脘部、单纯肩背部或颈咽部等处有疼痛症状，此时若按胃脘痛或肩背痛等辨证论治，将会延误病情，甚至危及生命。若借助于心电图等检查，就可明确诊断为心绞痛，并辨病施治而迅速取得疗效。所以对于症状不典型者，要注意中西合参，找出病源，因病而治。再如某些隐匿性冠心病，没有明显的自觉症状，做心电图检查时才发现病变所在，如果单纯进行辨证治疗，就有一定的困难，应与辨病相结合，给予正确的治疗。疾病的过程是复杂的，表现形式是多样化的，无症状、无体征不等于无病变。所以辨病施治用于疾病的治疗也是不可缺少的手段之一。

辨证与辨病，各有所长，各有所短，只有二者有机地结合起来，才能取长补短，用药有方，治疗效果显著，不至于造成误诊、漏诊、失治、误治之弊。那么如何将辨证与辨病结合呢？每种疾病都有各自的特点，辨证时既要根据四诊所获资料，辨别出该疾病在某一阶段上的“证”，又要考虑该病发生在全过程中的“特点”（即辨病）。在立法用药时，既要据症立法用药，又要据病立法用药，临诊力求明确诊断，然后再结合辨证施治。疾病的发展是一个连续的过程，临证不可局限于分型，应灵活权变，随病制方。

二、辨证用药特点

（一）辨证规范，用药精湛

徐教授认为治病用药要精湛，最忌凑药敷衍、杂乱无章，用药宁少勿杂、宁精勿滥，且要有法有制，不可乱用兵。方中君臣佐使，配伍相宜，绝不失辨证规范。临床中医功底要深厚，辨证要精细，处方要严谨，疗效才能显著。徐教授在反对处方堆砌药物的同时，还反对用固定的中药或根据已分析出来的部分中药药理来对号入座，忽视了中医的八纲、脏腑、营卫气血、六经等辨证方法。虽然前者有时也能收到一些疗效，但达不到治病求本的目的。要借助西医学的诊断及药理分析，但绝不能受其左右。中医辨证论治之所以疗效好，是因为其不仅全面考虑人体致病的内外因素，而且抓住了疾病的主要矛盾，这就是中医治病求本的思想。同时，中药治疗贵在权变，世上没有一个治疗百病的方子，也不能用一方治疗疾病的始终，应不断权衡分析，及时调整方药。对于那些主症变化不大的慢性患者，既要守方，也应根据每次应诊证候的变化而调整处方，这样才能取得理想的疗效。

（二）掌握经方，灵活应用

张仲景以整体观念、辨证论治为指导，脉证合参，系统地描述了胸痹心痛的症状、病因、病机、诊断和治疗。在《金匮要略·胸痹心痛短气病脉证治》中，张仲景明确提出了胸痹心痛的病名，同时较系统地阐述了它的病因病机与证候。“阳微阴弦”说明胸痹心痛是由于胸中阳气不足，下焦阴邪偏盛，痰浊寒饮上乘阳位，搏结于心胸，阻塞气机所致。其病位在心，涉及肺、脾、肾等脏。病机变化为脏腑气血阴阳失调，胸阳不振导致心脉痹阻，以本虚标实为特点。治疗根据病情特点，采用不同的治则和治法，先扶正再祛邪，先祛邪再扶正，急则治标，缓则治本，疏通温利兼施等。例如，寒凝气滞，用瓜蒌薤白白酒汤；寒凝心脉，用当归四逆汤；寒气攻冲，用乌头赤石脂丸、薏苡附子散；痰浊凝结，用瓜蒌薤白半夏汤；气滞心胸，用枳实薤白桂枝汤、四逆散；气滞饮阻，用橘皮枳实生姜汤、茯苓杏仁甘草汤；心阳虚，心阳外越，用桂枝甘草汤、人参汤、桂枝甘草龙骨牡蛎汤；心脾阳虚，用人参汤；肾阳虚，用真武汤；阴阳两虚，用炙甘草汤等。根据患者的病情，还可选择合方治疗，如瓜蒌薤白半夏汤合抵当汤，适用于痰瘀交阻心脉的胸痹，其以胸闷痛或胸部刺痛、舌质紫暗或有瘀斑、苔白腻为应用要点；瓜蒌薤白半夏汤合人参汤，适用于痰壅气阻、阳气不振之胸痹，以胸痛、苔腻、舌体胖大、少气乏力为应用要点；瓜蒌薤白半夏汤合苓桂术甘汤，适用于心脾阳虚、痰饮内阻的胸痹，以胸痛、苔腻而滑、脉沉弦为要点；人参汤合苓桂术甘汤，适用于心脾阳虚、水饮内停者；人参汤合抵当汤，适用于心脾阳虚而兼瘀血者等。这些治则和方剂一直被后世医家所重用，且取得良好效果。我们要熟知经方的组成与功效，以方测证，深入挖掘，可一方多用，有是证用是方，灵活应用，以经方为主，随证加减，分清寒热虚实，辨明病机，选用相应的经方，拓展经方在临床上的应用范围。

（三）益气活血，通补兼施

徐教授推崇“正气存内，邪不可干”“邪之所凑，其气必虚”之古训，对胸痹心痛强调本虚标实的发病机制。本虚即气虚，标实即血瘀，由于气虚而导致血瘀。血瘀是气虚的结果，气虚是血瘀的原因，二者互为因果关系。盖血与气一阴一阳，互相依存，互相维系，气虚则推动乏力，可导致血行缓慢甚至瘀滞不行，则血瘀之证随之发生。就气本身而言，气虚乏力，不单有气虚之象，也会有气滞之证。此种由气虚引起的气滞，以补气法治疗，则气滞随之可解。本病可用“不足”与“不通”概括之，不足即为本虚，不通即在气虚的基础上引起的气血运行障碍而造成的血瘀。它们之间互相转化，时而以虚为主，时而以实为表现。治疗时我们要掌握好不足与不通，一虚一实之间的辨证关系，妥善施治，审时度势，谨守病机，紧紧抓住正虚这个根本。要重于辨证施治，尤贵于知常达变，通补兼顾，寓补气于化瘀之中，使治疗臻于完善。据此自拟通络饮，处方：黄芪 15g，丹参 18g，赤芍 10g，瓜蒌 30g，茯苓 12g，郁金 10g，檀香 6g，水煎服，每日 1 剂，临床治疗 80 例冠心病心绞痛患者，其总有效率 90%。

朱某，男，72 岁，2005 年 8 月 2 日初诊。主诉：因胸闷、胸痛反复发作 3 年，加重 5 天来诊。患者 5 天前因劳累出现胸闷、胸痛，其痛隐隐，伴心悸，气短，乏力，面色少华，时感头晕，食欲不振，二便调，寐差。舌暗苔薄白，脉细涩。心电图示：I、avL、$V_4 \sim V_6$ 导联 T 波倒置。

诊断：胸痹（冠心病心绞痛），辨证为气虚血瘀，治以益气活血、理气止痛。

处方：通络饮，水煎服，每日1剂，服上药6剂后，症状较前减轻，上方加炒酸枣仁18g，继服12剂，症状消失，又服12剂后，心电图大致正常。

按：中医学认为“气”和“血”是人体的两种重要物质，二者关系密切。气帅血，血载气，气行则血行，气滞则血瘀，血虚则血涩，心气不足，鼓动无力，则心脉痹阻，出现胸痛、胸闷、短气乏力、面色少华、舌暗苔白、脉细涩等症。治疗时以益气活血、理气止痛为主，达到扶正祛邪、标本兼顾之目的。

通络饮以黄芪为主药，具有补气健脾之功效，为补气之要药，与活血药同用，可增加活血化瘀之功效。《珍珠囊》曰：“黄芪甘温纯阳，其用有五：补诸虚不足，一也；益元气，二也；壮脾胃，三也……”丹参、赤芍、郁金、檀香皆可活血化瘀以止痛，并可通行血脉。郁金还可以疏肝理气解郁，善行血中之气；檀香可利膈宽胸而行气。瓜蒌为理气药，它可理气宽胸、散结止痛；茯苓可健脾益气安神，以增加补气之功。诸药合用，以达到益气活血、理气止痛之功效，使心气足、瘀血散，则病痊愈。

（四）图本固肾，活血宁心

肾为水火之宅，内藏真阴，“五脏之阴非此不能滋”，气血靠肾精化生而补充；肾内又寄元阳，为一身阳气之源，生命活动的根本，五脏之阳，非此不能发。肾阳隆盛，则心阳振奋，鼓动有力，若年老肾衰，肾脏阴阳虚衰和失调，引起心及其经脉失于濡养。《素问·脏气法时论》曰：“肾病者……虚则胸中痛。”此外，脾土失温，水谷精微不能生化布散，气血化源不足，营亏血少，脉道不充，血不畅行，也可发生胸痹心痛。据此，徐教授自拟强心复脉饮和宁心饮，前者可温肾助阳、活血化瘀，后者可滋阴补肾、活血宁心，二者皆收良效。

例1：于某，男，76岁，2004年12月27日初诊。因心悸，胸闷5年，加重10天前来求诊。患者10天前因受凉出现心悸、胸痛、胸闷、周身乏力、时有头晕气短、腰酸肢冷、纳呆、寐差，心电图示：①I度房室传导阻滞；②ST-T改变。诊断：胸痹（冠心病心绞痛）。辨证：肾阳亏虚。治则：温肾助阳，活血化瘀。处方：强心复脉饮，50mL，每日3次口服。用药10天后，上述症状明显减轻。继服药20天，上述症状消失，心电图：I度房室阻滞消失，心肌缺血改善。

例2：张某，女，68岁，2005年3月5日初诊。因胸闷加重7天来诊。患者7天前无明显诱因出现胸痛、胸闷，心悸，耳鸣腰酸，心烦，手足心热，食欲不振，二便调，入寐困难，舌红苔少，脉细而促。查：血压 110/70mmHg，心率 104 次 / 分，律不齐，可闻及期前收缩 10～12 次 / 分，未闻及病理性杂音。心电图示：① 窦性心动过速；② 频发房性期前收缩；③ ST-T 改变。患者有冠心病史 3 年。

诊断：胸痹（冠心病心绞痛），辨证为肾阴不足，治以滋阴益肾、活血宁心。

处方：宁心饮加减。何首乌 15g，枸杞子 15g，丹参 18g，石菖蒲 10g，珍珠母 24g，莲子心 6g，炒酸枣仁 15g，甘草 6g，水煎服，每日 1 剂。上方服用 6 剂后，胸痛、心悸减轻，仍胸闷、心烦，上方加川芎 10g，牡丹皮 10g，再服 12 剂，症状全部消失，继服 12 剂后，心电图大致正常。

按：肾为先天之本，人的生长发育、生殖、衰老多与肾气有关。肾气不足，心脉亦随之衰退。肾为阴阳之根，五脏之阳非肾阳不能发，五脏之阴非肾阴不能滋，肾有病则阴阳失于平衡，欲养心阴，必滋肾阴，欲温心阳，必助肾阳。强心复脉饮（人参、制附子、麻黄、细辛、川芎）中的附子辛温大热，走而不守，通行十二经纯阳之要药，温里散寒，温肾助心阳；麻黄鼓动正气，振奋心阳，麻附相伍，温心阳，通血脉；细辛性辛温而雄烈，不但能散寒通脉，还能助附子温振心肾之阳；川芎活血化瘀。诸药合用，可温肾助阳，活血化瘀。该方药味虽不多，但恰到好处，药到病除。宁心饮中的枸杞子、何首乌滋补肾阴，丹参活血化瘀，珍珠母、石菖蒲、莲子心具有宁心安神之功。诸药合用具有滋补肾阴、活血宁心的功效。通过补肾固本，调整阴阳，使肾脏阴阳虚衰失调得以纠正，脏腑气血阴阳充盛调和，改善和消除了冠心病发生发展的病理基础和致病因素，不仅提高了冠心病的近期临床疗效，而且对远期疗效和预防也具有十分重要的意义。

特色技术

徐慧自 1983 年开始在济南市中医医院从事临床工作，当时的医院名医云集，有李乐园、李廷来、陈伯咸等。在全国著名中医药专家身边，徐慧耳濡目染，认真总结他们的临证经验，并通过 30 余年的临床工作和实践，积累了一定的诊疗经验，在心血管疾病的病因病机和辨证论治方面有独到见解。徐慧认为心血管疾病的发生多与情志及饮食相关。生活水平的提高及饮食结构的改变，加上现代生活中工作、社会、家庭给人们带来的巨大压力，导致人体气机紊乱、脏腑气血阴阳失调，从而产生一系列病理变化，发为心血管疾病。胸痹（冠心病）关键是外感内伤引起心脉痹阻，其病位在心，与肝、脾、肾诸脏功能失调关系密切。胸痹病性可分虚实两端，然以本虚标实之证为多。发作期以标实为主，血瘀痰浊之病理表现突出；缓解期以本虚为主，多见心气虚和心阳虚。基于以上观点，徐慧自拟活血通心丸、通痹降浊汤、参苓降脂片等治疗本病。心悸（心律失常）作为临床常见病，其病位主要在心，多为脾不生血，心气不足，心神失养，或脾失健运，痰浊内生，扰动心神，心神不安，或肾阳不足，心阳失于温煦，或肝气郁滞，郁而化火使心脉不畅，心神受扰所致。徐慧自拟强心复脉饮、调肝定悸颗粒、活血通心丸等方药治疗心悸，取得了满意疗效。

老年病患者应注重饮食调整，促进消化功能恢复，保持大小便通畅，注重对睡眠及情志病的治疗。根据老年人的特点，细观察、勤分析、慎下药、常总结。对于急性病，临证须有胆识，要胆大而心细，抓住病证特点，因势利导。对于慢性病，临证则要重视扶助机体的抵抗力，增强正气，以战胜疾病。胆识的培养不是盲目的，而是借助于扎实的理论基础和丰富的临床经验，胆愈大，心愈细，要克服焦躁，思路要有序，而且步子不能乱。慢性病非一朝一夕所致，其治疗大多需要相当长的时间。一个方子，虽然对症，初投时或无任何效验，若医生无定见，再加上患者要求速效，则必致改弦易辙。或者药已有效，只是效果还不明显，正在潜移默化地发生着作用，倘若中止药方，或另易他方，不仅前功尽弃，还恐怕枝节横生，甚至出现其他疾病。因此，在慢性病的治疗上，用方要准、使用要稳。临证时每于久病不愈者，用虫类药搜剔病邪，通经活络，气血流畅，则其病自愈。所以，对于心脑血管疾病，常常于方中稍加些许虫类药，其疗效可靠，“血脉流通，病不得生”。

一、病因病机

（一）脾气虚弱为高脂血症最关键的病理基础

高脂血症是指血浆或血清中一种或多种脂质浓度超过正常值高限的状态，是膏脂代谢失常的病证。中医学认为，膏脂由水谷精微所化，是血液的组成部分，正常情况下，其含量保持在一定的范围，可称为“清脂”，有荣养机体作用；若超过了正常范围，则变成“浊脂”，称为致病因素。古代文献中没有高脂血症这一病名，但根据其证候特点，许多医家将其归属于“痰浊”“痰瘀”“气虚血瘀”“瘀血”“痰证”“湿阻”“痰湿”“浊阻”等病范畴。本病常因饮食不节，过食肥甘厚味，少劳过逸，脏腑功能失调，浊脂滞留于血脉所致。《素问·阴阳应象大论》云：“饮入于胃，游溢精气，上输于脾，脾气散精，上归于肺，通调水道，下输膀胱，水津四布，五经并行。”饮食不节主要表现为嗜食肥甘、酒类，长期饱食等。嗜食肥甘可助湿生痰，甘味之品其性属缓，缓则脾气滞。嗜酒无度则可戕伐脾胃气阴而致脾胃气虚、运化失职。长期饱食则可致食滞中焦、碍及脾运；食滞日久，又可聚湿成痰，进一步影响脾胃的运化功能。脾为后天之本，气血生化之源，津液输布之枢纽，它输布水谷精微于五脏和经脉。膏脂的化生、转运输布亦与脾密切相关。膏脂靠脾胃所化，赖脾气转运、输布，和调于五脏，洒陈于六腑，充养于百骸。营出中焦，是水谷精微所化，泌入于脉，化而为血，其与“仓廪之官”关系密切。若饮食不节，过食肥甘厚味，伤及脾胃，或脾胃本虚，失其健运，或思虑过度，劳伤心脾，均可致脾虚气弱，非但气血生化紊乱，膏脂转运、输布亦不利，滞留于营中，形成高脂血症，而见肢麻、胸闷或痛、心悸等症，故脾虚气弱为病之根本。脾气不足，脾不布津，津聚为湿，湿聚成痰，痰浊成脂；脾不散精，精微不布，津凝为浊，运化无权，膏脂不化，浊凝为痰，而成高脂血症。脾运失健是高脂血症（痰证）最关键的病理基础。

（二）痰凝、血瘀为主要病理产物

本病的病位在血脉，疾病的发生除了与脾气虚弱有关外，与痰浊、瘀血密不可分。凡导致人体摄入膏脂过多，以及导致膏脂转输、利用、排泄失常的因素均可使血脂升高，如饮食失节，过食膏粱厚味之品，或好逸恶劳，或情志不畅，疏泄失职，或思虑过度，劳伤心脾，或脾胃本虚，失其健运，均可使水谷精微失其正常的运动变化状态，致生浊变，混于血脉之中，损伤脏腑，壅滞血脉，则痰浊与瘀血由生，发为本病。痰浊存在于血脉中常使脉络壅滞不畅，故高脂血症每因痰浊而致血瘀，痰瘀互结，胶着脉络，终至脉痹、卒中等变证。痰浊、瘀血虽是不同的病理产物，但具有同源性，人体津血同源，痰瘀相关，痰滞则阻碍血行，可致血瘀，血瘀则水湿停滞，可聚为痰，故二者互为因果，相互转化。高脂血症多发于中老年人，而中老年人的肾脾肝诸脏多有失调，其津液代谢最易发生障碍，痰浊、瘀血停滞脉中。本病从发病年龄及某些临床症状来看，却有虚损之征，然则虚损常由邪实所致。如过食膏粱厚味、长期精神紧张、体力活动减少而致脾胃负担过重，或素体阳盛，肝阳偏亢，疏泄太过，灼津炼津为痰，或虚火内炽，煎熬津液，津从浊化，日久阻络塞脉，而致痰阻血瘀，从而导致人体脏腑功能失调，发为本病。

综上所述，因虚而成痰浊瘀血者，无疑以虚损为主，而因邪实而蕴痰积瘀者，当责之于实。虚实在一定条件下可相互转化，即原本因虚而生痰瘀，然当痰瘀较重时，亦转为实证，或虚实相兼，因而二者相互影响，形成一个密切相关的病理链。只有将二者结合起来，才能准确地反映本病的发病机制。

二、治法方药

（一）治法探讨

辨证是决定治疗的前提和依据，《素问·至真要大论》云："谨守病机，各司其属，有者求之，无者求之，盛者责之，虚者责之。"针对本病病程较长、本虚标实、以虚致实、虚实互见之特点，把握虚实之轻重，标本之缓急，是本病论治之关键，立消补兼施、标本同治之大法。

针对本病气虚血瘀痰浊阻遏的特点，予健脾益气、化痰泄浊、活血祛瘀之法，脾虚不能升清，水谷精微吸收后，不能为人体所用而化生痰湿脂浊。膏脂过剩，转化障碍，注入血脉而成高脂血症。所以在治疗上以化痰健脾为治疗原则，又由于痰浊凝滞，久而脉络受阻，血行不畅，痰瘀互结，故在化痰的同时，又用活血化瘀药物疏通血脉，使脉络通畅，以助疗效。

（二）方药分析

参苓降脂片针对高脂血症气虚血瘀痰浊阻遏的病机，以健脾益气、化痰泄浊、活血祛瘀为法，药物由人参、茯苓、制何首乌、泽泻、虎杖、决明子、芦荟、绞股蓝、山楂、姜黄、银杏叶组成。

方中人参健脾益气扶正，针对脾气虚弱的主要病机，用其扶助正气，抓住了疾病本质，故为君药；茯苓健脾渗湿，使湿祛脾旺而痰无以生，助人参以通阳气祛痰湿，故为臣药；泽泻、虎杖、决明子、芦荟、绞股蓝清利湿邪，化痰泄浊，银杏叶、制何首乌、山楂、姜黄活血化瘀共为佐使药。全方药仅数味，但方简力宏，在治疗上，以化痰健脾为治疗原则，又由于痰浊凝滞，久而脉络受阻，血行不畅，痰瘀互结，故在化痰的同时，又用活血化瘀药物疏通血脉，使脉络通畅，以助疗效。本方诸药相伍，有补有泻，补不腻滞，泻不伐正，既调脏腑功能，又祛血中浊邪，使脾肾得补，痰瘀得化，浊邪得除，则诸症可愈。

参苓降脂片方中药物既符合健脾益气、化痰泄浊、活血化瘀的治则，又符合现代药理学的研究成果，能从多环节、多层次对高脂血症的发生和发展产生较优药理效应，在临床和实验过程中获得支持。

人参：味甘，微苦，性平，归心、脾、肺、肾经，为补五脏阳气之君药，有大补元气、补脾益肺、安神之功。人参或人参皂苷有抑制血小板聚集的作用，其作用机制与提高血小板内环磷酸腺苷（cAMP）、Ca^{2+} 拮抗剂以及阻滞前列腺素（PG）代谢等作用有关。人参皂苷还有显著的降脂和抗脂质过氧化作用，能降低血清总胆固醇（TC）、三酰甘油（TG）和丙二醛（MDA），增加高密度脂蛋白 / 总胆固醇（HDL/TC）比值和超氧化物歧化酶（SOD）活性。

茯苓：味甘、淡，性平，归心、肺、脾、肾经，能健脾渗湿，使湿祛脾旺而痰无以生，以“脾无留湿不生痰”故也。

制何首乌：味苦、甘、涩，性微温，归肝、肾经。何首乌有效成分中含蒽醌衍生物，可有效减少和阻止肠内类脂质的吸收，促进脂类物质的转运和代谢，阻止类脂质在血中滞留或渗透到动脉内膜。

泽泻：味甘、淡，能渗湿、化痰，运脾除湿以绝痰源，具有降血脂、抗脂肪肝、降血糖的作用。泽泻可抑制外源性 TG、TC 的吸收，影响内源性胆固醇代谢及抑制 TG 在肝内合成。

虎杖：性微温，具活血通经、利湿功能。现代药理研究证明，虎杖含蒽醌类化合物和黄酮类等多种成分，从其根茎中可提取具有降血脂成分的白藜芦醇苷等。

决明子：味甘、苦，性微寒，归肝、胆、肾三经，具有清肝明目、润肠通便功效，主要成分为大黄酸、大黄素、大黄酚及胡萝卜素等，可促进肠道运动、抑制胆固醇吸收，降低血清胆固醇水平，并能抑制动脉粥样硬化斑块的形成。

芦荟：味苦，性寒，入肝、心、脾经，能泻热通便、清肝火、杀虫。现代药理学研究显示，芦荟具有丰富的生物活性，有免疫调节、抗氧化、抗炎作用，可降低血浆和组织中脂肪酸、TG 和 TC 的水平，改善血脂异常。

绞股蓝：味苦、微甘，性凉，归肺、脾、肾经，能补虚强身，清热解毒。绞股蓝总皂苷有抗脂质过氧化的作用，能降低血脂，明显延迟动脉粥样硬化的发生与发展，并抑制肥胖，有抗凝血作用，使血小板黏附率明显降低。

山楂：味酸、甘，性微温，归脾、胃、肝经，能消食积、散瘀血。辅助君臣，使补中有通。现代药理研究表明，山楂含有脂肪酶，可促进脂肪消化，并且可降低血清 TC 和低密度脂蛋白胆固醇（LDL-C）水平，提高血清高密度脂蛋白胆固醇（HDL-C）水平。

姜黄：味苦、辛，性温，归肝、脾二经，能宣通血中之气，使气行而血不壅滞，且有通经止痛之功效，能抗纤维蛋白损伤，抑制脂质过氧化物生成。现代药理研究证实，姜黄含姜黄酮、姜黄素等，能明显降低实验性高脂血症大鼠及兔的 β 脂蛋白、TG 及 TC 的含量，抑制血小板凝集，增加纤溶活性。

银杏叶：味甘、苦、涩，性平，归肺、肾经，能活血养心、敛肺涩肠。实验研究和临床研究证实，银杏叶有降低血清 TC、扩张冠状动脉的作用。银杏叶总黄酮腹腔注射连续 40 天，大鼠血清 TG 含量明显降低。

三、临床疗效分析

症状疗效是临床试验观察的重要指标，也是评价药物功效的重要依据。课题组前期临床试验表明，试验组（参苓降脂片）治疗高脂血症显效率 46.67%，总有效率 90.00%；对照组为显效率 32.50%，总有效率 67.50%。经统计学处理，两组疗效比较有统计学意义（$P < 0.01$），而且试验组主要症状如头晕、胸闷、倦怠乏力、呕恶痰涎、形体肥胖的总有效率皆超过 85%，疗效优于对照组（$P < 0.01$ 或 $P < 0.05$）。治疗后，试验组异常舌象有一定改善，舌瘀斑或瘀点苔滑腻的消退明显优于对照组（$P < 0.05$）。这说明该药的治疗抓住了高脂血症的深层本质，提示对病机认识的正确性和组方用药的合理性、科学性。症状改善是机体气血和畅、脏腑功能和机体阴阳平衡协调的结果，试验组症状疗效明显优于对照组，显示中医辨证论治在高脂血症诊疗中具有优势。

参苓降脂片具有较好的降脂作用，临床试验证明，两组治疗后的 TC、TG、LDL-C 水平明显下降，HDL-C 水平升高，试验组疗效明显优于对照组，证明参苓降脂片在降低 TC、TG、LDL-C 以及升高 HDL-C 方面疗效显著。

验案验例

一、胸痹

刘某，女，47 岁。主诉：心前区隐痛半年，加重伴心慌 1 个月余。半年来心前区隐痛时作，劳累后加重，休息后可自行缓解，1 个月前由于工作劳累，胸痛频繁发作，活动后加重，发作时伴心慌、乏力，夜间尤甚，每次发作持续 5～10 分钟，少气懒言，动则汗出，纳眠一般，二便调。既往冠心病史 2 年，月经紊乱史 1 年。舌淡红，苔少，脉沉细。查心电图示窦性心动过缓、T 波低平、偶发室性期前收缩。

诊断：中医诊断为胸痹；西医诊断为冠心病、围绝经期综合征。该证属气阴两虚兼瘀，治以益气养阴、化瘀通络。

处方：生脉散合血府逐瘀汤加减。党参、黄芪、浮小麦各 30g，甘松 15g，麦冬、枳壳、红花、远志、山茱萸各 12g，五味子、当归各 10g，甘草 6g。7 剂，每日 1 剂，水煎服。

二诊：服药后胸痛程度及发作频率明显好转，劳累后偶有心前区隐痛，夜间临睡时有阵发性心慌发作，睡眠较前改善，汗出明显减少，初诊方去五味子、枳壳，加枸杞子 15g，女贞子 15g，7 剂，水煎服。

三诊：时胸痛明显减轻，心慌未发作，夜眠安，汗出轻微，二诊方继服 10 剂，患者电话告知诸症已消除。

按：张仲景在《金匮要略·胸痹心痛短气病脉证治》中言："夫脉当取太过不及，阳微阴弦，即胸痹而痛，所以然者，责其极虚也。"书中将胸痹的病因病机归纳为"阳微阴弦"的本虚标实之证。张元素在《医学启源》中谓"心虚则恐悸多惊，忧思不乐，胸腹中苦痛"，强调了胸痹因虚致痛、不荣则痛的病机特点。《素问·阴阳应象大论》云："年四十而阴气自半也。"《医林改错》云："元气既虚，必不能达于血管，血管无气，必停留而瘀。"患者年过半百，肾气渐衰，正气亏虚，气虚运血乏力，阴虚津亏，无以载血，血滞脉内致心脉痹阻而发为胸痹心痛，故方选生脉散合血府逐瘀汤加减。生脉散中，党参味甘，性平，归脾、肺经，能补中益气、养血生津；麦冬"补心气之劳伤"(《本草新编》)；五味子"辛苦入心而补肺"(《本草纲目》)。全方一补一润一敛，共奏益气养阴之功，《医学启源》载其"补肺中元气不足"，因肺为气之主，心血的运行有赖肺气的推动，肺气充足，则心气旺盛、气血充沛，血脉通畅，合乎《素问·经脉别论》"肺朝百脉"之说。黄芪味甘，性温，善健脾益气，与党参相须为用，可健运中焦、补脾益肺，以大补胸中宗气。气虚无以推动血行，则血行不畅，脉络瘀阻，故以红花为佐，共奏活血行气、化瘀止痛之效。徐慧认为，本证瘀血之本，多责之肾虚，患者年近半百，肾精亏虚，肾虚则化阳化气不足，血液运行无力，日久则血脉瘀滞，故酌加山茱萸、生地黄，补肾益精以治瘀血之本。

二、心悸

姜某，男，61 岁。主诉：心慌反复发作 10 余年，加重 1 周。患者饮酒后易诱发心慌，心中如有小鹿跳动，不能自止，伴胸闷、乏力、纳呆、大便不成形、寐差。既往有高血压病史。舌淡苔黄腻，脉滑。查心电图示窦性心动过速、频发室性期前收缩。

诊断：中医诊断为心悸；西医诊断为室性期前收缩。该证属湿热内蕴，治以清热利湿、宁心安神。

处方：三仁汤加减。白豆蔻 12g，炒杏仁 10g，薏苡仁 30g，滑石 15g，青蒿 15g，桔梗 12g，川芎 12g，炒酸枣仁 30g，苦参 30g，甘松 10g，郁金 12g，红花 12g，黄芩 12g，佩兰 12g。7 服，水煎服，每日 1 剂。1 周之后复诊，患者诸证减轻，服药平安，心慌减轻，纳可，二便调，寐可，舌红苔白，脉滑。上方去青蒿，加首乌藤 15g。三诊时患者诸症缓解，服原方 7 剂巩固治疗。

按：三仁汤出自《温病条辨》，由杏仁、滑石、通草、白豆蔻、淡竹叶、厚朴、薏苡仁、半夏组成，具有宣畅气机、清利湿热之效。本方是主治湿热初期、邪在气分、湿重于热的常用方剂。杏仁宣利上焦肺气，气行则湿化，豆蔻芳香化湿，行气宽中，畅中焦之脾气，薏苡仁渗湿利水而健脾，使湿热从下焦而去，三仁合用，三焦分消。滑石、通草、竹叶甘寒淡渗、利湿清热，半夏、厚朴行气化湿、散结除满。综观全方，体现了宣上、畅中、渗下，三焦分消的配伍特点，气畅湿行，三焦通畅，诸症自除。该证选用三仁汤加减，其中青蒿清透少阳邪热，黄芩清热燥湿，两药合用既可内清少阳湿热，又能透邪外出，佩兰芳香化湿，桔梗开宣肺气，川芎活血行气止痛，炒酸枣仁养心安神，苦参清热燥湿，甘松行气止痛（药理研究表明有抗心律失常的作用），郁金活血行气止痛，红花活血化瘀。复诊时，舌苔热象退去，故稍减清热祛湿之品青蒿，加首乌藤以宁心安神。

三、不寐

李某，男，45 岁。主诉：失眠 2 个月余。患者自述因工作压力大而出现失眠，入睡困难，乱梦纷纭，睡后易醒，有时彻夜难眠，心烦易怒，纳差，二便调。有焦虑抑郁病史。舌红，苔薄黄，脉弦。血压：120/80mmHg。

诊断：中医诊断为不寐；西医诊断为神经症。该证属肝郁化火，治以疏肝清热、安神定志。

处方：丹栀逍遥散加减。牡丹皮 12g，栀子 12g，柴胡 10g，白芍 15g，当归 12g，薄荷 12g，酸枣仁 30g，远志 15g，首乌藤 18g，生龙骨 30g，佛手 12g，珍珠母 30g。7 剂，水煎服，每日 1 剂。

二诊：患者睡眠好转，纳食较原来增加。上方加合欢花 15g，玫瑰花 15g。处方：

牡丹皮 12g，栀子 12g，柴胡 10g，白芍 15g，当归 12g，薄荷 12g，酸枣仁 30g，远志 15g，首乌藤 18g，生龙骨 30g，合欢花 15g，玫瑰花 15g，佛手 12g，珍珠母 30g。7 剂，水煎服，每日 1 剂。

三诊：患者失眠大为改善，自感心情舒畅，压力明显缓解。上方既已收效，嘱患者常服，以巩固治疗。

按：丹栀逍遥散出自《内科摘要》，是薛己在《太平惠民和剂局方》“逍遥散”的基础上加牡丹皮、栀子组成的，方中柴胡味辛、苦，主入肝、胆经，善条达肝气、疏肝解郁，佛手助柴胡行气开郁。肝郁日久则化火，煎灼津液，见口干、口苦，故酌加栀子泻火除烦，牡丹皮清血中之浮火。《丹溪心法》曰：“气血冲和，万病不生，一有怫郁，诸病生焉。故人身诸病，多生于郁。”郁者，滞而不通也，郁而不通，则化火，火气上扰心神，故出现心烦易怒、入睡困难，乱梦纷纭，睡后易醒，有时彻夜难眠，出现舌红苔黄、脉弦等表现。患者平素焦虑抑郁，又适逢工作压力大，出现失眠在所难免。焦虑抑郁的病机以肝郁居多，患者脉弦为有力证据。本方在丹栀逍遥散基础上加用生龙骨、珍珠母重镇安神，佛手疏肝解郁以安心神，酸枣仁、远志、首乌藤安神益智。7 剂之后收效不太明显，在原方基础上加用合欢花、玫瑰花加强疏肝解郁之功。焦虑之失眠实在顽固，为恐复发，嘱患者长期服用以克顽疾。

姜林芳

个人简介

姜林芳，女，1966年生，1989年毕业于山东中医学院，2002—2006年被选定为第三批全国名老中医药专家学术经验继承人，师从王法德教授，2009年任全国名老中医药专家传承工作室王法德名医工作室负责人，2012年获“全国优秀中医临床人才”称号，2016年被聘为山东省五级中医药师承教育项目第四批指导老师，2019年被评为“潍坊市名老中医师带徒项目工程”优秀指导老师。

姜林芳是主任中医师，硕士研究生导师，现任潍坊市中医院脑病五科主任，大脑病科副主任，山东中医药大学兼职教授，潍坊医学院教授，中华中医药学会脑病分会委员，山东中医药学会脑病专业委员会副主任委员、潍坊市中西医结合学会康复医学专业委员会主任委员、潍坊市中医药学会中风病专业委员会副主任委员、潍坊市医学会癫痫与神经电生理专业委员会副主委。

学术见解

姜林芳从医30年，对中医药学精研博采。她熟读经典，尤喜爱研究《伤寒论》《金匮要略》和《本草纲目》，精通方药。在长期的内科临床实践中，姜林芳注重辨证论治，尤擅用脏腑辨证和八纲辨证，强调四诊合参、据证立法、以法统方、依方遣药。姜林芳临床善治中医内科杂病，尤其擅长眩晕、偏头痛、失眠、中风等疾病的治疗，并进行了一定的基础理论研究，形成了独特的学术见解和风格。

一、重视“气机升降出入”

气是构成人体的基本物质。存在于机体内的气始终处于协调运动中，称为气机。升降出入是气的运动方式。脏腑气机的升降出入是生命气化的根本枢纽。机体之所以表里如一、阴阳顺接，是因为气机升降出入的相互配合、相互制约，即降中有升，升中有降，入中有出，出中有入，升降有序，出入有节，既相反又相成，形成对立统一的动态平衡。《丹溪心法》云："气血冲和，万病不生，一有怫郁，诸病生焉。"一旦气机受阻，机体则因脏腑气血津液失和而成病。

"调理气机升降"是姜教授在治疗肺病、脾胃病以及内科杂病时的立论出发点。姜教授认为，诊治疾病应该根据脏腑的升降特点，从整体观念出发，补不足泄有余，调畅气机，以达人体阴阳升降协调的目的。肺的宣发肃降、脾胃的升降枢纽、肝气的疏泄调达，对人体疾病的发生、治疗都起着至关重要的作用。临床治疗首先要明确脏腑生理特点，顺应脏腑气机升降出入的特性，结合药物的升降浮沉，合理组方用药，因势利导或逆向调整，使失常的升降出入状态恢复正常。脏腑气机升降出入运动有序，则人体气机趋于协调而百病不生。用这样的思想诊治疾病，往往取得事半功倍的效果。

二、善于条达肝气

姜教授在偏头痛、不寐、郁病、癫痫、脾胃病的诊治中，重视条达肝气。肝气在人的生命过程中具有重要作用，肝气功能一旦失调，将导致脏腑及气血功能失调，从而加速人体衰老并引发多种疾病。现代生活节奏快，工作压力大，精神紧张，情志刺激，这些都可阻碍气机导致肝之疏泄功能失常，肝气郁结日久则气滞血瘀而致病。

肝气有主升、主动的特性，具有春升、风动的特点，肝主升与肺主降对应起来，调畅全身气机循环。肝喜条达而恶抑郁。"条"和"达"都与肝相关，"条"是春季万物的特征，"达"是肝木郁结时的治法。故"条达"一词应有两层意思：一指肝特有的特性，喜调畅顺达，否则将发生病变；二指肝发生病变时通常是肝气疏泄失职，治则是顺之而为，不可重压。肝为"将军之官"，《素问·灵兰秘典论》认为五脏中肝性勇而能谋，犹如军队中的总指挥。另外，肝善扰他脏，加上肝气疏泄，能影响全身气机运行，犹如气之统帅。

另外，肝气助脾胃运化水谷，助肺调节气机，助心化气行血，助肾调节生殖功能，所以无论肝气盛与肝气衰，肝气逆与肝气郁，肝气热与肝气寒，只要肝气功能失常，就会引发不寐、郁病、癫痫、偏头痛等疾病，故调肝对治疗疾病具有重要作用。

三、重视先后天之本——肾与脾，尤注意时时顾护脾胃

先天之本在肾，肾为脏腑之本，十二脉之根，呼吸之本，三焦之源，内寄元精

元气，五脏六腑之精均藏于肾。肾精充盛，则脏腑之精充足。元气是诸气之本，无论脏腑之气、经脉之气，均以元气为根。故要保全生命，必须保护先天之本——肾中精气。与此同时，后天脾胃也是十分重要的。人的生长过程时刻依赖水谷之气的不断滋养，五脏六腑由于水谷之气的不断滋养才得以发挥其功能，而水谷之气的化生有赖于脾胃，故脾在人体生命活动中至关重要。姜林芳推崇李东垣、赵献可、薛己、李中梓诸家之说，治病从脾肾先后二天入手。治疗先天之本有“水火”之分，水不足者，以六味丸壮火之主以制阳光，火不足者，用八味丸益火之源以消阴翳。治后天之本，则有饮食、劳倦所伤之区别，伤饮食者以焦山楂、神曲、麦芽调之，劳倦伤者以补中益气汤主之。

四、遵崇“火郁发之”，运用升降散异病同治

升降散出自清代杨栗山《伤寒瘟疫条辨》一书，由僵蚕、蝉蜕、姜黄、大黄四味药组成，具有升清降浊、调畅气机、寒温并用、表里双解之功效。后世医家善用此方者不乏其人，如已故著名温病学家赵绍琴先生就对升降散情有独钟。临床上凡有郁热者，不论外感内伤，皆可用之。姜林芳从事内科疾病诊疗多年，见表里同病，虚实夹杂，湿热互结之病症较多，采用升降散化裁治疗，疗效甚佳，兹将体会介绍如下。

（一）不寐

《景岳全书·不寐》云：“不寐证，虽病有不一，然惟知邪正二字则尽之矣。”本例以邪实为主。邪扰于心而神不安，其邪包括六淫、七情、不内外因及内生之邪，而邪不外郁、瘀、痰、火之类。气行不畅则气郁，血脉不通则血瘀，津液不归正化则生痰，久郁不通则化火，故郁、瘀、痰、火是引起失眠的常见病理因素。用升降散调畅气机，温胆汤清火化痰，适当配伍疏肝安神、镇静安神之品，使邪祛正安。

王某，男，49岁，2017年5月8日初诊。主诉：失眠半年余。主要表现为入睡困难，虽寐亦不实，心烦易怒，情绪不宁，头昏沉，纳呆，大便略干，舌红苔白略厚，脉弦滑。

诊断：不寐，证属痰热内扰、肝郁气滞，治以清热涤痰、疏肝解郁。

处方：升降散合温胆汤加减。僵蚕10g，蝉蜕6g，姜黄10g，大黄3g，黄连10g，栀子10g，陈皮15g，半夏15g，茯苓20g，竹茹12g，枳壳10g，天竺黄12g，生龙骨

（先煎）30g，生牡蛎（先煎）30g，合欢皮 30g，甘草 6g。水煎服，每日 1 剂，14 剂。

二诊（2017 年 5 月 22 日）：睡眠明显好转，仍睡不实，情绪好，纳可，大便调，舌淡红，苔白，脉弦。上方黄连减为 6g，继服 7 剂。

三诊（2017 年 5 月 29 日）：寐已安，精神好，脉平。

（二）三叉神经痛

三叉神经痛属神经内科顽症之一。本病多与络脉空虚、风邪入中有关。因病程冗长，反复发作，故有夹瘀、夹寒或郁久化热之变，治疗颇为棘手。行气活血息风、通络止痛是本病的根本治法。升降散一升一降调畅气机，气分血分药物并用，能宣畅卫气营血，调理三焦，使人体气血调和，升降畅通。配柴胡、黄芩、川楝子疏肝解郁、泻热止痛，配当归、白芍、川芎养血活血，白芍酸敛养阴、缓急止痛，蜈蚣搜风解痉、化痰散结、通络止痛，延胡索理气活血止痛。诸药共奏调畅气血、通络止痛的作用。

刘某，女，60 岁，2017 年 4 月 3 日初诊。主诉：左面部疼痛 1 周。患者既往有三叉神经痛病史，经治 3 年未犯。1 周前生气引起左面部疼痛发作，洗脸、受风诱发，每日疼痛数次，纳少，大便略干，舌尖略红，苔白，脉弦。查体未见明显阳性体征。三叉神经第一支部位疼痛。

诊断：三叉神经痛，证属肝郁气滞、经络不通。患者病程冗长，络脉空虚，风邪入中，加之肝郁气滞，经络不通则痛。治以理气活血，通络止痛。

处方：升降散加味。僵蚕 10g，蝉蜕 6g，姜黄 10g，大黄 6g，柴胡 10g，黄芩 9g，川楝子 9g，当归 30g，白芍 30g，川芎 12g，蜈蚣 2 条，延胡索 15g，甘草 6g。水煎服，每日 1 剂，7 剂。

二诊：自觉疼痛减轻，能轻微洗脸。大便不干，继服 14 剂。

三诊：能洗脸刷牙，疼痛明显减轻。舌淡红，苔薄白，脉弦。继服 14 剂，诸症消失，随访 2 个月未复发。

（三）郁病

郁病病机为肝郁气滞、气机失畅，用四逆散疏肝解郁，升降散调畅气机，配生麦芽、石菖蒲、合欢皮、生龙骨、生牡蛎可醒脾解郁安神，配黄连、栀子可清心泻火，使气机畅达，心神得安。

王某，男，59 岁。2017 年 6 月 13 日初诊。主诉：情绪低落，少语纳呆2周。患者既往有类似病史，曾服中药治疗好转。2周前受刺激后出现情绪低落，少语，不愿出门，不愿见人，有幻听，纳呆，眠差，大便略干，舌红，苔白，脉弦。

诊断：郁病，证属肝郁气滞，治以疏肝解郁、清心安神。

处方：升降散合四逆散加减。柴胡12g，白芍15g，枳壳12g，黄芩9g，川楝子9g，僵蚕10g，蝉蜕6g，姜黄10g，大黄3g，生麦芽30g，郁金15g，石菖蒲12g，生龙骨30g，生牡蛎30g，合欢皮30g，黄连10g，栀子15g，甘草6g。水煎服，每日1剂，7剂。

二诊（2017年6月20日）：情绪好转，未再出现幻听，纳增，大便调。继服上方14剂，情绪稳定，生活回复正常。上方减黄连为6g，减栀子为6g，继服14剂以巩固治疗，诸症消失。随访1个月无复发。

（四）奔豚气

奔豚气是指患者自觉有气从少腹上冲胸咽的一种病证。由于气冲如豚之奔突，故名奔豚气。奔豚一名，首见于《黄帝内经》。《金匮要略》提出了奔豚汤治疗本病。本病主要是由于七情内伤，寒水上逆所致。其上冲之理与冲脉有联系，因冲脉起于下焦，循腹部至胸中。其病理由下逆上，而有气、寒、水之别。气逆多由情志所致，证候表现亦常有情志不能之状，寒水则由于阴盛或阳衰而引起。但气、寒、水三者又有密切的联系，水因寒凝，而寒水之逆又莫不因于气。故理气降逆为治疗本病的主要法则。本例由情志刺激引起，综合舌脉，证属肝郁气逆，有化火之象。升降散是调气机、开郁结的名方，配生龙骨、生牡蛎、赭石、钩藤降逆潜阳，当归、白芍、川芎养肝血，龟甲补肾潜阳，柴胡、黄芩、川楝子清肝火，使气机升降有制，起到标本兼治的作用。

尹某，女，64岁，2017年8月7日入院。主诉：发作性气从少腹上冲胸30余年。患者30年前因绝育手术后出现上症，开始每年发作1～2次，后渐加重，每日发作4～5次，发作时伴双眼发直，口唇鼻部抽搐，每次持续5～6分钟，发作后如常人。曾服卡马西平0.1g，每日3次，开始有效，后效不佳。曾做心电图、腹部B超，均无异常。舌淡红，苔薄黄，脉弦。入院时症见发作性气从少腹上冲胸，甚则上冲头，伴嗳气，双眼发直，口唇鼻部抽搐，日发作数次，上午多，下午少，夜间无发作，眠好。查体未见明显阳性体征。舌淡红，苔白，脉弦。异常脑电图（尖波、慢波阵发）。

诊断：中医诊断为奔豚气；西医诊断为继发性癫痫。病机为肝郁气滞，日久气机逆乱、上逆，引动肝风。

处方：升降散合奔豚汤加减。僵蚕10g，蝉蜕6g，姜黄10g，大黄3g，柴胡10g，黄芩9g，川楝子9g，当归20g，白芍30g，川芎10g，半夏12g，生龙骨30g，生牡蛎30g，珍珠母30g，赭石30g，钩藤30g，陈皮15g，龟甲10g，甘草6g。水煎服，每日1剂。

西药予卡马西平0.2g，每日2次，并给予暗示治疗：上午6时肌内注射维生素B_1 100mg。

经以上治疗2周，症状基本消失，于8月21日出院。嘱中药上方及卡马西平继服，上午6时口服维生素B_1 20mg，随访2周，病情稳定无复发。

《伤寒瘟疫条辨》："温病亦杂气中之一也，表里三焦大热，其证治不可名状者，此方（升降散）主之。"此方为瘟病而设，后世医家用于临床杂症，常收良效。方中僵蚕味辛、苦、咸，性平，能散风除湿，清热解郁，既能宣通火郁之邪，又能透风湿于火热之外。蝉蜕为辛、咸，性凉，为轻清之品，有透邪达热，解毒利咽之功。姜黄味辛、苦，性温，能行气散结，破瘀逐血，消肿止痛，温散寒遏，助僵蚕、蝉蜕以使火郁外达，并有解毒散风除湿之功。大黄味苦，性大寒，既能攻下热结，使郁火得降，又能推陈致新，使气血流畅。方中用僵蚕、蝉蜕升清解郁宣达，以姜黄、大黄降浊泄热导火，四药相伍，升清降浊，升阳降火，一升一降，使内外通达，气血条畅，则三焦火热之邪自然得消。正如杨栗山所说："僵蚕、蝉蜕升阳中之清阳；姜黄、大黄降阴中之浊阴，一升一降，内外通和，而杂气之流毒顿消矣。"尽管上述病例病症各异，但病机相同，抓住"火郁"的关键，故遵"火郁发之"，在升降散基础上，灵活加减，体现了"异病同治"的原则。

临床经验

一、眩晕治疗经验

（一）基本病机

眩是指眼花或者眼前发黑，晕是指头晕甚或感觉自身或外界景物旋转。二者常同时并见，故统称为眩晕。轻者闭目即止，重者如坐车船，旋转不定，不能站立，或伴有恶心、呕吐、汗出，甚则昏倒等症状。眩晕为临床常见病症，历代医家对病因病机认识不同。《黄帝内经》认为眩晕属肝所主，与髓海不足、血虚、邪中等多种因素有关，张仲景认为痰饮是该病的重要因素，朱丹溪提出痰水致病，刘完素提出该病病机当从风火立论，张景岳强调“无虚不能作眩”，严用和提出外感六淫和七情内伤致眩。眩晕有虚、实之分。虚者居多，如髓海不足，血虚，阴虚，肝火上越；实者由痰浊壅遏或郁而化火，六淫外感，情志不遂，跌扑损伤而为眩晕。近代医家对眩晕的认识提出了更加全面的认识。有医家认为风为六淫之首，百病之长，外邪犯表常以风为先驱，内生五气也多因风而起。总而言之，眩晕虚证多由肝脾肾功能失调，脏腑气机升降功能失司，气血不足所致，实证多由风、火、痰、瘀所致。

（二）眩晕与“肝脾肾”的密切关系

《医学心悟》记载：“眩，谓眼黑，晕者，头旋也，古称头旋眼花是也。”眩晕是头晕伴眼花的总称。眩即视物旋转。肝开窍于目，若肝血不足或痰浊阻滞经脉使肝失于调达皆可致眩。而精血的化生有赖于脾胃的运化，运化失司，则生血乏源。《景岳全书·血证》云：“血……源源而来，生化于脾。”可见，脾胃功能健全则精血可化，痰湿不生，目窍得濡则目眩不作。晕即头晕甚或感觉自身或外界景物旋转。脑为髓海，肾藏精生髓，髓海空虚，可发为头晕。

综上所述，脾胃健则肝血充足、痰湿不生，目窍荣则目眩不作；肾精充盈，髓海充足则头晕不生。故头晕当从脾肾论治。

（三）辨证论治

眩晕与肝肾亏虚密切相关，同时也与脾胃失调有关。《素问·阴阳应象大论》提出：“年四十而阴气自半也。”这里指人到中年以后，肝肾之阴渐亏，日久水不涵木，致肝阳上亢，甚则引动肝风，脏腑亏虚，阴阳失调，气血津液代谢紊乱，必致痰瘀滞留，血脉不畅，脑失所荣，发为眩晕。而脾为后天之本，是气血生化之源，先天不足可由后天补充，但后天不足必致先天更虚。中年以后，脾胃渐虚，气血生化不足，是肝肾亏虚的源头。脾虚不能运化水湿，致痰湿内生，气不足鼓动无力，致血脉瘀阻，故脾虚亦是痰瘀产生的源头。正如《脾胃论·脾胃虚实传变论》所述：“脾胃一伤，五乱互作……头痛目眩。”脾气虚则清阳不升，以眩晕、头部昏沉、头重脚轻、反复发作、神疲乏力、遇劳加重、舌淡、脉细弱为主证；脾虚则气血生化乏源，以眩晕、面色苍白、心悸少寐、舌淡、脉细弱为主证；脾虚则精血化源不足，肝肾亏虚，以晕且空、两目干涩、耳聋耳鸣、胁肋隐痛、腰膝酸软、舌红少苔、脉细数为主证。因此在补益肝肾的同时，应重视顾护脾胃，即健脾益气、和胃消食。

在此理论指导下，姜教授以健脾补肾、活血息风为法，自拟健脾补肾定眩方加减。方药组成：党参、黄芪、金樱子、芡实、山茱萸、山药、白术、茯苓、当归、川芎、陈皮、菊花、炙甘草。方中黄芪味甘、微温，党参味甘、平，皆入脾经，补气健脾，故为君药，配以白术、茯苓，则健脾益气之功益著。芡实甘涩，能固肾涩精，金樱子酸涩，能固精缩尿，二药同用，能使精关自固，肾气得补。山茱萸偏于补肝血，山药偏于补脾气，二者相配，肝脾并补，促进肝血化生肾精，亦促进脾气化生气血，填补肾精。此外，二药兼具补肾之功，可以直接补益肾精。当归补血养肝、活血调经，川芎活血行气、畅通气血，二药合用补而不滞、养血活血，可使营血调和。陈皮理气和胃，菊花条达肝气，使诸药补而不滞。炙甘草调和诸药。诸药合用，共奏补气健脾、益肾固精、活血息风的作用。随证加减：夹火者，加黄芩、栀子；夹痰者，加半夏、竹茹；兼颈板者，加葛根；失眠者，加酸枣仁、生龙骨、生牡蛎。该方在临床取得较好疗效。

刘某，男，75岁，2018年4月15日初诊。主诉：头晕1个月余。患者劳累致眩晕，头部昏沉，头重脚轻，神疲乏力，两目干涩，视物模糊，平时耳鸣耳聋，腰膝酸软，纳呆，夜寐多梦，舌质淡，苔薄白，脉沉细。每于劳累后加重，时轻时重。

诊断：该证由脾虚气血生化不足、年老而肝肾亏虚所致，治当健脾补肾、活血息风。

处方：党参10g，黄芪20g，金樱子10g，芡实10g，山茱萸20g，山药15g，白术10g，茯苓15g，当归12g，陈皮12g，菊花10g，炙甘草6g，酸枣仁20g。7剂，水煎服，每日1剂。

二诊（2017年4月23日）：患者诉头晕减轻，乏力感好转，较前有食欲，两目干涩好转，仍夜眠多梦，加生龙骨、生牡蛎各20g，以镇静安神、定眩止晕。再服用7剂而愈。

按：患者年老肝肾渐亏，日久水不涵木，致肝阳上亢，引动肝风，脏腑亏虚，阴阳失调，气血津液代谢紊乱，清阳不升，浊阴不降，脑失所荣，故发为眩晕。肝血不足，故见两目干涩。二诊患者头晕减轻，因夜眠多梦，加生龙骨、生牡蛎各20g以镇静安神、平肝潜阳，则眩晕自止。

二、不寐治疗经验

对不寐的诊治，姜林芳认为其病因病机主要有三：一是痰火扰心，多由饮食不节、情志失调引起，致脾失运化，聚湿生痰，肝郁气滞，郁久化火，痰火互结，扰动心神，心神不安致不寐，症见入睡困难，烦躁易怒，纳呆，便秘，舌苔黄厚燥，脉弦数。二是心脾两虚，多由素体气虚、劳累过度、久病或产后体虚引起，致气血耗伤，脾虚气血生化乏源，均致心神失养，出现不寐，症见睡不宁，早醒，多梦，倦怠乏力，纳呆，便稀，舌淡苔薄白，脉沉细弱。三是肝气郁滞，多由情志刺激、思虑过度引起，致肝气郁久化火，扰动心神，肝气乘脾，脾虚失运，气血生化不足，心神失养致不寐，症见入睡困难、早醒、郁郁寡欢，纳呆，舌边尖红，苔薄白或薄黄，脉弦细。根据《灵枢·邪客》云："补其不足，泻其有余，调其虚实，以通其道，而去其邪。"不寐的治疗应遵从"虚者补之，实者泻之"的原则，分别采用温胆汤化痰泻火、清心安神，归脾汤补益气血、养心安神，逍遥丸疏肝健脾、解郁安神。同时要辨证使用安神药。安神药主要分重镇安神药和养心安神药两大类。重镇安神药为质重镇坠之品，具有镇静安神作用，适用于阳气躁动，心神不安之实证，如龙骨、牡蛎、朱砂、珍珠等。养心安神药属于植物药而取其养心滋肝作用，适用于心肝血虚神志不宁之虚证，如酸枣仁、柏了仁、远志、首乌藤等。若虚实相兼，宜常相互配用，提高疗效。另根据辨证的不同，常配伍其他药物：若心火亢盛，常配黄连、栀子以增加清心泻火之力；若心肝阳亢，常配羚羊角、钩藤以平肝潜阳；若痰热蒙窍，常配天竺黄、石菖蒲、郁金、远志等清热祛痰开窍；若阴虚火旺，常配知母、五味子、百合以滋阴降火，宁心安神；若兼肝郁，常配合欢皮、合欢花、川芎以调血疏肝安神。

李某，女，56岁。主诉：失眠1年余，加重4个月。患者平时情绪焦虑急躁，1年前因与邻里关系不佳，遇事不顺后出现失眠，夜间难以入睡，睡眠浅，平均睡眠2～3小时，容易醒，醒后难以入睡，梦多，近4个月来症状加重，伴有大便溏泻，纳呆，小便正常。舌淡红，苔薄白，脉弦细。

诊断：不寐，辨证为肝郁脾虚，给予疏肝健脾、养心安神。

处方：逍遥散加减。柴胡9g，当归15g，炒白芍20g，炒白术12g，茯苓20g，甘草6g，香附10g，合欢皮10g，陈皮12g，莲子心6g，栀子9g，酸枣仁30g，党参15g，黄芪20g，首乌藤15g。7剂，水煎服，每日1剂。

服药7剂后患者睡眠明显改善，上床半小时可入睡，心情好转，大便成形，食欲好转，出现梦多，加用生龙骨45g（先煎），再服14剂，患者痊愈。

三、偏头痛治疗经验

偏头痛属于中医学“头痛”范畴。历代医家对于偏头痛的病因病机认识不同，多认为与风、火、痰、虚、瘀以及肝、脾、肾三脏的功能失调有关。姜教授认为，偏头痛与肝的关系最为密切，近代医家从肝论治者亦不在少数。随着对疾病的深入研究，各医家广泛认可偏头痛与肝的关系密切，并逐步提出肝郁是主要病理基础。

（一）偏头痛与“肝”的密切关系

头为清阳之府，三阳经循于头面，厥阴肝经与督脉会于颠顶，五脏六腑之阴精、阳气上奉于头，若六淫外邪、七情内伤、痰浊瘀血阻滞，使经气逆上，上干清道，郁于清窍，运行失调以致头痛。偏头痛的反复发作，时作时止，缠绵难愈，为内伤头痛。《冯氏锦囊秘录》云：“深而久者，名为头风。头风必害眼者，《经》所谓东风生于春，病在肝。目者，肝之窍，肝风动则邪害空窍。”一方面指出了头痛缠绵难愈，愈后触遇易发；一方面指出了偏头痛发作“害眼”，即视觉先兆或伴随畏光，提示该病与肝有密切关系。《证治准绳》指出：“怒气伤肝及肝气不顺，上冲于脑，令人头痛。”此处指出情志因素与头痛发作有密切关系。综上所述，头居高位，诸阳之会，易被邪扰；又头痛呈发作性，证类少阳，厥阴肝与少阳相表里；头痛发作又多由情志不遂引发，故头痛当从肝论治，是为要法。

1. 生理相关性 《素问·脏气法时论》云：“肝病者，两胁下痛引少腹……气逆则头痛。”明代陈士铎在《石室秘录》中提出“诸痛者皆属于肝”的观点，肝处中焦，其气疏畅发泄，能上下通达，旁调中州，疏畅内外，为三焦一身之气机升降出入之枢纽，所以，在气机升降方面，肝的升发和疏泄起了重要作用。《读医随笔》指出：“凡脏腑十二经之气化，皆必借肝胆之气化以鼓舞之，始能调畅而不病。”偏头痛时痛时止，长久不愈，易于复发，与内伤头痛之“有时而作，有时而止”的特点相符，又因发病急骤，转化迅速，体现了风善行而数变的特性，故可把本病归为内风证。正如《临证指南医案》谓：“精血衰耗，水不涵木，木少滋荣。故肝阳偏亢，内风时起。”《素问·至真要大论》云：“诸风掉眩，皆属于肝。”肝脏气机条达，对脑之血量调节有度，情志和达，若肝气上逆，气血并走于上，则发大厥或薄厥；头为诸阳之会，凡五脏六腑清阳之气，皆上会于头，为至清至高之处。肝的生理特性是主动主升。其疏，使气的运行通而不滞；其泄，使气散而不郁。肝主藏血指肝具有贮藏血液和调节血量的作用。肝藏血，有血海之称，因脾胃虚弱，生化之源缺乏，或因久病失血，暗耗阴血而致肝血亏虚，窍络失养，亦可形成头痛。

2. 经络相关性 《临证指南医案·头痛》曰："头为诸阳之会，与厥阴肝脉会于巅，诸阴寒邪不能上逆，为阳气窒塞，浊邪得以上据，厥阴风火乃能逆上作痛。"可以看出，头痛与厥阴肝经的关系密切。《灵枢·经脉》曰："肝足厥阴之脉，起于大趾丛毛之际……挟胃属肝络胆，上贯膈，布胁肋，循喉咙之后，上入颃颡，连目系，上出额，与督脉会于巅；其支者，从目系下颊里，环唇内。"足厥阴肝经上出于额，与目有关联，经络联系于头面部，因此与头面痛有紧密关系。张从正《儒门事亲》云："额角上痛，俗呼为偏头痛者，是少阳经也。如痛久不已，则令人丧目。"可以看出偏头痛与少阳胆经的密切关系。晋代王叔和在《脉经·肝足厥阴经病证》中论述："足厥阴与少阳气逆，则头目痛，耳聋不聪，颊肿。"可见肝胆气逆，风火相扇，可引起头痛等症状。清代高士栻《医学真传·头痛》认为："厥阴之脉上出额，与督脉会于巅，而厥阴之上风气主之，厥阴头痛，风痛也。"故头痛与厥阴肝经关系密切。

3. 情志因素对偏头痛的致病作用　偏头痛的发生与情志因素密切相关。《素问·举痛论》云："怒则气上。"《灵枢·本神》云："肝气虚则恐，实则怒"，亦云："肝，悲哀动中则伤魂，魂伤则狂忘不精"。即肝脏与情志活动密切相关。情志不遂，则肝之疏泄功能失常，肝气郁结日久则气滞血瘀，不通则痛而发病。因此，情志因素是偏头痛的重要病因之一。现代生活节奏快，工作压力大，精神紧张，情志刺激，也是诱发偏头痛的原因，而疼痛作为一种负性的情绪体验易诱发心境障碍，故偏头痛患者多伴有焦虑、抑郁等情志障碍，又进一步阻滞气机运行，互为因果，使病情反复加重，缠绵难愈。王璐等研究发现在某医院头痛专病门诊，头痛患者抑郁和焦虑的检出率为73.8%，证明了情绪与头痛的共病问题。

（二）辨证论治

肝失疏泄是偏头痛的发病基础，肝经郁滞、气血不畅、经络痹阻是偏头痛的根本病机。肝失疏泄，肝气郁滞结，肝木克脾土，脾失健运，痰湿内生，痰浊中阻，上蒙清窍，经络阻滞，阻遏清阳，清阳不升，发为头痛；肝失疏泄，肝气郁结，郁而日久伤及肝阴，肝藏血，肾藏精，精血互生，肝阴血不足，可致肾精不足，肝失濡养而肝阳上亢，上扰清窍而致头痛；肝郁化火不但燔灼肝经，又可炽于血脉，内侵血分，形成肝经血热之证，血热于肝，循经上扰，气血逆乱，脑窍不利，发为头痛。姜教授在临床中常分型论治如下。

1. 肝郁气滞　患者表现为头胀闷痛，头痛时作时止，痛甚则恶心呕吐，情绪焦躁，平素喜生闷气，头痛常因生气劳累而诱发，夜不成寐，胸胁胀满，女性则易于悲伤欲哭，舌质暗红，苔薄白或白腻，脉弦或弦滑。

2. 肝郁化火　患者表现为搏动性头痛或头痛欲裂，甚则两目红赤，平时情绪易于激怒，怒则头痛发作或加重，口干喜冷饮，大便秘结，夜梦纷纭，舌绛唇红，苔黄，脉弦或弦滑。

3. 肝郁脾虚　患者表现为头胀闷痛，头痛时作时止，平素喜生闷气，胸胁胀满，头痛常因生气劳累而诱发，纳差，四肢乏力，时腹胀，舌质暗红，苔薄白或白腻，脉弦或弦滑。

4. 肝血不足　患者素禀体弱或年事较高者，表现为头痛绵绵，时作时止，稍有劳累即可发作或加重，头痛常伴有头晕眼花，耳鸣如蝉，腰膝无力，夜睡多梦，舌质淡红，苔薄白或少苔，脉沉细无力。

5. 肝阳上亢　患者偏侧头痛胀痛或跳痛，痛势急，因生气诱发，面红目赤，眩晕耳鸣，发作甚或伴有恶心、呕吐，平时情绪暴躁、易怒，口苦，入睡困难，夜寐多梦，舌红苔黄，脉弦数。

（三）疏肝通络为治疗偏头痛的基本方法

偏头痛责之于肝，肝的疏泄功能正常，则气血运行通畅，经络通利。如果肝失疏泄，气机不畅，经络循行不利，不通则痛；日久化火伤阴，至血瘀，或可乘脾，阳亢，痰浊内生；痰瘀交阻，更使头痛反复发作，缠绵难愈。

在此理论指导下，姜教授常用疏肝通络法拟方，临床疗效显著。处方组成：柴胡、黄芩、川楝子、当归、白芍、川芎、僵蚕、蝉蜕、姜黄、鸡血藤、天麻、钩藤、栀子、延胡索等。方中柴胡微寒，能条达肝气而疏肝解郁，为君药。柴胡亦为肝胆经的引经药，引领诸药直达病所。黄芩、川楝子可疏肝解郁、泻热止痛，柴胡和黄芩相配，又是和解少阳经的经典药对；白芍酸敛养阴、缓急止痛，当归、白芍、川芎合用养血活血；僵蚕、姜黄、蝉蜕取《伤寒瘟疫条辨》所说的升降散之意，意在升清解郁宣达，有升有降，使内外通达，气机通畅，加鸡血藤更能使气血调畅；天麻、钩藤可平肝潜阳，钩藤又可配黄芩、栀子以清肝经湿热；延胡索理气活血止痛。两胁胀痛，情志不畅，女性经血少，生气症状加重，加用木香、香附、合欢花以疏肝理气；头痛目胀，口干、口苦，为肝火亢盛，加龙胆清肝泻火；四肢乏力，舌淡红，边有齿痕，脉细无力，为脾虚湿盛，加用党参、茯苓、甘草健脾益气；爪甲不荣，腰膝酸软，肝肾不足，加山茱萸、枸杞子补肝养血。诸药共奏疏肝解郁、调畅气血、通络止痛的作用。

朱某，女，45岁，2017年6月7日初诊。主诉：偏头痛10余年。患者每于烦劳、恼怒必头痛，头痛发作时呈搏动性疼痛，并伴有眩晕耳鸣、恶心呕吐，曾在多家医院神经内科检查，均无异常发现。近日与子争执，恼怒不息而致头痛复发，服用索米痛片（去痛片）、脑清片等收效甚微。刻下：左侧头部搏动性疼痛，头晕目眩，两胁肋胀痛，面红口苦，失眠多梦，大便干结，常2～3日1次，舌质红，苔薄黄，左关脉弦而有力。

诊断：该证由肝气郁滞，循肝经偏侧上犯脑窍所致，治当疏肝解郁、调畅气机、通络止痛。

处方：柴胡10g，黄芩9g，川楝子10g，僵蚕15g，蝉蜕6g，片姜黄10g，鸡血藤30g，甘草6g，炒白芍20g，川芎12g，钩藤20g，天麻10g，延胡索15g，当归15g。

二诊（2017年6月11日）：患者诉头痛减半，恶心呕吐及头晕目眩已消失，口苦不见，大便每日1次，两胁胀痛减半，仍夜眠多梦，左侧头胀痛，舌质红，苔薄白，脉弦，初诊方加酸枣仁20g以养肝血，顾及本虚。

三诊（2017年6月21日）：仅有两胁微胀，遇事不顺易怒，纳眠正常，大便每日1次，舌质红，苔薄白，脉弦。处方：柴胡10g，黄芩9g，川楝子10g，炒白芍20g，川芎12g，鸡血藤30g，甘草6g。再服10剂，随访1年未发。

按：根据《素问·至真要大论》“谨守病机，各司其属……疏其血气，令其调达，而致和平”的原则，肝气郁滞，肝火上炎，阻遏阳气是偏头痛的重要病机，应从疏达肝气和畅达脉络两方面着手，以达到调畅气机而止头风之目的。二诊时，因患者头痛兼夜眠多梦，故在基本的疏肝活血通络方基础上，加酸枣仁20g以养血柔肝，正所谓顾及肝脏“体阴而用阳”之本性，药效颇佳。三诊头痛缓解后，考虑肝经经络气血不利仍未解除，继以柴胡、黄芩、川楝子调肝解郁，白芍、川芎、鸡血藤活血通络，以治其本。

司国民

个人简介

司国民，男，1964年生，山东省菏泽市郓城县人，毕业于山东中医药大学，医学博士、中共党员、主任医师、二级教授、博士研究生导师，师从伤寒大家李克绍教授，现为山东省立医院中医科主任、治未病中心主任，第三批全国名老中医药专家优秀学术经验继承人，全国第二批优秀中医临床人才，山东省名中医药专家，国家中医药管理局十二五重点专科及山东省中医重点专科、中西医结合临床重点学科带头人，国家首批流派研究“山东伤寒流派”的主要传承人，荣获省部级以上奖励5项，主持课题10余项，著作12部，发表论文百余篇，SCI收录5篇，担任山东中医药学会副会长、中华中医药学会综合医院中医药工作委员会副主任委员、山东中医药学会综合医院中医药工作委员会、经方研究专业委员会主任委员，荣获山东省中医药杰出贡献奖等荣誉称号。

学术见解

一、“四位一体”经方研究思路

经方具有用药精当、剂量准确，组方严谨、配伍巧妙，剂型丰富、煎服有法，加减灵活、功效卓著等特点。司教授在经方方证分类研究的基础上，提出“四位一体”的经方研究思路。

“四位一体”，即性、位、势、证，此四要素共同构成了经方的整体构架。通过辨析经方的性、位、势、证，可以从四维角度辨识经方，使经方更好地应用于临床。每味中药都具有各自的药性，即性、味、归经、功效等多种属性，那么由若干味中药辅以相应的剂量，按照恰当的比例组合而成的方剂便会产生各自不同的属性特征。“方性”是指每张经方的四气五味，即经方的寒、热、温、凉及酸、苦、甘、辛、咸之性；“方位”是指经方作用于人体的部位，诸如肌表、脏腑、三焦、经络、四肢百骸等；“方势”是指经方的作用趋势，可有上下、开合、升降、内外、补泻、发散、收敛等；“方证”是指经方的适应证，包括经方的功效、主治证候等，证的内涵丰富，既指如桂枝汤证、白虎汤证等具体病证，又包括从临床症状概括出的病机。诸药间复杂的相互作用关系就形成了一个方剂整体综合的气、味、归经、功效，这就是“方体”。以桂枝汤为例，分析“四位一体”经方理论应用如下。

（一）桂枝汤之性

桂枝汤方内有桂枝、生姜，桂枝色赤，味辛、甘，性温，为纯阳之品，生姜味辛、温，可助桂枝增强解肌之功效，又可化生阳气。桂枝汤为“滋阴和阳，调和营卫，解肌达表之温方”，且禁用于温病，故桂枝汤之性为辛甘而温。

（二）桂枝汤之位

《伤寒论》91条：“救表，宜桂枝汤。”164条：“解表，宜桂枝汤。”234条：“阳明病，脉迟，汗出多，微恶寒者，表未解也，可发汗，宜桂枝汤。”故桂枝汤之“位”当在肌表。《金匮要略心典》曰：“桂枝汤，外证得之，为解肌和营卫；内证得之，为化气和阴阳。”书中结合古今临床医案，分析了桂枝汤的辨治要点，认为其主治病证以表证为主，病位以肌表居多，病性主要属虚属寒，且多为脾胃虚寒。桂枝汤之方“位”确在肌表，因营卫运行周身，桂枝汤调和营卫，故后世医家将桂枝汤的方“位”扩展至机体上下、表里、阴阳。

（三）桂枝汤之势

桂枝汤证表未闭，有汗出，是解肌肉层次里的营卫不和，所以叫“解肌”。桂枝发散可充卫气，是为了凝练浮越的阳气，白芍收敛可益营阴，是为了桂枝更好地生发，二者一散一收，故桂枝汤根于中焦，畅达肌腠，有辛散之性，桂枝汤之“势”乃上、下、内、外、表、里、阴、阳皆可及。正因为桂枝汤能上能下，能内能外，可调和阴阳，故其在临床上不仅可以用于治疗外感疾病，亦可广泛用于治疗内伤杂病。

（四）桂枝汤之证

桂枝汤之证为太阳中风证，又称桂枝汤证、营卫失和证、表虚证。纵观桂枝汤之条文，其功效为解肌祛风、调和营卫，主治证候为发热、汗出、恶风、头痛、鼻鸣、干呕、脉浮缓。体质素亏，正气受损，致卫气、营气俱不足而成营卫不和。其脉多见浮弱或浮虚，治疗虽应发汗解表，但营卫俱弱，不宜峻汗，宜用桂枝汤，使营卫气血得以调和充实，外邪得解。

从性、位、势、证四维角度去辨识经方，便于我们对经方更好地学习、掌握及运用，更好地领会张仲景的辨证论治思想。

二、“气血水毒”理论辨治慢性肾病

（一）“气血水毒”理论

司国民教授在临床中重视调畅气血，提出并阐发了“气血不和，百病由生”的观点，认为气血畅达为生命之本，气血病变为辨证之本，八纲、卫气营血、六经、脏腑、病因等辨证方法均离不开气血的变化。

在慢性肾病的辨治方面，司教授认为发病根本在于“气”“血”“水”的生化、输布异常，而毒是诸多病邪的进一步发展，毒邪蕴结于肾，常致使病情反复、加重，使肾脏及其多个相关脏器发生实质性损伤，成为影响疾病顺逆转归的决定性因素。气血水三分论治源于《黄帝内经》中的气血水相关理论，司教授认为该理论实为肾病辨治要旨，中医药辨证论治以“气证”“血证”“水证”为辨证纲领。

气机之升降出入乃人体生理功能的体现，水液的运化同样离不开气的运行，风邪外袭致肺气郁闭，肺脾肾气虚、气机郁滞或气化不利均会导致水液不归正化，泛溢肌肤而成水肿，而血分病机是由于经血瘀阻不通，以致津液运行障碍，蓄积成水，泛滥肌肤而发为水肿，正所谓“血停则水停”。病理状态下的血和水既可为病理产物，也可为病因，并且相因为病，血病可以导致水病，水病也可导致血病。西医学中，肾小球的毛细血管网主要来自肾脏小叶间动脉，由此支横别出，逐层细分，构成毛细血管网状结构，然后再汇合成出球小动脉。其与中医所谓络脉是经脉的分支，是从经脉支横别出，逐层细分，渐至络体细窄迂曲的结构特点相似。人体血与津液在肾小球与管周络脉网内发生广泛的交换与流通。血液通过肾小球之络脉渗出脉外而为津液，津液经管周络脉渗入脉内与血液化合流入经脉。在津血互换同时，血液中的津液和代谢产物由小球络道渗入络外，经肾小管，集合管下行，其间由肾之气化作用形成尿液而排出体外，而络外津液又可通过管周络脉弥散渗灌到血液中去。肾络细小迂曲的结构特点决定其气血环流缓慢，易生痰瘀，二者既是病理产物，又作为新的致病因素相互影响、转化，胶结阻于肾之络脉，此即“孙络水溢，则经有留血”“血积既久，亦能化为痰水”。

毒是诸多病邪的进一步发展，是对人体极具破坏力的一种致病因素，邪盛生毒，毒必兼邪。毒邪既可从外感受，也可由内而生。毒邪表现有浊毒、热毒、溺毒、瘀毒等形式，其产生或因于外感，或因于内生，或因于药源性毒，毒邪蕴结于肾，常致使病情反复、加重。在难治性肾脏病的治疗中，尤应注意毒邪的特殊性，对毒邪的治疗有解毒、化毒、攻毒等法。概括地说，肾病就是一个气乱血水的过程，亦即由气分病致血分瘀、血分瘀致水分肿、水分肿气分更病的恶性循环过程。

（二）“气血水毒”理论指导下的治疗方案

1. 气证　慢性肾衰竭多由慢性肾脏疾病失治、误治，迁延日久而成。病程迁延，日久耗伤肾气，肾气乃一身之气之动力，肾气亏虚，则推动生化无力，可出现气虚证；肝肾同源，肾病日久，损及肝脏，肝失疏泄，则可出现气郁证；气郁日久化火，出现急躁易怒，而成肝火证。

（1）气郁证

主症：郁郁寡欢，善太息，入睡困难，胁肋胀满，纳差，舌淡苔薄白，脉弦或细。

治则：疏肝解郁。

方药：四逆散加减。柴胡 10g，白芍 15g，枳壳 10g，熟地黄 10g，益母草 15g，百合 10g。

加减：少数患者日久可兼见急躁易怒，舌苔黄，此为日久化火，可加牡丹皮 10g，栀子 10g，以清肝火。

（2）气虚证

主症：倦怠乏力，气短懒言，食少纳呆，腰脊酸软，脘腹胀满，大便不实，口淡不渴，舌淡有齿痕，脉沉细。

治则：健脾益肾。

方药：四君子汤加减。党参 10g，黄芪 30g，炒白术 10g，茯苓 10g，山茱萸 15g，何首乌 15g。

加减：若兼见畏寒肢冷，夜尿清长，为气虚及阳，加制附子 10g，肉桂 3g。

2. 血证　慢性肾衰竭，病程日久，久病入络，伤及血分，而成血证。肾气亏虚，阴血生化无源，则可出现血虚；肾气亏虚，推动无力，血液运行滞涩，而出现血瘀证。

（1）血虚证

主症：头晕，头痛，面色萎黄或苍黄，腰酸膝软，入睡困难，夜眠多梦，舌淡苔少或薄白，脉细或弱。

治则：滋阴养血

方药：四物汤加减。熟地黄 20g，墨旱莲 20g，黄芪 30g，山茱萸 15g，山药 15g，当归 10g，阿胶（烊化）10g。

加减：兼见倦怠乏力、声低懒言者，应加强益气，加茯苓、炒白术。

（2）血瘀证

主症：面色晦暗，腰痛，肢体麻木，肌肤甲错，舌质紫暗或有瘀点瘀斑、脉涩或细涩。

治则：活血化瘀。

方药：桃红四物汤加减。桃仁 15g，红花 15g，生地黄 10g，当归 10g，川牛膝 10g，桂枝 10g，茯苓 15g，赤芍 10g。

3. 水证　肾为水脏，主水，慢性肾衰竭，病程日久，水液生化失常，而成津亏证；肾水输布失常，外溢于肌肤，则出现肢体浮肿，而成水气证；水液输布异常日久，而成水邪，水邪困阻中焦，脾气受困，加重水液输布失常，而成水湿证；水湿困阻日久，耗损脾肾阳气，而成本虚标实之浊毒证。

（1）水气证

主症：水肿，眼睑浮肿，或四肢浮肿，或腹水，小便不利，舌水滑，脉滑。

治则：温阳利水。

方药：真武汤加减。茯苓皮 20g，猪苓 15g，生白术 10g，生姜 10g，白芍 10g，制附子 10g，益母草 15g。

加减：腹水重者，加大腹皮 15g，白茅根 15g。

（2）水湿证

主症：恶心呕吐，肢体困重，食少纳呆，脘腹胀满，口中黏腻，舌苔厚腻，脉滑或濡。

治则：降逆化湿。

方药：五苓散合藿香正气散加减。半夏 12g，茯苓 15g，炒白术 10g，陈皮 10g，藿香 10g，大腹皮 15g，豆蔻 10g，砂仁 5g。

加减：若口苦、舌苔黄腻，加竹茹 10g，黄连 10g，以加强清热化浊之力。若口有氨味、尿量少，气促不能平卧，为浊毒证，加大黄、泽兰、天葵子、白花蛇舌草，以泄浊解毒。

（3）阴亏证

主症：口干咽燥，皮肤干燥，五心烦热，舌红少苔或无苔，脉细或弱。

治则：补肾养阴。

方药：六味地黄丸加减。熟地黄 15g，山茱萸 15g，山药 30g，茯苓 10g，泽泻 15g，牡丹皮 15g，玉竹 10g，枸杞子 15g。

加减：若五心烦热、盗汗明显者，加地骨皮 15g，浮小麦 30g 以清虚热。

上述证候并非单一出现，临床往往相兼而现，气、血、水证可两两相兼，亦可三者均现，尤其是终末期肾病常三者相兼为病，临证需灵活拆方、合方、加减而用。

特色技术

辨证用药，改良高位结肠水疗灌肠治疗为慢性肾衰竭的常用治疗方法，司教授根据临床经验，结合患者症状，提出辨证选方，利用结肠水疗机进行高位结肠水疗，加强早、中期慢性肾衰竭的治疗，可延缓疾病进入尿毒症阶段。利用结肠水疗机进行高位结肠水疗与过去传统的肛管插入直肠段的结肠透析方法有所不同，它是以专门的导管插入高位结肠，深度为普通灌肠的 4～5 倍，灌洗液量亦为保留灌肠液的数10 倍，扩大了结肠黏膜的吸收面积，延长了药物的保留时间，更好地起到了促使毒物排出体外，调节水、电解质和酸碱平衡失调的作用。司教授辨证选用中药保留灌肠，效果更为明显。

慢性肾衰竭通常分三型，各型用药如下。

湿热偏重型：清通方。组成：大黄 20g，牡蛎 20g，制附子 15g，丹参 20g，蒲公英 15g，黄柏 15g，苍术 15g。

寒湿偏重型：温通方。组成：大黄 20g，牡蛎 20g，制附子 15g，丹参 20g，桂枝10g，茯苓 20g。

浊瘀偏重型：祛瘀方。组成：大黄 20g，牡蛎 20g，制附子 15g，丹参 20g，红花10g，泽兰 10g。

上述方剂水煎至 150～250mL，用于上中药高位结肠水疗或中药灌肠。

适应证：①早、中、晚期慢性肾衰竭，特别是慢性肾衰竭的失代偿期、衰竭期；②水肿、腹水，尤其适宜急性肾炎、肾病综合征等引起的重度水肿及腹水患者；③电解质紊乱、代谢性酸中毒引起的恶心、呕吐、脘腹胀满等胃肠功能紊乱患者。

“中药高位结肠水疗”法完全符合中医“辨证论治”的要求，可将不同时间的辨证所选方药及时注入结肠，直达病所，或经吸收后再布散于全身，以发挥整体的治疗作用，有利于保持药物性能，提高药物疗效。中药直肠给药能加速奏效时间，提高疗效，且药物吸收部分不通过肝脏而直接进入血液大循环，可防止或减少药物在肝脏中发生化学反应而改变药物性能，同时也可减少药物对肝脏的毒性和不良反应，弥补了口服给药的不足，缓和了因药物格拒或吞咽困难、禁口等不能下咽的局限，增加了医疗手段。中药高位结肠水疗，不仅使中药有效成分不易被消化破坏，且有利于肠黏膜的吸收，并可避免患者的呕吐反应。

临床经验

司国民教授杏林耕耘20余载，善于继承历代医家的学术经验，又善于汲取现代科学尤其是西医学的一些理论和方法，博采众方而不偏执一端，处方求精练，擅用经方，灵活加减，师古而不泥古，临床疗效显著，尤其是对肾病、脑病的治疗独具心得。

一、慢性肾衰竭治疗经验

司教授指出，慢性肾衰竭的形成常因水肿、淋证、腰痛、癃闭、消渴、眩晕等病证拖延日久，或失治误治，或反复感受外邪，迁延缠绵，久治未愈而导致脾肾功能严重受损，虽然后期病变可涉及心、肝、肺、脾、肾及胃、肠、膀胱等脏腑，但始终以脾肾气虚为关键，而且贯穿于整个病程。病程日久，病情复杂，酿为浊毒、溺毒，或化生热毒，生风动血，或化瘀成痰，蒙神蔽窍，或浊瘀互结，戕伐五脏，从而产生肾衰竭的种种表现。

司教授提出本病治疗应标本兼顾，扶正祛邪，攻补兼施，拟参芪解毒汤以益气活血，解毒泻浊。参芪解毒汤由黄芪、丹参、大黄、白花蛇舌草、制附子、淫羊藿、金樱子、益母草、当归、天葵子、泽兰、白茅根等组成，具有益气活血、解毒泻浊、温阳固肾的功效。动物实验表明，该方剂能有效降低瘦素大鼠血肌酐（SCr）、尿素氮（BUN）、慢性肾衰竭（Leptin）水平，升高白蛋白（ALB）水平，具有减轻大鼠的肾损伤、减少转化生长因子－β_1（TGF－β_1）在肾组织的表达、抑制三酰甘油F－β_1/Smads信号传导通路发挥抗肾脏纤维化作用，延缓慢性肾衰竭进展的作用。临床试验研究表明，该方剂治疗慢性肾衰竭的机制可能与其能显著减少外周血黏附分子的表达有关。

二、肾病综合征治疗经验

肾病综合征临床以本虚标实为基本病机，本虚主要以脾肾气虚、脾肾阳虚为主，标实以水、湿、浊、痰、瘀、毒相互胶结为病，而最重要的莫过于浊毒之邪。因积湿成浊，积滞化热，郁热内生，蕴热入血而为毒。浊毒胶结，难解难分，终使脾肾功能受损，气不布津，血不养经，水、湿、浊、痰、瘀、毒停留于肾，肾络瘀阻，肾失滋养，日久浊毒腐肉败血，肾小球硬化，功能减退。

司教授在治疗本病时多以补虚扶正、清热利湿、解毒泄浊、温肾涩精为原则，用药时标本兼治、攻补兼施，以扶正为本，兼顾攻邪，使邪祛而正不伤，常用处方为黄芪、粉萆薢、金樱子、白茅根、酒山茱萸、白花蛇舌草、仙鹤草、连翘、土茯苓、天葵子。从用药上来看，黄芪、仙鹤草补虚扶正，粉萆薢、土茯苓清热利湿、解毒祛浊，除湿毒之蕴结，金樱子、酒山茱萸补益肝肾、温肾涩精，能有效减少蛋白的流失，连翘、天葵子清热解毒，白花蛇舌草、白茅根清热利尿消肿，兼有止血活血之功。

三、糖尿病肾病治疗经验

糖尿病肾病乃消渴日久，脏腑阴阳气血进一步虚衰而致。其病机为本虚标实，本虚为脾肾亏虚，标实主要责之瘀血、水湿、浊毒三者。司教授对糖尿病肾病辨治多从阴火角度，分期治疗。

司教授认为，糖尿病肾病早期以消渴症状为主，临床常见口干多饮、多食善饥、形体消瘦、性急易怒、倦怠乏力等，早期病位在太阴、阳明，虽肾病相关症状不明显，但内热广泛存在，火邪透膜耗伤脾阴，发为消渴。治疗上应健脾升阳兼清邪热，方选补中益气汤合葛根芩连汤加减，药用黄芪、生白术、陈皮、升麻、柴胡、党参、葛根、黄芩、黄连、生甘草。黄芪既善补气，又善升气，益卫而和营，通达四末，助脾散精，临床用量应在30g以上。

中期水谷精微停滞中焦，郁而化火，又浊邪酿生，湿浊下流肾中，无形之火依附于有形之湿浊，藏匿于肾中，胶结化为火毒，阴火鸱张，临床可见咽干舌燥、夜间盗汗，与刘完素《素问玄机原病式·六气为病》所言“诸涩枯涸、干劲皴揭”近似。湿浊蓄积，临床则见肢体浮肿、腰部重坠、舌苔黄腻；元阳不温，临床则见神疲乏力、小便泡沫、夜尿频多。司教授自拟补肾泻浊汤以固肾益精、清泻火浊，药用生地黄、金樱子、芡实、鬼箭羽、桃仁、鳖甲、海藻、天仙藤、泽兰、黄柏。

晚期火毒壮盛，肾门大开，消灼水府，衃血瘀滞，后期肾元衰微、水饮弥漫，又壮火气盛，上冲引动肝阳，出现糖尿病肾病“三联征”，即大量尿蛋白、高度水肿、高血压。临床常见面色晦暗无光、肢体浮肿明显、口中干燥腥臭、腰膝刺痛、唇甲紫黑、小便泡沫明显、舌苔浊腻、舌底充血而紫等。司教授自拟保元通络汤以固保元阳，通瘀泻络。药用女贞子、墨旱莲、菟丝子、山茱萸、浮萍、防己、败酱草、五灵脂、当归、牡丹皮、蝉蜕、土鳖虫、水蛭。

四、血管性痴呆治疗经验

司教授认为，血管性痴呆的基本病机不外乎肾虚、痰阻、瘀血，其中肾虚是血管性痴呆发生的病机根本，痰浊是主要危险因素，瘀血是直接原因，但在临床中不同的证候类型常互相交错为病。

司教授指出，血管性痴呆治疗当从两方面立论，即治疗脑血管病和改善智能。其中脑血管病的治疗应侧重于从痰瘀论治，痴呆的治疗以补益肝肾、填精益髓为主，制成益智通脉颗粒，药物组成：血竭、红参、地龙、生地黄、大黄、益智仁、石斛、桃仁、菖蒲、远志。该方攻补兼用，标本同治，在补气活血的基础上痰瘀同治，祛邪不伤正，通过随机、双盲、对照的规范化研究，益智通脉颗粒在改善智能疗效方面明显优于常规西药治疗，可明显改善患者的定向力、识记能力和回忆能力，还可改善血管性痴呆患者的生活自理能力，减轻痴呆程度。

五、缺血性中风治疗经验

对于缺血性中风，司教授提出气血失和是致病之本，水瘀互结、痰瘀互结是致病之标，脑络不通为发病之枢，临证时应重视调畅气机，调气（补气、理气、降气）有利于清火、降火、化痰、祛瘀，临床上常用沉香、白芷、紫苏、青皮、人参、白术等药。活血化瘀要有度，不可过于峻猛或过用，应用时应顾及肝肾阴虚而灵活配伍，不可一味攻逐而致伤阴耗血、动血之弊，引生变证，常伍生地黄、何首乌、玄参、葛根、枸杞子等药。水肿慎用利尿药，以免伤正气，当予补气活血之药。灵活应用虫类药，意在借其峻猛之力，以搜剔血脉之瘀滞及风邪。虫类药物善于走窜，其通经达络，远非植物所及，且虫类为血肉有情之品，破瘀不伤新，临床常用地龙、蜈蚣、全蝎、僵蚕、水蛭等药。

验案验例

一、肾病综合征

毛某，男，65岁。2013年1月15日入院。主诉：双下肢反复水肿2年余，加重伴胸闷、气短3个月。患者入院时双下肢凹陷性水肿，胸闷，活动后气短，干咳痰少，饮食睡眠可，小便有泡沫，大便稍干。舌暗红苔少，脉细缓。入院后查肝功生化：总蛋白38.4g/L，白蛋白21.9g/L，球蛋白16.5g/L，总胆固醇8.33mmol/L，高密度脂蛋白胆固醇2.49mmol/L，低密度脂蛋白胆固醇4.08mmol/L，脂蛋白（a）0.955g/L，钙2.03mmol/L，磷1.72mmol/L；尿常规：蛋白（+++），潜血（+-）。

诊断：西医诊断为肾病综合征；中医诊断为水肿病，证属肺肾阴虚证，治以补肺益肾、活血利水。

处方：黄芪40g，天葵子20g，金樱子15g，芡实15g，墨旱莲15g，女贞子15g，白茅根20g，仙鹤草15g，三七（冲）3g，百合15g，炙枇杷叶15g，大腹皮2包，水煎服，每日1剂，2次分服。

西药予足量激素，补钙，改善微循环，补充白蛋白，利尿，保肝及对症治疗，治疗3天后患者下肢水肿明显减轻，1月18日复查血白蛋白升至25.6g/L，患者24小时尿蛋白定量示尿量3000mL，24小时尿蛋白定量7.26g。加用雷公藤多苷片口服抗炎、抑制免疫，察患者舌红，苔黄，脉细，上方去仙鹤草、大腹皮，加猪苓15g，玄参15g，服法同上。

2周后患者无明显水肿，略咳嗽，乏力明显减轻，无明显胸闷，饮食睡眠可，小便泡沫减少，大便正常，停用雷公藤多苷片，中药上方减女贞子，加用山药2包、茯苓2包健脾补肾继服，病情稳定，出院调理。

1个月后随访，患者未再出现水肿，无明显胸闷气短，白蛋白30.6g/L，24小时尿蛋白2.9g。后患者门诊复诊，仅感轻度乏力，无肢体水肿，无胸闷气短，大小便正常。复查肝功无明显异常，尿常规：蛋白（+），潜血（-）。

按：该患者入院时属典型的“三高一低”肾病综合征，但患者拒绝行肾穿刺活检，故病理类型不明确。因60岁以上患者的肾病综合征中，微小病变性肾病的发生率很高，应用足量激素，晨起顿服，口服8～12周。大剂量激素的长期应用，势必会带来一定的不良反应。患者起始病情表现为肺肾阴虚，中药治以滋肺肾阴，3天后水肿明显减轻，但随着激素的应用，火旺症状日益显著，察其舌质偏红，脉细数，结合中医辨证，去利水之仙鹤草、大腹皮，加猪苓、玄参以滋阴降火，患者症状逐渐好转。

二、慢性肾衰竭

例1：董某，男，45岁，2012年2月27日入院。主诉：发现肌酐升高10年伴乏力半年余。患者入院时乏力明显，牙龈出血，周身皮肤瘙痒，头痛，头晕，面部痤疮，心慌胸闷，记忆力减退，胃脘不适，纳可，嗜睡，多梦，尿色红，尿中大量泡沫，夜尿频多，无尿急尿痛，大便干，舌淡，苔薄白，脉微细。2月28日查血常规：红细胞1.10×10^{12}/L，血红蛋白32g/L；肝功血生化：白蛋白21.0g/L，球蛋白82.9g/L，尿素氮27.90mmol/L，肌酐658.80μmol/L，胱抑素3.51mg/L，β_2微球蛋白10.42mg/L，钙1.48mmol/L，磷1.71mmol/L，氯114mmol/L，二氧化碳10.2mmol/L。

诊断：西医诊断为慢性肾衰竭；中医诊断为“虚劳”，证属脾肾阳虚，浊毒内盛。患者有慢性肾病多年，久病肾虚，肾病及脾，脾虚故见胃脘不适，气血生化乏源，故患者周身乏力明显，阳气亏损，浊毒内生，浊毒外溢肌肤，则见周身皮肤瘙痒，毒邪内盛，血络受损，则见尿血。治疗予输血、补钙、纠正酸中毒等，中医以补益脾肾、活血解毒为法。

处方：黄芪40g，天葵子20g，芡实15g，白花蛇舌草15g，金樱子15g，益母草15g，牡蛎30g，墨旱莲15g，仙鹤草15g，蒲公英30g，三七（冲）3g，白茅根30g，水煎服，每日1剂。

隔日行高位结肠水疗，处方：大黄20g，牡蛎20g，制附子15g，丹参20g，红花10g，泽兰10g，每日1次。

配合中药离子导入，处方：生附片6g，淫羊藿10g，细辛3g，桃仁10g，红花10g。

经治疗，患者乏力好转，头晕缓解，偶感胃脘不适，无反酸及恶心呕吐，纳眠可，尿色淡黄，灌肠后大便稀，舌淡红，苔薄白，脉沉细。3月6日复查血常规示红细胞1.99×10^{9}/L，血红蛋白59g/L；血生化示尿素氮30.2mmol/L，肌酐471μmol/L，尿酸347μmol/L，钙1.69mmol/L，CO_2 22mmol/L。后患者因肌酐反复升高多次住院，予西医常规治疗并配合中药口服及上方灌肠治疗，症状改善，肌酐均显著降低。

例2：郭某，男，26岁，2009年12月23日入院。主诉：紫癜反复发作2个月，血尿、蛋白尿反复出现1个月。患者入院时乏力，头晕，耳鸣，口干，腰部不适，双下肢轻度水肿，偶发紫癜，纳眠可，纳后胃稍胀，二便调。12月23日查尿常规示：潜血（++++），红细胞计数143.6/μL，沉渣镜检红细胞25.8/HPF；外院肾穿刺病理：过敏性紫癜肾炎（轻度局灶节段性系膜增殖）。

诊断：中医诊断为尿血，证属脾虚不摄。由于患者饮食不节，损伤脾气，脾主统血，脾气受损，失于统摄，血溢脉外而发为本病。中医治以益气健脾、凉血止血。

处方：墨旱莲 15g，仙鹤草 15g，牡丹皮 10g，白茅根 30g，蒲公英 20g，白花蛇舌草 15g，紫草 15g，山药 20g，山茱萸 10g，芡实 15g，金樱子 15g，玉竹 20g，猪苓 20g，黄芪 60g，水煎服，每日 1 剂。

经治疗，患者症状减轻，双下肢出血点颜色变暗，未出现新的出血点，足踝轻度水肿，手心发热，足部发凉，中药在上方基础上加制附子 10g，茯苓皮 20g，三七粉 2 包，以增强温阳利水、活血化瘀之效。

1 周后患者足踝水肿及手心发热、足部发凉症状减轻，1 月 29 日复查尿常规示潜血（++++），红细胞计数 60/μL，沉渣镜检红细胞 10.8/HPF。中药前方仙鹤草加至 30g 继服，2010 年 1 月 7 日复查尿常规示潜血（++++），红细胞计数 26.3/μL，沉渣镜检红细胞 4.7/HPF，白细胞阴性。予黄芪 30g，白茅根 30g，水煎代茶饮，出院调理。

1 个月后随访，皮疹消退，未复发，复查尿常规示潜血（++），红细胞计数、白细胞计数、沉渣镜检红细胞均正常范围。

例 3：崔某，男，52 岁，2008 年 7 月 12 日诊。因“双下肢水肿，恶心不能进食”在当地医院就诊，经检查诊断为尿毒症，告知不能治愈且未做解释，患者惊恐不适，用药不效，症状加重，来我院就诊时需人搀扶。当时患者精神、饮食、睡眠差，全身乏力，浑身皮肤干燥、瘙痒，夜尿频，大便不爽。查血红蛋白 65g/L，血肌酐（SCr）653μmol/L，尿素氮（BUN）15.02mmol/L，血尿酸 540μmol/L，白蛋白 23g/L。西医诊断为慢性肾衰竭，中医诊断为肾衰病。察其双下肢凹陷性水肿，但口干舌燥，舌暗红，苔少，脉弦细，稍促。

诊断：辨为肝肾阴虚，水湿内停。

处方：墨旱莲 15g，女贞子 15g，黄芪 50g，天葵子 20g，益母草 15g，熟地黄 15g，山药 15g，山茱萸 15g，牡丹皮 10g，茯苓 20g，泽泻 15g，黄柏 20g。水煎服，每日 1 剂。配合小苏打、别嘌醇片、螺内酯三药合用。

1 周后，患者水肿明显减轻，恶心消失，停用螺内酯，别嘌醇片、小苏打继用。因腹胀，加用炒莱菔子 15g，神曲 15g，陈皮 15g 调节肠胃，病情稳定，心情安好，并嘱食疗，鲫鱼中等大小1条，赤小豆30g，慢火熬制4小时，约400mL，每日2次食服。随访4年，病情稳定。

按：例1、例2患者入院后均给予中西医结合治疗。在中药辨证施治的基础上，综合运用了中药高位结肠水疗、中药离子导入、中药代茶饮等特殊疗法，症状缓解明显，生化指标亦有明显改善。例3患者的治疗是在中药辨证的基础上，配合心理治疗及饮食指导。不良的情绪可使气机升降失调，气血运行紊乱，而易使脏腑功能失常，加重病情，因此医生要努力帮助患者树立战胜疾病的信心。食用鱼汤不仅能补充营养，且可利水消肿。中医治疗四诊合参，辨证治疗，不是水停就是阳虚，水肿为阴津外溢，久思恐惧伤阴，致阴虚内热，予滋阴利水之药。中西医结合，急则治标，加用螺内酯利水消肿，尽快消除症状，还可增强患者信心，但利水伤阴，中病即止。

三、经方治疗杂病

（一）甘麦大枣汤合养心汤加减治疗失眠

李某，女，47岁，2013年12月7日初诊。患者1年前因家中遭遇变故，忧思过度而致失眠。症见不易入睡，多梦易醒，神思恍惚，心悸易惊，烦乱不宁，健忘，善悲欲哭，忧愁抑郁，不能自主，少气懒言，四肢乏力。舌淡红苔少，脉弦细略数。

诊断：不寐，证属心阴不足、肝气失和、心神失宁，治以养心安神、和中缓急。

处方：甘麦大枣汤合养心汤加减。小麦15g，黄芪20g，党参15g，茯神15g，半夏15g，当归15g，川芎15g，远志15g，柏子仁15g，酸枣仁15g，五味子9g，合欢皮15g，白芍9g，郁金9g，大枣10枚，甘草9g。7剂，水煎服，每日1剂，早晚2次分服。辅以心理疏导，嘱调畅情志，勿过度思虑。

7天后复诊，述睡眠状况已有缓解，于上方加减化裁，服药40余剂后已能安然入睡，情绪较前明显好转。半年后随访，失眠未复发。

按：本例患者病属脏躁，因思虑悲哀过度，耗伤阴血，心肝失养，神魂不安所致，即如《灵枢·本神》所谓"心怵惕思虑则伤神"。神不守舍，则精神恍惚，睡眠不安，心中烦乱；肝失所养，气郁不疏，疏泄失常，则悲伤欲哭，不能自主。故治宜养心安神，柔肝缓急，益阴除烦，和中补虚。方选甘麦大枣汤合养心汤加减。方中重用小麦为君，取其甘凉之性，补心养肝、益阴除烦、宁心安神，如《灵枢·五味》所载："心病者，宜食麦。"臣以党参、黄芪补气健脾。佐以大枣甘温质润、益气和中、润燥缓急，当归补血养心，与黄芪、党参配伍，以培气血不足之本；茯神、酸枣仁、柏子仁、远志、五味子补心安神，以治神志不宁之标；合欢皮、白芍、郁金柔肝解郁；川芎调肝和血，并使诸药补而不滞；甘草甘平，补养心气，和中缓急，调和诸药，用为佐使。诸药配伍，养心安神，和中缓急，气血并补，标本兼治，方证合辙，故收良效。

（二）血府逐瘀汤治疗顽固性失眠

屈某，男，67岁，2013年9月11日初诊。患者10余年来长期顽固性不寐，往往通宵不能阖目，需服强效安眠药才得入睡数小时（<5小时），临床多方治疗效果不佳。每因过劳或情绪郁怒而诱发，伴有两目暗黑，心烦，急躁易怒，胸痛，头痛，痛如锥刺，入暮潮热，舌质紫暗，有瘀斑，舌下络脉淡紫粗长而怒张，苔薄，脉弦涩。

诊断：顽固性失眠，证属瘀血内阻，治以活血化瘀、通络宁心安神。

处方：血府逐瘀汤加减。桃仁15g，红花15g，川芎12g，当归12g，赤芍12g，川牛膝12g，丹参9g，柴胡12g，枳壳15g，地龙9g，全蝎2条，生地黄15g，酸枣仁15g，首乌藤15g，甘草6g。7剂，水煎服，每日1剂，早晚2次分服。

药后复诊，述失眠较前略有减轻，头痛心烦亦有所缓解。循方调治2个月余，失眠所苦十去七八。后间断服药调理。

按：患者长期顽固性不寐，证属瘀血内阻，气机瘀滞，瘀热扰心。血瘀日久化热，则内热瞀闷，入暮潮热；瘀热扰心，则见心烦失眠；血瘀胸中，气机郁滞，而见胸痛；血瘀上焦，清空失养，则头痛；瘀滞日久，肝失条达之性，故急躁易怒；至于目、舌、脉之所见，均为血瘀之象。四诊合参，病机重点为瘀血，兼有气滞，治宜活血化瘀，兼以行气止痛、通络宁神。方选血府逐瘀汤加减。方中桃仁破血行滞而润燥，红花活血化瘀以止痛，共为君药；赤芍、川芎助君药以活血祛瘀；牛膝活血通经，祛瘀止痛，引血下行，共为臣药；生地黄、当归、丹参养血活血，使祛瘀而不伤阴血；柴胡、枳壳理气行滞，使气行则血行；地龙、全蝎破血通络；酸枣仁、首乌藤养心通络安神，以上均为佐药。甘草调和诸药，为使药。全方活血药与行气药相伍，既行血分瘀滞，又解气分郁结；祛瘀与养血同施，则活血而无耗血之弊，行气又无伤阴之虞。

（三）甘草泻心汤治疗贝赫切特综合征（狐惑）

孙某，男，23岁，2016年8月29日初诊。患者咽痛3个月，咽部溃疡，生殖器亦出现溃疡，当地医院风湿免疫科确诊为贝赫切特综合征，曾多次入院治疗，效果欠佳，溃疡反复难愈，纳眠、二便可，身重、乏力，无其他明显不适，舌红苔黄腻，脉细数。

诊断： 贝赫切特综合征（狐惑），证属湿热毒蕴、气阴两虚，治以清热利湿解毒、益气养阴安中。

处方： 甘草泻心汤加减。生甘草20g，清半夏10g，干姜6g，黄芩10g，黄连10g，太子参15g，土茯苓20g，牡蛎20g，生黄芪30g，知母15g，三七粉1g，生姜2片，大枣3枚。14剂，水煎服，每日1剂，早晚分服。

上方连服14剂后复诊，咽部及阴部溃疡已痊愈，近日饮食不节，面部痤疮增加，嘱清淡饮食，上方加赤芍、牡丹皮各15g，凉血活血，继调。后多次复诊，均随症加减。

2017年3月14日二诊，诉咽及阴部溃疡自初次服中药即痊愈，为防止复发故来求诊，仍以前方随症加减。

按： 贝赫切特综合征又称眼－口－生殖器三联综合征，是一种全身性免疫系统疾病，主要表现为反复口腔和会阴部溃疡、皮疹等，属于中医学“狐惑”范畴。本案患者除典型咽部、阴部溃疡及身重、乏力外，并无其他症状，司教授结合西医辨病及中医辨证，认为本案病机为湿热毒蕴、气阴两虚，病由中焦脾虚运化失司，湿毒、热毒循肝经侵犯咽喉及会阴，日久导致气阴两虚。本案病位在肝经，病性为虚实夹杂，故治疗当以清热利湿解毒、益气养阴安中为法，取甘草泻心汤化裁。方中重用生甘草20g以清热解毒，黄芩、黄连清热解毒，半夏、干姜苦温燥湿，四药辛开苦降，调和中州，太子参、生姜、大枣扶正安中，以上为甘草泻心汤加减；又以黄芪、知母、三七粉益气养阴和血，扶助正气，调节免疫；牡蛎散水结、化水湿；重用土茯苓一味，加强清热、解毒、利湿之功。

（四）五苓散加味治疗梅尼埃病（眩晕）

余某，女，35岁，2016年4月15日初诊。患者4年前人工流产后渐渐出现耳鸣、听力下降，眩晕，呈旋转性，于当地住院诊断为“梅尼埃病”，经治疗后缓解，之后反复发作，每发作时视物旋转，伴呕吐，呕吐物为白色黏液，持续几分钟至几小时，休息及平卧后可缓解，未系统治疗。平素头晕，头昏，头胀，无头痛，耳鸣，听力下降，心慌，乏力，自汗，纳少，脘腹胀满，眠可，大便干，3～4日一行，小便量少，无尿频、尿急、尿痛。月经量偏多，经期及周期无异常，月经过后头晕加重。舌淡苔白润，脉沉细。

诊断：梅尼埃病（眩晕），证属水蓄膀胱、气虚血弱，治以化气行水、益气养血。

处方：茯苓20g，猪苓15g，泽泻20g，桂枝15g，生白术15g，生黄芪45g，太子参15g，当归15g，天麻12g，川芎20g，生地黄20g，川牛膝20g，仙鹤草15g，浮小麦20g，大腹皮15g。7剂，水煎服，每日1剂，早晚分服。另予强力定眩片2盒。

服药7剂，患者眩晕、头晕明显缓解，体力增加，小便增多，大便日一行，余症亦不同程度减轻。患者服药效果良好，之后多次于门诊就诊。

7月22日二诊：诉服药3个月来，眩晕发作次数及程度明显减轻，唯10天前月经来潮，经期过后感眩晕、头晕，伴恶心、呕吐，乏力明显，小便量少，自觉尿热，舌淡苔白，脉沉弦细。司教授于初诊方加淡竹叶10g，清半夏10g，7剂。

7月29日三诊：诉近1周未出现恶心呕吐，小便通利，纳一般，上方去半夏、淡竹叶，加陈皮、焦神曲各15g，继服7剂。之后多次电话随访，未出现明显眩晕症状，经期过后仅轻度头晕，休息后便可缓解。

按：梅尼埃病，又称美尼尔氏综合征，是一种特发性内耳疾病，临床表现为反复发作的旋转性眩晕，波动性听力下降、耳鸣和耳闷胀感，属于中医“眩晕”的范畴。本案患者先因人工流产伤及气血，气伤则膀胱气化失司，又“血不利则为水”，最终导致水蓄膀胱。患者一方面表现为小便不利、小便少以及水饮不化引起的眩晕症状，另一方面表现为乏力、心慌、自汗、头晕的气虚血弱症状，“舌淡苔白润，脉沉细”亦为辨证提供有力支持，治疗应兼顾促进膀胱气化与益气养血两端，故用五苓散合当归补血汤加减。五苓散见于《伤寒论》第71条“太阳病，发汗后，大汗出，胃中干，烦躁不得眠，欲得饮水者，少少与饮之，令胃气和则愈。若脉浮，小便不利，微热，消渴者，五苓散主之”，为张仲景治疗膀胱蓄水典型方剂。水蓄膀胱会导致三焦水道不利，《灵枢·本输》上所讲“三焦者，中渎之腑也，水道出焉，属膀胱”即此意，下焦不利会出现小便不利、小便少，中焦不利会表现为心下痞、呕吐，上焦不利则会表现为心悸、头眩。本案眩晕即由膀胱蓄水导致上焦水道不通引起。另一方面，结合病史及舌脉，患者眩晕还有气血虚弱导致脑髓失养的因素，这就是《灵枢·海论》上讲的“髓海不足，则脑转耳鸣，胫酸眩冒，目无所见，懈怠安卧”。

方中茯苓、猪苓、泽泻、桂枝、白术合用，促进膀胱气化，气行则水行，膀胱通利则三焦水道通畅，水饮不作，则无眩晕；黄芪、太子参、当归、川芎、天麻益气养血，使脑髓得养；生地黄、川牛膝补肾，补肾之所以健脑，且牛膝兼具通淋调经之功，可谓一举两得；仙鹤草，又名脱力草、大力草，益气扶正；浮小麦固表止汗，大腹皮行水消胀。诸药合用，具有促进膀胱气化、益气养血补肾之功，可谓面面俱到，故疗效斐然，见效尤速。

（五）小陷胸汤治疗反流性食管炎

李某，女，45岁，2015年10月20日初诊。患者2个月余前因与家人争吵后出现胸骨后及胃脘部胀痛，胸骨后灼热感，吞咽时伴哽咽感，伴嗳气、恶心、反酸，时呕吐饮食物，进食冷食及受凉后疼痛加剧，周身乏力，自服西药治疗，具体药物不详，效果不明显。症见胃脘部胀痛，恶心、反酸，面色无华，纳差，眠一般，二便调，舌淡红，苔薄黄，脉弦滑数。

诊断：反流性食管炎（胃痛），证属肝胃不和、痰热互结，治以疏肝健脾、涤痰开结。

处方：小陷胸汤、小柴胡汤及平胃散合方化裁。瓜蒌 20g，黄连 10g，半夏 10g，柴胡 15g，黄芩 15g，郁金 15g，陈皮 15g，苍术 15g，沉香曲 9g，首乌藤 20g。7剂，水煎服，每日1剂，早晚分服。

二诊（2015年10月27日）：7剂后胃脘部胀痛、恶心、反酸明显改善，尿急尿频，鼻腔干灼不适，大便干，身沉不适，眠可，舌淡苔白，脉沉细。司教授在上方基础上去厚朴，加芦根 20g，白茅根 20g，黄柏 20g，继服7剂后，胃脘部胀痛未再发作。

按：反流性食管炎是由胃、十二指肠内容物反流入食管引起的食管炎症性疾病，内镜下表现为食管黏膜的破损，即食管糜烂和食管溃疡。本病发生与抗反流屏障破坏、食管酸廓清功能障碍等有关。临床表现为胸骨后烧灼感、反流和胸痛；反流症状多发于饱餐后，夜间反流严重时影响睡眠。西医治疗主要用药物减轻反流及减少胃分泌物的刺激及腐蚀。本病属于中医学“胃痛”范畴。本案患者因情志不遂致肝气郁结，疏泄失常，影响脾胃升降，胃气升降失调，则有纳差、反酸、恶心、呕吐、胃脘部胀满疼痛等“肝脾不和”之证；脾失运化，失于升清，则有面目无华等肌肤失养的症状；气郁化火，炼液为痰，痰热互结，阻滞气机运行，加重肝气郁结，从而导致中州“土壅木郁”；脾胃病逆犯肝胆，即“脾土反侮肝木”。舌淡红，苔薄黄，脉弦滑数均为痰热互结、肝脾不和之证，故治以疏肝健脾、涤痰散结之法。瓜蒌甘寒滑利、清热涤痰，半夏化痰祛饮，黄连清泄心下之热结，柴胡、黄芩、郁金疏肝理气、清肝胆郁热，首乌藤解郁安神、平胃散燥湿健脾、行气和胃。沉香曲之妙在于既能疏肝解郁行气，又能健脾和胃降气，胃贵乎通降，以下行为顺，一物两用，切中病机。

孙 冰

个人简介

孙冰，女，1964年生，教授，主任医师，医学博士，博士研究生导师，是第二批全国优秀中医临床人才，山东省教学名师，山东省名中医药专家，山东省五级中医药师承教育项目指导老师，济宁市知名专家。

孙冰于1987年7月毕业于山东中医学院中医系，1989年9月—1992年7月师从丁国明教授并获得中药学硕士；2007年9月—2010年7月师从著名学者、全国名老中医邓家刚教授攻读中药学专业博士研究生，获医学博士学位；1992年起在济宁医学院及附属医院中医科、内分泌科任职，从事中西医结合内科学临床、教学与科研工作；2009—2012年作为第二批全国优秀中医临床人才研修学员，先后师从国医大师路志正、薛伯寿，著名中医内分泌专家仝小林院士及冯建华教授等，在中医内科尤其是中医内分泌疾病诊疗方面积累了丰富经验

孙冰现任济宁医学院中西医结合学院院长，为山东省中医药重点学科中西医结合临床的学术带头人，山东省高水平应用型立项建设专业（群）中西医临床医学专业负责人，山东省一流专业负责人兼任教育部高等学校中西医结合类专业教学指导委员会委员，中国中西医结合学会教育工作委员会常务委员，中华中医药学会全科医学分会常务委员，中国药膳研究会慢病调养专业委员会常务委员，山东中医药学会脉学专业委员会副主任委员，山东中医药学会综合医院中医药工作委员会副主任委员，山东中西医结合学会常务理事，山东中西医结合学会内分泌专业委员会副主任委员，第一届山东省名医联盟常务委员，济宁市中医药学会脉学专业委员会主任委员等；主持、参与20余项国家级、省市级科研课题，其中获中华中医药学会科学技术奖三等奖1项，获省、市级科技奖励6项发表学术论文百余篇，其中第一作者或通讯作者60余篇；参编著作21部，其中主编3部、副主编9部，参编国家级规划教材3部。

学术见解

孙冰教授主要有两个研究方向：一是中医药防治内科疾病，重点是中西医结合防治内分泌及代谢性疾病的研究；二是中医传统方药与临床应用研究。

孙教授从事中西医临床30余年，充分利用综合医院中医临床工作的特点，坚持继承与发扬相结合，精研中医经典，注重学习多学科各学派中医诊治疑难杂病的经验，拓展经方应用途径，善用经方治疗各种疑难杂症，并坚持用中西医结合优势互补的方法，以中医整体观念和辨证施治思想，结合西医诊疗技术，在许多疑难性疾病方面积累了丰富的临床经验。

一、中西医结合防治内分泌及代谢性疾病的研究

孙教授用中医学防治内分泌及代谢性疾病的方法多样而独特，值得深入挖掘、继承并发扬光大，如在糖尿病诊疗方面，她发挥中医优势，并坚持走以中医为主、中西医结合共同发展的路子，重点从中医学对糖尿病的有关认识、中医药防治糖尿病特色、经方治疗糖尿病慢性并发症等方面进行探讨，利用中药结合西药在糖尿病难治性慢性并发症的治疗中发挥独特的协同增效作用，形成特色。孙教授先后承担了多项山东省自然科学基金及山东省中医药科技发展计划项目，如“糖适清对2型糖尿病早期糖尿病肾病肾脏保护作用的研究”“芪桂类方内外合治糖尿病周围神经病变临床研究”“肠道菌群在T2DM发病机制及与中医辨证分型相关性的研究”“孙冰教授治疗内分泌相关疾病的临床经验研究”等，对中医药在糖尿病及其慢性并发症的诊治特色进行探讨，并总结出中医药防治糖尿病的主要特色：①可在糖尿病前期据患者体质及早期证候进行调整，防患于未然；②中药在改善糖尿病症状、提高生活质量方面较之西药有明显优势；③中药成分与人类的食物接近，不良反应小；④应用中药后可减少降糖西药用量，稳定血糖控制；⑤治疗方法的多样性和个体化是中医药的主要特色。

二、经方的临床应用研究

孙冰教授一贯追求临床、教学、科研相互支撑、协调发展。她善于探索中医传统理论的精髓，努力发掘中医传统理法方药的传统优势。她认为中医传统方药及其临床应用应该在继承的基础上师古不泥，创新性地发掘利用。

孙教授注重对中医经典的反复研读，探索经方在现代临床中的应用，继承张仲

景谨守病机、辨证为先的学术思想，尤其在诊治疑难复杂性疾病中，她认为中医经典往往能指导我们拓展思路、大胆创新、提高疗效，尤其对《伤寒论》寒温并用的用药方法治疗复杂性疾病有较为深刻的体会。寒热并用思维肇始于《黄帝内经》，具有深厚的理论渊源，寒热并用方药首创于《伤寒论》，为后世树立了典范，乃《伤寒论》中极具特色的用药风格，充分体现了张仲景紧扣病机、辨证用药之妙，寒热药物相伍，互制又互补，相反又相成，其中奥妙值得深入探究。在第二批全国优秀中医临床人才研修项目中，孙教授所撰写的论文《论〈伤寒论〉寒热并用法及临床应用》被国家中医药管理局授予优秀策论奖。

因孙教授长期在综合医院中医科工作，接诊患者往往涉及临床多科疾病，尤其以西医治疗疗效欠佳的急慢性疾病多见。在长期的临床实践中，孙教授摸索出经方灵活加减应用、多个经方联合应用、以经方为基础框架结合现代中药药理研究成果的态靶结合治疗等经验，在治疗许多疑难杂症方面取得了良好疗效，如半夏泻心汤加减治疗慢性胃炎、胃肠功能性疾病等；小柴胡汤加减治疗带状疱疹、多种发热性疾病等；乌梅丸加减治疗失眠、顽固性咳嗽等；黄芪五苓散加减治疗多种痰湿瘀血造成的水肿、眩晕等病证。

临床经验

一、治疗围绝经期综合征的临证经验

孙教授认为，围绝经期综合征的诊断重在辨病机、辨病态，注重气、血、水的虚滞失衡；在治疗方面，认为本病的治疗关键是建立天癸衰竭状态下的新阴阳平衡，强调要紧扣病机之关键，抓主证，调兼证。她将围绝经期综合征分为三个主证：肾阴不足证、脾虚肝郁证、气血两虚证；兼证有血瘀、湿浊、气滞。治疗以滋阴补肾、健脾疏肝、补益气血为主，并随兼证加减药物，也提倡配合西药激素周期疗法及心理干预、预防调护等特色疗法，临床疗效显著。

（一）病机之本——肾精亏虚，天癸衰竭

绝经前后诸证（围绝经期综合征）的发生主要是肾精亏虚，最终导致天癸衰竭。肾为先天之本，元气之根，是人体生长发育和生殖的根本，肾精不断化为肾气，肾气充盛，促进天癸成熟，天癸成熟得早与晚，反映了肾气的强弱。天癸是蕴藏在肾中的天真之气，在肾阴的濡养、肾阳的温煦、肾气的促进推动以及后天水谷精微的

滋养下，不断地充实而成熟起来，天癸直接参与女性的生殖生理活动。只有肾精充足，肾气旺盛，才可促进天癸的发育、成熟，天癸作用于冲任血海胞宫，才会有月经的按时来潮和孕育生殖的功能。因此，肾精是天癸的物质基础，肾气是促进天癸成熟和生殖功能实现的内在原始动力，而天癸的作用主要是产生月经和维持生殖周期功能的正常运作。天癸是在人体肾气的激发、推动和促进下不断生长发展至成熟的一个客观存在的器官，相当于西医学的卵巢和下丘脑、垂体的功能。它直接参与女性的生殖生理活动，故经断前后诸证的病机之本为肾精亏虚，天癸衰竭。

（二）病理基础——天癸衰竭，肾阴阳不平衡

经断前后时期，天癸逐渐衰竭，人体原有的阴阳平衡被打破，此时，影响最严重的是肾阴、肾阳的平衡，或发为肾阴虚证，或发为肾阳虚证，或阴阳两虚证，症见腰膝酸软、烦躁易怒、忽冷忽热、潮热汗出、坐卧不宁、睡眠不安，大便或干或溏，或者抑郁、焦虑、多疑、恐惧、心悸不安、食欲不振，胸胁苦闷，周身乏力、烦乱不适等。因此，人体需要重新建立低水平状态下的肾之阴阳平衡。

（三）病变涉及多脏功能紊乱

“肾为脏腑阴阳之本”，故肾的阴阳失调必会影响其他脏腑，而本病主要以影响心、肝、脾三脏为主。心为君火，肾主元阴，肾阴不足，天癸渐竭，肾水不足，不能上济于心，心火独亢，热扰心神，神明不宁，而出现心肾不交之证，故见心悸、失眠、健忘等症状。

女性一生经、孕、产、乳，数伤于血，易处于“阴常不足，阳常有余”的状态，天癸，又名癸水，属于阴精，天癸渐渐衰竭，肾阴更见不足。素体阴虚或血虚，房劳多产者，则易出现肾阴亏虚之证。肾阴不足以涵养肝木，或情志不舒，郁结而化热，灼烁真阴，则致肝肾阴虚，甚至肝阳上亢。肝肾同源，肾阴亏虚，肝血不旺，肝失于濡养，疏泄异常，肝失条达，故肾虚肝郁，可见郁郁寡欢，闷闷不乐，欲哭，多疑多虑，或胸胁乳房胀痛，善太息等变化。

脾为后天之本，主运化，为气血生化之源。先天之精需靠后天水谷之气的充养，才能维持其功能。女子自“五七阳明脉衰”“六七三阳脉衰于上”，由于脾胃之气逐渐衰退，气血生化之源不足，势必影响到肾及冲任二脉。月经的闭绝与冲任脉虚直接相关，而冲任二脉又与脾胃经脉关系密切，因此，脾胃虚弱可引起月经和生殖方面的改变。再者，肾精衰，天癸竭，肾阳不足，火不暖土，脾土更虚，容易出现纳差、腹胀，大便溏，进一步导致气血不足，患者出现乏力、气短、头晕、健忘等症状。脾肾阳虚，水湿内停则水肿，带下清稀；肾阳不足，肾阴亦不足，不能涵养心肝，心肝气火上扰，故本病可出现上热下寒，以下寒为主的病证。

（四）多伴随气、血、水的虚滞失衡

1. 气的虚滞失衡　前已有述，肾阴不足可致肝阴不足，肝失濡养则疏泄失职，或肝郁气滞或肝郁化火，从而表现出急躁易怒、失眠心烦、两胁胀痛等症状。素体脾虚的患者，围绝经期机体由于肾阳不足，命门火衰，进一步加重脾肾气虚阳虚，出现畏寒、乏力诸症。综合以上气滞、气虚的病理特点，孙教授总结本病的特征之一为：气的虚滞失衡。

2. 血的虚滞失衡　围绝经期女性肝气常郁，气滞则易导致血瘀；若脾肾阳虚水湿内停留而不去，也易导致血行障碍，产生瘀血，故而表现皮肤色素沉着、面色晦暗、关节疼痛。素体肝血不足者，此期阴液不足，精亏血耗更易加重，从而出现头晕、健忘、皮肤松弛等表现。综合以上血瘀、血虚的病理特点，孙教授总结本病的特征之二为：血的虚滞失衡。

3. 水的虚滞失衡　围绝经期机体由于肾阴阳平衡失调，所谓“阴胜则阳病，阳胜则阴病”，如肾阳不足则蒸化无力，水不能化气，可停蓄为痰饮，表现眼睑、脚踝水肿。此期肾阴不足，阴虚火旺则津液耗伤，出现口干、眼干、大便干燥、毛发干枯等燥症。综合以上水停、津亏阴虚的病理特点，孙教授总结本病的特征之三为：水的虚滞失衡。

临床上，气、血、水的虚滞失衡常相互影响，互相兼夹，既可出现“痰瘀”“湿瘀”互结，也可见到“气虚气滞兼夹湿瘀”等复杂证候。

（五）辨证治疗

注重从整体观念出发，认为该病以肾虚为主，或存在肝血不足、脾失健运、心气不足等正虚，同时又有气滞、血瘀、湿浊、水饮邪实的存在。该病以肾、心、肝、脾功能失调为本，气滞、血瘀、湿浊、水饮为标，治疗时要标本同治，且肾、心、肝、脾四脏关系密切，相互影响，视为整体。孙老师根据临床表现的不同将围绝经期综合征分为三个主证（肾阴不足证、脾虚肝郁证、气血两虚证），三个兼证（血瘀、湿浊、气滞）。临床要紧扣病机之关键，抓主证，调兼证，合而治之。

1. 肾阴不足证　患者素体阴虚，或房劳多产，发病往往以肾阴虚证为主，临床表现为月经先期，量少或多，或崩漏，或闭经，经色鲜红或紫红，腰背酸痛，此为阴虚内热，热伏冲任，扰动血海，血海不宁，天癸将竭，无以维持故经乱。肾阴虚无以涵养肝木，则肝火偏旺，症见烘热汗出，急躁易怒；肾阴虚不能上济心火，导致心火独亢，心肾不交，可见心悸失眠，五心烦热；阴虚肠道失润，则大便干燥；舌红少苔，脉细数，均为阴虚之故。患者有时以“汗多”“烦躁”“失眠”等为主诉就诊，治以滋阴补肾、清退虚热，方用知柏地黄汤合当归六黄汤加减，或加用养血退热丸治疗，常用熟地黄 15 ~ 20g，生地黄 10 ~ 15g，山茱萸 15g，山药 15 ~ 20g，当归 10g，黄连 6g，黄芪 30g，黄柏 10g，百合 15g 为基本方。生地黄、熟地黄滋阴清热，黄连清上焦泻火安神，百合既能滋阴又清五脏热，又能安神助眠，可起到交通心肾之功，善治“百合病”，黄柏泻肾家虚火，黄芪固表止汗，上药合用，共奏滋阴补肾、清退虚热之效。

根据兼证加减：如肝经郁火明显者，加炒川楝子、牡丹皮、栀子各 10g；如心肝火旺失眠明显者，常采用焦树德先生的“挹神汤”加减：生龙骨、生牡蛎各 20 ~ 30g，生白芍、茯苓、首乌藤各 15g，香附、远志各 10g，炒酸枣仁 15 ~ 20g，白蒺藜 12 ~ 15g，合欢花 6g。

2. 脾虚肝郁证　围绝经期患者素体脾胃虚弱，纳运失司，常表现为月经量少或多，或淋漓不尽，色淡，面色萎黄无华，纳差、腹泻，或有恶心，眼睑、脚踝水肿，倦怠乏力。此期机体阴阳失调，脾虚患者往往难以适应激素水平的波动，土虚木乘，常见情绪闷闷不乐，多疑多惧，胸胁胀满等肝郁证候，舌胖大，或有齿痕，舌苔白腻，脉细滑带弦，治以健脾益气、疏肝解郁，方用逍遥丸加减，常用党参 15 ~ 20g，黄芪 15g，白术 12 ~ 15g，白芍 15g，茯苓 15g，当归 10g，柴胡 10g，合欢花 6g，绿萼梅 10g 为基本方。党参、黄芪、白术益气健脾，黄芪、茯苓配伍又可益气利水，柴胡、白芍、合欢花、当归疏肝柔肝，绿萼梅疏肝和胃。

根据兼证加减：本证常兼夹湿浊、湿热如湿浊盛，口中黏腻，舌苔厚腻者用大剂量茯苓 30 ~ 50g 以健脾利湿，根据病情选用苍术、陈皮或藿香、白豆蔻 10g 以芳香化湿；如湿热明显，大便黏腻不爽，舌苔黄厚腻者加用薏苡仁 30g，黄连 6 ~ 9g 以清热祛湿；如气滞化火者，加用牡丹皮 15g，栀子 12g 以清肝泻火；如兼夹血瘀者，月经多有血块，色暗黑，舌质紫暗，舌下静脉瘀滞，脉弦涩，常合血府逐瘀汤同用，用桃仁、红花、川芎各 10g，益母草 15 ~ 30g 以活血祛瘀，鸡血藤 15g 养血活血，腹痛者加五灵脂、蒲黄各 10g，延胡索 15g，祛瘀止痛。

3. 气血两虚证　患者素体心脾不足，气血虚弱，表现为月经量少，色淡，月经紊乱或闭止，或人工绝经后，手术切除子宫、卵巢、输卵管等，损伤组织广泛，使冲任二脉、女子胞损伤或丧失，进而导致气血不足，表现为皮肤干燥，面色萎黄，无故悲伤欲哭，夜寐不实、早醒，精力衰退、头晕，舌质淡苔薄白，脉细弱，治以健脾益气、补血养心，方用归脾汤合酸枣仁汤加减，常用党参 15 ~ 20g，黄芪 15g，白术 15g，茯苓 15g，当归 10g，炒酸枣仁 15g，川芎 6g，远志 9g，炙甘草 10g，大枣 3 枚为基本方。方中党参、黄芪、白术健脾益气，茯苓、当归、远志、炒酸枣仁养心安神。

根据兼证加减：如兼夹湿浊、气滞湿浊盛者，可合胃苓汤加减，加苍术 10g，姜厚朴 10g，陈皮 10g，桂枝 10g，泽泻 10g 等，健脾燥湿和胃；如兼有气滞者，可合四逆散加减，加柴胡 10g，白芍 15g，枳壳 10g 等疏肝理气。

孙冰教授认为，围绝经期综合征的临床表现复杂多样，它不单是某一经某一脏的疾病，而是多脏器功能失调的一种综合症状，因此，在治疗上强调从整体观念出发，虚实兼顾，综合调治，使脏腑功能重新建立阴阳平衡，这样才能气血经络畅通，平稳度过此期。

（六）配合西医疗法

对于较年轻但身心症状较重的绝经早期女性，在排除卵巢、子宫、乳腺疾病的情况下，主张在服用中药治疗的同时配合性激素治疗，效果更佳。主要采用雌、孕激素周期序贯疗法，模拟自然月经周期，以过渡性治疗。临床上常用戊酸雌二醇（补佳乐）联合黄体酮。具体治疗方案是：补佳乐，每次 1mg，每日 1 次，口服，连用 21 天；于口服补佳乐的第 16 天开始加服黄体酮，每次 100mg，每日 1 次，口服，或者用克龄蒙（戊酸雌二醇片 / 雌二醇环丙孕酮片）于月经来潮第 5 天开始服用，按药品标注顺序不间断连服 21 天（11 片白片，10 片浅橙红色片）同时配合中药治疗。多数患者疗效显著。

（七）辅以情志疗法

孙冰教授根据多年治疗围绝经期综合征的临床经验，认识到情志因素对本病的影响越来越突出。情志内应五脏，不同的脏腑可受损于不同的情志变化而产生不同的病理变化，使脏腑之间的平衡关系受到破坏，人体代谢功能异常，最终导致疾病的发生。因此，孙教授在对本病治疗用药的同时，会针对身心同病、易怒、多忧的临床特征，注重与患者的沟通，辅以心理治疗。她经常耐心听取患者的陈述，了解其家庭背景、亲子关系、人际关系、所遭遇的挫折、病情的发生发展以及治疗情况，用通俗的语言向患者宣教，使其认识到围绝经期是每个女性都会经历的正常的生理阶段，消除其思想顾虑，鼓励其保持愉快心情，提高个人修养，以尽快适应并平稳度过这一特殊时期，使患者感到被人理解与关怀，心境开阔了，病情也将随之好转许多。

因此，她认为建立良好的医患关系，取得患者的信任，使之主动积极地配合治疗，常常会取得事半功倍的效果。

二、治疗多囊卵巢综合征所致不孕的临证经验

多囊卵巢综合征是较为常见的妇科内分泌疾病，对于育龄期女性来说，该病引起的排卵障碍将严重影响患者的生育功能，患者中不孕的发病率达 50%～70%。多囊卵巢综合征所致不孕属多因性疾病，涉及遗传、环境、免疫、肥胖等各个方面，中医学虽尚未明确病名，但根据临床表现已将其归为月经后期、月经过少、闭经、不孕症范畴。多数医家认为该病的发生与肾、肝、脾功能失司及痰湿、血瘀关系密切。孙冰教授对于妇科病的诊治拥有丰富的临证经验，特别是对多囊卵巢综合征所致不孕的治疗颇有效果。现将其治疗多囊卵巢综合征所致不孕的经验总结如下。

（一）病因病机的认识

多囊卵巢综合征多因排卵障碍导致不孕，患者具有多病因和高度异质性，临床表现多样化。经多年的临床观察，孙冰教授认为多囊卵巢综合征患者典型的表现如肥胖、多毛者多为痰湿体质，体型、雄激素正常者多为肾虚肝郁体质，但痰湿体质也可伴有肝郁，肝郁体质也可产生痰湿，常常导致复杂病机。《丹溪心法》云：“若是肥盛妇人，禀受甚厚，恣于酒食之人，经水不调，不能成胎，谓之躯脂满溢，闭塞子宫。”《仁斋直指方论·卷之二十六》云：“肥人躯脂满经闭者……肥人少子，亦由痰多脂膜闭塞，子宫不能受精而施化也。”清代医家傅山也持相同观点，他在《傅青主女科·种子》中说：“妇人有身体肥胖，痰涎甚多，不能受孕者……乃脾土之内病……不知湿盛者多肥胖……且肥胖之妇，内肉必满，遮隔子宫，不能受精，此必然之势也。”《医宗金鉴·妇科心法要诀》云：“女子不孕之故，由伤其冲、任也……或因体盛痰多，脂膜壅塞胞中而不孕。”结合上述学说，孙冰教授认为脾气虚不能运化水液，则水湿内停，痰湿壅盛，阻塞胞络，故而产生月经失调、周期稀发、闭经、肥胖等症。她认为该病的病机还涉及“肾虚”“血瘀”，因肾气充盛则太冲脉盛，月事以时下，痰饮日久也会导致胞络血瘀。因为本病主要涉及脾、肾、肝三脏，病性多属虚实夹杂，以实中夹虚为主要证型。

1. 肾虚为多囊卵巢综合征所致不孕的病机根本　多囊卵巢综合征所致不孕主因是排卵障碍，卵子是源于先天的精微物质，肾为先天之本，肾藏精，《素问·六节藏象论》曰：“肾者主蛰，封藏之本，精之处也。”肾中精气，寓含真阴真阳，主管人体的生长发育和生殖，《素问·上古天真论》明确指出：“女子七岁，肾气盛，齿更发长；二七而天癸至，任脉通，太冲脉盛，月事以时下，故有子。”亦阐述了肾气盛在

女子的生长、发育、生殖等方面起着至关重要的作用。胞脉胞络皆系于肾，卵子实属生殖之精，即肾所藏之精，肾阴是其化生的物质基础，肾阴亏虚，精血不足，冲任血海匮乏，月经量少或停闭不行，阴虚血少不能摄精则婚久不孕；若阴虚生内热，冲任胞宫蕴热，不能摄精凝孕，亦不孕。可见肾中精气充盛才能维系卵子的正常生长发育，肾虚则卵子生长发育迟缓，精化气，肾气为肾精所化之气，主气化、封藏及摄纳，肾气虚弱则无力推动，使卵子排出障碍，且肾气虚，冲任失养而虚衰，不能摄精成孕。肾阳为命门之火，称元阳。张锡纯在《医学衷中参西录》中有此论述："妇人不妊之原因甚多，至其人经脉调和，素无他病，而竟多年不妊者，大抵由于血海中元阳不足。"房劳过度抑或脾阳虚及肾导致肾阳虚，则肾阳温煦、气化施泄功能减退，使卵泡生长发育迟缓，且不能鼓动卵子排出；肾阳虚，阳虚生寒，温煦功能减退，命门火衰，生化失期，直接影响子宫的发育，又妨碍触发氤氲乐育之气，加之肾主水，为水之下源，倚靠肾中精气的蒸腾气化功能，对体内津液代谢起着至关重要的调节作用，是故肾精不足，肾阳虚衰，其蒸腾气化功能失常，水液代谢障碍，关门不利，津液于体内积聚，痰湿内生，客于冲任，则经血不得下，发为月经后期甚则闭经，而只有精血充沛，任脉通，月经按时来潮才能受孕，所谓"经调而后孕"。因此，肾之精气不足、气虚、阴虚、阳虚，均可为该疾病发生的病机根本。

2. 肾、肝、脾关系密切　多囊卵巢综合征所致不孕，患者初见月经不调，月经后期甚则闭经，与肝、脾关系尤为密切。肝藏血，主疏泄，喜条达而恶抑郁，女子以血为先天，以肝为先天肝肾同源，肝肾同处于下焦，乙癸同源，肾藏之精与肝藏之血同源而又互生互用，皆为月经的物质基础，且肝肾藏泄有序，经候始如常，方能受孕。若平素情绪压抑，终日郁郁寡欢，情怀不畅，必将导致肝的疏泄功能失常，肝气不舒，气机不畅，郁结益甚，以致冲任不能相资，任带不能相通而胎孕不受。《医学衷中参西录》写道："肝脾者，相助为理之脏也……"何为相助为理？脾的运化功能是否正常有赖于肝气的疏泄，再者，脾气健旺，气血生化有源，能摄血以致血不逸于脉外，肝方有所藏，可见肝气条达，脾气健运，方能血旺而经调，月信之源调畅，方能受孕。脾为后天之本，肾为先天之本，"脾阳根于肾阳"，脾的健运依赖肾阳的温煦，肾藏之精也有赖于脾运化水谷精微之充盈，脾肾相资互用，脾阳虚日久及肾，成脾肾阳虚之证，脾肾阳虚，温化失职，水液运化蒸腾失司，导致痰湿内生，阻滞胞脉，经血不畅。因此，该病病机虽以肾虚为本，但肾、肝、脾三脏关系密切，且相互影响。

3. 痰湿互结为多囊卵巢综合征所致不孕的病机之标　《医宗金鉴》有言"痰饮

脂膜病子宫。”此论述指出痰湿内盛，久累及子宫，可见女子身体过于肥盛，子宫脂满则纳精不得，胞脉胞络壅塞不畅，必将影响正常受孕，这为孙教授的“痰湿互结”之观点提供了理论依据。脾为生痰之源，而湿邪亦有内外之分，内湿又称为湿浊内生，《素问·至真要大论》病机十九条中明确指出：“诸湿肿满，皆属于脾”，是故脾的运化输布水液功能失司，导致水湿痰浊在体内停聚，脾生性喜燥恶湿，痰湿内停，必困脾阳，形成脾生湿、湿困脾的病机循环，加之脾土与肾水相互资生，脾土能克肾水，肾水侮脾土，最终形成脾肾阳虚病机特点。脾肾阳虚，人体温煦功能失职，使水液代谢失于常态，凝聚成痰湿，痰湿之邪，其性黏滞，痰湿内停，滞于血脉，导致血行不畅，痰湿流注于冲任、阻滞于胞宫导致经水不调，子宫闭塞。如朱丹溪对不孕的论述为“躯脂满溢，闭塞子宫”，而胞宫、胞络受阻，影响两精之合，不能成形受孕。

（二）治法特色

1. 抓住周期重建为主导方向　多囊卵巢综合征患者普遍存在的问题是月经周期不规律，因此，必须重建其月经周期，使之恢复正常。中医药治疗本病，被普遍认可的方法是调周法：夏桂成认为补肾调周法是顺应月经周期中各期的变化，也是治疗多囊卵巢综合征的关键之一；李翠萍、谈勇、连方等治疗不孕症多采用四期补肾调周法。孙冰教授在吸收了当代医家学术经验的基础上，结合自己多年的临床心得，认为多囊卵巢综合征患者体质特异，当以月经四期变化为基础，兼顾其痰湿、肝郁血瘀的体质特点辨证加减用药。月经周期的演变，是由天癸中的阴阳消长转化而形成的。她认为，行经期排出经血，即排泄重阳，由阳转阴，阴开始长，此期的治疗主要以活血通经、祛瘀生新，治以调经活血方加减，经后期阴长阳消，是新周期演变的物质基础时期，在治疗上称为奠基阶段，治疗重在滋阴养血，扶助天癸之水，以八珍汤合二至六味地黄汤为基础方。肥胖型合丹溪化痰湿方加减；肝郁血瘀型加苏木、刘寄奴等。经间排卵期，重阴必阳，是月经周期演变中的转折时期，排出精卵，后开始阳长，此期治疗重在疏肝行气、活血促排，治以促排方经前期，阳长阴消，以阳长运动为主，治疗重在温煦胞宫，以利于胚胎着床和发育，故以补肾助阳、扶助阳长为治疗原则，以归肾汤加减。

2. 结合卵泡监测，始终以卵泡发育和促排卵为突破口　卵泡能否发育成熟非常关键，孙冰教授认为结合卵泡监测结果适时调整用药能更好地发挥中医优势。如遇到卵泡发育不良，单纯中药卵泡发育仍迟缓者，可联合应用小剂量来曲唑或氯米芬，以提高成功率。经后期（卵泡期）是调经种子的关键时期，此期重点为“补”和

"调"，补肝肾精血，佐以健脾益气，常用熟地黄、山药、山茱萸、枸杞子、菟丝子、女贞子、墨旱莲、当归、白芍、党参、白术、黄精、桑寄生、鳖甲等滋阴养血药以促进卵泡发育；痰湿型加苍术、白术、茯苓等燥湿健脾化痰；肝郁血瘀型加香附、刘寄奴、苏木等疏肝活血化瘀。经间排卵期以补肾活血促排卵为重点，用促排方促使卵泡排出，临床常用柴胡、苏木、刘寄奴、桑寄生、青皮、当归、桃仁、红花、香附、皂角刺、川牛膝、党参等。此期痰湿型仍需加用苍术、茯苓等药化痰祛湿，以减少排卵阻力；肝郁血瘀型可酌情加大行气活血药的用量。此时期如果卵泡发育成熟，应指导患者当日和隔日同房。经前期治疗以补肾助阳、益气固胎为重点，常用黄芪、党参、白术、熟地黄、菟丝子、桑寄生、续断、鹿角霜、白芍等。孙冰教授临证，每剂遣药不过十几味，但非常讲究用药剂量的灵活变通，重视量效关系，轻则 3 ~ 6g，重则 30g 以上。

此外，因多囊卵巢综合征患者妊娠后胎停育概率显著高于健康人，故患者妊娠后，注意及时随访，避免不良妊娠结局的发生，鼓励患者在早孕期积极进行促胚胎发育及保胎治疗。

3. 辅助心理疏导治疗　中医学认为七情致病，怒、喜、思、忧、恐、悲、惊虽是人的正常情绪，但若超出正常控制范围皆会致病，导致气血、经络或脏腑的功能失调。然七情所伤，气先致病。肝主疏泄，肝喜条达而恶抑郁，体阴而用阳，调畅气机为用。孙冰教授认为，女性的生理、病理与情志息息相关，女子以肝为先天，多囊卵巢综合征所致不孕患者处于育龄期，当今社会发展迅速，来自生活琐事、繁重工作和社会竞争的重重压力日益加重，加之女性生性敏感脆弱，所以在临床治疗上更要注重心理疏导和情绪调摄，使患者做到自我放松，保持乐观向上的生活态度，摒除不良心理，避免过度紧张、焦虑，并鼓励肥胖患者坚持减肥，健康饮食，锻炼身体，健康的身体状态能承载最好的情绪，也能增加患者的自信。情志因素与多囊卵巢综合征的发病互为因果，患者如若不能及时排遣不良情志，或对疾病过于关注，忧心忡忡，将很难取得临床疗效，不利于疾病的改善及预后。

验案验例

一、不寐——肝郁脾虚，兼血瘀

徐某，女，年龄 53 岁，2016 年 11 月 13 日初诊。患者既往有乳腺增生病史，6个月前因子宫肌瘤切除子宫，出现焦虑、抑郁，眠差，每日睡3～4小时，有时彻夜难眠，伴阵发性出汗。治疗后未再阵发性出汗，睡眠改善，每日睡5～6小时，多梦，仍有心情抑郁，焦虑，大便不成形。查体：口唇紫暗，舌体细颤，舌质红，舌底瘀，苔腻微黄，脉细略弦。

诊断：中医诊断为不寐、经断前后诸证，证属脾虚肝郁血瘀，治以疏肝健脾、活血祛瘀。

处方：柴胡15g，白芍10g，党参20g，麸炒白术15g，墨旱莲15g，醋香附12g，女贞子15g，栀子10g，川牛膝10g，龙骨（先煎）30g，牡蛎（先煎）30g，茯苓20g，酸枣仁15g，合欢花6g，首乌藤30g，炒川楝子10g，6剂，水煎服，每日1剂。

二诊（2016年12月5日）：治疗后患者睡眠改善，每日睡7～8小时，多梦，仍有心情抑郁，焦虑，大便不成形，手脚发凉口唇紫暗，舌体细颤，舌质暗红，舌底稍瘀，苔中后部腻而微黄，脉细弦寸浮。

处方：柴胡15g，白芍10g，党参15g，绿萼梅10g，钩藤15g，炒枳实10g，郁金12g，龙骨30g，牡蛎（先煎）30g，茯苓20g，酸枣仁20g，首乌藤30g，合欢皮15g，炒麦芽15g，炙甘草6g，砂仁（后下）10g，6剂，水煎服，每日1剂。

按：本案为手术切除子宫后半年，患者有围绝经期表现，以焦虑、抑郁、睡眠差、阵发性出汗为主诉就诊。抑郁、失眠，结合舌脉属于脾虚肝郁血瘀，给予逍遥散合挹神汤加减疏肝健脾，活血祛瘀。二诊时患者睡眠明显改善，仍抑郁，舌脉提示瘀血湿热明显，上方加钩藤、绿萼梅加强疏肝，砂仁化湿，取得满意疗效。

二、不寐——肝郁脾虚，兼湿热夹瘀

相某，女，54岁，2017年8月17日初诊。患者近5年来睡眠差，每日睡眠约3小时，入睡难，易醒，阵发性出汗，2年前出现视物模糊，伴眼涩、眩光，当地医院眼科就诊诊断为视疲劳、远视、散光，已绝经4年。患者按逍遥散合挹神汤加减方连服24剂，现感眼涩、眩光、视物模糊减轻，大便时稀。查体：一般情况可，舌体胖大细颤，舌质暗红，舌底瘀，苔黄腻，脉细略弦。

诊断：中医诊断为不寐、经断前后诸证、视物模糊，证属肝郁脾虚、湿热瘀血，治以疏肝理气、活血化湿。

处方：柴胡10g，黄芩15g，党参15g，炒川楝子10g，牡丹皮15g，栀子12g，茯苓20g，酸枣仁15g，钩藤15g，炒蒺藜15g，柏子仁10g，龙骨（先煎）30g，牡蛎（先煎）30g，川牛膝10g，合欢皮15g，甘草10g，丹参30g。6剂，水煎服，每日1剂。

二诊（2017年11月5日）：患者应用上方调治2个月后，睡眠改善，夜间易醒减轻，大便基本成形，无眼胀。查体：一般情况可，舌体细颤，舌质暗红，舌底瘀，苔厚腻微黄，脉细略弦。

处方：上方加麸炒苍术15g，姜厚朴10g，陈皮10g，淡豆豉10g，夏枯草20g，桂枝10g，泽泻15g，麸炒白术15g，党参10g。继续调理，睡眠明显好转。

按：本案围绝经期综合征女性，以睡眠差为主诉就诊，结合舌脉辨证为肝郁脾虚、湿热瘀血证，给予疏肝健脾活血治疗，采用丹栀逍遥散合挹神汤加减，效可。经过2个月的调治后，睡眠改善，大便已实，但湿热不化，二诊加淡豆豉，合栀子为栀子豉汤清心除烦，因舌苔厚，合胃苓汤加减燥湿利湿，巩固疗效。

三、围绝经期综合征——肾阴阳两虚，脾气虚夹瘀

杨某，女，45岁，2017年8月10日初诊。患者以往月经规律，周期30～35天，1年前月经开始不规律，曾有6个月月经未来潮，服中药治疗后月经周期23天，末次月经2017年6月12日，近2个月月经未来潮，伴烘热且阵发性出汗，眼睛干涩，头沉，腰痛小腹痛，眠可。性腺六项：雌二醇330.9pmol/L，睾酮12.84nmol/L，黄体酮2.03nmol/L，催乳素7.28mg/L，促黄体生成素35.34U/L，促卵泡生成素41.72U/L。查体：舌体胖大，舌质红，舌底瘀，苔腻微黄，脉弦细，左关尺弱。

诊断：围绝经期综合征，证属肾阴阳两虚、脾气虚夹湿瘀，治以滋阴补肾、强壮肾阳、健脾固表、活血化湿。

处方：黄芪30g，五味子6g，知母12g，百合12g，龙骨（先煎）20g，牡蛎（先煎）20g，党参15g，白术15g，姜半夏10g，浮小麦20g，醋香附10g，生地黄15g，盐杜仲10g，续断10g，桑寄生15g。6剂，水煎服，每日1剂。

二诊（2017年9月10日）：中药治疗后，患者阵发性出汗、腰痛小腹痛明显减轻，仍眼睛干涩，头沉头胀，眠可。查体：舌体胖大细颤，舌质红，舌底瘀，苔薄腻、微黄，脉弦细，左关尺弱。

处方：上方减黄芪为15g，加川牛膝、怀牛膝各10g，川芎10g。

按：本案患者45岁，根据病史及辅助检查，可明确诊断为围绝经期综合征。患者还有其他不适，眼睛干涩为肝肾阴虚不能上荣，头沉、腰痛、小腹痛为肾阳虚不能温煦，结合舌脉诊断为肾阴阳两虚，脾气虚夹湿瘀，方用百合知母地黄汤滋阴清虚热，用牡蛎散加减浮小麦固涩止汗，举元煎补益脾肾阳气，加杜仲、续断、桑寄生强壮腰膝，加香附轻肝气，加半夏、白术燥湿。二诊诸症减轻，瘀象仍在，故加川牛膝、怀牛膝各10g，川芎10g，活血补肾，调理后明显好转。

四、围绝经期综合征——心肾不交，气滞湿热

胡某，女，48岁，2015年5月31日初诊。患者自2年前出现阵发性面部烘热、烦躁、出汗，睡眠欠佳，近20天出现心慌，口干，口气热，现已绝经1年。查体：舌体胖大细颤，舌质红，苔薄黄腻，脉弦细。

诊断：围绝经期综合征，证属心肾不交、气滞湿热，治以滋阴补肾、交通心肾、健脾固表、活血祛湿。

处方：柴胡10g，黄芩10g，党参12g，半夏10g，茯苓15g，炙甘草10g，陈皮10g，竹茹10g，菊花12g，川牛膝15g，栀子10g，龙骨（先煎）20g，牡蛎（先煎）20g，合欢花6g，炒酸枣仁15g。6剂，水煎服，每日1剂。

二诊（2015年6月7日）：中药治疗后心慌、躁热、出汗减轻，现感眼干涩。查体：舌脉同前。

处方：上方加熟地黄15g，枸杞子15g，铁皮石斛10g，桑叶10g，菊花12g，栀子10g。6剂，水煎服，每日1剂。

按：本案患者48岁，绝经1年，阵发性面部烘热、烦躁、出汗，可明确诊断为围绝经期综合征。肾阴虚不能上济心火，导致心火上炎，心肾不交，故心悸、口干，口热，睡眠欠佳；脉弦细，与患者肾阴虚不能涵养肝木，导致肝阴虚气滞火旺有关，舌质红，苔薄黄腻，为湿热之象，结合舌脉诊断为心肾不交，气滞湿热。治疗分两步，先祛湿热气滞，待湿热祛，再行补阴，否则邪气尚在而用滋腻之品，易闭门留寇。故孙教授先用柴芩温胆汤疏肝理气，清热化湿，以栀子清心火，合用挹神汤加减交通心肾，安神助眠。二诊诸症减轻，心慌、躁热、出汗减轻，仍感眼干涩，此时湿热已祛，故在上方基础上再加熟地黄、枸杞子、铁皮石斛以滋阴润燥，加桑叶、菊花、栀子以清肝明目，继续调治。

五、瘾疹——风寒郁而化热

甄某，男，19个月，2018年8月2日初诊。患儿2个月前无明显诱因全身起风团伴瘙痒，风团可自行消退，或口服氯雷他定消退，但反复发作。无憋喘及腹痛，大便成形，每日2次，对尘螨、高蛋白食物过敏。查体：全身多发粉红色风团，指纹青紫，大鱼际有瘀青，舌质淡红，苔薄白略腻，脉滑。

诊断：中医诊断为瘾疹，证属风寒郁而化热证。

处方：黄芪10g，赤芍6g，防风6g，荆芥6g，陈皮3g，党参6g，蝉蜕3g，羌活5g，厚朴3g，藿香6g，川芎3g，茯苓9g，炙甘草3g。6剂，水煎服，每日1剂。嘱患儿注意饮食禁忌。

二诊（2018年8月14日）：服3剂药后，风团完全消退，但于前日无明显诱因又出现双下肢丘疹、风团，较前范围小。查体：双下肢粉红色风团，指纹青紫，大鱼际瘀滞，舌质淡红，苔薄白，脉滑。

处方：上方加用地骨皮6g，牡丹皮6g，3剂药后皮疹尽消，之后未再复发。

按：依据患儿舌象、指纹及皮疹特点，考虑该证为外感风寒，邪郁肌表，久郁化火，伤及血分，伴有血瘀和痰湿，以疏风、活血、清热、除湿、扶正为基本治法，选用黄芪赤风汤合消风散为基础方加减治疗。因患儿对高蛋白食物过敏，且舌苔略腻，故同时给予健脾除湿、调理脏腑治疗。方中荆芥、防风、蝉蜕、羌活外散风邪兼以祛湿止痒，润而不燥，其中荆芥、防风、蝉蜕为消风散主药；川芎、赤芍活血凉血祛风，“血行风自灭”，赤芍与黄芪、防风同用，取意黄芪赤风汤；党参、茯苓、炙甘草、陈皮、厚朴、藿香健脾理气祛湿，有七味白术散、平胃散合方之意。一诊治疗有效，湿祛舌苔正常，但二诊病情反复，考虑与血分余热相关，故加用地骨皮、牡丹皮增强清热活血、透风止痒之力，3剂之后病获全效。

六、多囊卵巢综合征、不孕——气虚湿瘀

郑某，女，27岁，教师，2016年4月2日初诊。患者2年来月经不规律，曾完善检查诊为多囊卵巢综合征，未避孕1年未怀孕，丈夫查精液常规正常。患者月经周期30～60天，6～10天净，末次月经2016年2月27日，量可，6天净。现常感乏力，外院3月16至19日期间监测卵泡12mm即排。

查体：舌体胖大细颤，舌质红，舌底瘀，苔薄黄腻，脉弦滑。

诊断：多囊卵巢综合征、不孕，证属气虚湿瘀证。

处方：柴胡 10g，香附 12g，白芍 15g，党参 12g，高良姜 6g，桂枝 10g，红花 10g，莪术 15g，赤芍 15g，益母草 15g，延胡索 15g，炙甘草 6g。4 剂，水煎服，每日 1 剂。嘱其月经第 5 天开始服来曲唑片，每日 1 片，连服 5 天。

二诊（2016 年 4 月 9 日）：服药后于 2016 年 4 月 3 日月经来潮，现月经第 7 天，尚未净，已服来曲唑 3 天。

处方：党参 20g，黄芪 30g，白术 15g，茯苓 15g，白芍 15g，当归 10g，女贞子 15g，墨旱莲 15g，三七粉（冲）3g，仙鹤草 15g，茜草 10g，生地黄炭 15g，桑寄生 15g，炙甘草 10g。6 剂，水煎服，每日 1 剂。

三诊（2016 年 4 月 16 日）：月经第 14 天，监测阴道 B 超：子宫内膜 9.5mm（A）；右（Rov）卵巢卵泡（mm）：11.5×1，11×1，10×2，9.5×1，（8～9）×3，7×1，（5～6）×2；Lov 左卵巢（Lov）卵泡（mm）：12.5×1，10.5×1，9×1，（4～5）×3。

上方去茯苓、赤芍、三七粉、仙鹤草、茜草、生地黄炭，加熟地黄 15g，鳖甲 20g，黄精 30g，枸杞子 15g，山茱萸 12g，菟丝子 15g，7 剂。

四诊（2016 年 4 月 23 日）：月经第 21 天，阴道 B 超：子宫内膜 11mm（A）；Rov 卵泡（mm）：18×1，10.5×1，9×2，（7～8）×6，5×3；Lov 卵泡（mm）：9×1，8×2，（6～7）×4，5×3。

处方：柴胡 10g，红花 10g，桃仁 10g，当归 12g，苏木 10g，刘寄奴 15g，青皮 10g，桑寄生 15g，怀牛膝 12g，墨旱莲 15g，女贞子 15g，皂角刺 10g，炙甘草 6g。3 剂，水煎服，每日 1 剂。嘱近 3 天隔日同房。

五诊（2016 年 4 月 30 日）：4 月 25 日监测已排卵，目前月经第 28 天，舌质红，苔薄白，脉弦细。

处方：党参 15g，黄芪 15g，白术 15g，熟地黄 15g，白芍 15g，山茱萸 12g，山药 15g，生地黄 12g，麦冬 15g，当归 10g，桑寄生 15g，菟丝子 20g，枳壳 10g，6 剂，水煎服，每日 1 剂，并加服黄体酮胶囊，每次 50mg，每日 2 次。

六诊（2016 年 5 月 7 日）：现排卵后 13 天，查舌质红，苔薄黄腻，脉弦细。

处方：上方去枳壳加黄芩 10g，佛手 10g，6 剂。

七诊（2016 年 5 月 14 日）：排卵后 20 天觉口气重，2016 年 5 月 14 日查血黄体酮 20.84nmol/L，绒毛膜促性腺激素 1642.00U/L。

诊断：早孕（脾胃湿热）。

处方：党参15g，白术15g，当归6g，桑寄生15g，白芍15g，菟丝子20g，枳壳10g，厚朴6g，茯苓15g，黄芩10g，炙甘草10g。5剂，水煎服，每日1剂。加地屈孕酮片1片，每日2次。

后监测黄体酮、B超正常，2017年1月9日顺产一男婴。

按：患者近两年以来月经不规律，常感乏力，舌胖大，舌底瘀，舌红苔黄腻，辨为气虚湿瘀证。首诊时月经35天未至，此时应顺应行经期特点因势利导，重在除旧，治以疏肝行气活血。二诊，值经后期，需顺应经后期阴长的特点，滋阴养血，辅助阴长，方用二至丸合八珍汤加减，并重用黄芪和白术，辨证施治，同时联合来曲唑促进卵泡发育及排卵。三诊虽值月经第14天，但卵泡过小，结合患者外院检查卵泡过小即排，考虑偏于肾精亏虚，遂加熟地黄、鳖甲、黄精、枸杞子、菟丝子补肾填精，所谓“精不足者，补之以味”，菟丝子、山药、黄精性味平和，可补肾精安胎元，用量至30g。四诊，子宫内膜达受孕厚度，卵泡达18mm，属真机期，抓住时机理气活血、通络促排。五诊B超显示已排卵，此时宜温肾益气养血为主，同时联合黄体酮胶囊，增加子宫内膜储备，为孕育胚胎奠定基础。受孕后重在安胎，并联合地屈孕酮。经过调理，患者顺利分娩一男婴。

王洪京

个人简介

王洪京，男，汉族，1962年生，山东省滕州市人，医学博士，任山东省滕州市中医医院大内科主任兼脾胃肝胆病科主任、主任医师。

王洪京，1981年9月—1984年6月在山东中医药大学中医专业学习；1995年9月—1998年6月在山东中医药大学中医内科学专业攻读硕士，师从姚保泰教授；2003年9月—2006年6月，在山东中医药大学中医基础理论专业攻读博士，师从刘昭纯教授；1984年7月起在滕州市中医医院内科任职，从事中医内科学的临床、教学和科研工作，兼任山东省中医药学会第五届理事会理事、枣庄市中医药学会第五届理事会副会长、枣庄市中医药学会脾胃病专业委员会主任委员、滕州市中医学会第四届理事会理事长，山东中医杂志、山东中医药大学学报编委等。

王洪京先后荣获全国优秀中医临床人才、全国基层名老中医药专家传承工作室指导专家、山东省名中医药专家、山东省优秀中医临床人才、山东省中医药五级师承教育项目指导老师、枣庄市十大名中医、滕州市劳动模范等称号，完成市（厅）级科研课题6项，获市（厅）级科技进步奖一等奖1项、二等奖2项、三等奖3项，主编著作5部，副主编著作1部，在省级以上杂志发表论文80余篇。

学术见解

一、中风从脾胃论治

中风是临床常见病、多发病。本病起病急骤，见证多端，变化迅速，病情多凶险，常留有后遗症，往往难以速愈。为了提高中风的临床疗效，减少致残率和死亡率，我们必须积极探讨中风的致病因素、病变机制，确定其病变部位。纵观历代医家对中风的论述，多详于肝肾，略于脾胃。脾胃和肝肾在中风发病中具有同等重要的作用。因此，王教授强调在治疗中风的过程中应注意从脾胃论治。

（一）脾胃在中风发病中的病理

1. 脾胃失健，聚湿生痰，痰郁化热　中风的发病因素，总括起来不外风、火、痰、气血逆乱。而其中痰的产生大多与脾胃有关。如嗜食肥甘美味食物，或嗜酒过度；或形盛气弱，中气亏虚；或肝阳素旺，横逆犯脾，致脾失健运，水湿内停，聚湿生痰，痰郁化热，引动肝风，挟痰上扰，蒙蔽心窍。这种内生的痰热是诱发中风的重要病理之一。临床上常看到贪吃嗜酒之人，多数身体肥胖、面红，这是痰热内盛的缘故，这种体型的人易患中风。金元医家朱丹溪在《丹溪心法》中指出："……东南之人，多是湿土生痰，痰生热，热生风也。"该书明确指出东南方气候潮湿，容易内困脾胃，脾胃运化失职，湿痰壅盛，痰热生风。近代医家张山雷说："肥甘太过，酿痰蕴湿，积热生风，致为暴仆偏枯，猝然而发，如有物击之使仆者，故曰仆击，而特著其病源，名以膏粱之疾。"张氏把这种贪食肥厚甘美食物，损伤脾胃，致痰热生风，骤然起病的偏瘫叫作膏粱之疾。王肯堂也十分重视饮食过盛伤脾与中风发病的关系，指出"久食膏粱厚味，肥甘之品，损伤心脾"。随着人们生活的改善，恣饮醇酒已为常事，饮食自倍，肠胃乃伤，脾胃不健，气不布津，聚湿生痰，痰湿内蕴，郁久化热，热极生风。通过临床观察，由于饮食不节，损伤脾胃，痰热生风而致的中风，经及时治疗，痰热标实之象消除，病机由实转虚出现顺转后，恢复期常见脾虚气弱之象。

气虚、气郁、气逆均为中风发病因素，其中气虚的形成大多与脾有关。脾主运化，人体精微物质的来源无不与后天脾之运化有关。而气虚既可生痰，又可导致气滞、血瘀。如清代医家王清任的补阳还五汤，就是为气虚血瘀而设的，以补气健脾药为主，佐以通络之品，气行则血行。

2. 脾胃升降失常，气血升降逆乱　中风属《黄帝内经》"大厥""薄厥""仆击"等范畴。《素问·生气通天论》说："大怒则形气绝，血菀于上，使人薄厥。"《素问·五乱》："清气在阴，浊气在阳，营气顺脉，卫气逆行，清浊相干……乱于头，则为厥逆，头重眩仆。"可见，气的升降逆乱可致中风。现代研究认为，尽管与中风发生的相关因素达 140 个，但无论是父母遗传，还是后天将息失宜、机体衰老等，皆可使脏腑功能失调，气血升降逆乱而致中风。气血升降逆乱、运行失常，可产生气滞、瘀血、痰浊等病理产物，而这些病理产物又可以化火。瘀阻于舌本脉络，则出现语言障碍；流窜经络肢体，痹阻血脉，则肢体偏废不用；蒙蔽心神，则神志障碍。若逆乱较重，升降停息，气不复返则暴死。因脾胃居于中焦，通上连下，为气机升降之枢纽，故脾胃升降失常。气血升降逆乱是中风的主要病机。所以，在中风的治疗中，及时恰当地调理脾胃升降之机，使之趋于正常，对于预后至关重要。

（二）中风从脾胃论治的几种方法

1. 健脾化痰法　此法多用于中风的预防。中老年肥胖之人，症见头晕目眩，纳呆，舌胖有齿痕，脉细，伴有高血压、糖尿病、高脂血症、高黏滞综合征者，发生中风的可能性较大。在防治上应健脾化痰，方选半夏白术天麻汤加减，药用半夏、陈皮、白术、薏苡仁、茯苓、天麻、生姜、大枣、甘草等。

2. 通腑泻下，畅利中焦法　此法多用于中风急性期实证。中风急性期实证多由于风火相扇，痰瘀诸邪骤至，腑气不通，升降逆乱所致，可用通腑泻下、畅利中焦法为主，配合平肝潜阳、息风开窍、化痰诸法治之。①平肝通腑法：适用于肝肾阴虚，风阳上扰，兼腑气不通者。方用羚角钩藤汤加大黄。②化痰通腑法：适用于痰热腑实，风痰上扰者。方选星蒌承气汤，药用瓜蒌、胆南星、生大黄、芒硝、天麻等。③通腑开窍法：适用于里热炽盛，腑实燥结而神昏者。方选安宫承气丸（安宫牛黄丸 1 丸化开，调生大黄末 3g，先服一半，症状不解再服一半）。

3. 补气健脾活血法　此法多用于中风之中经络及中风恢复期。临床除可见半身不遂，肢体无力外，还伴有患侧手足水肿，语言謇涩，口眼㖞斜，面色萎黄，舌苔薄白，舌质淡紫，脉细无力等症。方选补阳还五汤加减，药用黄芪、桃仁、红花、川芎、当归尾、赤芍、地龙等。

二、从“阳明主面”论治面部疾病

《灵枢·邪气脏腑病形》云：“十二经脉，三百六十五络，其血气皆上于面而走空窍。”这说明人之五脏六腑和经脉的气血皆与面部息息相通，所以五脏六腑之疾及其气血之盛衰，常可通过经脉而反映于面部。因此，五脏六腑均与面部相关，但胃及足阳明经脉与面部的关系尤为重要，如《素问·上古天真论》在论述人之生、长、壮、老、已的生理过程时云：“女子二七天癸至……五七阳明脉衰，面始焦，发始堕。”从这段经文中可以看出，女子到了 35 岁左右，其阳明经脉的气血开始虚衰，于是面部也就失去了红润秀明之容，代之而来的是面部开始憔悴苍老，失去光泽。这说明人面部的荣枯在生理上取决于胃足阳明经脉的气血之盛衰，也就是说“阳明主面”。胃足阳明之经脉之所以能主面部之荣枯，这与阳明经脉的循行相关。《灵枢·经脉》云：“胃足阳明之脉，起于鼻之交頞中，旁纳太阳之脉，下循鼻外，入上齿中，还出挟口环唇，下交承浆，却循颐后下廉，出大迎，循颊车，上耳前，过客主人，循发际，至额颅。”可见阳明经在面部循行最广泛，上至额，下至颏，中至鼻，左右两侧至颊，几乎整个面部为阳明经脉所循行，无处不到，而经脉又是“行血气而营阴阳”的，这便是阳明主面的最根本的物质基础。在病理上，面部之疾病常常又是阳明经的异常外在表现。《灵枢·经脉》论述阳明经脉循行之后，接着论述了阳明经脉病变：“胃足阳明之脉……是动则病。”此处指出邪在阳明可以导致患者面黑。《伤寒论》48条言：“二阳并病……因转属阳明……设面色缘缘正赤者，阳气怫郁在表，当解之熏之。”张仲景在这里指出了邪热郁蒸于阳明经脉之中，可使人面色缘缘正赤。206条又言：“阳明病，面合色赤……”重申阳明经脉之中有郁热，可导致人的面色赤，这在病理上证明了阳明主面。总之，人面部的荣枯与阳明经（指足阳明胃经）密切相关，并由阳明所主，面部之疾患常常又是阳明经的异常外在表现。因此，人的颜面部位的一些疾病，诸如痤疮、面部黄褐斑、扁平疣、湿疹、酒渣鼻等病，常应虑及阳明，治从阳明。如中焦湿热上泛引起的面部痤疮、黄褐斑、面垢，常用清热化湿热之法，以王氏连朴饮加减治之（黄连10g，蒲公英30g，黄芩10g，菖蒲10g，苦参10g，白花蛇舌草20g，苍术15g，佩兰30g，生薏苡仁30g，芦根30g，白鲜皮20g，紫苏梗15g，厚朴10g，制半夏10g）。痤疮者，加皂角刺、紫草；黄褐斑者，加白芷、僵蚕。

三、治疗泄泻应辨外感内伤，西为中用，中西结合

泄泻乃内科常见病，早在《素问·阴阳应象大论》就有关于泄泻的记载：“清气在下，则生飧泄；浊气在上，则生䐜胀。”后世医家亦多有论述。

（一）外感泄泻，重在祛湿

外感泄泻，以感受寒湿、湿热之邪为主。外感寒、热之邪伤人，或温之，或清之，邪气皆可速祛。而湿性重浊、黏滞，寒热之邪挟湿邪为患，若一味尊“寒者热之，热者寒之”之法，每致泄泻缠绵难愈。

临床治疗这种泄泻，主张以祛湿为主，尤其对于湿热合邪而致泄泻的患者，祛湿尤当重要，此即前人“湿去热孤”之谓。古人根据湿邪在上、中、下三焦部位的不同，而立化湿、燥湿、利湿三法。泄泻之湿邪主要在中、下二焦，故其治疗当以燥湿、利湿为主，而具体偏于燥还是偏于利，应根据患者的临床表现选择。若患者泄下频繁，便质稀薄，甚则泻出如水样，当以利湿为主，药用如车前子、茯苓之属，使湿邪从小便而祛，此即古人“利小便以实大便”之谓；若患者泄泻兼见脘腹胀满，身困体重等湿阻中焦之象，则应以燥湿为主，药用如苍术、陈皮、半夏之属，使湿从中焦而祛，泄泻自愈。

（二）内伤泄泻，兼顾脾肾

历代医家论治泄泻，多重视脾胃在泄泻发病中的作用。《景岳全书》记载："泄泻之本，无不由于脾胃。"

在治疗内伤泄泻时，王教授亦提倡在辨证论治的基础上时时顾护脾胃，临证常在主方的基础上加用山药、薏苡仁、扁豆、莲子肉四药。此四药出自《太平惠民和剂局方》参苓白术散，四者皆具甘味，皆能健脾补中，脾运健，水湿化，泄泻自痊，且四者性味甘淡，兼具渗湿之功。另莲子肉性涩，具有一定收敛止泻的功效。四者合用，共具健脾、渗湿、涩肠之能，治疗内伤泄泻时，在辨证论治的基础上加用此四者，每获良效。泄泻失治日久，每致损及肾阳，出现以清晨泄泻为特点的五更泻，正如古人所言："肾中阳气不足，则命门火衰，而阴寒独盛，故于子丑五更之后，当阳气未复，阴气盛极之时，即令人洞泄不止也。"治疗此类泄泻时，宗《医宗必读·泄泻》治泻九法中温肾之法，方选四神丸加减，疗效确切。

（三）补脾柔肝，擅调情志

中医学历来重视情志因素的致病作用，而有关情志因素导致泄泻的论述古已有之，《景岳全书·杂证谟》记载："气泄证，凡遇怒气便作泄泻者，必先以怒时挟食，致伤脾胃。"现代社会随着各种竞争的加剧，人们的精神压力越来越大，临床上因情志不调导致泄泻的患者也越来越多。情志不调，每致肝木乘脾，脾失健运，因致泄泻。此类泄泻多症见肠鸣腹痛，大便泄泻，泻前腹痛，泻后痛减，即中医学所谓的痛泻，亦即西医学所谓的肠易激综合征。

治疗此类泄泻多选用痛泻要方加以佛手、香附等调畅情志之品，疗效确切。佛手、香附乃疏肝解郁、调畅情志的常用药物，现代药理研究表明，佛手、香附提取物可拮抗组胺及乙酰胆碱的作用，进而抑制胃肠道蠕动，故可缓解肠易激综合征引起的腹泻。需要注意的是，此类泄泻失治日久，易致脾气亏虚、脾运不健，而出现大便夹杂不消化食物，此时当以调补脾胃为主，方选参苓白术散加减。

（四）西为中用，中西结合

临证过程中，王教授特别重视在辨证论治的基础上，结合西医学辅助检查结果处方遣药，在泄泻一病的治疗中亦不例外。如果肠镜检查见肠黏膜充血、水肿、炎症明显者，常加用败酱草、椿根皮、蒲公英等清热解毒祛湿、杀菌、抗菌作用的药物；如果肠镜检查见肠息肉者，常加用丹参、莪术等活血散结之品，亦常加用一味生薏苡仁。薏苡仁性味甘淡，可健脾、渗湿、止泻，为治疗泄泻之佳品。现代药理研究亦证明薏苡仁具有一定的抗癌以及预防癌前病变的作用，对预防息肉恶变有一定的作用。如果大病常规检查见红细胞、潜血阳性者，常加用白及、儿茶、三七粉等止血生肌之品。

特色技术

一、治疗脾胃病巧用调情志中药

中医学历来重视情志因素的致病作用，早在《素问·生气通天论》中就有这样的记载："大怒则形气绝，而血菀于上，使人薄厥。"而对于情志因素导致脾胃病的发生，后世医家亦多有论述，如张景岳在《景岳全书·杂证谟》中曾云："气泄证，凡遇怒气便作泄泻者，必先以怒时挟食，致伤脾胃。"

对于情志因素导致脾胃病的病机，历代医家多有论述，综合起来主要有以下几点。①忧思气结，脾失健运：忧思伤脾，脾气受损，运化不利，升降失职，可发为痞满、纳差、呕吐诸疾。②肝气疏泄太过、横逆犯脾：恼怒伤脾，木乘土位，横逆犯脾，可发为胃痛、泄泻诸疾。③肝气疏泄不及，脾胃升降失常：情志不畅，肝失疏泄，脾胃升降失常，可发为呕吐、泄泻诸疾。

治疗脾胃病时，常用调情志中药。

甘松，味辛、甘，性温，归脾、胃经。《本草纲目》记载："甘松芳香，甚开脾郁，少加入脾胃药中，甚醒脾气。"临床常用于中焦气滞偏于寒者，以其气芳香最能醒脾，味辛能散，性温能通故也。

香附，味辛、微苦、微甘，性平，归肝、脾、三焦经。香附主入肝经，其疏肝解郁之力甚著，正如汪昂在《本草备要》中所云："治多怒多忧，痰饮痞满，胸肿腹胀，饮食积聚，霍乱吐泻……"临床常用于恼怒伤肝，肝气横逆犯脾者。但古人云："郁证未有不伤肝者也……但伤肝必伤其血，而香附不能生血也。"故在临床应用香附疏肝解郁时，多配以白芍、当归滋肝养血。

佛手，味辛、苦，性温，归肝、脾、胃、肺经，既能疏肝解郁，又可醒脾理气。《本草再新》谓其能"治气舒肝，和胃化痰，破积，治噎膈反胃。"其性平和，临床上凡因肝气疏泄不及、肝胃不和所致诸病，皆可用之。

玫瑰花，味甘、苦，性温，归肝、脾经。《本草正义》云："柔肝醒胃，流气活血……推断气分药之中，最有捷效而最为驯良者，芳香诸品，殆无甚匹。"本品既能疏肝解郁，又可活血止痛。临床常用于肝郁气滞而兼血瘀者。

香橼皮，味辛、苦、酸，性温。本品辛能性散，苦能疏泄，故能疏肝理气而止痛，且其气芳香醒脾。临床常用于肝郁气滞，肝脾不和之轻证者。但古人谓其单用多用易损人正气，故在临床应用时应加以益气之品。

合欢皮，味甘、性平，归心、肝、肺经。合欢皮主入心、肝经，善解肝郁，为悦心安神要药。《神农本草经》谓其“主安五脏，和心志，令人欢乐无忧”。临床用于肝气郁结，肝脾不和，且伴有失眠者。

二、临床擅用药对治疗脾胃病

王洪京教授通过自己的临床实践，结合古今医家的经验，将治疗脾胃病的药对分为十六类。

（一）调气行滞消胀类

1. 紫苏梗、桔梗　紫苏梗行气宽中，温中止痛；桔梗宣通肺气，祛痰排脓，清利咽喉，升提利水。紫苏梗偏于下降理气，桔梗长于升提上行。二药伍用，一上一下，开胸顺气、消胀除满益彰。临床治疗胸脘痞闷不适、气逆等症。

2. 桔梗、枳壳、薤白、杏仁　桔梗辛散，宣通肺气，祛痰排脓，清利咽喉，升提利水，以升提上行之力为最，故前人有“载药上行”之说；枳壳苦温，理气消胀，宽胸快膈，以下降行散为著。二药参合，一上一下，一升一降，相互制约，相互为用，行气消胀散痞的力量增强。薤白辛温，行气于左，温中通阳，行气散结，活血止痛；杏仁入肺，行气于右，宣肺平喘，祛痰止咳，润肠通便。二药伍用，一左一右，升降调和，气机通畅，理气宽中，消胀除满益彰。总之，桔梗行上，枳壳下降，薤白行左，杏仁行右，四者相合，相得益彰，上、下、左、右，平调升降，燮理气机，开胸顺气、行气消胀、散结止痛之力增强。临床治疗气机不调，胸膈胀闷，脘胀不适，甚则疼痛，食欲不振，大便不利等症。

（二）调和肝脾类

1. 柴胡、白芍　柴胡长于疏肝，条达肝气，宣畅气血；白芍补血养阴柔肝，善治血虚诸症。二药伍用刚柔相济，疏不耗肝阴，柔养不碍滞，为疏养肝气之良药。二药合用共奏疏柔肝气、安和五脏之功。临床治疗肝气郁结不疏或肝气疏泄横逆太过所致肝气不疏、肝脾不调、肝胃不和诸证。

2. 白术、白芍　白术苦甘而温，补脾燥湿以治土虚；白芍酸寒，柔肝缓急止痛，与白术相伍，于土中泻木。二药共伍，能肝脾通调，使脾健肝柔。临床治疗肝脾不调的脘腹胀痛、嗳气、反酸以及肝脾不和，土虚木乘，脾运失常的痛泻。

（三）降逆止呕止呃类

1. 半夏、竹茹　半夏降逆止呕，燥湿化痰，消痞除满；竹茹清热止呕，下气消痰。半夏性温偏热，善化湿痰而止呕；竹茹性偏于凉，长于清利热痰而止呕。二药参合，一热一寒，相互为用，健脾燥湿、和胃止呕力彰。临床治疗脾胃不和，胃气上逆，以致恶心、呕吐、呃逆等症，以及痰浊为患，症见眩晕、虚烦不眠者。

2. 枇杷叶、佛手花　枇杷叶清肺化痰，降逆和胃；佛手花醒脾开胃，止呕。二药相伍，质轻入肺胃，清肃肺气以降胃气，肺胃同治，轻疏轻降，和胃止呕之功尚佳。临床治疗胃脘痞满、呕恶、呃逆、嗳气不除等症。

（四）醒脾开胃类

1. 厚朴花、代代花　厚朴花利湿宽中，化湿解郁，健胃止痛；代代花理气宽胸，疏肝和胃，开胃止呕。二药伍用，相互促进，香气浓郁，生发之性倍增，芳香化浊、理气宽中、醒脾开胃、增进食欲之力益彰。临床治疗肝郁气滞、脾胃不和而致的胸脘胀痛、恶心呕吐、不思饮食等症。

2. 佩兰、石菖蒲　佩兰芳香化湿，醒脾开胃；石菖蒲益神健脑，开窍除痰，化湿开胃。二药伍用，相互促进，芳香化浊，净化舌苔，启脾开胃。临床治疗湿阻中焦、脾胃运化失职而致的胸腹闷胀、恶心呕吐、食欲不振、口中甜腻、泄泻、舌苔厚腻等症。

（五）清脏腑热类

1. 蒲公英、瓜蒌皮　蒲公英清泻脾胃之火；瓜蒌皮清肺胃之热，涤痰导滞，宽中下气，和中消痞。二药合伍，开通消散，相得益彰，共奏涤化痰热、散结滞、和胃消痞之功。临床治疗痰热阻滞而致的胸脘痞满、恶心、舌苔黄腻等症。

2. 大黄、升麻　大黄苦寒沉降，善能泄热；升麻甘寒，尤善清解阳明热毒，并体轻升散，宣散阳明郁热，有“火郁发之”之义。二药相伍，共入脾、胃、大肠经，一能上散阳明郁火热毒，一能荡涤降泄阳明积热，升降兼备，相反相成，共奏清解阳明之热之功。临床治疗脾、胃、大肠之热。

（六）温清合伍调胃肠类

1. 紫苏叶、黄连　紫苏叶辛温，气味芳香，通降顺气，理气宽中，化浊辟秽，醒脾止呕；黄连苦寒，善入中焦，清热燥湿，和胃止呕。二药配伍，一辛一苦，辛开苦降，一寒一温，平调寒热，具化湿畅中、清热止呕之功，二药宣通调和，能调整胃肠功能。临床治疗湿热困阻中焦之脘闷不舒、恶心呕吐等症。

2. 大黄、干姜　大黄通腑泄热，清胃热，推陈出新，小量大黄还有启脾开胃、安和五脏之功；干姜温脾胃之阳除里寒。二药合伍，脾胃同治，寒热并调，一守一走，相辅相成，共奏温脾清胃、安和脾胃之功。临床治疗寒热互结的胃脘痛。

（七）化湿类

1. 麻黄、石菖蒲　麻黄宣肺气疏理脾气；石菖蒲芳香化湿醒脾。二药合用，调理肺脾气机，化湿醒脾运脾，相得益彰。临床治疗湿困脾胃之证。

2. 白术、苍术　白术补脾燥湿；苍术健脾平胃，燥湿化浊，升阳散郁，祛风湿。白术甘温性缓，健脾力强，补多于散，善于补脾益气；苍术苦温辛烈，燥湿力胜，散多于补，偏于平胃燥湿。二药伍用，一散一补，一胃一脾，则中焦得健，脾胃纳运如常，水湿得以运化，不能聚合为患，人则康复无恙。临床治疗湿阻中焦，气机不利，则胸脘满闷、呼吸不畅诸症，以及湿气下注，水走肠间，则腹胀、肠鸣、泄泻等症。

（八）解毒类

1. 鸡血藤、白头翁　鸡血藤长于清热解毒，散结消痈，活血止痛；白头翁清肝与大肠之热毒，凉血止痢。二药合伍善清热解毒，一兼活血，一兼凉血，相得益彰，解毒消痈之功益增。临床治疗肠痈，急、慢性细菌性痢疾，溃疡性结肠炎属热毒瘀滞者。

2. 蒲公英、土茯苓　蒲公英清热解毒，散滞气健胃；土茯苓清热解湿毒。二药相伍，清热解毒中寓有化滞健胃之功，相辅相成。临床治疗消化性溃疡属湿热、热毒壅盛者。

（九）健脾益气类

1. 黄芪、白术　黄芪味甘微温，入脾、肺经，补中益气，升阳固表，健脾利水，既主肌表之水湿，又主在里之水气；白术补脾益气，健脾运湿。二药合伍，一能增强补益中气、升阳之功，又能鼓舞脾胃气化、振奋生机、补脾气以化水、运脾气以行水、升脾气以降水、彻表里之水湿。临床治疗脾胃气虚或中气下陷之证以及气虚水湿停滞之证。

2. 黄芪、薏苡仁　黄芪补益脾肺元气，运毒托毒；薏苡仁健脾止泻，清利湿热，解毒排脓。二药合伍，一能补气健脾、渗湿止泻，一能运毒托毒，二者相辅相成，共奏补气健脾止泻、运毒托毒之功。临床用于治疗脾虚湿盛之泄泻以及肿瘤患者化疗、放疗期间的减毒增效。

（十）温中类

1. 砂仁、白豆蔻　砂仁辛散温通，醒脾和胃，行气止痛，温脾止泻；白豆蔻辛温香燥，温中化湿，健胃止呕，行气止痛。砂仁香窜而气浊，功专于中、下二焦；白豆蔻芳香而气清，功专于中、上二焦。二药伍用，宣通上、中、下三焦之气机，以开胸顺气，行气止痛，芳香化浊，醒脾开胃，和中消食。临床治疗脾胃虚寒，运化失职，湿浊内蕴，气机不得宣畅以致纳呆食少、胸闷不舒、脘腹胀痛、反胃、呕逆等症。

2. 高良姜、香附　香附辛散苦降，药性缓和，为理气之良药，能通行三焦，疏肝解郁，善行血中之气而理气活血，调经止痛；高良姜辛辣芳香，温热行散，功专温胃散寒，行气止痛，健胃消食。二药合伍，相得益彰，温中散寒、理气止痛甚效。临床治疗慢性胃炎、胃溃疡、十二指肠球部溃疡，属于寒凝气滞者。

（十一）养阴类

1. 乌梅、木瓜　乌梅味酸，清凉生津，益胃止渴；木瓜酸温，和肝脾、生胃津、助消化。二药伍用，其功益彰，养胃阴、生胃津、开胃口、增食欲之力增强。临床治疗慢性胃病，胃阴受损，以致口干少津、食欲不振、舌红、脉细等症。

2. 铁皮石斛、枇杷叶　铁皮石斛养胃阴，清虚热，厚肠胃；枇杷叶泄降肺胃，治呕哕，除烦渴。二药合伍，肺胃同治，清肺气以降胃，养胃阴以润降胃气。临床治疗胃阴不足、胃气上逆的呕吐、呃逆等症。

（十二）止泻止痢类

1. 芡实、莲子　芡实甘平，健脾止泻，固肾益精，祛湿止带；莲子甘涩，健脾止泻。二药伍用，相互促进，其功益彰，健脾止泻、止带之功增强。临床治疗脾虚泄泻、久久不愈者以及脾虚湿盛、白带绵绵等症。

2. 血余炭、禹余粮　血余炭和血止血，厚肠止泻，通利水道；禹余粮涩肠止泻，收敛止血。二药伍用，厚肠防腐、涩肠止泻、和血止血的力量增强。临床治疗久泻、久痢诸症。

（十三）泻下通便类

1. 瓜蒌、枳实　瓜蒌甘寒滑润，既能上清肺胃之热、涤痰导滞，又能宽中下气、开胸散结，还能下滑大肠、润肠以通便；枳实苦温降气，善于破滞气、行痰湿、消积滞、除痞塞，为中焦脾胃之要药。瓜蒌以守为主，枳实以散为要。二药参合，相互制约，相互促进，互制其短，而展其长，共奏破气消积、宽胸散结、润燥通便之功。临床治疗肠燥便秘。

2. 蚕沙、皂荚子　蚕沙祛风除湿，活血定痛，和胃化浊，升清；皂荚子降浊润燥，润肠通便。晚蚕沙以升清为主，皂荚子以降浊为要。二药伍用，一升一降，升降协和，清升浊降、消胀软便甚妙。临床治疗大便硬结，排便困难，或大便初硬后溏者。

（十四）化瘀通络类

1. 五灵脂、九香虫　五灵脂甘温，通利血脉，推陈致新，化瘀止痛；九香虫咸温，能理气止痛。二药合用，相辅相成，气行则血行，血畅则气顺，既可理气解郁，又能活血化瘀，气血并治，有较好的止痛作用。临床治疗气滞血瘀的胃脘痛。

2. 丹参、檀香　丹参苦平微寒，专入血分，内达脏腑而化瘀滞，外利关节而通脉络，具宣通运行之效，降而行血，去滞生新，活血定痛；檀香味辛芳香，善入气分，行气宽中，醒脾开胃，散寒止痛，行气中血滞而兼能活血通络，《本草备要》称其“调脾胃，利胸膈，为理气要药”。两药合伍，气血双调，活血行气，通络止痛力强。临床治疗瘀血阻络之胃痛。

（十五）止血类

1. 大黄、白及　大黄清泻血中瘀热，化瘀止血；白及收敛止血，消肿生肌。二药合伍，清敛并施，通涩兼有，且化且敛且清，相反相成，共奏清热化瘀、收敛止血之功。临床治疗呕血、咯血之症。

2. 大黄、炮姜　大黄炒黑，入血分，清血分邪热，祛瘀止血；炮姜温中止血，守而不走。二药合伍，一温一寒，一守一通，温不助热，寒不伤阳，相反相成，共奏温清止血之功。临床治疗脾虚失统、虚中夹实、寒中有伏热的消化道出血。

（十六）敛疡生肌护膜类

1. 白及、木蝴蝶　白及收敛止血，消肿生肌；木蝴蝶疏肝和胃，收敛疮口。二药合伍，疏敛并施，相辅相成，共奏疏肝和胃、促敛疮口之功。临床治疗消化性溃疡。

2. 乳香、没药　乳香活血化瘀，伸筋定痛，消肿生肌，偏于调气；没药行瘀散血，定痛生肌，偏于调血。二药合伍，相辅相成，共奏活血化瘀、伸筋定痛、消肿生肌之功。临床治疗消化性溃疡属瘀血阻络者。

临床经验

一、探讨心胃相关理论，用于指导神志疾病、脾胃疾病的治疗

（一）心胃的经络联系

《灵枢·经脉》曰：“胃足阳明之脉……其直者，从缺盆下乳内廉……”说明胃

经通过心前区。足阳明之正，上通于心，故《灵枢·经别》指出："足阳明之正，上至髀……属胃，散之脾，上通于心……"从脏腑相关经脉联系上，胃与心有直接的联系。从脉络分属上，《素问·平人气象论》曰："胃之大络，名曰虚里，贯膈络肺。出于左乳下，其动应衣，脉宗气也……"出于左乳下，正是心前区。《仁斋直指方》亦说："心之包络，与胃口相应，往往脾痛连心。"经络是运行气血、联系脏腑和体表及全身各部的通道，因此从心与胃的经络联系来看，心胃之间具有相关性。

（二）心胃在生理上的相关性

心属火，胃属土，二者之间存在火土相生的母子关系，生理上相互资生、相辅相成。心主神明，乃精神所舍，人体的各种情志活动都是心神活动的组成部分，即情志发于心而应于五脏，胃的活动受心神的制约与调控。如《灵枢·邪客》云："心者，五脏六腑之大主也，精神之所舍也。"心在五脏六腑中的主导地位与作用要靠脾胃的运化、受纳功能来滋养。《素问·经脉别论》云："食气入胃，浊气归心，淫精于脉，脉气流经，经气归于肺，肺朝百脉，输精于皮毛。"胃为后天之本，化生气血，营养周身；而心生血要借中焦精微而化赤，脾胃运化正常则心亦得养。心为一生之主，乃气血也，而气血之由来，胃也。

（三）心胃在病理上的相关性

1. 情志、心理因素与脾胃疾病的关系　《素问·天元纪大论》曰："人有五脏化五气，以生喜怒悲忧恐。"这说明情志活动和脏腑气血密切相关。情志活动的产生必须以五脏精气作为物质基础，情志活动是各脏腑功能活动的一种表现。五脏藏精，化气生神，神接受客观事物的刺激而产生各种功能活动，神动于内，情现于外，这便是五脏主五神产生情志活动的全过程。《素问·阴阳应象大论》曰："在志为怒，怒伤肝……在志为喜，喜伤心……在志为思，思伤脾……在志为忧，忧伤肺……在志为恐，恐伤肾。"不同的情志变化对脏腑有不同的影响，反之，脏腑气血的变化也会影响情志的变化。

脾在志为思，思即思考、思虑，是人的精神意识思维活动的一种状态。如《灵枢·本神》说："因志而存变谓之思。"思，虽为脾之志，但与心主神明有关，因为"心为脏腑之主，而总统魂魄，并该意志，故忧动于心则肺应，思动于心则脾应，怒动于心则肝应，恐动于心则肾应，此所以五志唯心所使也。"（《类经》）。正常思考问题对机体的生理活动并无不良影响，但在思虑过度、所思不遂等情况下，就能影响机体的正常生理活动。其中最主要的是影响气的正常运行，导致气滞和气结，所以《素问·举痛论》说："思则心有所存，神有所归，正气留而不行，故气结矣。""久虑伤脾”则体现了心神对脾胃的影响。思虑过度，气结于中，脾不升清，则水谷不能运化，气血生化无源，可出现神疲乏力、头目眩晕、不思饮食、脘腹胀闷、泄泻等症。思虑劳神过度，常损伤心脾，导致心脾气血两虚，出现心悸、失眠、眩晕、健忘、面色萎黄无华、食欲不振、腹胀便溏、神倦乏力等症。思虑过度，气机郁结阻滞，脾的运化无力，胃的受纳腐熟失职，便会出现纳呆、脘胀等症，进而聚湿生痰而生他病。因而，七情内伤，思虑过度致心神失调，进而影响脾胃功能的正常发挥，这是脾胃病形成的主要病机之一。

2. 脾胃与神志病变的关系　脾胃运化失常导致神志病变。《素问·逆调论》云："胃不和则卧不安。"李东垣在《脾胃论》中亦指出："夫饮食入胃，阳气上行，津液与气，入于心……今饮食损胃，劳倦伤脾，脾胃虚则火邪乘之。"脾胃运化失常，一方面可导致心失所养，进而影响心主神志与血脉的功能；另一方面脾胃运化失常，可导致痰湿、水饮等病理产物留聚扰心，影响心神的功能。

脾胃气机紊乱导致神志病变。中焦气机通过脾胃经脉气机的升降影响神志：经脉气机的升降特性主要表现在循行上，脾足太阴经从足走胸，胃足阳明经从头走足，恰与中焦脾升胃降相一致。《灵枢·经脉》说足太阴经"其支者，复从胃别上膈，注心中"。脾气上升，脾经亦上行，故经气上升太过与不及均可致心神紊乱。《素问·平人气象论》说："胃之大络，名曰虚里，贯膈络肺，出于左乳下。"足阳明之经气下行，胃气亦下降，导心气下达，使其浊气外出，维持心神的安宁。邪犯阳明多致正盛邪实之实热，阻滞经络或胃海，经气下降不畅，影响心神，这正是阳明胃病变易致神志异常的重要原因。《黄帝内经》认为卫气的运行与人的寤寐有密切关系，《灵枢·营卫生会》云："气至阳而起，至阴而止。"该书指出，卫气行于阳经即"起"则寤，入于阴经即"止"则寐。卫气自阳经入于阴经的最后经脉为足阳明和手阳明，而自阴经入于阳经的最后经脉为足太阴，因此，阳明、太阴与睡眠的关系就至关重要。中焦气滞则痰浊停留，造成经气升降不利，或滞于阳明，或留于太阴，因而可见到失眠或嗜睡。这样的患者用调理中焦脾胃气机的方法可以治愈。

（三）临床应用

1. 脾胃疾病方面的应用　由于心神与脾胃相关，因而对一些脾胃病特别是伴有神志异常症状的脾胃病，可从心与脾胃的关系出发，用调心安神佐以健脾和胃的方法进行治疗，即主要通过调整人体的神气以发挥其治疗作用。心脾两虚证，治宜养心安神，佐以健脾益气补血，方用归脾汤加减；肝胃郁热、心神不宁证，治宜疏肝泻火，安神和胃，方选柴欢方加减（自拟方）。

2. 神志疾病方面的应用　对一些神志疾病也可从心胃相关理论出发，通过调节脾胃的方法进行治疗。脾胃虚弱、心神失养证，治宜健脾和胃、益气养血，佐养心安神，方选举元煎加减；痰热（或痰浊）滞中、脾胃升降失司、扰及心神证，治宜清化痰热、调节脾胃升降之机，安神或健脾化痰宁心，方选黄连温胆汤加减或温胆汤加减或涤痰汤加减。

二、注重消化性溃疡脾胃湿热证的研究

传统认为脾胃气虚（或虚寒）是消化性溃疡的主要病机，治疗多以健脾益气（或温中）为治法。数十年来，王教授通过对大量的胃镜检查观察和中医证型的对照研究，发现消化性溃疡中脾胃湿热证逐渐增多。

中医学有关“湿热”与胃病关系的理论和实践源远流长。《素问·五常政大论》云：“少阳司天，火气下临……心痛，胃脘痛。”又云：“太阴司天，湿气下临……心下否痛……”《素问·至真要大论》云：“诸湿肿满，皆属于脾”“诸呕吐酸……皆属于热”“太阴之复，湿变乃举，体重中满，食饮不化……”治疗上，《素问·脏气法时论》明确提出：“脾苦湿，急食苦以燥之。”东汉张仲景《伤寒论·辨阳明病脉证并治》云：“阳明中风……胁下及心痛，久按之气不通。”此为表邪入里化热，湿热郁阻而致的胃脘痛。近年来，随着人们生活条件的改善和生活方式的变化以及环境因素的影响，人们的体质发生了巨大的变化，导致现代人的体质出现了形盛体实、痰湿（或湿热）蕴积的特点和倾向。若素体痰湿（或湿热）内阻，可以影响到脾胃的健运功能，脾胃不健，运化失职，再遇外界的湿热之邪加临，内外相引；若人体形盛体实，湿邪多从热化，湿热内盛，蕴积脾胃，损伤胃黏膜、肠黏膜，而导致消化性溃疡的发生。因此，人体形盛体实、痰湿（或湿热）内阻是消化性溃疡脾胃湿热证发生的内在因素，脾胃湿热是消化性溃疡发生的主要病机。

三、肺失宣降是溃疡性结肠炎的重要病理之一

肺居胸中，主一身之气，司呼吸，主宣发肃降。肺不单是呼吸器官，还能调节水液代谢，《素问·经脉别论》记载：“饮入于胃，游溢精气，上输于脾，脾气散精，上归于肺，通调水道，下输膀胱，水精四布，五经并行。”通调水道是指肺的宣发和肃降功能对水液的输布、运行、排泄起着疏通和调节的作用，有“肺主行水”“肺为水之上源”之说。

若外感六淫邪气直接由皮毛肺卫而入，常内传入肺，宣降失司，则可影响水液

的输布与排泄，出现水湿、痰饮等证。湿为重浊阴邪，所以具有闭阻清阳、阻遏气机运行之性。气机不通，郁而化热，热亦内生，湿热相合，湿滞则气阻，更加缠绵难祛。湿热致病，其病位较为广泛，对于外邪袭肺，宣肃失司，致气血运行和津液输布障碍所致的湿热蕴于上焦肺卫之证，后期将传于气分，其病变渐趋于中焦脾胃，如章虚谷所言："湿土之气，同类相召，故湿热之邪虽外受，终归脾胃。"但湿为热蒸，则蒸腾弥漫，上、中、下三焦无处不到，肺热移肠，湿热下注大肠，大肠传导失司，气血凝滞，血败肉腐，壅滞成脓而出现便溏不爽或有脓血。由于湿热困阻大肠气机，排便时多伴有肛门灼热感、排便不尽感。故肺失宣降是溃疡性结肠炎的重要病理基础，可见该病从肺论治的可行性。正如《儒门事亲·卷二》所说："设若飧泄不止，日夜无度，完谷下出，发汗可也。"

验案验例

一、胃脘痛（十二指肠球部溃疡）——脾胃湿热

姚某，男，62岁，2009年4月5日初诊。主诉：胃脘部疼痛1个月，加重5天。症见胃脘部灼热闷痛，纳差，口黏，口苦，小便黄，肢体沉重，大便不爽，面部油垢。察其舌，见舌红、苔黄腻，诊其脉，见滑数。患者平素嗜食肥甘厚腻，有烟酒嗜好。检阅实验室报告为：电子胃镜检查见十二指肠球部见1.5cm×2.0cm溃疡，表面覆黄苔；幽门螺杆菌快速尿素酶试验阳性。

诊断：中医诊断为胃脘痛；西医诊断为十二指肠球部溃疡。此为脾胃湿热之证，治当清热化湿、理气运中。

处方：应用灭幽愈疡合剂（自拟方：由黄连、蒲公英、苦参、苍术、佩兰、菖蒲、陈皮、半夏、厚朴、白及、地榆、甘草等中药组成，经山东省药品监督管理局批准，鲁药制字Z0420030030，由滕州市中医医院制剂室生产）治疗，每次30mL，每日2次，于饭前1小时温服，忌食辣椒、糖、肥甘厚腻，忌烟酒。

二诊（2009年4月19日）：服灭幽愈疡合剂2周后，胃脘部灼热闷痛减轻，纳食增加，口黏、口苦、肢体沉重好转，大、小便调，面部油垢明显好转，舌红，苔黄微腻，脉数。经治疗，脾胃湿热明显减轻，病情逐渐好转。效不更方，继服灭幽

愈疡合剂。

三诊（2009年5月2日）：又服灭幽愈疡合剂2周后，胃脘痛消失，仅见舌苔薄腻微黄。此乃脾胃湿热渐祛之象，继服灭幽愈疡合剂2周以巩固疗效。嘱患者停药1个月后复查胃镜及幽门螺杆菌。

四诊（2009年6月15日）：复查电子胃镜示十二指肠球部溃疡已愈合；幽门螺杆菌快速尿素酶检查阴性。

经随访2年未再复发。

按：中医学一直认为脾胃气虚或虚寒是消化性溃疡的重要病机，治疗多以健脾益气或温中为法。然而，随着人们生活条件的改善和生活方式的变化以及环境因素的影响，人们的体质发生了变化，因而也影响着疾病的发生和发展。十多年来，王洪京教授通过对大量的消化性溃疡患者胃镜检查观察和中医证型的对照研究，发现消化性溃疡脾胃湿热证逐渐增多，从湿热入手治疗消化性溃疡，获得了较好的疗效。本例患者长期嗜食肥甘厚腻，有烟酒嗜好，日久致脾胃运化失职，湿热内生，困阻于脾胃，损伤胃膜而病发。湿热阻于中焦，气机不畅，不通则痛，故胃脘闷痛；热性燔灼，故见灼热；纳差，口黏，口苦，小便黄，舌红，苔黄腻，脉滑数等乃为湿热之象；湿性重浊、黏滞，故见肢体沉重，大便不爽；湿热上泛于面，故见面部油垢。辨证为脾胃湿热型胃脘痛，给予灭幽愈疡合剂治疗。方中黄连清热化湿为主药；蒲公英、苦参、苍术、佩兰、菖蒲协助黄连加强清热化湿的作用为方中辅药；陈皮、半夏、厚朴调理脾胃升降之机，白及、地榆收敛生肌，共为佐药；甘草调和诸药为方中使药。全方共奏清热化湿、理气运中之效。由于药证相属，随收桴鼓之效。从本例患者的治疗可以看出，中医药治疗消化性溃疡不仅疗效显著，而且还能提高溃疡愈合质量、降低复发率；同时，还能有效除去幽门螺杆菌。

二、胃脘痛（胃食管反流病）——脾虚痰阻、肺胃失降

刘某，男，55岁，2010年5月30日初诊。主诉：胃脘胀满、夜卧时阵发性咳嗽半年。患者半年来胃脘胀满，嗳气反酸，食后尤甚，夜卧时阵发性咳嗽、胸闷，甚时气喘，起坐后缓解，反复发作，时轻时重，饮食减少，神疲乏力，大便溏稀。舌淡，苔白腻，脉细滑。胃镜示：食管炎、慢性浅表性胃炎。

诊断：中医诊断为胃痛、咳嗽；西医诊断为胃食管反流、慢性浅表性胃炎。辨

证为脾虚痰阻、肺胃失降，治以脾虚痰阻、肺胃失降。

处方：旋覆代赭汤加减。旋覆花（布包）10g，赭石（先煎）24g，制半夏 10g，生姜 15g，党参 10g，白术 10g，炙甘草 3g，砂仁（后下）6g，茯苓 15g，海螵蛸 15g，陈皮 15g，紫苏梗 9g，炒麦芽 15g。7 剂，水煎服，每日 1 剂。

二诊（2010 年 6 月 7 日）：药服 7 剂，胃脘胀满及嗳气反酸明显减轻，夜间咳喘、胸闷发作次数亦减少。药证相符，效不更方。7 剂，水煎服，每日 1 剂。

三诊（2010 年 6 月 14 日）：上方又服 7 剂后，诸症消失。

经随访未见复发。

按：中医学认为，肺主肃降，胃主通降，肺胃相关，若肺不肃降，则可影响胃之和降，临床上除咳喘外，尚可见呕吐、嗳气、呃逆等症；若胃失通降，则可病及肺气，导致肺气上逆而见咳喘，故在辨治胃食管反流性疾病时，尤当注意肺胃同治，以提高临床疗效。本案脾虚痰阻，胃病及肺，临证自当肺胃同治。旋覆代赭汤既可和胃降逆，又可化痰行气，治痰气交阻，肺胃并逆，加味投之，效宏功速。

三、中风（脑梗死）——痰热腑实、风痰上扰

商某，男，56 岁，2009 年 4 月 15 日入院。患者左侧肢体活动不灵 12 小时。入院症见左侧肢体活动不灵，伴口眼㖞斜，口角流涎，舌强言语不利，面红，大便干结，舌红，苔黄腻，脉弦滑。平素嗜烟酒，有酒精性肝病病史 3 年。查体：血压 182/99mmHg，神志清，双侧瞳孔等大，病理反射未引出，左上下肢肌力 0 级。脑 CT 检查：右侧脑梗死。

诊断：中医诊断为中风之中经络；西医诊断为脑梗死。辨证为痰热腑实、风痰上扰，治以通腑涤痰泄热、育阴平肝潜阳。本案应选星蒌承气汤合镇肝熄风汤加减，但其他医师初次接诊时选了天麻钩藤饮加减。

处方：天麻 15g，钩藤（后下）10g，陈皮 12g，半夏 12g，茯苓 18g，郁金 10g，菖蒲 10g，栀子 10g，黄芩 10g，石决明 20g，益母草 15g。水煎服，每日 1 剂，并给予葛根素 0.4g，静脉滴注，每日 1 次。

服上药 3 剂后，患者病情未见明显好转，又现恶心、呕吐，大便数日未行，烦躁，舌红，苔黄黑厚而干，脉弦滑。据证分析乃痰热腑实，风火上扰，热盛液耗之象。当务之急宜釜底抽薪，导热下行，顾护津液，佐以平肝潜阳息风。

处方：星蒌承气汤加减。瓜蒌 12g，胆南星 12g，大黄（后下）12g，芒硝（冲）

6g，天麻 12g，钩藤 15g，生白芍 30g，生龙骨、生牡蛎各 20g，竹茹 12g，槟榔 12g。水煎服，每日 1 剂，2 次分服。

服药 2 剂后，大便畅通，恶心、呕吐已除，烦躁、面红减轻，舌较前灵活，左侧下肢有虫行蚁走感，舌红，苔黄厚微润，脉仍弦滑。此乃药后腑气通畅，痰热瘀滞速下，风火上升之势得降，津液渐复之佳兆。此乃药后腑气通畅，痰热瘀滞速下，风火上升之势得降，津液渐复之佳兆。拟清化痰热、育阴平肝、活血通络之剂。

处方：温胆汤加减。陈皮 12g，半夏 12g，枳壳 12g，瓜蒌 12g，胆南星 12g，天麻 12g，钩藤（后下）15g，生白芍 30g，玄参 30g，菊花 15g，生龙骨、生牡蛎各 18g，怀牛膝 18g，地龙 12g，丹参 30g，红花 12g，水煎服，每日 1 剂。

服上药 1 周后，患者语言转清晰，口眼已无㖞斜，左下肢扶拐已能行走，左上肢活动仍不灵。此时痰热腑实已去，风火渐平，疾病向愈。继上方加郁金 12g，桑枝 12g，水煎服，每日 1 剂。共服药 30 余剂后，患者已能自行走动，左侧上下肢肌力恢复正常，语言流利，痊愈出院。

按：中风急性期患者阴亏内燥、气血逆乱为本，风火交扇、痰瘀壅滞、腑气不通为标。虽有一定程度的本虚之象，但风火痰瘀、腑气不通等标实证象更为突出。若不及时釜底抽薪，上病下取，孤其热势，导热下行，通其腑气，又可加重气血逆乱，使中风病情加剧。因此，腑气不通在中风中，既可作为诱发因素，又可作为一种病理状态持续存在于中风过程中，故通腑为中风急性期的当务之急。因酒为熟谷之液，“恣嗜酒，多湿热”，而香烟燥热，极易损伤肺阴，肺为水之上源，肺气受损，肺气宣发和肃降失常，水液代谢失调，所以痰湿内生。此患者平素嗜烟酒，故容易导致痰湿内阻，痰湿郁久化热，热极生风，风阳内动，挟痰走窜经络，脉络不畅，故突然左侧肢体瘫痪，口眼㖞斜，口角流涎，舌强言语不利。面红，大便干，舌红，苔黄腻乃痰热内蕴之象。脉弦主肝风，滑主痰热。本例患者初期虽有大便干结、苔黄腻、脉弦滑等腑气不畅、痰热内蕴的征象，但由于没有及时通调腑气，进一步出现了痰热腑实、风火上扰、热盛液耗之证，使病情加重。当务之急应釜底抽薪，导热下行，顾护津液，给予星蒌承气汤后出现了腑气通畅、痰热瘀滞速下、风火上升之势得降、津液渐复之佳兆。因此，中风急性期适当通腑，一可使腑气通畅，脾胃气机升降复常，气血得以敷布，已通痹达络，促进半身不遂等症的好转；二可使腑气通畅，痰热积滞得以降泄，神昏烦躁自除，以防病情加剧或恶化；三可引亢盛之邪下行，急下存阴，以防劫阴于内发生变证。

四、黧黑斑（黄褐斑）——中焦湿热上泛

杨某，女，39岁，2009年4月20日初诊。主诉：面部色素沉着半年。症见面部色素沉着，尤以两颧部为甚，伴面部油垢，上腹部痞满不适，纳呆，口苦，口黏腻，大便干，小便黄赤，心烦，头昏蒙，舌红，苔黄腻，脉数。患者平素嗜食辛辣刺激之物。

诊断：西医诊断为皮肤色素沉着、慢性胃炎；中医诊断为黧黑斑、痞满。辨证为中焦湿热上泛，治以清热化湿、活血通络。

处方：王氏连朴饮加减。黄连10g，蒲公英30g，黄芩10g，菖蒲10g，苦参10g，白花蛇舌草20g，苍术15g，佩兰30g，生薏苡仁30g，芦根30g，紫苏梗15g，厚朴10g，制半夏10g，白芷10g，僵蚕15g，赤芍10g，泽兰10g，生甘草10g。10剂，水煎服，每日1剂。

二诊（2009年4月30日）：服上方后，患者面部油垢明显好转，斑色渐退，上腹部痞满不适、纳、口苦、口黏腻、大便干、小便黄赤、心烦、头昏蒙诸症明显减轻，舌红，苔黄微腻，脉数。此乃湿热渐退之象。效不更方，上方加丹参20g，红花10g以加强活血通络之功，10剂，水煎服，每日1剂。

三诊（2009年5月10日）：面部黄褐斑消退，油垢消失，仅见上腹轻度痞满，苔薄微腻，此为轻微余邪留恋，嘱其再服上方6剂后停药。

随访1年，黄褐斑未见复发。

按：本案患者平素有湿热之质及长期嗜食辛辣刺激之物，导致湿热内蕴中焦，故见上腹部痞满不适，纳呆，口苦，口黏腻，大便干，小便黄赤，舌红，苔黄腻，脉数等证。湿热内蕴中焦，阳明经湿热怫郁，循经上泛于面，瘀阻面部脉络，见面部色素沉着，面部油垢；湿热上扰于心，故见心烦；上蒙蔽清窍，而见头昏蒙。方中黄连清热化湿为主药；蒲公英、黄芩、菖蒲、苦参、白花蛇舌草、苍术、佩兰、生薏苡仁、芦根加强黄连的清热化湿之功，为辅药；紫苏梗、厚朴、制半夏调理脾胃气机，僵蚕、赤芍、泽兰化瘀通络，共为佐药；白芷主入阳明胃经，引诸药直达病所，甘草调和诸药，共为使药。由于药证相符，故投以清热化湿、活血通络之剂后，湿热退、脉络通，黄褐斑自退。

王金桥

个人简介

王金桥，男，1964年生，主任医师，山东中医药高等专科学校兼职教授。1988年王金桥于山东中医学院中医系毕业后在郓城县中医医院工作至今，先后师从国医大师张灿玾教授，全国名中医丁书文，国医大师王新陆教授，全国基层名老中医药专家吴德俭主任医师，山东省名老中医药专家曹晓岚、胡志强教授，学习心脑血管病的诊疗及中医内科临证思路等。

王金桥教授现为国家中医药管理局第二批全国优秀中医临床人才，山东省名中医药专家、山东省五级中医药师承教育项目第三批省市级指导老师、山东省首批高层次优秀中医临床人才、菏泽市名医工程评审专家、山东省重点中医药专科中风病学科带头人、全国名老中医药专家吴德俭传承工作室负责人、山东省名老中医药专家王金桥传承工作室专家，兼任中国中医药研究促进会仲景医学分会第二届理事会特聘专家、中青年学术委员会副主任委员，山东中医药学会老年病专业委员会副主任委员，山东中医药学会急诊专业委员会常务委员，山东中西医结合学会神经内科专业委员会常务委员，菏泽市中医急症质控中心专家委员会主任委员，菏泽市中医药学会副会长、中风病分会主任委员，临床擅长中风偏瘫、头痛癫痫、胸痛心悸等心脑血管疾病的诊疗。

王金桥教授主持省部级及厅局级课题9项，参与国家、省部级课题2项，其中“禹功七厘夺命胶囊治疗痰火内闭型脑出血临床研究及实验研究”获山东软科学优秀成果二等奖，“老年痴呆前期的流行病学调研及干预研究”获山东软科学优秀成果二等奖，“轻度认知功能障碍（MIC）的理论探讨及应用补肺益督通络法的干预研究”获山东医学科技创新成果三等奖；副主编《心律失常中西医诊疗学》等专著5部；在省级以上期刊发表《试论脾虚血亏是中风后遗症的主要病机》《轻度认知障碍与肺及督脉的关系》等学术论文30余篇。

一、从脾论治中风后遗症：脾虚血亏、脑络失荣是病机关键

中风后遗症是缠绵难愈的疾病，其病机关键是脾虚血亏、脑络郁滞。中医学认为“至虚之处，便是留邪之地”，具体到中风后遗症则是脑络失荣、脑消髓减、瘀阻脑络。现从以下几方面论证此机制。

（一）经络循行

直接入脑的经脉有足太阳膀胱经、足厥阴肝经、督脉，间接入脑的经脉有足太阴脾经、胃足阳明经。《灵枢·经脉》云：“胃足阳明之脉……循发际，至额颅；其支者……下膈，属胃络脾。”足阳明胃经络脾入脑，将脾与脑相衔接。脾为气血生化之源，为气机升降之枢，饮食物的消化吸收、气血精液的化生输布均赖于脾，脾为脑髓滋养的主要来源。脾虚则血弱，血弱不能行于上，则脑络失荣，气血运行无力则滞而成瘀，最终导致脑络痹阻。

（二）生理依据

《灵枢·营卫生会》云：“中焦亦并胃中，出上焦之后，此所受气者，泌糟粕，蒸津液，化其精微，上注于肺脉，乃化而为血，以奉生身，莫贵于此。”《灵枢·五癃津液别》云：“五谷之津液，和合而为膏者，内渗于骨空，补益脑髓。”《素问·刺禁论》云：“脏有要害，不可不察。肝生于左，肺藏于右，心部于表……脾为之使，胃为之市。”“使”就是指“五脏佐使”，说明脾胃纳化水谷，为五脏提供物质基础。《素问·经脉别论》云：“食气入胃，散精于肝，淫气于筋。食气入胃，浊气归心，淫精于脉，脉气流经，经气归于肺，肺朝百脉，输精于皮毛。毛脉合精，行气于腑，腑精神明，留于四脏。”脾胃同居中焦，胃主受纳腐熟，脾主运化升清，二者互相协调，共同完成水谷的消化和吸收。水谷入胃后之所以能转化成精微，化生成气血，并敷到五脏六腑、四肢百骸发挥营养作用，与脾胃的生理功能密不可分。“使”的另一含义是“转枢”，从“使”和“市”畅通无阻之意引申出来。所谓“转枢”就是通过脾胃回旋运转变化于中的作用，调节人体气机的运动。“枢”还有枢纽的意思。脾胃居于中焦，脾气有升的特性，胃气有通降的特性，一升一降，成为气机升降之枢纽。倘若脾不能升清、胃不能降浊，则精微不能濡养上下内外，代谢废物不能排出体外，那么身体的功能将受到影响。以上说明，人受纳五谷，赖脾化生津液，经脾之枢纽作用，将精华补养脑髓，荣养脑络。今脾虚而化源不足，血少不能润养脑

络，必生脑络失荣。

（三）脑络失荣，络脉瘀滞的病机述要

络病是指经络之“络”受邪而其功能失调所表现出的病证。络脉具有满溢灌注，渗布气血于全身的功能，其在生理状态下分布均匀、舒卷自如，能维持气血的运行。当络脉受到某种病理因素作用后，会从均匀自如的状态下，而成屈曲蜷缩、络脉失荣的病理状态，从而影响气血运行。这种气血运行不畅是全身性的，但具体中风后遗症则以气血不荣脑络而生脑络瘀滞为重点。《灵枢·五癃津液别》云：“五脏六腑，心为之主，耳为之听，目为之候，肺为之相，肝为之将，脾为之卫，肾为之主外。故五脏六腑之津液，尽上渗于目。”《灵枢·大惑论》云：“五脏六腑之精气，皆上注于目而为之精……裹撷筋骨血气之精，而与脉并为系，上属于脑。”因此，五脏六腑之精气入于脑，全倚仗脾的运化升清功能，即“脾为之卫”“脾为之使”“胃为之市”的功能。《素问·玉机真脏论》云：“脾为孤脏，中央土以灌四傍。”又云：“脾不及，则九窍不通。”以上内容均说明了脾虚血亏与清窍的病理关系。脾虚则枢机不利，至脑络之气、血、营、卫、津、液输布失常，而脑络失荣，终成死血、顽痰，混踞脑脉，壅遏脑络。诚如王肯堂《证治准绳》所云：“凡此，皆脏腑经脉之气逆上，乱于头之清道，致其不得运行，壅遏经髓。”因此，本病最终应以脑络失荣、络脉瘀滞为归着点。

综上所述，脾虚血亏、脑络失荣为中风后遗症的病机关键，补脾养血为中风后遗症的必备之法，拟方补脾治瘫汤。

二、从肺及督脉论治中风后轻度认知障碍

（一）肺气虚损是轻度认知功能障碍的始动因素

“五脏主五志”，中医五脏与精神思维活动有密切关系。王金桥教授认为，肺气虚损及督脉失调在轻度认知功能障碍发生发展过程中起着重要的作用。《灵枢·邪气脏腑病形》：“十二经脉，三百六十五络，其血气皆上于面而走空窍。”由于肺居上焦，主气，朝百脉，故血气上于面而走空窍以充养脑海与肺相关。诚如《灵枢·天年》云：“肺气衰，魄离，故言善误。”而“言善误”正是轻度认知功能障碍的重要症状，在此为肺气虚损、脑海失养所致。《伤寒论》237条云：“阳明证，其人喜忘者，必有蓄血……宜抵当汤下之。”“喜忘”属于记忆力障碍，是轻度认知功能障碍的另一重要特征。《伤寒论》只有阳明病一篇讨论“喜忘”这个问题。当然，阳明病出现的“喜忘”，不一定就是指轻度认知功能障碍，但阳明病可以引起记忆障碍可

由此确定。上述条文中“喜忘”属阳明蓄血证（当属脑腑蓄血证），用抵当汤下之，下法是阳明病治法的特征之一。因为阳明之气主降，以下行为顺，阳明病主要是通过清、下二法来完成治疗的。脏腑中属清降之性的主要是肺及大肠。所以阳明病中“喜忘”等神志症状累及的脏腑，最直接的是肺与脑。《素问·调经论》云：“血并于下，气并于上，乱而喜忘。”气血是相互结合、协调运行的，故此血瘀积于上，气滞偏盛于上所致的“乱而喜忘”，必须通过“气”的清肃下行推动瘀血的消散来完成，而气的清肃下行同样依靠加强肺的肃降之性来完成。所以，“健忘”“喜忘”等神志症状必须考虑肺的问题。

（二）督脉失调是轻度认知功能障碍的中间环节

轻度认知功能障碍与脑髓空虚、肾精亏损密切相关。《本草备要》云：“人之记性，皆在脑中……老人健忘者，脑渐空也。”《医方集解》云：“人之精与志，皆藏于肾，肾精不足则肾气衰，不能上通于心，故迷惑善忘也。”因此，轻度认知功能障碍发病与心、肾直接相关，从中医经典理论和现代研究中都得到了证实。那么，肺与心肾的关系如何呢？肺主“气”、朝百脉、主治节、通调水道，心主血脉的功能离不开肺及宗气和肺朝百脉功能的配合，故《素问·灵兰秘典论》有“肺者，相傅之官，治节出焉”之说。治节者，节制五脏之意也；肾藏精，主骨生髓，关系着髓海的盈亏。但肾的功能与其主藏直接相关，因为“肾者主蛰，封藏之本”。而肺属金主收生水，即肾封藏必须以肺的收为前提，藏实际是收的延续。若肺虚宣降失司，则肾封藏之功难以保障，故肺与肾为母子相生关系理属自然。现代研究表明，轻度认知功能障碍发病基础与肝阳上亢和脾虚痰阻相关，二者与肝木失去肺金正常克制和肺虚宣发敷布津液失常有着确切的内在关系。《素问·五脏生成》有“诸髓者，皆属于脑”“肾藏精，精生髓，髓养骨，骨生髓，聚髓为脑”之说，《本草纲目》有“脑为元神之府”之说，《难经·二十八难》有“督脉者……起于下极之腧，并于脊里，上至风府，入属于脑”之说。“入属于脑”说明督脉归属于脑，《素问·骨空论》指出督脉的分支“上额交巅，上入络脑”“贯脊属肾”“入循膂，络肾”。《灵枢·营气》指出督脉“下注肺中，复出太阴”。因此，督脉将肺、脑、肾三者有机联系起来，成为广义上的脑，共同发挥“元神之府”的功能。其中宗气起着关键作用，若宗气虚，督脉失养，必致经气失调，上扰元神而生本病。中医治疗疾病“必伏其所主，而先其所因”。即首先在充分认识病因病机的前提下，提出正确的治疗方法，再进行合理地组方用药，才能取得满意的临床疗效。那么，对轻度认知功能障碍的论治也同样应在充分认识病因病机的前提下进行。综上所述，心肺形成的宗气，肝肾化生的精气，通过督脉运行至脑。若肺虚气痹、督脉经气失调，则精虚脑空，脑髓失养，脑络痹阻而形成本病。故用补肺气、调督脉、通脑络之法以通神明。因此，王教授认为补肺益督通络法具有较好的促智作用，用其对轻度认知功能障碍进行早期干预，将能改善认知功能障碍或延缓其病程的进展，提高患者的生活能力及生活质量。拟定补肺复聪汤。方中重用熟地黄填精益髓，补血滋阴，为君药。鹿角胶填精补髓，助熟地黄以补营血，牛膝补肾益髓，化瘀血引血下行。麻黄开肾之腠理，行气血，化瘀滞，与熟地黄配伍有金水相生，阴生阳长之妙，且防熟地黄滋腻，共为臣药。人参、白术、黄芪、麦冬、五味子补脾益肺滋肾。当归活血化瘀，桑白皮、白芥子、紫菀理肺祛痰，共为佐药。炙甘草调和诸药，为方中使药。诸药配伍，升降相依（黄芪、牛膝），宜肃相因（麻黄、桑白皮）、开合相济（白芥子、五味子）、补而不滞，滋而不腻，温而不燥，清肺而不寒，共奏补肺气、生精血、化痰瘀、复聪明之功。

三、通腑醒脑法治疗中风痰热腑实型闭证

中风之发生与风、火、痰、瘀等因素有关，属本虚标实之证，急性期病机多为痰热腑实，气血逆乱。患者发病后，气机升降失常，痰浊阻滞中焦而成腑实；或因气血逆乱，风火相扇，肠液受灼，加之肠道素有宿食相结而成。燥粪内结，腑气不通，秽浊之气横窜上扰，势必使血压及颅内压升高，脑损伤加重。研究表明，急性脑血管疾病后，病变组织缺血缺氧，脑组织代谢发生障碍，进而出现脑功能损伤和脑水肿，胃肠蠕动受到抑制；加之使用甘露醇脱水降颅压，以及患者多为老年人，平素有老年性便秘者甚多，患病后活动减少，胃肠蠕动更弱，致肠内大便郁积，肠源性毒素吸收入血，进一步加重脑血液循环障碍，而且大便秘结不下又是引起出血性脑血管疾病再出血的主要原因之一。清热化痰通腑法一方面可使腑气通畅，气血得以敷布，经脉通畅；另一方面，积滞得出，则清阳上升，浊阴下降，有利于神志转清。我们以清热化痰、通腑醒脑立法，拟定通腑醒脑汤。方中肉苁蓉、当归养血润燥；黄芪、当归益气补血；大黄荡涤肠胃而利中焦气机；瓜蒌清热化痰，降气通腑；胆南星专走经络，善祛风痰；枳壳宽肠下气；升麻清宣升阳，则浊阴自降。诸药合用，豁痰醒脑，降气通腑，化痰而不伤阴，温肾而不扬火。临床研究表明，本方能明显改善病情，使并发症发生率减少，从而降低病残率、致死率，改善患者的预后。

四、和解枢机治疗内科杂病

（一）胁痛案

少阳胆经循行头身两侧，络肝属胆（《灵枢·经脉》）。胆腑藏精汁，主疏泄，寄相火，少阳三焦是水火气机的通道，气化的场所，元气之别使，内寄相火。少阳相火，如日初出，不亢不烈，温煦长养，其作用部位在全身，所以言“少阳为枢”。

（二）心悸案

少阳胆经之经别“入季胁，布胸腔，过心脏”，少阳三焦之脉“入缺盆，布膻中，散络心包”（《灵枢·经脉》）。依据经典所述，胆心相关。胆气和、三焦通、心络畅，故胸胁满痛、心慌心悸等诸症悉除。

（三）淋证案

《类经·藏象类》曰：“三焦之下输属于膀胱，而膀胱为肾之合，故三焦亦属乎肾也。”正如《灵枢·本输》所言：“三焦者，中渎之府也，水道出焉，属膀胱，是孤之府也。”又《金匮要略·五脏风寒积聚病脉证治》曰：“热在下焦者……亦令淋秘不通。”《灵枢·邪气脏腑病形》曰：“三焦病者，腹气满，小腹尤坚，不得小便，窘急，溢则水，留即为胀。”少阳枢机不利，气、火、水都为之郁，脏腑功能失调，三焦水道不利。故治以疏利少阳、斡旋三焦、生津化饮，气化归于正道、决渎水道通行，湿浊瘀毒胶结之邪随之而解。

（四）眩晕案

“三焦手少阳之脉……其支者，从耳后入耳中，出走耳前，过客主人，前交颊，至目锐眦”（《灵枢·经脉》），与足少阳胆经相接；“胆足少阳之脉……其支者从耳后入耳中，出走耳前，至目锐眦”（《灵枢·经脉》），三焦手少阳之脉与足厥阴肝经相接。肝胆三焦经脉相通，《素问·至真要大论》云：“诸风掉眩，皆属于肝。”故疏肝解郁，疏利少阳郁热，枢转气机治疗眩晕可获良效。

（五）胃扭转案

足太阴脾经络胃，其分支从胃别出，上行通过膈肌，《灵枢·经脉》云：“是主脾所生病者……心下急痛，溏，瘕泄，水闭……不能卧。”依据《伤寒论》318条：“少阴病，四逆，其人或咳，或悸，或小便不利，或腹中痛，或泄利下重者，四逆散主之。”书中认为此皆由阳气郁遏、气机不畅所致。方药对证，故获良效。

（六）中风案

胆为“中精之府”，与肝互为表里，是人体气机升降出入的枢纽，故《素问·六节藏象论》曰："凡十一脏者，取决于胆也。"浊痰内生，上蒙脑窍所致中风，当从调理气机枢纽入手。和枢机、畅气血、祛痰浊、泄火热、平阴阳，恰合中风虚实夹杂、气血逆乱、阴阳乖戾的病机特点。

临床经验

一、重视中医"治未病"思想，强调及早"截断扭转"病情发展

王金桥教授强调临床治疗疾病不仅要着眼于治疗目前症状，还要放眼于疾病可能的发展趋势，及早干预治疗，"截断扭转"病情进展。中风是临床常见疾病，其致死率、致残率、复发率均较高，严重威胁人类健康。本病发作前可有一些先兆症状，如眩晕、头痛、黑蒙、视歧、手指麻木等，这些症状极有可能发展为中风。《医学正传·眩运》曰："眩运者，中风之渐也。"故对中风应及早识别，加以干预，防治于萌芽中，如《医学心悟》曰："见微知著，弥患于未萌，是为上工。"中风早期应及时治疗，防止加重传变，正如《医学源流论·表里上下论》曰："故善医者，知病势之盛而必传也，预为之防，无使结聚，无使泛滥，无使并合，此上工治未病之说也。"由于本病发病后患者心理落差极大，极易出现卒中抑郁状态，故强调及时心理疏导、情志调理，加以应用疏肝解郁、安神定志中药等综合干预，以期减少抑郁状态的出现。

二、院内制剂补脾治瘫丸在缺血性脑卒中后遗症期的运用

王金桥教授深受《医林改错》中调气活血组方思想的影响，认为缺血性脑卒中后遗症期以"脾虚血亏""血亏血瘀"为基本病机，故以益气活血为基本组方原则，制成我院院内制剂补脾治瘫丸。临床应用补脾治瘫丸治疗中风后遗症患者168例，结果显示：本方能明显改善患者的日常生活能力、改善临床症状、降低致残率。缺血性脑卒中急性期以痰浊、血瘀实证居多，"血实宜决之"，治疗以调气活血通络为法，因调气即条达肝气，善用导师曹晓岚教授自拟调肝通络汤加减治疗。

三、善用甘温法治疗中风

中风多以虚证居多，"气、血、阴、阳"亏虚常相互兼加，以气虚为主，甘温方甘温益气，滋生阴血，有气血生、脏腑润、气机畅、经络通之效，气虚多以补脾土中州以化生气血，选方多应用小建中汤、补中益气汤、当归补血汤等，遵循"甚者

独行、间者并行”，可以单独应用，也可数方并用。

验案验例

一、胁痛

张某，男，69岁，2017年5月11日初诊。自述：患慢性乙型肝炎4年余，曾因肝功能异常在某医院治疗，之后肝功能恢复正常。半月前因劳逸失度、情志不畅而出现目眩，伴口干口苦、口渴不欲饮，心烦难卧，肢体倦怠，两胁胀痛，右胁尤甚，纳差，腹胀，大便稀、日行3次，舌淡边红，苔滑，脉沉弦细。肝功能检查：谷氨酸氨基转移酶（ALT）109U/L，天门冬氨酸氨基转（AST）81U/L。

辨证：胆热肝郁，脾不健运，津虚饮结。

处方：投以柴胡桂枝干姜汤。柴胡24g，黄芩9g，桂枝9g，干姜6g，天花粉9g，牡蛎20g，炙甘草6g，7剂，每日1剂。每剂加水1500mL煮取800mL，去渣，再煎取500mL，分3次温服。

二诊：服上方7剂后，已不口渴，欲饮食，四肢较前有力，两胁时痛，腹稍胀，舌暗苔薄，脉弦涩。辨证为枢机不利、水瘀内阻，用上方合《金匮要略》当归芍药散。

处方：柴胡12g，黄芩6g，桂枝6g，干姜6g，天花粉9g，牡蛎12g，当归9g，赤芍、白芍各15g，川芎6g，白术9g，茯苓12g，泽泻15g，炙甘草6g，14剂，每日1剂。煎服方法同前。共服药21剂而愈，复查肝功能正常。

按：少阳胆经循行头身两侧，络肝属胆（《灵枢·经脉》）。胆腑藏精汁，主疏泄，寄相火，少阳三焦是水火气机的通道、气化的场所、元气之别使、内寄相火。少阳相火，如日初出，不亢不烈，温煦长养，其作用部位在全身，所以《内经》言“少阳为枢”。本例患者口渴、咽干是津虚饮停；两胁胀痛、心烦、口苦、目眩为少阳枢机不利；纳差、腹胀、便溏是典型的脾虚证。因此一诊时辨证为胆热脾虚，处方柴胡桂枝干姜汤以清解少阳邪热、温阳生津。二诊时患者胁时痛、腹稍胀、舌暗、脉涩，依据张仲景“血不利则为水”及《血证论》“凡物有根者，逢时必发，失血何根，瘀滞即成根也，故反复发者，其中多伏瘀血”，辨证为瘀血内阻，故合用张仲景当归芍药散以活血利水。本案体现了熟经典、抓主证、明病机、重辨证的诊治特色。

二、心悸

孙某，男，74岁，2018年7月11日初诊。患者2年前患冠心病，曾住院治疗3个多月。近日因情绪不稳，心慌心悸时作，曾服美托洛尔、稳心颗粒等药不效。查体：心率每分钟78次，心律规整。心电图示：窦性心律，慢性冠状动脉供血不足。刻下症见精神抑郁，肢倦身重，胸闷心悸，胸胁痞满，手足凉，口苦而渴但不欲饮，小便不利，大便溏软，舌淡红，苔白腻，脉弦细。

辨证：胆热肝郁，寒饮困脾。

处方：柴胡桂枝干姜汤。柴胡24g，黄芩9g，桂枝9g，干姜6g，天花粉12g，牡蛎6g，炙甘草6g，7剂，每日1剂。每剂加水1500mL，煮取800mL，去渣，再煎取500mL，每日分3次温服。

二诊：服药7剂后患者心慌心悸未发作，口已不渴，纳食渐增，舌淡暗，脉弦缓。辨证为脾虚血瘀。

处方：拟柴胡桂枝干姜汤加丹参、黄芪。柴胡24g，黄芩9g，桂枝9g，干姜6g，天花粉12g，牡蛎6g，丹参30g，黄芪30g，炙甘草6g，7剂，每日1剂。煎服方法同前，共服药14剂而愈。

按：少阳胆经之经别"入季胁、布胸腔、过心脏"，少阳三焦之脉"入缺盆、布膻中、散络心包"(《灵枢·经脉》)。依据经典所述，胆心相关，应心胆同治。方中柴胡苦辛微寒，清热邪，和枢机，疏肝解郁，清·周岩《本草思辨录》曰："少阳之火，即气食少火之火，少火者不寒不热，脾得之而升，肺得之而降……柴胡升少阳而使适中，则少阳自遂其生生之性，而脾胃悉受其荫"，故选疏解少阳枢机之要药柴胡为主药。黄芩苦寒，清热泻火，燥湿解毒，明·倪朱谟《本草汇言》云：黄芩，"气清而亲上，味重而降下。此剂味虽苦，而有泄下之理，体质枯飘，而有升上之情。故善能治三焦之火者也。"故选黄芩为辅药。柴胡与黄芩相伍，则少阳枢机得利、三焦郁火得清。桂枝、干姜、天花粉、牡蛎温心阳，补心阴，宁心神，为佐药。甘草调和诸药为使药。饮停之处，必有伏阳，饮结之处，定有伏瘀，故二诊时加丹参、黄芪以扶正气、化瘀滞。如此配伍则胆气和、三焦通、心络畅，故胸胁满痛、心慌心悸等诸症悉除。本案体现了"谨守病机，各司其属"的辨证论治观点。

三、淋证

陈某，女，67岁，2018年4月3日初诊。患者2年前在某医院确诊为泌尿系感染，经用抗生素治疗已愈，半年后因劳累复发，经同样治疗又愈。一周前因感冒而出现头痛，发热恶寒，小便急痛、频数，用西药治疗后症状不减。现症见尿急、尿频、尿痛，恶寒发热，胸胁满闷，心烦急躁，口微渴，身倦乏力，少腹拘痛，大便溏软、日行2次，舌淡边红，苔白滑，脉沉细弦。尿分析示：白细胞（WBC）563个/UL。

辨证：少阳失和，津伤饮停。

处方：试投柴胡桂枝干姜汤。柴胡24g，黄芩9g，桂枝9g，干姜6g，天花粉12g，牡蛎6g，炙甘草6g，7剂，每日1剂。每剂加水1500mL，煮取800mL，去渣，再煎取500mL，每日分3次温服。服7剂后，尿急、尿频、尿痛好转，他症亦除。继服上方7剂后尿液检查正常。

按：《类经·藏象类》曰："三焦之下腧属于膀胱，而膀胱为肾之合，故三焦亦属乎肾也。"本案患者尿急、尿频、尿痛的病位为肾与膀胱，涉及少阳三焦，三焦者主决渎而通调水道，又为水液、气机运行之通道，正如《灵枢·本输》所言："三焦者，中渎之府也，水道出焉，属膀胱，是孤之府也"，又《金匮要略·五脏风寒积聚篇》曰："热在下焦者……亦令淋秘"，《灵枢·邪气脏腑病形》曰："三焦病者，腹气满。小腹尤坠，不得小便。窘急，溢则水留即为胀"。少阳枢机不利，气、火、水都为之郁，脏腑功能失调，三焦水道不利，导致尿急、尿频、尿痛。故治以疏利少阳、斡旋三焦、生津化饮，其中柴胡、黄芩疏利少阳，清解郁热，畅达三焦，枢转气机；桂枝、干姜、炙甘草温阳健脾，以助津液精微物质的生化；天花粉、牡蛎清热生津散结。诸药相伍，使气化归于正道、决渎水道通行，湿浊瘀毒胶结之邪随之而解。

四、胃痛

张某，男，75岁，2018年10月21日初诊。主诉：上腹部绞痛伴干呕2天。患者2天前进餐过量后即感到胃脘部痞满不适，继之腹痛如绞，持续不止，放射至后背部，夜不能眠，日不能坐，故来求诊。既往有慢性结肠炎病史3年。刻下症：腹痛、腹胀、便溏，四肢逆冷，干呕无物，寒热往来，目眩口苦，默默不欲进食，舌淡，苔黄，脉弦缓。查体：腹肌紧张，剑突下压痛，左上腹可扪及5cm×6cm大小之肿块，胆囊区轻压痛，墨菲征（-），肝脾未扪及，无肠型，肠鸣音不亢进。B超未见肝、胆、脾、胰异常，上消化道钡餐透视见胃扭转。

辨证：胆热脾寒，阳气内郁。

处方：试投柴胡桂枝干姜汤合四逆散加味。柴胡24g，黄芩9g，桂枝9g，干姜6g，枳实12g，芍药15g，天花粉12g，牡蛎12g，紫苏9g，炙甘草6g，7剂，每日1剂。每剂加水2000mL，煮取1000mL，去渣，再煮取500mL，每日分3次温服。服药7剂后诸症消失，纳食增，上消化道钡餐透视检查无异常。

按：胃扭转临床较少见，其病因一是由于胃韧带先天性过长而松弛，二是因胃或膈肌病变，对胃韧带起牵引作用，从而造成胃超过生理限度的轴性扭转，因此，任何引起胃运动过快的因素，如饱食、肠炎、分娩、外伤等均可诱发此病。中医学无“胃扭转”病名，据其临床表现可归属于“胃痛”范畴。足太阴脾经络胃，其分支从胃别出，上行通过膈肌，《灵枢·经脉》：“是主脾所生病者……心下急痛，溏瘕泄，水闭，小便不通，黄疸，不能卧。”本案患者腹胀、便溏、脉弦缓，当辨证为脾虚；寒热往来、口苦目眩、舌苔黄，当辨证为胆热。患者四肢厥冷、腹痛，依据《伤寒论》第318条：“少阴病，四逆，其人或咳，或悸，或小便不利，或腹中痛，或泄利下重者，四逆散主之”，认为此皆由阳气郁遏、气机不畅所致，故用柴胡桂枝干姜汤合四逆散治疗。方药对证，故获良效。

五、中风

刘某，男，67岁，因“突发左下肢活动不灵，伴精神异常3天”于2014年11月7日入院。入院时患者左侧肢体活动不遂，喜怒无常，时哭时笑，小便不利，给扩容、降颅压、抗精神病药物等治疗4天，精神症状不能控制。刻下症：头晕，目眩，胸胁满闷，不思饮食，烦惊乱语，口苦，小便不利，舌红，苔黄，脉弦滑。头颅CT示脑梗死。

辨证：胆胃之火上扰心神，胆气郁结，三焦决渎失职，浊痰内生，上蒙脑窍。治以和解少阳枢机，通阳泄热祛痰，安神定志。

处方：柴胡24g，黄芩9g，桂枝9g，干姜6g，天花粉12g，牡蛎30g，半夏6g，炙甘草 6g，3 剂，每日 1 剂。每剂加水 1500mL，煮取 800mL，去渣，再煮取 500mL，每日分 3 次温服。

3 剂后纳食入，小便渐畅。继用上方 10 剂后小便利，精神症状消失。后配合温胆汤及相应西药常规疗法治疗 19 日，患者能自己行走，痊愈出院。

按：胆为“中精之府”，与肝互为表里，是人体气机升降出入的枢纽，故《素问·六节藏象论》曰：“凡十一脏者，取决于胆也。”基于上述理论，本案胸胁满闷，不思饮食，目眩，口苦，喜怒无常，此乃少阳枢机不利、胆胃之火上扰心神；头晕，小便不利，苔黄，脉弦滑为三焦决渎失职，浊痰内生，上蒙脑窍。当从调理气机枢纽入手。方中柴胡疏肝解郁，“治阳气下陷，平肝、胆、三焦、包络相火”（《本草纲目》）；黄芩入胆，泄胆火，“疗痰热，胃中热”（《名医别录》）；半夏入肺、脾、胃三经，燥湿痰，下逆气，“除胸寒，和胃气”（《珍珠囊》）；三药配伍，寒热并施，升降相济，辛开苦降，调畅气机，清热化痰。桂枝、干姜、炙甘草同用，温阳健脾，补中州，滋化源，生阴血，补阳气。天花粉、牡蛎生津散结，安心神。诸药合用，全方共奏和枢机、畅气血、祛痰浊、泄火热、平阴阳之功，恰合中风病虚实夹杂、气血逆乱、阴阳乖戾的病机特点。谨遵古人“有是证，用是药”之明训，施用本方加减治疗中风每获良效。

王兴臣

个人简介

王兴臣，男，1964年生，教授，主任医师，山东中医药大学博士研究生导师，山东中医药大学第二附属医院副院长、神经内科教研室主任，国家中医药管理局重点专科脑病科学科带头人，第六批全国老中医药专家学术经验继承工作指导老师，国家中医药管理局第二批全国优秀中医临床人才，山东省名中医药专家，山东省医师协会国医杰出精英奖获得者，山东省医疗保健专家库成员，山东省老中医药专家学术经验传承指导老师。王兴臣教授目前兼任中华中医药学会民间传统诊疗技术与验方整理研究分会常委，世界中医药学会联合会亚健康专业委员会常务理事，世界中医药学会联合会内科专业委员会理事，山东中医药学会脑病专业委员会副主任委员，山东省医师协会中西医结合分会常委，山东医师协会神经内科医师分会常委，山东中西医结合学会神经内科分会常委，山东预防医学会卒中预防与控制专业委员会常委，山东省脑卒中医疗质量控制中心第一届专家委员会委员，是《山东中医药大学学报》《山东中医杂志》特约编辑，潍坊医学院兼职教授。

王兴臣教授师承伤寒大家徐国仟先生，在徐老门下研习伤寒学三载。徐国仟先生是齐鲁内科时病流派奠基人，是京城四大名医之首施今墨先生入室弟子。王兴臣教授传承了流派“伤寒温病六经八纲一统”等主要学术思想，成为流派第四代主要传承人，后随名老中医药专家崔章信、谷越涛老师临症，侍诊于陈绍宏、顾植山、王新陆教授等名家门下，经过多年临床的反复验证，博采众长，兼收并蓄，同时结合个人临证的体会，形成了“调气—守中—和阴阳”的临床辨证思维模式。他从事脑病科临床、教学、科研工作30余年，临床擅长治疗中风、头痛、帕金森病、眩晕、失眠等，在核心期刊发表学术论文70余篇，撰写著作10余部，先后承担并主持了国家“863”课题“中医早期康复干预缺血性中风的临床研究”子课题、国家科技部“十一五脑血管病创新药物临床评价技术平台建立”项目“氯比格雷用于急性非致残性脑血管病事件高危人群的疗效研究（CHANCE）计划”、卫生部（现国家卫生健康委员会）脑血管病转化医学专项基金项目“中国卒中医疗改进项目金桥工程（ROOTS）”、山东省自然基金课题“短暂性脑缺血发作中医综合调治方案研究”、山东省中医药科技发展计划、中医药管理局重点项目“齐鲁内科时病学术流派研究”等10余项课题，培养博（硕）士研究生60余名，徒弟6名。

学术见解

王兴臣教授临证30余年，形成了自己独特的中医临床思维模式。他在诊病时强调以和解、调和为主，从气血阴阳入手，注意调动患者自身的主观能动性，处方特点是药少、量小、力专，临床取得良好疗效。现将王兴臣教授的学术思想及临证经验总结如下。

一、注重气化，用“气一元论”指导临证

气的运动有规律，表现为“升、降、出、入、散、抟”，气的运动是脏腑功能变化的原动力，气机失调是致病之本，调理气机是治病大法，调治之法应遵循“升而不至于浮越，降而不至于沉陷，藏而不至于枯寂，动泄而不至于耗散”的原则，临证善于调升降，常用升降诸方愈病。

（一）“气机升降出入”是生命活动的源泉

“生死由乎气”，气是维持生命活动的物质基础，气化运动是生命的基本特征。“升降出入”是人体气化运动的基本形式，通过脏腑的功能活动实现，出入废则神机化灭，升降息则气立孤危。故非出入则无以生长壮老已，非升降则无以生长化收藏。

人体阴阳之气的升降出入要受自然界阴阳之气升降消长的影响，正如《灵枢·顺气一日分为四时》言“春生夏长，秋收冬藏，是气之常也，人亦应之。以一日分为四时，朝则为春，日中为夏，日入为秋，夜半为冬”，反应在脉象上就出现了《素问·脉要精微论》的“春应中规，夏应中矩，秋应中衡，冬应中权”。阴阳变化，不离升降。《素问·阴阳应象大论》的“左右者，阴阳之道路也”和《素问·方盛衰论》的“阳从左，阴从右”，说明了阴右行，阳左行。从阴阳的属性来讲，阳则左升，阴则右降。《素问·五营运大论》的“上者右行，下者左行”，左右周天，余而复会，进一步说明了脏腑位居高者，右行下降，位居下者，左行上升。肺脏位居上焦，其气机以肃降为顺，其下降的道路以右侧下行；肝位居下焦，气宜疏畅条达和升发，其上升的道路以左行上升。即所谓“肝生于左，肺藏于右”“左升右降”

之理。

气血、津液的生成、转化、敷布在升降出入中完成。《素问·经络别论》论述津液输布过程亦须体内气机升降而发挥作用，即“饮入于胃，游溢精气，上输于脾，脾气散精，上归于肺，通调水道，下输膀胱；水精四布，五经并行”。《灵枢·营卫生会》云：“中焦亦并胃中，出上焦之后，此所受气者，泌糟粕，蒸津液，化其精微，上注于肺脉，乃化而为血。”这里的泌、蒸、化实际上蕴含着中焦脾胃之气的升清降浊，通过此作用将谷食中的“精微”上输于脉中，经过（心）肺之气进一步气化而转化为血液。

（二）“气机升降失序”是疾病发生发展的基本病机

气机升降出入是人体脏腑功能和生命活动的基本形式，随脏腑功能不同而异。“升降出入，无器不有”，肝升肺降，心肾相交，脾主升清，胃主降浊。脏腑要维持自身的生理功能及与其他脏腑的联系均依赖体内升降出入的活动。肝升发于左，肺清降于右，肝肺升降失常，一则“左升太过，右降无权”“气有余便是火”，出现肝火亢盛；二则肺金之气太过，过分克木，导致“肺病及肝”。心火下降以滋肾水，肾水上滋以制心火，若气机升降失调，则会出现“心肾不交”。脾胃为气机升降之枢纽，脾胃失调则导致“清气在下，则生飧泄”“浊气在上，则生䐜胀”。故朱丹溪云：“气血冲和，万病不升，一有怫郁，诸病生焉。”

升降失序表现为多种形式，太过和不及是基本类型。太过，包括气逆、气滞；不及，表现为气陷、气虚。具体到脏腑功能失常有肝肺失调、脾胃失序、心肾不交等。临床会有左脉沉细与右脉浮大并存，或尺脉沉、关脉滑、寸脉大的征象等。

（三）“调理气机升降”是临床立法的出发点

王兴臣教授认为，诊治疾病必须根据脏腑的升降特点，从整体观念出发，补不足泄有余，调畅气机，以达人体阴阳升降协调的目的。邪犯人体，气机失调进而导致脏腑功能失调而为病，立法应注重何邪郁阻何部气机，气机如何失调而条达之（汗、吐、下、和、温、清、消、补八法之中尽含调节气机升降之旨）。气机失调或升或降或聚或散，有来路也有一定的去路，要注意升降出入之态势，截断扭转，因势利导。

（四）临床活用“升降散”

升降散最早见于明代龚廷贤《万病回春》所载的内府仙方，其主治“肿项、大头病、蛤蟆瘟病”。明代张鹤腾（字凤逵）《伤暑全书》（第一部暑病专著），列为治暑良方。清代陈良佐在原方基础上“改分两、变服法，名为救济灾黎赔赈散”，主治拓展为“三十六般热疫”。清代杨栗山（源于陈良佐）在《伤寒瘟疫条辨》一书中，将其更名为升降散作为治疗瘟疫十五方之首。

升降散组成：白僵蚕（伍斤黄酒拌炒）、净蝉蜕（二斤半）、嫩姜黄（十二两）、川大黄（十斤），右四味各自为末，共合一处和匀。每服一钱八分二厘五毫，用生蜜、冷黄酒各五钱调服。服后须忌口半日，不可吃烟，亦不可吃饭食、饮茶酒等物，不过半日痊愈。若不忌口，药不效矣。然此药宜空心服，若饱食后服之，亦不见效。愈后禁忌：饱食、荤酒、气恼、房事。

升降散本为瘟疫而专设，但其应用早已超出瘟疫的范畴。有诸多报道介绍，临床用于各科疾病，呼吸系统疾病如哮喘、外感郁热、咽喉炎等，消化系统疾病如肠易激综合征、呃逆、便秘等，以及原发性高血压、失眠、头痛、三叉神经痛、皮肤瘙痒症、低热等。

升降散愈病的机制就在于升降二字。僵蚕为君，味辛气薄，苦燥恶湿，得天地清化之气，轻浮而升阳中之阳；蝉蜕为臣，味咸且甘，质轻则升。姜黄为佐，大寒苦平，理血中之气而行气破瘀；大黄为使，味苦而大寒，深入血分而泻火。

僵蚕、蝉蜕皆升浮之品，旨在升阳中之清阳。姜黄、大黄皆降泄之品，既走气分，又行血分，旨在降阴中之浊阴。其病机要点为火热内郁或痰湿阻滞，气机升降失常。该方宣通并用、升清降浊、调畅气机。王兴臣教授在临床上应用升降散调畅全身气机，灵活加减，佐枳实、桔梗，一升一降，宣降肺气、畅通气机，还可加柴胡疏肝解郁、升举阳气，使气机调畅。若气郁日久化热，可加荆芥散血中之热，助升降散开郁散火等。只要是邪气郁闭，气机失调，无论虚实，均可以升降散为主方，先调节脏腑气机，恢复阴阳气血平衡，再随病情变化，加减用药。升降散为人体气机变化而设。只要气机失调，无论寒热虚实，均可用其加减调理脏腑气机，恢复阴阳气血平衡。久治不效者，可以先作为开路方，使疾病真相显露以利于准确地辨证用药。

二、重视中焦斡旋，善用和法

王兴臣教授在深入研读《黄帝内经》《伤寒论》的基础上，对李东垣《脾胃论》体会颇深，认为脾胃为后天之本，居于中焦，为全身气机升降之枢纽，一身气机的升降调畅均取决于脾胃之升降。饮食劳倦为临床常见病因，其伤亦在脾胃中焦。临证应当牢记“有胃气则生，无胃气则死”，因此临证需时刻顾护脾胃。

（一）脾胃为滋养元气之源

元气之论首见于《难经》，即“命门者……原气之所系也”。该书认为元气乃肾中命门之气。而真气和元气，是异名同类。有关真气之论，首见于《黄帝内经》，即“真气者，所受于天，与谷气并而充身也”。李东垣则综合《黄帝内经》和《难经》的论述，认为“胃气统括诸气”。如他在《脾胃论·饮食劳倦所伤始为热中论》中曰：“人受水谷之气以生，所谓清气、荣气、运气、卫气、春升之气，皆胃气之别称也。”又在《脾胃论·脾胃虚实传变论》中曰：“元气之充足，皆由脾胃之气无所伤，而后能滋养元气。”他指出了后天脾胃之气对先天真元之气的充养作用，也即脾胃为滋养元气之源泉。

（二）脾胃为人体精气升降之枢纽

《素问·六微旨大论》曰：“升降出入，无器不有。”饮食入胃以后，“精气先输脾归肺，上行……滋养周身，乃清气为天者也”“升已而下输膀胱……传化糟粕转味而出，乃浊阴为地者也”。因此，人体精气的升降运动由脾胃所主宰，脾胃乃整个人体精气升降出入之枢纽。李东垣在《脾胃论·三焦元气衰旺论》中指出，元气运行于上中下三焦，脾胃虚损是元气亏虚的根源，即“此三元真气衰惫，皆由脾胃先虚，而气不上行所致也”。“脾胃虚”是全身脏腑经络、四肢九窍产生疾病之根本原因。作为人体脏腑功能活动原动力的元气，失去了脾胃之气的充养而不足，会导致诸病发生。

脾胃内伤可导致元气不足，人体气机发生逆乱，脏腑经络和五官九窍等失于滋荣，从而引起各种疾病。因此，李东垣在《脾胃论·脾胃胜衰论》中强调：“百病皆由脾胃衰而生也。”在上述理论基础上，王兴臣教授认为：人体的抗病、愈病能力是脏腑气血功能活动的综合体现，它源于先天，养于后天，脾胃化生的水谷精微是其发挥作用的物质基础；药食入口，依赖脾胃纳化输转，升降斡旋，上至心肺，下达肝肾。一旦脾胃受损，不仅化源不足，机体的气化功能出现障碍，就会累及其他脏腑而发病，且脾胃虚弱，运化失常，易出现湿邪困阻、正虚邪实、中土闭塞、脏腑气化失常、疾病缠绵难愈。

（三）恢复脾胃气化之和法

《伤寒论》云：“阴阳自和者，必自愈。”提示无论何种疾病，采取何种治疗方法，其最终目的都是要达到“阴阳自和”。脾胃功能也是如此，脾与胃，一脏一腑，一升一降，一阴一阳，脾升胃降、胃纳脾运、脾喜燥胃喜润。脾胃和，则升降出入有序，脏腑气化正常，因此恢复脾胃气化也要注意“和”法的应用，脾脏属阴，为湿土，喜燥而恶湿，脾气主升，脾病多湿而其气易陷，治当宜甘温（热）、甘淡之品。其中，甘温热药，补气助阳，脾胃气虚者宜用之，达补脾益气，以助脾升；甘淡药补脾渗湿，脾虚湿困者宜之。脾胃升降相因，脾虚运化无力，易积湿生浊，脾湿郁滞常致胃气不降，受纳失常。因此，临证治脾，当于温升的方药中，少佐顺降开泄之品，如半夏、陈皮、枳实等疏通湿浊之壅塞，以利脾气之运行。辛苦通降胃气之品，虽与甘温升脾之药性味相反，但同奏祛湿化浊、恢复脾运之功，以达升降相因之目的。胃腑属阳，为燥土，喜润恶燥，其气主降，胃病多燥而其气易逆，治胃当宜甘寒（凉）之品，清燥润通以助胃降。所谓通降，并非专指攻逐泻下而言。如治疗阳明腑实证，用苦寒通降之三承气汤；饮食积滞，用消导通降之枳实导滞丸；湿浊阻胃，用燥湿通降之平胃散。胃失通降，常与脾不运化、积湿生浊有关。因此，治胃用通降药时，亦需佐以升脾之品。如枳实导滞丸，在消导通降方药中加一味白术，一方面可助脾之运化，促使积滞排出；另一方面可防止消导通降太过而损伤脾气，有预防矫枉过正之效。正如叶桂（字天士）所谓："太阴湿土，得阳始运；阳明燥土，得阴自安。"因此，恢复脾胃气化之升降，要注意辨别脾胃功能受损的主次及邪气的寒热属性。

三、深入阐发"血浊"理论，用其指导中风的预防

血浊是指血液受体内外各种致病因素影响，失去其清纯状态，或丧失其循行规律，影响其生理功能，因而扰乱脏腑气机的病理现象。血浊是现代疾病的病理基础，一旦形成，扰乱脏腑气机，百病丛生。血浊的形成，使机体缺乏足够的营养并逐渐受损，功能逐渐减弱，有的甚至造成永久性损伤。在遇到诱发因素时，则发为中风。血浊是缺血性中风的可预测阶段，准确辨知血浊并进行治疗，可以有效地阻断缺血性中风的进一步演变，逆转缺血性中风的进程。

血浊，古今医家并未做系统的论述，散见于某些文献中，东汉学者王充在《虚道篇》中说："夫血脉之藏于身者，犹江河之流也，江河之流浊而不清，血脉之动，易扰而不安。"金元医家朱丹溪认为："或因忧郁，或因厚味，或因无汗，或因补剂，气腾血沸，清化为浊，老痰宿饮，胶固杂糅，脉道阻塞，不能自行。"指出血浊是血瘀的前期阶段，血浊与老痰、宿饮互结，导致脉道阻塞。可见，古今中医对血浊的认识是一个逐渐深入、逐渐演变的过程，目前尚未提升到与"血虚""血瘀"同等重要的地位。现代中医学主要从以下两个方面认识血浊的概念。

从宏观来说，血浊是血的浑浊或者混乱，浑浊是血的物质构成发生了变化，混

乱是血的循行发生了紊乱。从微观来说，血浊有其生化基础，是可以被检测的，并不是不可预知的，完全可以把西医的一些血液学指标运用到关于血浊的描述中去。

（一）血浊病因病机、临床表现

1. 病因病机　人体在正常生理状态下是无血浊的，血浊是血液超过自清、自洁能力后所形成的一种病理状态。产生血浊的因素既有外因，又有内因。外为风、寒、暑、湿、燥、火六淫，或大气污染及有毒秽浊之气侵袭；内则由惊、怒、忧、思之扰，饮食劳倦，酒色无节，损伤正气；内外因相合引起机体脏腑功能紊乱，气血失调，阴阳平衡破坏而产生血浊。因此，血浊病机为脏腑功能失调，阴阳气血失和，其病位涉及各个脏腑。由血浊这一病理状态可产生火、风、痰、瘀、毒等病理因素，是火、风、痰、瘀、毒等病理因素产生的启动因子。

2. 临床表现　血浊病位涉及各个脏腑，其临床表现复杂多样，在此以脑为例介绍其临床表现。在多因素影响下，出现血液污浊或血行混乱，均可导致血的濡养和化神的功能失常。浊血扰神，则脑神紊乱，可见心神不宁，失眠健忘多梦，精神恍惚，易惊易恐，记忆力减退等。血浊日久，浊污积淀脑中，则致脑浊不清，可见痴呆，思维迟钝，记忆力减退，注意力不集中，语言不利，行动不稳，失眠多梦，头痛头昏，四肢不利，头晕目眩耳鸣等。血浊日久生瘀生痰化火生风，可见偏身麻木，口眼㖞斜反复发作，单侧眼睛一过性失明，语言謇涩，或突然昏仆，半身不遂，语言不利等。血浊不清，无以充养脑髓，则脑萎髓空，可见痴呆，记忆力减退，健忘，精神萎靡，头晕，耳鸣，腰膝酸软，失眠多梦等。

（二）以血浊理论为指导对缺血性脑血管病进行早期干预

1. 血浊是缺血性脑血管病的病理基础　动脉硬化、高血压、血脂异常、血糖异常（包括糖尿病、空腹血糖受损及糖耐量异常）是缺血性脑血管病的重要病因和病理基础。当今时代，不良生活方式、精神紧张、环境污染导致污血浊脑，使动脉硬化、高血压、高血糖、血脂异常的发病年龄逐年提前，脑血管病的发病呈现年轻化趋势。王新陆教授认为，脑浊不清可表现为思维迟钝，行动不稳，语言不利，舌暗，脉涩。血浊日久致脑络不通，脑瘀阻滞，可见偏身麻木，口眼㖞斜反复发作，语言謇涩，或突然昏仆，半身不遂，语言不利。血浊产生后，阻滞津液的正常运行，停聚生痰，痰邪又可加重浊邪沉积，血浊日久不能清除，又致血行涩滞，血中形成分结聚黏附，终致血行瘀滞，瘀滞日久又可酿生痰邪，痰瘀相兼，使本病缠绵难愈。可见血浊、血涩、血瘀是一个逐渐发展演变的过程，血浊是血瘀的前期阶段，是缺血性脑血管病的高危病理状态，又贯穿于缺血性脑血管病的始终。

2. 以血浊理论为指导对缺血性脑血管病进行早期干预　文献资料表明，近年来，缺血性脑血管病发病率呈上升趋势，约75%的存活患者遗留有神经缺损症状。其高发病率、高致残率严重影响患者的生活质量，给家庭和社会带来了沉重的精神负担和经济负担。虽说血瘀学说的临床价值已被证实，但血瘀阶段是缺血性脑血管病的难治时期，如果以血浊理论为指导，将缺血性脑血管病研究的重心前移，在早期血浊阶段进行干预，可以有效阻断缺血性脑血管病的演变，逆转缺血性脑血管病的进程，进而提高其临床疗效。在此理论基础上形成的化浊基本方剂为化浊和血汤，药物组成：荷叶、山楂、泽泻、决明子、赤芍、路路通、虎杖、酒大黄、何首乌、制水蛭。方中荷叶味苦、涩，性平，入脾、胃经，能升举清阳，清阳得升则浊阴自降，血浊可清；山楂味酸、甘，性微温，入脾、胃、肝经，能入血分而消积，多用于血浊兼瘀者；决明子味甘、苦，性微寒，入肝、肾、大肠经，能清肝明目，通便祛浊。三药性味平和，用为君药。泽泻补虚泄浊；何首乌、决明子、虎杖化浊兼有通便解毒作用；路路通通达十二经，搜剔诸经络之浊。制水蛭破血逐瘀；酒大黄入血，降压清脂，活血祛浊；赤芍清热凉血，祛瘀止痛。三药同用，增强化浊活血之功，防病于未然。诸药相伍，共收化浊和血之效。血浊日久，可损伤人体正气，并能化生痰浊、热毒等，故可加扶正、化痰、解毒之品。若肾虚则加熟地黄、肉苁蓉、桑寄生等；若脾虚则加党参、白术等；若气虚则加黄芪、人参、党参、太子参等；兼痰者加清半夏、陈皮、茯苓等；毒邪较重则加板蓝根、半枝莲、半边莲、白花蛇舌草等；湿邪较重则加泽泻、猪苓等；余则依据兼见何症，灵活加减。

四、重视“天人合一”，临证善用三因司天方

《黄帝内经》“天人合一”的思想，提出“人以天地之气生，四时之法成”，确立“谨守病机，无失气宜”的治疗原则。因此，天人相应是中医学的理论基础和指导思想，人的生命节律与自然变化规律相适应，致病也与自然变化相联系，所以治病求因时还要注意把握自然气象、物候及地域变化呈现的疾病规律，综合分析病因病机，确立相应的治法治则，合理用药。

（一）人应四时五行

人除应大自然的天地阴阳外，也应四时五行。四时各有其气。《灵枢·顺气一日分为四时》说：“春生、夏长、秋收、冬藏，是气之常也，人亦应之。”此言天人皆有生气、长气、收气和藏气。《灵枢·终始》又说：“春气在毛，夏气在皮肤，秋气在分肉，冬气在筋骨。”此言四时之气，分别相应于人身的毛、皮肤、分肉及筋骨。

《素问·六节藏象论》指出："心者，生之本……通于夏气；肺者，气之本……通于秋气；肾者，主蛰，封藏之本……通于冬气；肝者，罢极之本……通于春气；脾、胃、大肠、小肠、膀胱者，仓廪之本，营之居也……此至阴之类，通于土气。"此言四时之气通于人身的脏腑，展现天人合一之象。

四时之气，作用于人身脏腑，而人身的脉象反应也应四时，《素问·玉机真脏论》有"春脉如弦""夏脉如钩""秋脉如浮""冬脉如营"。四时配五行，依次为春属木，夏属火，长夏属土，秋属金，冬属水。大自然的五行，如五方、五色、五脏、五官、五味、五畜、五谷、五季、五星、五体、五音、五数、五臭等，都相应于人身，乃天人合一的具体表现。

（二）地人相应

天人合一的范畴，除上述的天人相应外，也包括地人相应。地有山川湖海，人亦应之。《灵枢·海论》指出："人亦有四海、十二经水。经水者，皆注于海。海有东、南、西、北，命曰四海……人有髓海、有血海、有气海、有水谷之海。凡此四者，以应四海也。"中国地域版图有四海十二河，四海是东海、南海、西海及北海；十二河有清、渭、海、湖、汝、渑、漯、江、河、济等。四海相应人身的血海、气海、脑海、髓海；十二道河流相应人身的十二经脉，即手太阴肺经、手厥阴心包经、手少阴心经、手阳明大肠经、手少阳三焦经、手太阳小肠经、足太阴脾经、足厥阴肝经、足少阴肾经、足阳明胃经、足少阳胆经。《灵枢·经水》指出："经脉十二者，外合于十二经水，而内属于五脏六腑。"十二经水与十二经脉的共通点，是日夜周流不息，充分展现了天人合一的精神。

地域环境不同，人身的体质强弱各异，故其治法亦需因人、因地、因时之异而有不同。《素问·异法方宜论》说："黄帝问曰：医之治病也，一病而治各不同，皆愈何也？岐伯对曰：地势使然也。"五方之民，生活饮食习惯各不同，其病各异，治法亦相应有别。故此，治病除明察其病因病机外，也要因时、因地、因人而制宜，以天人合一为论治原则。

（三）基于运气理论灵活运用三因司天方

天人相应中一个重要的理论就是五运六气理论。它主要探讨了天地人之气的相感与变化。不正常的交感变化使人产生疾病，反映于人的脏腑经络、三阴三阳、气血阴阳的变化，以及所表现出的寒热虚实等病理变化等。《素问》"七篇大论"详细论述了在五运六气指导下的治则治法，强调无失天信，无逆气宜；伏其所主，先其所因；谨候气宜，无失气宜；谨守病机，各司其属。谨察阴阳所在，以平为期，以所在寒热盛衰而调之；疏其气血，令其调达，调气以平之；经络以通，血气以从。“七篇大论”强调因天、因地、因人的三因制宜，天气对地理、气候、人气的影响，是发病的主要原因。

《黄帝内经》规定了在运气理论指导下的组方用方原则，没有具体的运气方。南宋陈无择是创制运气方的突出代表，他在《三因极一病证方论》创五运时气民病证治方临床表现取自《素问·气交变大论》，制方依据《黄帝内经》五味理论，陈氏曰：“凡六壬、六戊、六甲、六庚、六丙岁，乃木火土金水太过，五运先天；六丁、六癸、六己、六乙、六辛岁，乃木火土金水不及，为五运后天，民病所感，治之，各以五味所胜调和，以平为期。”又曰：“夫五味各随其喜攻，酸先入肝，苦先入心，甘先入脾，辛先入肺，咸先入肾。”六气时行民病证治方临床表现和治法取自《素问·六元正纪大论》，陈氏认为“世谓之时气者，皆天气运动之所为也。今先次地理本气，然后以天气加临为标，有胜有复，随气主之，则表见病源也……凡一气所管六十日八十七刻半为本气，后以天之气临御，观其逆从，以药调和，便上下合德，无相夺伦。”又曰：“司气以热，用热无犯；司气以寒，用寒无犯；司气以凉，用凉无犯；司气以温，用温无犯。司气同其主，亦无犯；异主，则少犯之，是谓四畏。若天气反时，可依时，及胜其主，则可犯，以平为期，不可过也。”说明了六气之中，主气为本气，客气为标气，观其逆从；用热远热，用温远温，用寒远寒，用凉远凉，六气顺时，依天气；六气反时，依时气，以药调和，以平为期，不可过用。

在运气理论指导下组方用药非常重要，《素问·六节藏象论》云：“不知年之所加，气之兴衰，虚实之所起，不可以为工矣。”刘完素云：“不知运气而求医，无失者鲜矣。”王兴臣教授指出，运气的变化对人体发病有重要影响，但疾病的发生不能唯运气而论，疾病与社会、心理、体质、饮食、生活环境等各种因素相关，我们要灵活运用运气方，治病要辨证论治，针对疾病、病证、病机、病性、病位、病势、病因等，结合体质、运气等因素，辨气血阴阳之失调，虚实之所起，气机之逆乱，灵活准确选方用药，才会有好的临床效果。

验案验例

一、五运六气学说临床辨治验案

（一）备化汤治验

1. 备化汤治疗痞满

肖某，女，47岁，2015年3月27日初诊。主诉：慢性浅表性胃炎3年，加重数月。患者既往颈椎病史，常感颈部僵硬不适，近来加重。刻诊：胃部不适，嗳气频频，腹胀痞满，因上症食后加重，故进食量明显减少，体质量年内减轻5kg，舌淡红齿痕苔白，脉沉弦。平素头昏眠差，畏寒喜暖，二便尚调。

诊断：证属寒湿蕴积，气机不畅。

处方：备化汤加减。覆盆子15g，熟地黄15g，淡干姜10g，茯苓、茯神各15g，炙香附30g，宣木瓜15g，川牛膝10g，鹿角霜10g，防风20g，天麻30g，远志10g，石菖蒲6g，三七块5g。12剂，水煎服，每日1剂，分早晚2次温服。

二诊（2015年4月10日）：患者自述诸症向好，劳后自觉不适，胃部和颈部不适症状交替出现，纳增，舌淡红苔白，脉弦。效不更方，随症加减。上方加熟附子（先煎1小时）10g，羌活10g，三七块加至7g，防风加至30g，12剂。1个月后追访，言服药24剂，现恢复如常人，未再继续用药。

按：2015为乙未之年，大运“金运不及”，客气“太阴湿土司天，太阳寒水在泉”。“金运不及”则肺卫功能薄弱，易于感受外邪；“太阴湿土司天，太阳寒水在泉”，意即寒湿之邪易于中人致病。该患者有颈椎病、胃疾多年，平素怕冷喜温，属于寒湿蕴积，气机不畅。值2015年司天之气太阴湿土，在泉之气太阳寒水，寒则太阳之气不行，故颈椎病症状加重；湿则太阴之气不运，故患者出现腹胀痞满，嗳气则为中焦不运，湿盛则满。脾失健运，气机不和，气血生化不足则食少、体瘦。至于眠差头昏则属于《素问·逆调论》所载“胃不和则卧不安”。舌有齿痕，苔白，脉沉弦，均为寒湿之象，故选用备化汤。病发三月，以陈无则本意，“二之气，少阴加临少阴，本方去附子，加防风、天麻”；正如《三因司天方》所载：“二之气，少阴君火加临少阴君火，民病温厉，故去附子之热，加防风甘温以散邪，天麻息风以御火。”方中加茯神与香附，肝脾同治，安神解郁，防风与天麻配伍平肝搜风定眩，石菖蒲开窍化湿，鹿角霜入督脉，用于治疗颈椎痛，脾胃虚寒，食少便溏，增强备化汤祛寒除湿之效。全方配伍，补少阴君火以温化太阳寒水，抑木扶金疏太阴湿土，气机调畅，寒祛湿除，诸症皆消。

2. 备化汤治疗湿疹

韩某，女，32岁，2015年5月8日初诊。主诉：手足湿疹3年，加重月余。症见湿疹渗出，瘙痒，纳一般，眠可，小便可，大便黏滞，经带均可，末次月经4月29日，经期小腹微寒，经行有血块。舌淡苔白，脉沉细缓透寒。

诊断：证属寒湿瘀阻。

处方：备化汤加减。川桂枝25g，云茯苓25g，牡丹皮10g，桃仁泥10g，赤芍15g，覆盆子15g，熟附片5g，淡干姜10g，宣木瓜15g，川牛膝10g，西防风15g，明天麻15g，建泽泻20g，炙甘草10g，蛇床子（包煎）10g。12剂，水煎服，每日1剂，分早晚2次温服。

二诊（2015年5月22日）：患者诸症向减，大便黏滞较前爽，量偏少，舌淡红，有齿痕，苔淡，微黄厚腻，脉濡较前仍透寒。效不更方，随症加减。上方附片加至15g，生鸡内金30g。12剂，水煎服，每日1剂，分早晚2次温服。

1个月后追访，患者言服药24剂，手足湿疹痊愈。

按：患者手足湿疹，大便黏滞，均说明体内湿气较盛。脉象沉细透寒，《脉经》载“阴邪来，见沉细”，可见患者体内寒湿并存，故选用备化汤祛寒除湿。患者经期小腹微寒，有血块，则由于其湿寒体质，导致血寒积结胞门，故合用张仲景的桂枝茯苓丸活血化瘀，使瘀祛新生，充养胞宫，方中加蛇床子温肾助阳，燥湿，祛风，用于治疗湿疹，子宫寒冷。二诊时脉较前仍透寒，故加大附子用量，以助阳散寒。

3. 备化汤治疗痹病

王某，女，41岁，2016年1月11日初诊。患者背部冷痛、手足麻木2个月余。面色白，舌质淡红，有齿痕，苔中略厚，脉虚弱。

诊断：证属寒湿凝滞，阳气瘀阻。

处方：备化汤加减。木瓜30g，茯苓15g，炮附子10g，熟地黄10g，覆盆子10g，炙甘草10g，生姜10g，大枣10g，桂枝10g。7剂，水煎服，每日1剂，分早晚2次温服。

二诊（2016年1月18日）：患者自述背部疼痛明显减轻，稍有冷感，肢末麻木，舌质红，脉弱稍弦。效不更方，上方继服7剂，水煎服，每日1剂，分早晚2次温服。2周后随访，患者言其症状基本消失，恢复如常人。

按：背部为太阳经循行部位，患者背部寒冷，则因寒气存于体内；手足麻木，则因寒邪凝滞，阳气不达四末，不能温养四肢。患者舌质淡，有齿痕，可知其体内有湿，致太阴脾气不行，苔中略厚，脉虚弱，俱为佐证，且《三因极一病证方论》载备化汤可用于治疗病者关节疼痛不利。辨运气用方，也要"有是证，用是方"。"病若不是当年气，看与何年运气同。"2016年虽非乙未年，但患者寒湿症状明显，符合备化汤方证，故选用备化汤治疗，果有其效。加桂枝归膀胱经，辛温可温通经脉，促阳化气。全方配伍，散寒祛湿，调畅气机，温通经络，以缓患者肩背部不适。清代缪问解此方曰："丑未之岁，阴专其令，阳气退避，民病腹胀，胕肿，痞逆，拘急，其为寒湿合邪可知。夫寒则太阳之气不行，湿则太阴之气不运。君以附子大热之品，通行上下，逐湿祛寒。但阴极则阳为所抑，湿中之火亦能逼血上行，佐以生地凉沸腾之势，并以制辛烈之雄。茯苓、覆盆，一渗一敛。木瓜通利关节。加辛温之生姜，兼疏地黄之腻膈，甘温之甘草，并缓附子之妨阴，谓非自制之师耶？"备化汤作为运气方应用时需对运气综合分析，丑未之岁虽同为太阴司天，但乙未年，大运金运不及，所以相对木气偏旺。木瓜味酸，入肝、脾经，可平肝和脾，茯苓健脾，可培土生金，况且二之气时有去附子之说，所以乙未年应用备化汤时，又不可拘泥于缪问之解。如以茯苓、木瓜为君，而且茯苓、木瓜都有祛湿之效，恰可以治疗乙未年湿邪偏盛的症状。此之谓"证同治亦同，证异治亦异"。以此可推，虽然乙未年气候偏于寒湿，但备化汤应用时不可仅局限于寒湿之邪所致的疾病，即使非丑、未之岁，但寒湿症状比较明显者，也可辨证应用此方。

（二）丙申年川连茯苓汤治验

1. 川连茯苓汤治疗不寐

陶某，女，43岁，2016年6月9日初诊。主诉：失眠1年余，加重10天。症见眠浅多梦易醒，健忘，烦乱阵作，胃脘灼热，遇事即烦，胃纳不佳，面红，口唇色淡。舌质淡，舌尖红，苔白，脉细数。

诊断：火郁有伤阴之象。

处方：川连茯苓汤加减。黄连10g，茯苓20g，黄芩10g，麦冬15g，法半夏10g，通草6g，车前子（包煎）10g，姜远志10g，炙甘草12g，生姜3片，大枣10g，青皮

10g。10 剂，水煎服，每日 1 剂。

二诊（2016 年 6 月 20 日）：患者述初诊服药 2 剂后烦乱阵作即缓，7 剂后睡眠明显好转，胃脘部不适亦减轻，纳增。舌淡，苔白，脉沉细。上方去青皮加白芍 10g，当归 10g，继服 7 剂。

1 个月后追访：言服药 17 剂，未再继服，现恢复如常人。

按：患者不寐 1 年余，多梦，健忘，口唇色淡均为血虚不养心神所致；10 天前（小满当日）恰为三之气之始，主客气均为少阳相火，少阳上临，火气过甚，故见“10 天前加重，伴烦乱阵作”，兼见“面红、舌尖红”等心火旺盛之证。此外，“胃脘灼热，遇事即犯”也由火旺于肝、肝火犯胃所致；“舌质淡，脉细数”为血虚兼郁热之象。患者总体以火旺为主，拟用川连茯苓汤，加青皮疏肝气，10 剂诸症皆缓。二诊心肝火旺之象皆缓，故在沿用原方的基础上酌加当归、白芍等补血理血之品以治其血虚之本，患者虽未出现“心腹肿病、喘咳、自汗”等症，但应用川连茯苓汤可通过清心火、疏脾土防止心肝之火愈燃愈烈而变生他证。

2. 川连茯苓汤治疗心悸

> 李某，女，46 岁，2016 年 6 月 13 日初诊。主诉：心悸、胸闷阵作半月余，加重 1 周。患者伴见眠差、梦多，纳差，口干、不思饮。舌红，苔中厚而黄腻，脉滑数。

诊断：辨证为心神失养，脾失健运。

处方：川连茯苓汤加减。黄连 10g，黄芩 10g，茯苓 20g，法半夏 10g，通草 6g，车前子（包煎）15g，炙甘草 5g，炙远志 10g，麦冬 15g，生姜 5 片，大枣 10g，柏子仁 10g。7 剂，水煎服，每日 1 剂。

二诊（6 月 20 日）：患者述初诊服药 3 剂后心悸、胸闷缓解，饮食增，口干减轻。舌淡，苔白，脉沉滑。上方继服 14 剂。

2 周后追访，言服药 21 剂后诸症皆除，基本恢复如常人。

按：患者心悸、胸闷阵作、睡眠差、梦多、舌淡，提示心血亏虚，心神失养；纳差、口干、不喜饮水、苔中厚而黄，提示湿热郁滞中焦。脾失健运而食纳不佳，湿热阻滞津液上承而致口干，然津液并不亏损，且脾失健运，故不喜饮水；脉滑数为湿热之象。患者服川连茯苓汤，加柏子仁养心安神，7 剂后诸症皆除，复诊时湿热之象见轻，继服 14 剂后恢复如常人，可见其对心失所养，湿热郁滞中焦之症有效。

（三）戊戌年麦门冬汤治验

1. 麦门冬汤治疗痿病

邵某，女，63岁，2018年8月24日初诊。患者20余天前自觉闷热不适，随后出现双下肢无力，蹲起及抬腿困难，休息后未见明显缓解；1周前双下肢无力较前加重，伴周身疲倦及双下肢厥冷，并口腔溃疡反复难愈，纳差、寐可，二便调，舌绛无苔，脉细滑数。

诊断：证属热伤肺金。治宜清热益气，养阴补肺，培土生金兼散外邪。

处方：司天麦冬汤加减。麦冬30g，人参10g，蜜紫菀10g，蜜桑白皮10g，清半夏9g，白芷10g，淡竹叶3g，紫石英20g，石膏10g，炙甘草9g，生姜6g，大枣6g。14剂免煎颗粒，水冲服，每日1剂。

二诊（2018年9月7日）：患者蹲起已不似从前费力。四肢力量逐渐恢复，食欲增加，口疮已愈，舌红少苔，脉细数。效不更方，继服14剂，后随访1个月，症状基本缓解。

按：明代王肯堂在《证治准绳》一书中提道："痿者，手足痿软而无力，百节缓纵而不收也。"《素问·痿论》曰："肺热叶焦，则皮毛虚弱急薄，著则生痿躄也……五脏因肺热叶焦，发为痿躄。"戊戌年"岁火太过，炎暑流行"，患者此时受邪发病，热邪燔灼，伤津耗气。肺主皮毛，卫外为固；为水之上源，其象如雾，布散津液。火灼肺金，一则皮毛虚弱枯槁，无以卫外，外邪趁机侵袭，流窜筋脉肌肉久稽不去；二则肺不能布散津液以润泽五脏、濡养筋脉，故患者出现双下肢无力之况。四肢为诸阳之末，下肢厥冷是邪气伤阳之征，周身疲倦是正气时时虚耗之象；纳差为脾胃气虚不运；口腔溃疡反复发作及闷热不适乃热伤上焦阴津之明示，舌脉俱为佐证。肺热津伤，筋脉失养，外邪侵袭是其基本病机，治宜清热益气、养阴补肺、培土生金兼散外邪。肺足则津液得布，卫气得固。方以麦冬为君，大补肺之气阴；人参为臣，助麦冬益肺气，又健脾土，培土生金；余药为佐使，其中桑白皮、石膏、竹叶甘寒清上焦之热，保气存津；白芷、紫菀散邪通络；人参、甘草、生姜、大枣健脾和胃，合半夏、紫石英调中，此"治痿独取阳明"之法也。全方治以甘寒，佐以辛芳，顺肺之性而补肺之气，助肺之母而散肺之邪，实乃补肺之妙法，肺金旺自能布散津液、濡养关节、运转气机，故病向愈。

2. 麦门冬汤治头痛

薛某，女，79岁，2018年8月27日以“头痛15天”来诊。患者自述15天前感受风寒，随即左耳后头部疼痛发作。患者自发病以来头痛每日发作十余次，痛处为左侧耳后部胆经循行之处，发作时痛如刀割，每次约持续10分钟，休息后可略有减轻。前医予以小柴胡汤数剂治疗，10天前痛反加重。伴有夜间双下肢痉挛，口渴，纳寐差，大便干，小便频，舌红，苔少，脉弦细。

诊断：证属金不制木，治当佐金平木。

处方：司天麦冬汤加减。麦冬30g，人参5g，蜜紫菀9g，蜜桑白皮12g，淡竹叶6g，生地黄15g，白芍30g，生姜6g，大枣6g，炙甘草6g，蝉蜕6g。6剂免煎颗粒，水冲服，每日1剂。

二诊（2018年9月2日）：服药2剂，左耳后头部疼痛次数逐渐减少，双下肢痉挛有所缓解，6剂后上述症状明显减轻，大便每日1次，舌淡，苔白，脉弦。上方继服6剂。

随访1个月，患者已无不适。

按：患者发病时间止值戊戌年四之气，岁运火运太过，客气为厥阴风木，风火相煽，木气升发太过，木火刑金。金气不降，肝胆之火循经上炎，故患者头痛部位在耳后部，属少阳经脉循行之处。《素问·宣明五气》曰：“肝主筋”“宗筋主束骨而利机关也”。肝火峻烈，耗阴伤血，阴血既伤，则筋脉失濡、心神失养，故双下肢夜间痉挛而寐差；肝木正旺，火气加临，反侮肺金而乘脾土，肺与大肠相表里，肺气不降，则肠腑不通，故大便干；脾胃失和，故纳差；舌脉俱为佐证。治当以佐金平木。金旺则足以制木，木缓则脾土得舒。方选司天麦冬汤为主方加味。参、麦补肺；桑白皮甘寒，助肺清肝胆之火；紫菀润肺，下气平肝；再用甘草、姜枣以益中土；竹叶质轻，善于透邪外出，合紫菀则可收“透营转气”之功；肝“体阴而用阳”，加用生地黄、白芍以补肝之阴血，柔肝养肝；去白芷之辛温、半夏之辛燥，而佐蝉蜕之辛凉，“给邪以出路”以散风热。此案虽是肝胆之疾，应用小柴胡汤不效者，正是由于未考虑到天地之气对人体的影响。此患者非独肝胆火自旺，实乃戊戌年火运太过，灼伤肺金，金不制木而致木火焚心。对此种情况《素问·五运行大论》早有描述：“气有余，则制己所胜而侮所不胜；其不及，则己所不胜侮而乘之，己所胜轻而侮之，侮反受邪，侮而受邪，寡于畏也。”若见肝之病只识治肝，不能遵五行生克之理顺势而导，徒用清肝泻火之剂则非其治也。正如《医门法律》所言："夫用降火之药，而火反升；用寒凉之药，而热转炽者，徒知与火热相争，未思及必不可得之数，不惟无益，而反害之。"故用司天麦冬汤助金平木，则肝胆之火自消。

（四）紫菀汤治验

1. 紫菀汤治下肢疼痛

刘某，女，79岁，2015年10月12日初诊。主诉：感冒后双下肢肌肉疼痛8个月余，多于夜间发作，每次发作前常有咽部不适感，继之身痛，咳嗽后疼痛有所缓解。自觉身热但体温不高，大便秘结，舌质红，苔黄，脉弦数而结。

处方：紫菀汤加减。紫菀30g，人参（另煎）15g，黄芪15g，桑白皮15g，地骨皮15g，杏仁10g，白芍15g，炙甘草10g，生姜10g，大枣15g，前胡10g，桔梗10g，生大黄（后下）6g，蝉蜕3g，僵蚕6g，姜黄15g。每日1剂，分早晚温服。

2剂后身痛明显减轻，口中辛辣味，舌尖尤为明显，皮肤蒸热，汗出，脉沉有力而结。上方去升降散，加桂枝12g，赤芍20g，改生姜20g，人参20g，粳米15g，继服7剂。1周后，患者自述症状基消失，嘱继服紫菀汤7剂，后随访2个月诸证除。

按：患者以双下肢肌肉疼痛8个月余求治，其间曾多次就诊他处，但无丝毫之效。从症求因，乃感冒后迁延不愈，邪气久留不祛，郁而化热，壅滞于肺所致，证属"肺虚火炎"之候。肺合皮毛，若肺气亏虚，不能"输精于皮毛"，则筋肉失养；喉为肺之门户，故发作前常有咽部不适感；咳嗽后症状缓解，乃肺气得以宣发；肺与大肠相表里，故大便秘结。综合舌脉，舌质红苔黄，脉弦数而结，说明内有蕴火，证属"肺虚火炎"。又依据乙未年"中运"金气不足的运气特点，加之患者发病时间恰逢初秋之气，主气厥阴风木，客气厥阴风木，金本不足，木盛反则侮金，故治疗当从肺论治。本例患者虽以双下肢肌肉疼痛求治，但病机总属"肺虚火炎""肺金自馁，火乘其敝"，选择运气证治方紫菀汤而获效。《难经·十四难》云："损其肺者，益其气。"故全方重用人参、黄芪以补气，紫菀、杏仁性苦以降气；桑白皮、地骨皮清泻肺中伏火；白芍性酸以敛肺。《慎斋遗书》云："扶脾即所以保肺，土能生金也。"故合甘草补脾土而生肺气，诸药相须为用，共奏补肺降火之效。云"肝生于左而肺降于右"，肺气本虚，又结合发病时的气候特点，主气厥阴风木，客气厥阴风木故佐以升降散调理气机，取僵蚕、蝉蜕，升阳中之清阳；姜黄、大黄，降阴中之浊阴，一升一降，调理气机，防止"左升太过，右降无权"。二诊服药2剂后疼痛即见明显减轻，但出现皮肤蒸热的症状，符合紫菀汤治疗“肺金自馁，火乘其敝”的病机，故在紫菀汤的基础上加粳米以扶肺气，且与紫菀汤原方中桑白皮、地骨皮、甘草配伍以取“泻白散”清中有润，泻中有补之效。《伤寒论》云：“发汗后身疼痛，脉沉迟者，桂枝加芍药生姜各一两人参三两新加汤主之。”过汗则伤阳，经气不通，肌肉失养也，故佐以桂枝新加汤治之，后继服7剂以收功。

2. 紫菀汤治咳嗽喘憋

孙某，男，87岁，2015年12月15日初诊。主诉：咳嗽憋喘2个月余。症见咯吐白黏痰，且痰中带血，咽痒，夜间梦多，纳减，眠差，小便黄，大便秘结。舌尖红，苔薄白，脉弦数且右寸脉弱。CT示肺间质纤维化。

诊断：证属肺虚火炎，治宜补肺降火。

处方：紫菀汤加减。紫菀30g，人参（另煎）15g，黄芪15g，桑白皮15g，地骨皮15g，杏仁10g，白芍15g，炙甘草10g，生姜10g，大枣15g。每日1剂，分早晚温服。

7剂后，患者咳嗽憋喘症状明显减轻，效不更方，继服7剂，后随访1个月，症状完全消失。

按：咳嗽是临床常见的肺系疾病，病名始见于《黄帝内经》，认为“五脏六腑皆令人咳，非独肺也”。《诸病源候论·咳嗽候》有十咳之称：五脏咳、风咳、寒咳、胆咳、厥阴咳。《景岳全书》首次把咳嗽分为外感与内伤两大类。外感咳嗽以风寒、风热、风燥为主，均属实，而内伤咳嗽中的痰湿、痰热、胃气上逆、肝火犯肺多以邪实为主兼有虚象，阴津亏耗咳嗽则属虚，却唯独没有涉及“肺虚火炎”之证。史锁芳在《运气证治方紫菀汤》一文中提出：“临床每遇肺虚咳嗽，喘病，咯血，头顶痛，口疮等病症即用此方（紫菀汤）治疗，疗效确凿。”患者发病初期，拘泥于一般的辨证分型治疗常法，治疗效果不佳，以致咳嗽憋喘数月且迁延不愈，说明未能切中病机要点。患者既往肺间质纤维化，右寸脉弱，说明肺气耗损，而“小便黄，大便秘结，舌尖红，脉弦数”等则是蕴有火热之象。后从“天人相应”的整体观念出发，考虑到患者发病时间恰逢“岁金不及”之年。清代医家缪问曰：“凡岁金不及之年，补肺即当泻火，以折其炎上之势。”故拟用紫菀汤原方原量治疗，重用人参、黄芪以补气；紫菀、杏仁性苦以降气；桑白皮、地骨皮清泻肺中伏火；白芍性酸以敛肺；合甘草补脾土而生肺气，诸药相须为用，共奏补肺降火之效。紫菀汤运用眼目在于“肺虚火炎”，不拘泥于岁运年份，不拘泥于肺系疾病，只要存在“肺虚火炎”的病机特点，即可灵活辨证应用紫菀汤。近年来紫菀汤已广泛应用于肺系疾病，临床又可结合运气特点及不同兼症灵活化裁，扩大该方的运用范围。

二、调燮气机法在临床中的应用

（一）升阳益胃汤治验

1. 升阳益胃汤治疗眩晕

赵某，女，66岁，2016年9月19日初诊。主诉：发作性头晕2个月余。患者每次发作时持续约20秒，伴视物旋转，周身困倦，头重如裹，无恶心呕吐，服用“敏使朗”效不佳。纳眠可，大便稀溏，每日2～3次，小便频数，舌质淡，苔白腻，脉弱。

诊断：中医诊断为眩晕，证属脾虚湿困、清阳不升，治当健脾祛湿、升清降浊。

处方：升阳益胃汤加减。黄芪20g，人参10g，白术10g，半夏10g，黄连6g，陈皮6g，茯苓10g，泽泻10g，防风10g，羌活10g，独活10g，柴胡6g，白芍10g，炙甘草10g。7剂，每日1剂，水煎服。

二诊（2016年9月26日）：头晕、困倦症状明显减轻，大便偏稀，每日1次，小便调，舌淡苔白，脉较前有力。上方继服7剂。半个月后追访，患者言用药后头晕消失，未再用药。

按：患者头晕、困倦，皆因脾气虚弱，气血生化乏源，脏腑失荣、清窍失养所致。脾气不足则水湿不运，湿困中阳，清阳不升则头重如裹；水湿下注则便溏；舌淡、苔白腻、脉弱俱为佐证。《景岳全书·眩运》云：“原病之由，有气虚者，乃清气不能上升，或汗多亡阳而致，当升阳补气。”故给予升阳益胃汤，以健脾祛湿、益气升阳。本方虽药味众多，但配伍严谨，药量的把握亦非常重要。方中羌活、独活、防风等风药的运用为本方的独到之处，既能祛湿，亦能助阳气升发，调畅气机。

2. 升阳益胃汤治疗不寐

韩某，女，48岁，2017年1月23日初诊。主诉：失眠1年余。症见入睡困难，至凌晨2～3时方能入睡，晨起口苦，起床困难。平素脘腹胀满，嗳气则舒，饭后胀满加重。纳可，大便偏干，小便调。舌淡苔腻，脉右寸大，左沉弦。

诊断：证属脾胃虚弱、脾阳不升，治以补益脾胃、升举阳气。

处方：升阳益胃汤加减。黄芪10g，人参5g，白术10g，半夏10g，黄连6g，陈皮6g，茯苓10g，泽泻10g，防风10g，羌活10g，独活10g，柴胡9g，白芍10g，紫苏梗10g，枳实10g，炙甘草10g。14剂，每日1剂，水煎服。

二诊（2017年2月6日）：诸症悉减，纳可，但饭后胃脘部仍稍有胀满，夜间3时后自觉咽干，饮水后缓解。二便调，舌淡苔白，脉沉稍滑。上方加乌梅20g，继服14剂。后追访，言用药后诸症消失。

按：此患者右寸脉大，左沉弦，乃肝气不升、肺气不降之征。肝主升发，肺主宣降，肝气升于左而肺气降于右，然肝肺二气的升降不仅有赖于本脏功能的发挥，还有赖于中焦脾胃之气的充盛。中焦乃一身半上半下之枢机，气机的升降出入，皆有赖于中焦的斡旋功能。中焦脾胃之气充盛，则枢机和畅，出入有序；脾胃之气不足，则斡旋失司，枢机不利，气机升降失常。出入废则神机化灭，升降息则气立孤危。此不寐者，乃因脾胃气虚，中焦斡旋失司，气机升降失调，阳不入阴所致。患者脘腹胀满，饭后加重，嗳气则舒，亦皆因脾失运化，胃失和降，气滞中焦所致，故给予升阳益胃汤使脾之阳气得升，胃之浊阴得降，清升浊降，气机调畅，加枳实、紫苏梗，调气导滞。二诊时，患者夜间3时后自觉咽干，考虑此时正值厥阴病欲解时（厥阴病欲解时），从丑至卯上，故取代表方剂乌梅丸之意，加乌梅20g。

3. 升阳益胃汤治疗无名低热

刘某，女，52岁，2016年5月9日初诊。主诉：低热半年。患者半年前因感冒输液治疗后遗留低热，以午后夜间为甚，劳倦后加重，平素易感冒，持续服用解热药物、间断服用抗生素以缓解低热症状。刻诊：神疲乏力，面色萎黄无华，偶有心中烦乱，纳少，眠可，大便稍黏，小便调，舌淡苔薄白，脉弱。

诊断：内伤发热，证属脾胃气虚、阴火上腾，治以补气健脾、甘温除热。

处方：升阳益胃汤加减。黄芪20g，人参10g，白术10g，半夏10g，黄连6g，陈皮10g，茯苓10g，泽泻10g，防风10g，羌活10g，独活10g，柴胡6g，白芍10g，炙甘草10g，生姜10g，大枣10g。14剂，每日1剂，水煎服，并嘱停用西药。

二诊（2016年5月23日）：仍有低热症状，但发热次数较前明显减少，二便调。

故效不更方，上方加桔梗10g，枳壳10g，继服7剂。半个月后追访，患者心情愉悦，尽剂后未再继续用药，诸症皆消。

按：《素问·调经论》云：“有所劳倦，形气衰少，谷气不盛，上焦不行，下脘不通。胃气热，热气熏胸中，故内热。”患者感冒发热，因治疗不当而损伤脾胃之气，而低热常于午后至夜间出现，正值阳明经欲解时（阳明病欲解时，从申至戌上），当解而不得解，故发热，进一步说明病在脾胃；脾胃气虚，运化失司，湿邪内留，故大便稍黏；脾虚则气陷，清阳不升，水谷精微内聚中焦不得布散，郁而化热，故患者低热，心中烦乱；脾虚化源不足，气血虚少，无以上荣于面则见面色萎黄无华，心神失养则神疲乏力，舌淡苔薄白、脉弱俱为佐证；脾失健运，故见纳少；低热于劳倦后加重，平素易感冒皆为久病正气耗伤所致；气虚无力鼓动血行，则见脉弱、神疲乏力。现代医家分析，临床诊断上遇到疑难发热而具有虚象的患者，应充分考虑气虚发热的病机，妄用寒凉清泄。若发热日久，邪气不散，正气不复，则气虚、阴虚、血瘀诸证必可兼见而致正虚邪实之象。其治疗既忌辛散又忌苦寒。辛散之品，最易耗气伤津，苦寒之剂又常败伤胃气。因其病机复杂，故临床上多易失治、误治而致缠绵不愈。“阴火”与外感发热病证所产生的“阳火”有本质区别。饮食劳倦内伤为病，属阴。《脾胃论》云：“阳本根于阴，惟泻阴中之火，味薄风药，升发以伸阳气，则阴气不病，阳气生矣。”故选用升阳益胃汤，以黄芪、白术补其脾胃之虚，以茯苓、陈皮、半夏化湿，以柴胡、羌活、独活、防风发散郁滞之气，共奏补益脾胃、升举阳气之效。

4. 升阳益胃汤治疗耳鸣

张某，男，44岁，2017年11月6日初诊。患者7个月前无明显诱因出现双耳堵闷感，双耳耳鸣，伴听力下降，静止时加重，活动后减轻，无明显乏力盗汗，无腰膝酸软，纳眠可，食生冷易腹泻，舌尖红，苔薄，脉沉细。

诊断：辨证为少阳郁火。

处方：升阳益胃汤加减。人参10g，黄芪15g，葛根6g，白术10g，羌活6g，独活6g，防风6g，黄连3g，柴胡6g，白芍6g，半夏9g，陈皮9g，茯苓15g，泽泻6g，石菖蒲6g，炙甘草6g。14剂，水煎服。2周后复诊：患者服上方后症状明显改善，双耳堵闷较前减轻，情绪激动时易诱发，近几天感冒流清涕、鼻塞、咽干，舌淡红，苔白腻，脉滑。上方加射干6g，桔梗6g。14剂，水煎服。

二诊（2017年11月20日）：患者服上方后症状明显改善，双耳堵闷较前减轻，情绪激动时易诱发，近几日感冒流清涕、鼻塞、咽干，舌淡红，苔白腻，脉滑。上方加射干6g，桔梗6g。14剂，水煎服。

三诊（2017年12月4日）：患者服上方后症状明显减轻，嘱继服上方。1个月后随访，患者耳鸣已基本痊愈。

按：《灵枢·口问》指出："故上气不足，脑为之不满，耳为之苦聋，头为之苦倾，目为之眩。"这里的上气就是指中气，即脾胃之气。一方面，脾胃亏虚，升降失司，湿气下流，肾水受伐，相火不安而离位，沿经上冲，乘于脾胃，扰于心神，脾胃被阴火所乘失于运化，不能将水谷精微上输于清窍则九窍不通；另一方面，土湿木郁，因肝随脾升，湿浊困脾，则肝气不升，失于疏泄，郁而化热，少阳火郁则耳窍不利。方中用四君子汤健脾除湿，配伍羌活、独活、防风以祛风除湿；石菖蒲去上焦湿浊，配伍黄芪、葛根升举清阳，湿气祛则清气升，清气升则九窍利；肝体阴用阳，柴胡配伍白芍，补肝体而助肝用，疏肝散火则耳窍利。

5. 升阳益胃汤治疗痿病

刘某，男，54岁，2018年2月19日初诊。患者1年前无明显原因出现呼吸骤停，在当地医院予无创呼吸机及药物治疗（具体不详）后患者出现眼睑下垂，口齿不清，吞咽困难，不能食干饭，只能进流质、半流饮食，无饮水呛咳，并伴左上肢无力。出院诊断"重症肌无力"，给予甲强龙片10mg，每日1次，口服。1年来病情稳定，未再加重，为求进一步改善病情，提高生活质量，遂来就诊。刻下：眼睑下垂，吞咽困难，左上肢无力，舌淡略暗，苔白，脉中取滑，沉取紧。

诊断：辨证为湿邪中阻。

处方：升阳益胃汤加减。人参10g，黄芪10g，清半夏10g，陈皮6g，炒白术15g，茯苓10g，桂枝10g，北防风10g，香白芷15g，柴胡20g，麦冬20g，炙甘草6g，生麦芽6g，炒枳壳10g。

服14剂，症状减轻。继服20剂，眼睑开阖正常，无吞咽困难，左上肢无力较前减轻。1个月后随访，患者症状基本痊愈，一般情况良好。

按：患者主要临床表现有眼睑下垂、左上肢无力、吞咽困难、呼吸困难。主司眼睑开合的肌肉属脾，脾虚不能运化，则气血生化之源不足，肌肉失于濡养，升举无力，渐致眼睑下垂。《灵枢·根结》曰："故痿疾者取之阳明，视有余不足，无所止息者，真气稽留，邪气居之也。”人体经脉能够灵活运动，宗筋约束关节，带脉制约诸阴经阳经，阳明经与冲脉会于气街，联络带脉，冲脉藏血最盛，能灌渗诸阳，滋养诸阴，其气血皆来源于阳明的运化。从脾胃来论治吞咽困难，因脾胃亏虚使阳气不能上出，阴气不能下降，气机不畅，堵塞咽喉，则饮食不下。张锡纯在《医学衷中参西录》用升陷汤治呼吸困难，脾乃因胃虚则大气下陷，升举无力，肺不能开阖，致呼吸困难。阳明为五脏六腑之海，用升阳益胃汤健脾胃，祛湿气，升清阳而实四肢，以缓解重症肌无力的症状。

6. 升阳益胃汤治疗腰痛

张某，女，65岁，2017年10月6日初诊。患者主诉4个月前因弯腰捡棉花出现腰痛，后症状加重，牵连左小腿亦出现疼痛，蹲起站立时症状加重，于当地医院行腰椎CT示：腰3、4椎间盘突出。刻诊：腰痛及左小腿疼痛，纳眠可，二便调，善太息，舌淡体胖，尖红，苔薄，脉沉滑，右寸关尤甚，见弦象。

诊断：辨证为脾胃亏虚湿邪阻络。

处方：升阳益胃汤加减。黄芪10g，防风6g，茯苓10g，生晒参6g，柴胡6g，泽泻6g，羌活6g，白芍9g，半夏10g，独活6g，白术9g，黄连6g，姜黄6g，僵蚕10g，黄芩6g。服14剂腰痛及小腿疼痛减轻，继服20剂，蹲起站立无障碍。2周后随访，患者腰腿痛明显减轻，日常活动无障碍。

按：腰痛成因有两大因素，即风寒湿热病邪以及与其相合的正虚之体，腰为肾之府，肝肾同系，乙癸同源，肾之精气，源出于脾，湿邪又易于困脾，故腰痛常与肾、肝、脾等脏密切相关。其发病常以肾虚为本，感受外邪、跌仆挫闪为标。肾虚或为肾阳不足，或为阴精亏虚，腰府失养，属虚；寒湿、湿热、瘀血阻滞经脉，气血运行不畅，属实。风寒湿邪迁延不愈，正虚邪恋，日久必入络，络者主血，血伤则燥则瘀，津困为痰为饮，在病理上必有痰瘀相结，阻塞经络，筋骨失荣，神机不展而生疼痛不已则成痼疾，故治疗上要注重健脾化痰、行气活血，以达气行则血行，气行则湿行，湿邪除则腰痛愈。从患者舌脉来看，中焦亏虚，湿气内盛，故用升阳益胃汤加减，方中有四君子汤健脾祛湿，配伍羌活、独活、泽泻、防风、半夏祛除脾胃湿邪的同时亦可兼顾全身经络之湿气，黄芪、柴胡能升清阳而实四肢，姜黄、僵蚕行血中瘀滞，脾健胃和则湿祛络通，营卫畅达，其病自止。

（二）升降散治验

1. 升降散治疗头痛

张某，男，49岁，2016年7月4日初诊。主诉：发作性头痛2个月余，发作时以两侧疼痛尤甚。平素春秋交接时胃脘胀，舌尖红，苔薄白，脉滑而无力。

处方：升降散加减。姜黄10g，僵蚕10g，蝉蜕6g，桔梗10g，枳壳10g，杏仁10g。7剂，水煎服，每日1剂，分早晚2次温服。

二诊（2016年7月11日）：头痛发作频率明显减少，舌质红，苔薄白，脉滑。上方继服7剂，水煎服。2周后追访，患者头痛未再发作。

按：患者头痛，尤以两侧为甚，考虑为少阳不升。清阳不升，则出现头痛。《伤寒瘟疫条辨》云："升降散主治温病中杂气所致，表里三焦大热，其证不可名状者，如头痛眩晕，胸膈胀闷，心腹疼痛，呕哕吐食者气机不畅。"春秋交接时，清阳当升不升，浊阴当降不降，郁阻中焦，气机升降失司，则表现为胃脘胀满。患者脉滑无力，故去大黄；加桔梗，味苦、辛，性平，性升散；枳壳味苦、辛、酸，微寒，理气宽中，两药配伍，一升一降，调理气机。因正值夏季，患者苔白脉滑，显示有湿邪，湿阻中焦亦可阻滞气机，方中加杏仁，宣通上焦肺气，使气从以顺，气行则湿化。

2. 升降散治疗耳鸣

李某，女，52岁，2016年5月8日初诊。主诉：双侧持续耳鸣2周。伴见入睡困难，夜梦多，睡前心中烦闷不舒，五心烦热，饮食可，小便调，大便2～3日一行，便质稍硬，舌红苔黄，脉弦数。

处方：龙胆泻肝汤加减。龙胆10g，黄芩6g，栀子10g，泽泻10g，木通6g，当归6g，地黄10g，柴胡10g，生甘草6g，车前子9g，远志10g，桔梗10g，枳实10g。7剂，水煎服，每日1剂，分早晚2次温服。

二诊（2016年5月15日）：上述症状无明显改善，睡前心中烦闷不舒，但无汗出，大便每日1行，便溏。舌红苔腻，脉弦。前方加栀子（后入）6g、淡豆豉（后入）6g，姜黄9g，炙僵蚕6g，生大黄（后入）6g，净蝉蜕6g。7剂，水煎服。

三诊（2016年5月22日）：耳鸣症状明显减轻，睡眠较前好转，夜梦次数减少，烦热症状消失，舌红苔白，脉滑。效不更方，上方去栀子、淡豆豉，继服7剂。2周后追访，上方尽剂后耳鸣消失，睡眠恢复如前。

按：患者初诊时考虑为肝胆实火上炎，故耳鸣；肝经有热，热扰心神，故失眠多梦、五心烦热。方选龙胆泻肝汤，同时也加入桔梗、枳实调理气机，远志安神定志，但服药后，症状无明显改善。《湿热论》曰：“三焦不得从外解，必致成里结，里结于何？在阳明胃与肠也。”复诊时患者大便由硬变溏，再根据舌红苔腻、脉弦，故辨证为湿热内郁，致气机升降失常，气机郁闭，郁而化火，故心中烦闷不舒、五心烦热、无汗出，所以方用升降散升清降浊，清热祛湿，加栀子、淡豆豉增强化热之功。

3. 升降散治便秘

卢某，女，30岁，2016年4月18日初诊。主诉：便秘6年。多次服用润肠通便药，仍效果不佳。平素易烦躁，经量少，乳房胀痛。舌质红，苔白腻，脉弦细而数。

处方：升降散加减。生大黄6g，净蝉蜕6g，炙僵蚕10g，广姜黄6g，广郁金10g。7剂，水煎服，每日1剂，分早晚2次温服。

二诊（2016年4月25日）：大便通畅，乳房胀痛较前有所减轻，舌光红，苔白，脉弦数。效不更方，随症加减。上方去大黄，加海螵蛸10g，茜草6g。7剂，水煎服。半个月后追访，言服药14剂，诸症消失。

按：六腑“以通为用，以降为顺”，大肠为六腑之一，患者便秘多年，浊阴不降，污浊蓄积，郁滞于内，气机不畅，气机受阻，不通则痛，因致乳房胀痛；气机不畅，肝失疏泄，则致烦躁易怒、月经量少。舌脉均为佐证。本案中患者大便干、烦躁、舌红脉弦数均为气郁证之象，百病生于气，气有余便是火。《黄帝内经》曰：“气从以顺，各从其欲，皆得所愿。”《丹溪心法·六郁》云：“郁者，结聚而不得发越也。当升者不升，当降者不降，当变化者不得变化也，传化失常。”所以方选升降散，蝉蜕、僵蚕之药，意在解郁散热；姜黄行气散郁；大黄攻下逐秽，推陈致新；方中加郁金，疏肝行气解郁，用于治疗乳房胀痛。全方配伍，行气解郁，升清降浊，诸症皆消。

4. 升降散治疗银屑病

患者，男，54岁，2014年7月10日初诊。主诉：银屑病8年，双手背、指背皮肤粗糙，呈片状鳞样病变，严重时裂口，冬轻夏重。自去年持续不缓解，头面部汗多，手部无汗。平素食后腹胀，生气后明显，大便秘结，无腹泻腹痛，舌红苔白腻，脉弦数。

处方：升降散合四逆散。蝉蜕 6g，大黄 6g，姜黄 6g，僵蚕 6g，赤芍 9g，柴胡 30g，枳实 9g，炙甘草 6g。7 剂，水煎服，每日 1 剂。

二诊（2014 年 7 月 17 日）：诸症减，继服 7 剂症状明显减轻，嘱守方继服，定期复诊，追访至今基本痊愈。

按：此患者但头汗出由风热邪气郁于肺卫，卫阳郁滞所致。叶天士《外感温热篇》云："温邪上受，首先犯肺，逆传心包。""未传心包，邪尚在肺，肺主气，其合皮毛，故云在表。"邪气蕴于肌腠，与气血相搏，发于肌肤而致皮肤鳞样病变。《温病学》认为："温邪始犯上焦手太阴肺，继传之中焦阳明胃的过程，称为顺传。"自肺至胃，病机欲出而下行，恰患者平素食后腹胀，大便秘结，说明腑气不通，故先用升降散调畅气机，通利腑气，使邪有出路。此病例乃腑气不通，气机升降失常，热邪郁闭所致。《素问·四气调神大论》云："春夏养阳，秋冬养阴。"即要顺从阴阳的动态去进行养生，春生夏长，动态是阳；秋收冬藏，动态是阴，故患者病情会出现冬轻夏重的表现，治疗上加以四逆散透邪解郁，升清降浊，药证相合而获明显效果。

三、辨六经病欲解时治疗杂病验案

（一）少阳病欲解时——痞满

杨某，女，31 岁，2016 年 2 月 28 日初诊。患者腹胀 8 个月，迁延不愈，伴胃灼热、恶心，时有干呕，晨起明显，下午减轻，自述近期神疲乏力明显，舌质红、苔白，脉沉。

诊断：少阳病，少阳郁火证。

处方：小柴胡汤加减。柴胡 45g，黄芩 20g，清半夏 15g，人参 15g，生姜 10g，大枣 10g，炙甘草 10g，桂枝 10g。7 剂，每日 1 剂，水煎取汁 400mL，分早晚 2 次温服。

药尽复诊，腹胀明显减轻，无胃灼热、干呕，舌质红、苔白，脉弦细。嘱继服 7 剂以资巩固。后随访 1 个月诸症除。

按：六经病欲解时是基于阴阳动态变化的时空方位概念，六经在各自所属的时间范围内，得天时之助，正胜邪退则使疾病向愈。患者腹胀迁延不愈，因常法无效，据发作加重时间为晨起之时，恰为少阳升发之时，若升发不利，郁则化火，结则烦满痞硬，正与此患者腹胀相符。《素问·生气通天论》云："阳气者，精则养神，柔则养筋。"阳气可以通过气化作用，内化为精微以充养神气，此患者平素神疲乏力，恰与少阳不升无以养神相符，且患者脉沉也是阳气不升在脉象上的表现。故治以小柴胡汤，意在助阳生发。

（二）厥阴病欲解时——头痛

樊某，男，46岁，2016年3月12日初诊。患者发作性头部钝痛1年余，持续时间从数分钟至数小时不等，无恶心呕吐，无畏光畏声，无明显诱发及缓解因素。曾多方治疗，均无显效，患者自述头痛呈一定的规律性，每于凌晨2时左右从梦中惊醒，随后头痛汗出，疼痛剧烈，不易入睡。平素心悸头晕，舌质暗红，苔薄白腻，脉弦滑。

处方：乌梅丸加减。乌梅45g，黄连6g，黄柏6g，当归9g，人参12g，干姜9g，川椒3g，炮附子（先煎）9g，细辛3g，桂枝9g。7剂，每日1剂，水煎取汁400mL，分早晚2次温服。

药尽复诊，患者夜间不易惊醒，睡眠得安，头痛未再发作。后随访1个月症状基本消失。

按：患者头痛每于夜间睡眠中惊醒后发作，凌晨2时左右是厥阴主时，符合厥阴病欲解时的特点，病入厥阴，则木火上炎，疏泄失常，影响心神，导致凌晨2时惊醒。荀子指出"天地合而万物生，阴阳接而变化起"，阴之初尽，阳之欲张，厥阴欲解而阳气虚衰致不解，阴阳之气不相顺接即头痛，故选用乌梅丸平调寒热，使气机条达，服药7剂，头痛即除矣。

（三）厥阴病欲解时——胸痛

胡某，女，61岁，2015年2月14日初诊。主诉：发作性胸闷、胸痛2余年。反复行心电图检查未见明显异常。于当地服用益气活血之中药治疗，症状未见明显改善。近来症状加重，尤以生气后明显，用手揉按后减轻。仔细询问病史，患者自诉常常于凌晨2～3时因阵发胸闷胸痛而惊醒，下半夜发作频繁，伴口苦口干，舌红苔白，脉沉弦。

处方：乌梅丸加减。乌梅45g，黄连6g，黄柏6g，当归9g，细辛3g，桂枝9g，人参12g，干姜9g，川椒3g，炮附子（先煎）9g。共7剂，水煎服，每日1剂。

二诊（2015 年 2 月 21 日）：药后胸闷好转，夜间不易惊醒，自述服药后关节疼痛，伴口苦，口干，舌红，苔白，脉沉。予上方合小柴胡汤加减，即上方加入柴胡 12g，黄芩 9g，半夏 9g，大枣 15g，生甘草 6g。使邪从少阳出。三诊时诸症平妥，后随访 1 个月病情逐步向愈。

按：患者发病初期，接诊大夫拘泥于一般的辨证分型治疗常法，治疗效果不佳，未能切中病机要点。后从“六经病欲解时”的思路入手，考虑到患者胸闷加重时间是在下半夜，据《伤寒论》云：“厥阴病欲解时，从丑至卯上。”即凌晨 1 ~ 7 时均为厥阴主时，患者病情加重时间是在凌晨 2 ~ 3 时，符合“厥阴病欲解时”的时间特点。“厥阴之上，风气治之，中见少阳。”厥阴为风木之脏，内寄相火，病入厥阴则木火上炎，疏泄失常，影响心神，导致半夜惊醒。此时，阴之初尽，阳之欲张，厥阴欲解而阳气虚衰致不解，阴阳之气不相顺接，胸阳失于温煦致胸闷胸痛加重。既属厥阴病，当考虑其代表方剂乌梅丸，用乌梅丸辅助以助其解。

王泽颖

个人简介

王泽颖，男，1963年生，潍坊市中医院脑病四科主任、主任医师，山东中医药大学和潍坊医学院教授、硕士研究生导师，第一批山东省高层次优秀中医临床人才、第二批全国优秀中医临床人才，山东省名中医药专家，中国民族医药学会脑病分会副会长，山东中医药学会脉学专业委员会副主任委员，山东中医药学会中医基础专业委员会副主任委员，山东省预防医学会健康管理分会副主任委员，潍坊市中医药学会脉学专业委员会主任委员，潍坊市中医药学会中风病专业委员会副主任委员，山东省五级中医药师承教育项目第三、第五批指导老师，潍坊市专业技术拔尖人才，潍坊市名中医，潍坊资深名医。王泽颖教授师承国医大师沈宝藩先生，所在科室为国家级重点中医专科、国家临床重点专科。

学术见解

王泽颖教授在治疗中风方面，重视“不治已病治未病”理论，从病因角度干预中风危险因素及体质调护以防治中风的发生及复发，提倡“治病求早、抢夺先机”，临证过程中重视顾护脾胃及人体正气，主张“内外同治，饮食为先”，从中医整体观念及辨证施护的角度，对气虚型中风患者采用高热量饮食及低运动量的干预措施，取得了显著的临床疗效。王教授创新性地将疏卫法用于中风及眩晕的治疗，完成了“疏卫法对脑梗塞进展的影响及评价”等课题，发表了《大秦艽汤与辛散息风关系探讨》等论文，并形成了“辛散息风”的学术观点，为齐鲁医派中医药特色技术整理推广项目“辛散息风治法”项目负责人，将温病学说和卫气营血理论运用于中风治疗，形成了独特的序贯疗法。

一、辛散息风法治疗急性脑梗死

王泽颖教授重视中风从痰论治，在长期的临床工作中，他认识到以“痰”为患的患者往往病程长，缠绵难愈。为了解决临床疑惑，在临证之余，他广览群书，博采众长，系统学习了清代名医黄元御的学术思想。黄元御在其所著《四圣心源》《素灵微蕴》《金匮悬解》等中医经典名作中，详尽地描述了中风。黄元御认为用“土枢四象、一气周流”理论去看待中风才更具有针对性，能够更好地处理在临床中遇到的问题。黄氏认为中风根源在于脾土湿邪与所感外邪合而为患，故而发病，是人体自身脏腑功能失调所致。《金匮悬解》指出：“中风之病，由于土湿，土湿则木郁而风动，以风木而贼湿土”，认为中气是阴阳之根本，土虚则木乘，从而化生痰湿。因此，治疗中风离不开肝。《素问·阴阳应象大论》曰：“东方生风，风生木，木生酸，酸生肝。”可见“风”与“肝”之间存在着密切关系。肝的生理功能是主疏泄、主藏血。风药在治疗肝的气机疏泄失常时有独特作用，如逍遥散中的柴胡、薄荷、煨生姜即是通过风药疏达肝胆之气，从而使肝主疏泄的生理功能趋于正常，达到疏肝解郁的目的。因此，当肝的功能出现异常时，常运用风药来调节。《素问·脏气法时论》曰：“肝欲散，急食辛以散之，以辛补之。”该书认为木喜升发条达，辛味药物能行气走散，顺应木升发之性，故以辛味药补肝。因此，历代补肝方中多用辛散祛风之品。如《症因脉治》的补肝散和《兰室秘藏》的补肝汤，均配伍了诸如防风、羌活、秦艽等辛散祛风之品，意在通过祛风使肝主疏泄、藏血的生理功能恢复正常，从而达到平息内风的目的。从另一方面讲，根据五行理论，“风者，五行属木；湿者，五行属土，木能克土，故风能胜湿”。因此，在一众化痰药物中配伍少量的祛风药物能够增加祛痰的疗效，痰湿祛而热孤，热祛则内风得以平息。常用药物包括秦艽、羌活、独活、芦根、白芷、细辛、防风、荆芥穗、天麻、钩藤等。因此，王泽颖教授主张在治疗风痰型中风或眩晕时，以健脾化痰为主，加入少量辛散息风药物，如防风、独活、蔓荆子等，一则因于“风能胜湿”，二则通过润风木，达到抑木扶土的目的。在以上理论基础上，王泽颖形成了“辛散息风法”治疗中风的学术思想。

二、治病求本，饮食为先

（一）气虚型中风患者的健康教育

健康教育作为卒中单元的重要组成部分，是卒中预防策略中不可或缺的形式和途径。王泽颖发现在中风的康复治疗中，有较多的中风患者伴有倦怠无力、极易疲劳的现象，甚至因疲劳而拒绝参加主动性康复治疗，从而严重影响了患者的康复疗效。中风后疲劳是脑卒中后常见症状，发生率为 29%～68%，会直接影响患者的生活质量，更影响到康复训练的持续性和康复疗效。疲劳在中医古代医籍中常被描述为

"懈怠""四肢沉重""四肢劳倦"等，多表现为无力、精神萎靡、疲劳等症，属于元气耗伤引起的虚证，由多种原因所致，以脏腑亏损、气血阴阳不足为主要病机，在中医多辨证为气虚，40%的卒中患者认为疲劳是最严重的症状之一，影响了患者功能的恢复，因此气虚型中风是值得医学工作者在临床实践和科学研究中给予更多关注的问题。

卒中单元的许多特征与中医理论有相似之处，二者均强调以人为本。虽然卒中单元的健康教育体现了一定程度的个体化医疗、以人为本的思想，但是存在一定的单纯性和机械性。卒中健康教育的饮食中建议限制总热量，控制体重，低脂饮食，虽然对不同的神经功能缺损患者采取不同的康复手法，但康复的手法及时间缺乏个体化差异，缺乏对患者个体的整体功能评估下的健康教育和康复措施，特别是气虚型中风患者常因内环境变化而不能耐受常规的训练。因此，应尽可能发挥中医特色，将各项管理更具体化、人性化，加强可操作性及针对性。倡导按照中医理论进行辨证施教，对气虚型中风患者的健康教育中融入中医的辨证论治、整体观念、治未病等思想。

中风的主要障碍肢体运动功能障碍的病机是在肝肾不足的基础上，易产生气血亏虚，经络不通，浊邪阻滞。缺血性中风患者大多为气虚兼夹血瘀、痰阻证，往往表现为倦怠无力，精力下降，自主活动启动、维持困难，在实施康复治疗时缺乏足够的运动耐力，极易疲劳，从而影响康复疗效及肢体功能的恢复。脑卒中患者大部分为中老年，在临床工作中发现许多患者除肢体功能障碍外，多伴有疲劳、倦怠、乏力等，在康复训练过程中常常表现为体力不足，不能坚持达到足够的时间和运动量，但目前西医学认为与卒中有关的危险因素除高血压、糖尿病、心脏病外，还有肥胖、高血脂、久坐等，在卒中健康教育中建议低脂饮食、减轻体重，加强体育锻炼。临床中气虚型卒中患者往往因疲劳而不耐康复锻炼，且注意力不集中，这造成了气虚型卒中患者与西医学健康教育与康复锻炼理念的几个矛盾之处：①为控制血脂及体重而节食或不合理饮食，导致营养不良，加重了气虚证；②由于患者体力不足而不耐受康复锻炼强度，不能坚持达到足够的时间和运动量；③气虚型患者难以集中注意力，不能思想集中，心平气和地主动康复锻炼。

中医学重视未病先防，既病防变，认为"正气存内，邪不可干"，重视保养正气，并要求饮食有节，起居有常，对于气虚首先调养正气。因此在中医理论的指导下，王泽颖对气虚型中风采取了以下三方面的措施：①根据《素问·举痛论》"劳则气耗"的观点，适当减少运动量，变主动运动为被动运动，主动运动尽量不持重，以锻炼精细动作为主，重视对肢体远端的康复锻炼，并建议适当静卧以养气。②五味调和，荤素结合，不限制患者的饮食量，保证每日所需总热量。正如《素问·脏气法时论》云："五谷为养，五果为助，五畜为益，五菜为充，气味合而服之，以补益精气""谷、肉、果、菜，食养尽之"。要想获得全面的营养，饮食物必须多样化，合理搭配，使各种营养素之间保持适当的比例，平衡膳食。因为气由饮食水谷所化生，只有饮食充足，营养平衡，才能使气有化生之源。③根据《素问·阴阳应象大论》"精气夺则虚""形不足者，温之以气，精不足者，补之以味"的原则，适当增加厚味温补之饮食以补气。

中医理论指导下的健康教育有利于改善气虚症状，为促进肢体康复奠定基础，并且对气虚证有长远疗效。把辨证论治贯穿到健康教育，明显改善了气虚型中风患者的症状体征，提高了患者的功能状态及生活质量，改善了预后。

（二）提出益气扶正法应用于急性脑梗死

急性缺血性卒中属中医"中风"范畴，中老年发病居多。进展性卒中是脑梗死的一种较为严重的类型，其特点为发病后病情呈进展性加重。《黄帝内经》描述中风为"如矢石之中的，若暴风之疾速"，描述的是中风发病急骤、进展快速的特点，符合"风性善行数变"的特点，因此，在发病的最初阶段，如何有效地控制病情的进展，是降低致残率的关键。该病病位在脑，以"正虚积损"为本，以内生"风、火、痰、瘀"等邪实为标，诸邪交织，进而脏腑阴阳失调，气血逆乱，上犯脑络，引发中风。

早在《黄帝内经》中人们就认识到体质、饮食与中风的发生有密切的关系。如《素问》指出"仆击，偏枯……肥贵人则膏粱之疾也"，《灵枢·五味》有"谷不入，半日则气衰，一日则气少"，《灵枢·营卫生会》有"人受气于谷""五脏六腑，皆以受气"，这些内容均指出饮食量不足可致五脏六腑之气不足。《医学正传》所言"饥而即食，渴而即饮，此造化之理也。饥不得食，胃气已损，脾气已伤，而中气大不足矣"，明确指出了摄食不足可导致倦怠乏力、语声低微等气虚的发生。此外《素问·阴阳应象大论》的"精气夺则虚""形不足者，温之以气，精不足者，补之以味"，说明饮食减少可导致气虚证的发生，而增加饮食量，尤其血肉有情之品可改善气虚的相关症状。

东汉张仲景《金匮要略》曰："四季脾旺不受邪。"脾胃功能下降是一切疾病的根源。"脾胃内伤，百病由生""脾胃伤则元气衰弱，元气虚衰则疾病由此而生""贼邪不能独伤人，诸病从脾胃而生"(《脾胃论》)。脾胃功能正常，元气才能正常的生化，元气的充足是人体正常发挥预防疾病能力的关键。中风的发生同样是由于内伤积损所致，本虚标实。王泽颖认为，气虚在该病的发生、发展过程中占贯穿始终，由于气虚导致气不能行，气虚无力推动血液运行，形成瘀血，血不能濡养，气虚行血无力，脉络空虚、卫外不固，风邪侵入，导致气滞血瘀、脉络闭阻，容易导致肢体偏废、口眼㖞斜、半身不遂等症状，提出进展性中风的治疗以补气为先，为治疗法则，而顾护脾胃功能，增加饮食营养则为预防及治疗气虚的基础。王泽颖认为气虚不仅为中风的病因，而且影响病情的进展及预后，尤其对于进展性中风患者，及时益气扶正对预防病情进展至关重要。

三、卫气营血理论辨治进展性脑卒中

进展性卒中属难治性脑血管病，是多种原因、病理机制所产生的多种状态的组合，致残率、病死率较一般卒中为高。王泽颖在临床治疗进展性卒中的过程中，发现进展性卒中有类似卫分证、气分证、营分证、血分证的演变规律。

（一）症状

1. 风证与卫分证　中风往往发病急，变化快，合乎“风”的特点；在发病的过程中病情复杂多变、并发症多，具有“数变”的特点；临床中风患者出现的突然昏仆、头晕、头昏、抽搐、拘急、肢体麻木、颤动等症状等都归于风的范畴。临床上发现，很多中风患者发病前有外感诱因，或在中风急性期伴有发热、恶风、流涕等卫分证的症状。

2. 痰热腑实证与气分证　痰热互结、腑气不通是中风常见的证候，常伴随头痛眩晕、心烦易怒、身热汗出、面赤口干、气粗鼻鼾、便秘溲黄、舌红苔黄、脉弦滑而数等症状。清代薛己《湿热病篇》有“热邪闭结肠胃”，以致“发痉”“神昏，大便不通”的记述。热结腑实是中风与温病的常见证候，中风痰热腑实证与温病气分证的热炽阳明、热结肠腑证有相似之处。中风热结甚者可见躁扰不宁、肌肤发斑、舌质绛红等，类似温病的气营两燔证，治疗均可应用清热开窍、攻下腑实之法，如桃核承气汤、牛黄承气汤之类，临床每获良效。中风急性期常发生腑气不通，而腑气不通反过来又进一步加重病情、延缓康复进程，临床上也发现相当一部分患者由于大便秘结，用力大便时突然中风发作，说明大便不通是诱发脑卒中的一个常见原因。

3. 痰火瘀闭证与营分证　痰火瘀闭证属中风闭证之中脏者，症见突然昏仆、不省人事、牙关紧闭、肢体强痉、面赤身热、躁扰不宁、舌红绛等，与温病热入心营之神昏谵语，或昏聩不语、身热肢厥、舌謇等症状类似，临床常应用清热开窍、凉血息风之剂，如“三宝”或羚角钩藤汤。

4. 血瘀证与血分证　血瘀证是中风最基本的证候之一。对于中风来说，缺血性中风是指脑之脉络气血运行不畅，血液停滞而成瘀；出血性中风是指血溢于脉外，不能消散，血不归经，“离经之血，虽是清血、鲜血，亦是瘀血”。无论脑脉瘀阻，还是血溢脑脉之外，都有瘀血存在，二者都可以导致脑神失养，神明失控，而出现半身不遂、言语謇涩、偏身麻木等病变。温病过程中，瘀血也是较为多见的一种病理变化，与以下因素有关：邪热深入血分后损伤血络，血溢脉外成瘀；邪热煎熬阴血成瘀；阴血耗伤后脉络涸涩血行不畅；脏器虚衰致血行无力等。可见，血瘀证与血分证之病因无外乎血行不畅和血溢脉外两种辨证，治疗时均应适当应用活血化瘀之品。

5. 中风脱证与温病变证之心阳虚衰　中风有闭脱之分，脱证多由闭证演变而来，风阳痰火炽盛，耗灼阴精，阴虚及阳，阴竭阳亡，阴阳离决出现脱证，表现为突然目合口张、手撒肢冷、汗出不止、脉微欲绝等；温病热入心营若得不到及时治疗，有时会出现发热骤退、汗出不止、面色苍白、四肢厥冷等心阳虚衰气脱亡阳之危候，此时均应急以参附汤回阳救逆。

6. 转归与后遗症　中风恢复期多属正虚与痰瘀并存，如阴虚风动，气虚血瘀，见手足颤动、肢体拘急等症状；温病后期热退而阴分受损，以阴虚为主，病前阴虚，病后伤阴，中风与温病经过各自的病理演变，又出现相同的病理特点。温病后期可遗有语謇、肢瘫或神智障碍等症状，与中风后遗症之言语不利、偏瘫、痴呆等相似。临床上治疗中风阴虚风动证常用的大定风珠、加减复脉汤、三甲复脉汤等方剂亦出自《温病条辨》，原方亦用来治疗温病后期热盛阴伤风动证。

（二）病机

肝肾阴虚是中风与温病易感的共同病机。第 7 版《中医内科学》提到，中风的病理基础为肝肾阴虚。叶天士言：“因精血衰耗，水不涵木，木少滋荣，故肝阳偏亢，内风时起。”同样，阴虚也是温病的病理基础，《温病条辨》曰：“温病之人，下焦精气久之不固。”说明素体肝肾阴亏的人易感温邪，可见二者病机均与肝肾阴虚有关。

（三）传变规律

温病传变有顺逆之别，顺者卫、气、营、血，逆者由卫分直入营血、心包；中风发病，有中络、中经、中腑、中脏之分，而四者又相互关联、相互转化。由中络、中经渐至中腑、中脏，与温病顺传相似；中风起病即伴神志障碍者则与温病逆传心包相类，两种起病形式均为临床常见。中风之中络、中经、中腑、中脏与温病之在卫、到气、入营、入血，虽然表述的内容不同，但在各自所揭示的病位深浅、病情轻重缓急、病机进退变化等方面却是一致的。

王泽颖认为，温病与中风虽属两类性质不同的病变，但在其发展过程中，却出现以上诸多相同或相似的病机与证候，临床上用温病方治疗中风也每获良效，如安宫牛黄丸、桃核承气汤、大定风珠等。温病学有着独特的理论体系和较为完善的论治方法，因此，在中风尤其是进展性中风的治疗中，可以尝试借鉴卫气营血理论与经验，来提高中风的防治水平。王泽颖主持完成了“卫气营血理论在进展性脑卒中辨治中的应用研究”“疏卫法对脑梗塞进展的影响及评价”等科研课题，发表了《卫气营血辨证治疗对进展性卒中患者神经功能缺损及日常生活能力的影响》《卫气营血辨证与中风相关性探析》等文章，将卫气营血辨证引入进展性卒中，对判断进展性卒中的逆顺转归以及治疗皆起到了重大作用。

验案验例

一、都气丸在急症中的用法

都气丸出自《症因脉治》，由六味地黄丸加五味子组成，功能补肾纳气，主治肾虚喘咳，为缓图治本之方。王泽颖用其治疗急症，亦收良效。

（一）急亦治本（急性心肌梗死并心衰）

杨某，女，78岁，1997年6月20日初诊。胸痛1小时，心电图示Ⅱ、Ⅲ、aVF导联ST段抬高0.2～0.3mV，以急性下壁心肌梗死收入院。予镇静、吸氧、扩冠等治疗，3天后患者突然出现呼吸困难，咳吐泡沫样痰，两肺满布干湿性啰音，心率128次/分，心律不齐，诊断为急性左心衰，予硝普钠、呋塞米、毒毛K等静脉注射不效，已嘱其家属准备后事，家属因入院未用中药而抱憾，故坚持请中医治疗以尽人事。王泽颖察患者面唇青紫，短气不足以息，喉中痰鸣，四肢厥冷，大汗淋漓，口干不欲饮，舌淡暗，苔白，脉细而促。

诊断：此肾虚水泛、上凌心肺而致，遂停用抗心衰西药，予都气丸加减。

处方：熟地黄30g，山药、茯苓各15g，山茱萸、延胡索各12g，泽泻、牡丹皮、五味子、桃仁、甘草各10g，紫石英20g，水煎少量频服。

日进1剂后，憋喘明显减轻，湿啰音减少，2天后啰音基本消失，能自行坐起进食，遂停中药。20天后又发心衰，再服3剂又愈。

按：急则治标、缓则治本，此明训也。患者高龄，肾元亏虚、肾不纳气而致短气喘促，进而心悸、面唇青紫、喉中痰鸣、大汗淋漓，心气心阳衰微，正虚欲脱，此系肾虚水气凌心射肺，明代张介宾《景岳全书·喘促》言："真喘者其责在肺，似喘者其责在肾。"患者本应泻肺行水，急则治其标，然患者短气不足以息，四肢厥冷，大汗淋漓，此乃正虚邪陷，若妄肆攻伐，必雪上加霜，气脱而不可收拾。何梦瑶在《医碥》中曰："气，根于肾，亦归于肾，古曰肾纳气，其息深深。"《类证治裁》指出："肺为气之主，肾为气之根，肺主出气，肾主纳气，阴阳相交，呼吸乃和，若出纳升降失常，斯喘作焉。"明代医家赵献可在《医贯》中亦指出："真元损耗，喘出于肾，气之上奔……乃气不归元也。"肾不纳气，俱因肾精亏损、肾气衰减、摄纳无力、肺吸入之清气不能下纳于肾之故，因而出现呼吸表浅，短气不足息。然肾虚气化不利则水虚泛滥，上凌心肺，治以补肾纳肺，扶固正气，气化正常才能使"水精四布，五经并行"。《景岳全书》指出："治病之则，当知邪正，当权重轻。"扶正与祛邪是中医治病的重要原则。"邪气盛则实，精气夺则虚"，邪正盛衰决定着病变的虚实。正气虚损免疫力低下，致病情恶化，"虚则补之，实则泻之"。本案正虚理当"扶正"，才能"正气存内，邪不可干"。

方中熟地黄量大力专，除补肾填精外，更具纳气平喘，祛痰降逆之效。《本经逢原》云："熟地黄，假火力蒸晒，转苦为甘，为阴中之阳也，故能肾中元气。"临床应用量大方可效佳，《本草新编》更有明鉴："熟地至阴之药，尤与他阴药有殊，非多用之，奚以取胜。盖补阴之药与补阳之药，用之实有不同。补阳之药，可少用以奏功，而补阴之药，必多用以取效。以阳主升而阴主降，阳升，少用阳药而气易上腾。阴降，少用阴药而味难下达。"加之五味子上敛肺气下滋肾阴，两药合用，补肾固肾，纳气归原；茯苓、泽泻淡渗利湿，通达三焦气机使肺气下归于肾，肾气下行则气得以纳；整方可滋肾纳气以补肺，金水互生，达肺脾肾三脏之间互生互化的目的，以达到强健肺气的功效。患者年老体弱，加延胡索、桃仁活血行气，并达桃仁平喘之效；紫石英重镇纳气。此方对此证亦为中医正治，通过收敛固涩使疾病向愈，患者正虚欲脱，及时使用可避免误伤正气，同时补敛并用，邪祛而正不衰，事半功倍。

（二）塞因塞用（冠心病心力衰竭）

谭某，男，68岁，1996年12月20日初诊。主诉：大便困难月余，每3～5日一行，10余天来逐渐加重，并出现胸闷憋喘、咳嗽、吐白色泡沫样痰，夜间阵发性呼吸困难，短气乏力，不能平卧，在某院诊断为冠心病、心力衰竭Ⅱ°，用西药强心、利尿、抗炎，中药温阳化气行水治疗不效。查：两肺满布干湿啰音，心率100次/分，肝脏在肋下4cm处触及，两下肢轻度凹陷性水肿，心电图示：I、aVF、V5导联T波倒置。

处方：大承气汤峻攻。生大黄（后下）12g，枳实、厚朴、桃仁、杏仁、番泻叶、党参、柴胡、黄芩各9g，玄参、麦冬各15g，石菖蒲12g，水煎服，3剂，另用开塞露塞肛，未效。其时已2周未便。

再审病史，发现患者大便并不干硬，但艰涩难出，虽每日临厕努责，但点滴全无，且临厕后必大汗淋漓，呼多吸少，言语不得接续，舌质红，苔白，中间略黄，两尺脉无力。

拟都气丸加减：生地黄、熟地黄各20g，山茱萸、山药、火麻仁、柏子仁各12g，泽泻、牡丹皮、五味子各10g，茯苓、杏仁、甘草各6g，黄芪、酸枣仁各15g，水煎服，5剂，每日1剂。

2剂尽，始大便，每日1次，憋喘减轻，两肺啰音明显减少，肢肿退，夜间能平卧入睡，可以下床行走，唯便意频频，二诊去柏子仁之滑润，黄芪增至20g以增益气之功，再进5剂，病愈。

按：本例心力衰竭由用力排便所致，便通则心衰自愈。大承气汤药力峻猛，峻攻不应，且患者迟脉无力，证必非实；大便难而不硬，虚象可证。肾气不足则呼多吸少，气短难续，两尺脉无力。《医学正传·秘结论》云："《黄帝内经》曰：北方黑色入通于肾，开窍于二阴，藏精于肾。夫肾主五液，故肾实则津液足，而大便滋润，肾虚则津液竭而大便结燥。"肺之与肾，分属母子，母伤无以荫子，子病却能累母，形成母不能令子实、子反能令母虚的局面。夫"肺为气之主，肾为气之根"，一切当以根本为重，采用"塞因塞用"的治法。本案貌似实形，实乃虚证，患者体质虚弱，脏腑精气功能减退而出现闭塞症状的真虚假实证，年高体虚，肾精不足，气血津液亦有所不足，此乃虚象，须温肾益气壮阳，方可通利大便，实有"益火之原，以消阴翳"之义。故以都气丸塞因塞用，补肾纳气，使肾实而津足，则便通而喘平，心衰亦随之纠正。塞因塞用出自《素问·至真要大论》，系是反治法之一，谓因塞证而用塞法，前面的“塞”是壅塞、充满之意，后面的“塞”是补益的意思。也就是说，用有补益作用的药物，来治疗有“闭塞不通”症状的病证。张景岳在《类经》中阐述：“塞因塞用者，如下气虚乏，中焦气壅，欲散满则更虚其下，欲补下则满甚于中。治不知本而先攻其满，药入或减，药过依然，气必更虚，病必渐甚。乃不知少服则资壅，多服则宣通，峻补其下以疏启其中，则下虚自实，中满自除，此塞因塞用之法也。”疾病的产生，必有其根本的原因、病机变化，也有其关键所在，如能紧紧抓住致病根本，遵循“谨守病机，各司其属”，方能达到“疾虽久，犹可毕也”。

（三）先脏后腑（哮喘持续状态）

李某，女，74 岁，1994 年 12 月 26 日初诊。主诉：支气管哮喘 20 余年。患者每因冬季感寒而咳喘不止，近 1 个月来大便干结，复因气候变化诱发，用氨茶碱、青霉素等静脉滴注不效。症见咳嗽少痰，喘息不得卧，张口抬肩，夜间尤甚，气短难续，口干心烦，溺赤，大便已 10 天未行，满肺哮鸣音，两肺底可闻及少量湿啰音，心率 100 次 / 分，心音低钝，诊断为支气管哮喘，哮喘持续状态，肺部感染，即予吸痰、西药抗炎、平喘，中药定喘汤加瓜蒌、大黄之类通便平喘，3 天后症状无改善，亦未大便，察舌质暗红少苔，两尺无力。

处方：拟都气丸培补肺肾之气。熟地黄 30g，生地黄 20g，五味子、茯苓、泽泻、牡丹皮、炒杏仁各 10g，山药 15g，沙参、麦冬、山茱萸各 12g。水煎服。

1 天连进 2 剂，憋喘略轻，3 剂后大便燥屎 20 ~ 30 枚，随即憋喘大减，继服 5 剂病情逐渐缓解。

按：张仲景《金匮要略·脏腑经络先后病脉证治》曰：“夫病痼疾加以卒病，当先治其卒病，后乃治其痼疾也。”《素问·五脏生成》“诸气者，皆属于肺”“肺为华盖”“肺为水之上源”等，阐述了肺主气、司呼吸、主行水、通调水道、主宣发肃降等功能。本案肺病及肾喘咳日久为其痼疾，新感及便秘为其猝病，且大便困难月余，证属气阴两亏，肠失濡润，运化失司。然老年人久病咳喘肺阴不足，肠燥便秘亦影响肺气宣降。《素灵微蕴》卷四：“肺与大肠表里同气，肺气化精，滋灌大肠，则肠滑便易。”肺功能正常，津液得以布散，大肠得以濡润，犹如“河道不枯，舟能行之”，大便自然顺利导下。《医经精义·脏腑之官》曰：“大肠之所以传导者，以其为肺之腑，肺气下达，故能传导。”肺主肃降是大肠传导的动力，肃降功能正常大肠传导输化将浊气肃除于外。肺与大肠病理上相互影响，表现为肺失宣降和大肠传导功能失调，肺气虚弱，肃降无权，大肠传导无力，而大便艰涩；若肺失肃降，津液不能下达，肠道失润，传导不利而大便不通。按法当先治其大肠，先腑后脏，使邪有出路则病愈。然肺与大肠构成脏腑表里关系，此脏病及腑，以补肺纳肾，肠腑气机得以通畅，实是"提壶揭盖"之妙用。本案初始以定喘加瓜蒌、大黄以通便平喘，效轻不应，乃未顾护阴液，阴伤是根本，必须注重滋阴润肠通。正如陈士铎《石室秘录》所言："大便秘结者，人以为大肠燥甚，谁知是肺气燥乎！肺燥则清肃之气不能下行于大肠，而肾经之水仅以自顾，又何旁流以润溪涧哉？"故以都气丸加沙参、麦冬、杏仁以润肺滋肾，先治其脏，津回则便通，便通则喘平，此先脏后腑，补脏即是通腑。

二、寿胎丸临床应用

寿胎丸出自《医学衷中参西录》，原方由菟丝子四两，续断、桑寄生、阿胶各二两组成，为治滑胎之要方。王泽颖用其治胃脘痛、胃下垂、崩漏、泄泻等，效颇著。举隅如下。

（一）胃脘痛

刘某，男，46岁，1987年3月5日初诊。主诉：胃脘痛10余年。好发于冬春，遇寒痛重，曾用建中汤、理中汤之类不效。患者胃脘部拘急疼痛，绵绵不休，喜温喜按，空腹痛剧，面色㿠白，腰膝酸软，四肢不温，舌体胖，边有齿印，色淡，苔薄白，脉弱。钡透确诊为十二指肠球部溃疡。

处方：寿胎丸加味。菟丝子、白芍各30g，续断15g，桑寄生24g，阿胶（烊化）、桂枝、甘草各12g。水煎服，每日1剂。

5剂而痛势渐缓，二诊去桂、芍，加山药30g，白术、党参各12g，陈皮6g，姜枣为引，继服，逾月而诸证悉除，钡透正常，随访2年未复发。

按：胃脘痛是指上腹部胃脘处疼痛为主的症状，俗称"胃痛"。《素问》称"胃脘当心而痛"，《寿世保元》称"心胃痛"。历代医家又有"心腹痛""心痛""心下痛"等。历代医家多认为心、肝、肾等脏的病变可波及脾胃而致病。如李东垣《脾胃论》云："至而不至者……心与小肠来乘脾胃也。"其中包括"火不生土"及"心火亢盛，乘于脾胃"两种情况；"肝木妄行……腹中急痛，此所不胜乘之也""肾水反来侮土，所胜者妄行也"。该患者慢性胃病日久，脾胃虚弱，化源不足，经脉失养，则痛势绵绵，建中、理中之类不效者，病在肾也。《素问·上古天真论》云："肾者主水，受五脏六腑之精而藏之。"肾所藏的精气，是脏腑的阴阳之本，它包括"先天之精"和"后天之精"。肾阳为人身之元阳，为人体生化动力的源泉。脾主运化，胃主受纳，为气血生化之源，但必靠命门之火的温蒸，才能发挥作用。精可化血，但必赖命门之火的温养，才能得以施行。肾阳虚命门火衰，不能温养中宫、不能受纳腐熟，或阳气不足、虚寒内生，或外寒直中致寒凝气滞、寒气上逆，或肾阳不足、关门不利、膀胱水湿不行，聚而为痰饮上逆犯胃，均可出现胃脘拘急冷痛等症。该患者脾虚及肾，肾失温煦，经脉虚寒，故拘急疼痛，喜温喜按。辨证为脾肾两虚，阳不生阴，而变生诸证，故治以寿胎丸加桂温经补肾，合芍药甘草汤缓急止痛，痛缓再加山药、陈皮、白术、党参等健脾之药，予脾肾双补，方见成效。

（二）胃下垂

李某，女，40岁，1989年8月6日初诊。患者5年来脘腹胀满，食后胀重，纳少，形瘦，钡透示胃下极在髂嵴连线下约10cm，服补中益气丸而胀反甚。刻下：脘腹坠胀，嗳气频作，少气懒言，腰膝酸软，舌淡红，脉细弱。

处方：菟丝子18g，续断15g，桑寄生24g，阿胶12g，黄芪30g，陈皮、枳壳各9g，柴胡、甘草各6g。水煎服，每日1剂。

9月18日钡透复查：胃下极在髂嵴连线下4cm处。

按：胃下垂是临床常见的消化系统疾病，是指站立时胃的下缘到达盆腔，胃小弯弧线最低点降到髂嵴连线以下的一种病症。《灵枢·本脏》曰："脾应肉，肉䐃坚大者，胃厚；肉䐃么者胃薄……胃下者下管约不利，肉䐃不坚者胃缓。"故胃下垂可属中医"胃缓""胃下"范畴。临床症状与"痞证""胃脘痛""痰饮"等病证相似，故也将胃下垂归于上述证病范畴。历代医家多认为胃下垂多与"中气下陷"相关。《临证指南医案·脾胃病》云："纳食主胃，运化主脾，脾宜升则健，胃宜降为和。"升降之枢机全赖肝气的疏泄，肾气的温煦和濡养。从脏腑辨证上，虽然本病在胃，与脾肝有关，但病久可影响及肾，即所谓"穷必及肾"。胃为六腑之一而居中焦，主受纳、腐熟水谷，为气血生化之源，故为后天之本。胃主降浊，与脾主升清共同构成气机升降的枢纽。肾为五脏之一而居下焦，主藏精、纳气，为元阴元阳之本、气之根。故二者在生理上存在着相互滋生的关系，如肾阴乃一身阴液之源，胃之所以能维持其濡润不燥之特性，须赖肾阴之滋助，而肾为胃之关，肾主下焦，开窍于二阴，水谷入胃，清者由前阴排出，浊者由后阴排出，前后二阴排泄大小便均依赖肾之气化，肾气化则二阴通，二阴通则胃亦通，肾气不化则二阴不通，二阴不通则胃填满。再者，肾阳为胃纳之动力，“胃为水谷之海”，肾乃精血之源，又必赖后天胃土为之资，只有胃之降浊，才能使水谷之浊气下达小肠及大肠，从便、溺而消，故肾主二便又与胃之降浊相关。可见在生理上胃与肾有着密切的关系，故在病理情况下亦必然相互影响，如肾水不足，阳火偏盛，熬煎津液，三阳热结，则前后闭，下源不通，必反上干，直犯清道，上冲吸门、咽喉而嗳气频作矣。反之若胃土虚衰，化源不足，肾精亦亏，则见腰膝酸软等症。《清代名医医案精华·王旭高医案》云：“治先天当求精血之属，培后天须参谷食之方。”因肾为先天之本，阴阳之根，脾为后天之本，脾胃与肾之间的关系，主要表现为先天与后天的互促互助。先天不足，肾阴肾阳的温养激发作用减弱，脾胃生化气血功能不足。气血不足，无法滋养先天，肾中精气匮乏，互相影响。肾为胃之关，肾阳命火，暖胃熟谷，脾土得肾火资助而升举正常，不致胃下垂，若影响及肾，命门火衰，不能暖土，脾失升清之功，胃失降浊之能，而发胃下垂。另外肾阳火衰，胃中痰饮温化不及，愈聚愈多，加重胃下垂。所以补脾胃常须缓补肾气。本证病程日久，气虚不愈，伤及下元，元气不足，使经脉弛缓不收，故脏器下垂，气虚运行无力，易致气滞，故腹胀嗳气，补中而反胀甚，而用寿胎丸补元固经，佐以理气，则如鼓应桴。

（三）崩漏

李某，女，38岁，1990年3月21日初诊。1年前人工流产后，经水淋漓不断，经市医院诊断为“功能失调性子宫出血”，用激素、定坤丹等药物治疗好转，停药又发。经色淡，质稀，量多，连绵不断，伴腰腹坠痛，头晕乏力，舌淡苔白，脉细。

处方：黄芪30g，桑寄生24g，菟丝子18g，续断15g，阿胶（烊化）、蒲黄炭、当归各12g，三七粉（冲）3g，水煎服，3剂而血止。

二诊去三七、蒲黄炭，加墨旱莲15g，山茱萸12g，枸杞子15g，继服，治疗月余，经行规律，随访1年未复发。

按：“崩漏”首见于《素问·阴阳别论》，以经血非时暴下不止或淋漓不尽为主要临床表现。清代程文囿《医述·崩漏》云：“阴道大量出血谓崩，经血淋漓不断谓漏。二者常相互转化，故统称崩漏。”徐灵胎云：“经、带之病，全属冲任。”无论外感邪气、七情内伤或房室劳倦，均能直接或间接地损伤冲任，导致崩漏。所以冲任不固是崩漏发病之本。冲为血海，任主胞胎，中医学认为冲任二脉的生理功能正常，是女子的正常月经来潮及孕育胎儿的基础。《素问·上古天真论》曰："女子七岁，肾气盛，齿更发长；二七而天癸至，任脉通，太冲脉盛，月事以时下，故有子……七七任脉虚，太冲脉衰少，天癸竭，地道不通，故形坏而无子也。"此段论述说明女子的生长发育，月经的正常来潮与肾和冲任二脉有着密切的关系。肾内蕴元阴元阳，为人体先天之根本。《素问·上古天真论》又云："肾者主水，受五脏六腑之精而藏之，故五脏盛乃能泻。"由此可知肾主藏精，而精又为化血之源，直接为胞宫的行经、胎孕提供物质基础，是生长、发育和生殖的根本。女子到十四岁左右，肾气盛，通过天癸作用，促使月经的出现，所谓"经水出诸肾"，可见肾气实为产生月经之根本。《万氏女科》云："妇人崩中之病，皆因中气虚，不能收敛其血。"《素问·六节藏象论》说："肾者主蛰，封藏之本，精之处也。"肾为先天之本，天癸之源，对精气具有闭藏作用。肾系胞，任主胞胎，若肾气亏虚，则封藏失职，导致经血泻而不收；或肾阴亏虚，水不涵木，肝失柔养，或崩漏日久，累及脾阳、肾阳，阴阳两虚等均可导致冲任两亏，或则出血量多经血淋漓不止。张锡纯也提出肾脏之气化不固，冲任滑脱，轻则会导致女子漏下，重则血崩。该患者为流产所伤，久治不愈，血气亏耗，冲任不固，不能制约经血，则崩漏不止，而以寿胎丸调补冲任，益气养血止血，则立竿见影。

（四）泄泻

田某，女，54岁，1991年6月10日初诊。主诉：肠鸣腹泻10余年。患者每因食生冷油腻或不易消化之品而加重，轻时每日大便3～4次，重则7～8次，质稀，或呈水样，完谷不化，便前肠鸣腹痛，便后痛消，肠镜诊断为溃疡性结肠炎，曾用四神丸、痛泻要方等加减治疗不效。刻诊：面色㿠白，食少纳呆，腰腹重坠，喜温喜按，舌淡苔白，脉沉弱。

处方：菟丝子18g，续断、罂粟壳各15g，桑寄生24g，阿胶（烊化）、补骨脂、白术各12g，肉豆蔻9g，附子、甘草各6g。水煎服。

5剂大便次数减少，每日2次，略成形。二诊上方加黄柏3g，服药2个月余，诸证悉除。

按：泄泻一病，首见于《黄帝内经》，有"濡泄""洞泄""飧泄"等名。历代医家关于泄泻的病因论述主要分为外感、内伤两端，其中外感病因主要是指六淫之邪，而内伤病因则包括了饮食不节、情志失调及素体脏腑虚损。而溃疡性结肠炎对应的中医病名繁复，几经更正，最终修订为“久痢”；病因以脾肾亏虚为基础，时因外邪、饮食、情志等因素诱发或加重；病机特点为本虚标实、寒热错杂，以脾、肾、肝、肺四脏为主，兼有湿、热、瘀、毒等病理因素。肾为先天之本，脾胃为后天之本，脾胃得先天肾之阴阳而生，肾得后天脾胃运化水谷之养而盛，二者生理相关，病理亦相互影响。《普济方》提出：“人皆以泄为脾恙，而不知肾病有泄焉。”该患者患病之初仅为食生冷油腻或不易消化之品而腹泻，后患病日久，病邪传里。如《景岳全书·泄泻》有云：“脾弱者，因虚所以易泻，因泻所以愈虚，盖关门不固，则气随泻去，气去则阳衰，阳衰则寒从中生，固不必外受风寒而始谓之寒也，且阴寒性降，下必及肾……所以泄泻不愈，必自太阴传于少阴。”《类证治裁·痢疾》亦记载本病“由脾伤肾，势所必然”。久泄伤阳，气随泻去，由脾及肾，寒从内生，兼之湿浊、湿热蕴结，寒热错杂，导致本病临床表现的复杂性和多样性。《辨证录》载：“人有长年作泻，五更时必痛泻二三次，重则五六次，至日间又不作泻，人以为脾胃之虚寒，谁知是肾与命门之虚寒乎？此等之病亦从脾胃虚寒而起，乃久泻亡阴，脾传入肾。苟肾中之火不衰，脾即传肾，久之而肾乃传于脾而自愈。惟其命门火衰，不能蒸腐水谷，脾遂传水湿之气于肾而不返矣。”丹田不暖，所以不固。久泻伤脾，由脾及肾，而成脾肾两亏者，临床屡见不鲜。《症因脉治·泄泻论·附诸贤论》曰：“脾主制水，饮食伤脾，则不能运化水谷而成泄泻。肾主闭藏，色欲伤肾，则失封闭之权而成泻。”该患者脾泄久治不愈而转化为肾泄，肾阳亏虚，脾失温煦，不能腐熟水谷，下元虚寒，经脉不固，滑脱泄下，而成泄泻，单用补脾或单用四神丸一方显然力有不逮，最后以温补肾阳之寿胎丸合四神丸而收功。《素问·厥论》言：“少阴厥逆，虚满呕变，下泄清，治主病者。”且李中梓在《医宗必读·泄泻》明确提出治泻九法，其中即有治肾之法。故以寿胎丸合四神丸加味，温肾健脾，固护下元，紧束经脉，则泄泻得止。

三、当归六黄汤异病同治

当归六黄汤由当归、生地黄、熟地黄、黄芩、黄连、黄柏、黄芪组成，功用为滋阴泻火、固表止汗，主治阴虚火旺所致的盗汗。异病同治是指不同的病证，在其发展过程中，出现了相同的病机变化，可采取相同的方法进行治疗。王泽颖在临床中曾遇卫表不固、脾虚湿盛、阴虚火旺、湿热蕴蒸等证应用当归六黄汤治疗，异病同治均获殊效。举例如下。

（一）天疱疮（湿热蕴蒸）

赵某，男，67岁，2017年10月21日初诊。患者10天前出现疱疹，每个直径为0.3～0.5cm，高起于皮肤，疱壁薄可见浅黄色脓水，有的疱疹破溃后流出浅黄色脓液，有的呈褐色底盘，直径约为1cm，疱疹周围皮肤发红，并由右侧口角至右侧前胸平剑突下水平呈带状分布，宽2～3cm，距离前正中线2～3cm，伴疼痛。背部汗出黏腻，手足厥冷，尤以两足为甚。面色萎黄，语声低微，纳食量多，眠可，大便秘结难下，夜尿3～5次，舌质红苔黄燥有裂纹，脉结代细。追溯病史患者近5个月久居湿地。证属湿热郁久，脾胃运化失常。

处方：熟地黄、生石膏各20g，生地黄30g，黄芩、黄柏、知母、当归、麦冬、大黄各12g，黄芪、牛膝各15g。4剂，水煎服，每日1剂。

服药2天，患者疱疹逐渐消退，疼痛减轻，背部汗出减少，大便改善，夜尿3～4次，饮食尚好，眠安。后以此方加减治疗3周，疱疹基本消退，随访3个月未发。

按：天疱疮为一类危急的自身免疫性大疱性皮肤病，临床上最常见的类型为寻常型天疱疮和落叶型天疱疮。目前，增生型天疱疮和红斑型天疱疮分别被认为是寻常型天疱疮和落叶型天疱疮的临床变异型。《医宗金鉴·外科新发要诀》云："初起小如芡实，大如棋子，燎浆水疱，色赤者为火赤疮；若顶白根赤，名天疱疮。俱延及遍身，焮热疼痛，未破不坚，疱破毒水，津烂不臭。"对于天疱疮病因病机的论述，众学者意见不同，有医家主张从"痰"论治，还有医家认为病机为"湿"。该患者久居湿地，感受湿邪，湿邪郁久化热，湿热蕴蒸于肌表，故出浅黄色疱疹、背部汗出；湿胜则阳微，故手足厥冷；《经》云"诸湿肿满，皆属于脾"，脾失健运，津液不能正常不散，成湿成痰，阻碍气血运行，且痰湿亦会碍脾，从而脾胃运化失常，致气血不足，不能上荣头面，故面色萎黄、语声低微。且足阳明胃经"从大迎前，下人迎，循喉咙，入缺盆，下膈，属胃，络脾。其直者：从缺盆下乳内廉，下挟脐，入气街中"，此患者出疹部位多和足阳明胃经循行相关；湿热盛及伤阴，故大便秘结难下；舌质红苔黄燥有裂纹亦热盛阴亏之象。

当归六黄汤是金元"四大"医家之一李东垣创制的一首名方，记载于其所著《兰氏秘藏》，被后世称之为"治盗汗之圣药"。《医方集宜》记载："盗汗用当归六黄汤，以当归、黄芪、生地黄以补其阴血，黄芩、黄连、黄柏去其内火也，此乃药性病情相对，可见立方之妙也。"《丹溪心法·盗汗》有"东垣有方，用当归六黄汤……

治汗之神剂。”而本病虽不以盗汗为主诉，然病机为湿热内蕴，阴虚火旺，故以当归六黄汤清热、化湿、滋阴、固表。其中方中君药当归、生地黄、熟地黄具有养血增液、滋阴补肾之功用，臣药黄芩、黄柏则有泻火除烦、清热坚阴之功效，黄芪则为佐药以益气固表之效，加生石膏、大黄、知母以加强清热，牛膝以引火下行，麦冬以滋阴生津。诸药合用，共成滋阴泻火、固表止汗之剂，则病愈。

（二）视神经脊髓炎（阴虚火旺）

杨某，女，76岁，2017年9月24日初诊。患者2个月前出现右下肢拘挛疼痛，无力，呈阵发性，发作时伴转筋并右侧胸部、腹部疼痛拘挛，灼热感，双下肢屈曲，汗出，表情痛苦呻吟，每次持续数秒至数十秒后缓解，数分钟1次，发作间期双下肢麻木、乏力，腹胀，口干，胸部束带感，饮食睡眠尚好，小便频，大便4～5天1次，质软，察舌质红绛，舌边部分萎缩，苔花剥，舌体震颤，脉弦细。患者于1个月前就诊于某省立医院，疑诊为T_3～T_4椎体水平占位。后应用布洛芬、奥卡西平、普瑞巴林等镇痛药物及激素类药物不效，病情逐渐加重来诊。查体：被迫卧位，表情痛苦，行走不能，双下肢屈曲，记忆力、计算力、理解力、定向力等正常，舌边部分舌肌萎缩，舌体纤颤，双上肢肌力Ⅴ级，右下肢肌力Ⅴ－级，左下肢肌力Ⅳ级；双上肢肌张力正常，腱反射（+）；双下肢肌张力增强，膝腱反射（++）；左侧巴宾斯基征（+），双上肢深、浅感觉正常，躯干T_4水平下感觉过敏，左下肢触觉、针刺觉较右侧减退，双侧深感觉正常。查：血常规、肝肾功、电解质、血脂、红细胞沉降率、凝血四项、B型钠尿肽（BNP）、甲功三项等均大致正常范围。胸髓MR可见T_3～T_4水平胸髓可见条状等T_1、略长T_2信号，注入造影剂后扫描，胸髓内病灶呈强化改变。腰椎穿刺术示：脑脊液压力140mmHg，培养无细菌生长；免疫球蛋白G（IgG）：7.9g/L；免疫球蛋白A（IgA）：1.74g/L；免疫球蛋白M（IgM）：1.23g/L；未找到抗酸杆菌；糖：4.4mmol/L；蛋白：0.339g/L；氯：122.5mmol/L；脑脊液常规：有核细胞计数：8×10^6个/L；潘氏试验（－）。血清及脑脊液AQP4（+）、寡克隆区带（－）。

处方：黄芪、生地黄、熟地黄各20g，当归、炒白芍、麦冬、炙甘草、地龙各12g，黄芩、黄连、黄柏各10g，穿山甲3g。7剂，每日1剂，水煎服。

服药1次后，右下肢疼痛程度较前减轻。次日仍有右下肢无力，但疼痛程度较前明显减轻，可扶助下地如厕。3天后发作频率明显减少，数十分钟发作1次，汗出减少。5天后右下肢疼痛无力较前明显好转，发作频率明显减少，未再出现疼痛拘挛、双下肢屈曲、汗出等症，腹胀、口干、胸部束带感亦较前减轻。后以此方加减治疗3周，随访3个月未发。

按：视神经脊髓炎谱系疾病尚未见中医先贤论述。近年来有学者总结后认为，若病变累及目系者，依据视力损伤轻重可称之“视瞻昏渺”或“暴盲”，病程迁延日久可致“青盲”。当累及脊髓，急性期因表现为痛性痉挛、发作性抽搐等而诊断为“痉病”“痹病”，后期因肌肉萎缩，表现为四肢痿弱、足不能行，则诊为“痿病”或“痿躄”。有学者认为本病病机为肝肾阴虚、气虚、肝肾阴虚兼痰热血瘀，也有个案认为病机为督脉不疏、心肝血虚、肝气郁滞、气血亏虚等。本例患者未侵及目系，仅累及脊髓，表现为猝然起病，下肢拘挛、无力、疼痛，可诊断为“瘛疭”。《素问·玉机真脏论》曰：“病筋脉相引而急，名曰瘛疭。”成无己言：“瘛者，筋脉急也；疭者，筋脉缓也。急者则引而缩，缓者则纵而伸，或缩或伸，动而不止者，名曰瘛疭。”本患者下肢拘挛无力，疼痛时以拘挛为主（筋脉急），发作间期或疾病后期以无力或萎缩为主（筋脉缓），故应诊断为瘛疭。尽管疼痛是痹病主要表现，但痹病疼痛多为持续性，且多涉及四肢、关节，常由外邪所致，二者可鉴别。而痉病是以拘挛为主的疾病，痿病则以弛缓或萎缩为主，都很难全面地概括此病的临床表现。《素问·至真要大论》曰：“诸热瞀瘛，皆属于火。”火邪横窜经络，阻碍气机，不通则痛，故双下肢阵发性疼痛，甚时右侧胸腹部疼痛，伴有灼热感；热盛耗伤阴津，故口干，阴虚亦生热，加重火热证候；阴血亏虚无力濡养筋脉肌肉，故抽筋、拘挛、双脚屈曲、双下肢麻木乏力；“阳加于阴谓之汗”，热盛迫津外出，故汗出；舌红绛主阴虚火旺，苔花剥、舌边萎缩及舌体震颤主气血亏虚，血虚失养，脉弦主痛，细为血虚之象。辨证为阴虚火旺，用当归六黄汤加减。该方出自《兰室秘藏·自汗门》，被李东垣崇为“治盗汗之圣药也”，由当归、生地黄、熟地黄、黄芩、黄连、黄柏、黄芪组成。该例患者之汗出尽管不是主要表现，但阴虚火旺的病机毋庸置疑，故以此方滋阴清热，热祛则气血通利，灼热疼痛锐减，汗出无由；阴复则筋脉肌肉濡养有源，瘛疭得愈。

（三）头痛（卫表不固）

韩某，女，55岁，2017年1月5日初诊。患者20年前人工流产后出现头痛头晕、恶风畏寒，夜间需戴帽睡觉，春秋冬重于夏季，在当地医院诊为“偏头痛”，反复应用“布洛芬”等药物，效差。平素易感冒，皮肤湿汗，舌暗红、苔滑腻，微黄，脉细。

处方：黄芪、生地黄、熟地黄各20g，当归、白术、防风、茯苓、白芍、桂枝、甘草各12g，黄芩、黄连、黄柏各10g。水煎服，每日1剂。

二诊（2017年1月12日）：头恶风畏寒明显减轻，未再头痛头晕，皮肤湿汗减少，舌暗红，苔滑腻微黄，脉细。上方继服7剂，诸症消失，随访半年未再发作。

按：气属阳，血属阴，血为气之母，气为血之帅。此患者年过半百，加之流产失血，气随血耗，则营卫不固，外邪乘虚而入。《金匮要略·妇人产后病脉证治》云：“新产血虚，多汗出，喜中风，故令病痉。”《诸病源候论》曰：“产则伤动血气，劳损脏腑，其后未平复，起早劳动，气虚而风邪乘虚伤之，致发病者，故曰中风。”患者气血不足，体虚卫外不固，易为外邪所袭，故平素易感冒，恶风畏寒；夏为阳中之阳，为一年中阳气最盛之时，此时阳气尚足，卫外得固，故夏季病情较轻；风为百病之长、阳邪，易袭阳位，风邪上扰清窍，闭阻经络，故发为头痛。如《素问·太阴阳明论》云：“伤于风者，上先受之。”“风邪又常兼夹他邪，夫风从上受之，风寒伤上，邪从外入，客于经络，令人振寒头痛。”《医学入门·丹台玉案》言：“风邪一入，头即痛焉。”《诸病源候论·头面风候》云：“头面风者，是体虚，诸阳经脉为风所乘也。”患者卫气亏虚，腠理失闭，汗孔开阖，故汗出异常。如成无己《伤寒明理论》云：“邪气干于卫气，气不能卫固于外，则皮肤为之缓，腠理为之疏，由是而津液妄进……谓之自汗。”巢元方《诸病源候论·虚汗候》云：“人以水谷之精，化为血液气津液，津液行于腠理。若劳伤损动，阳气外虚，腠理开，血气衰弱，故津液外进，令多汗也。”清代张璐《张氏医通》亦言：“有因营卫不和者，盖风邪干卫，则腠理疏，营气乘表虚而外泄，则自汗。”《素问·阴阳别论》云：“阳加于阴谓之汗。”明代张介宾《景岳全书·汗证》云：“汗发于阴而出于阳。”以上均阐明汗为阴液，需阳气的蒸腾、宣发。患者久汗伤阳，阳虚失于温化，致舌暗红苔滑腻微黄，脉细主气血俱虚或湿证。《备急千金要方》云：“妇人产讫五脏虚羸，惟得将补，不可转泄。”《丹溪心法》主张“产后有病，先固正气”，提出“大补气血为先”的观点。此患者病机以流产后气血亏虚、卫外失固为本，兼有湿热之象，故以当归六黄汤固表、化湿、清热、滋阴，白术、防风加强固表作用，桂枝、白芍调和营卫，则病愈。

（四）汗证（脾虚湿盛）

张某，男，61岁，2017年5月2日初诊。患者半年前自感身热汗多，畏寒，自腰部以上为甚，多于每日凌晨3～5时发作，初起先烦躁，数分钟后自感身热，随即汗出，持续20～30分钟，继而畏寒，需盖厚被。四肢末端麻木，平素畏寒，穿衣服较常人厚，但手足心热有汗，食凉易腹痛腹泻，入睡困难，近2年大便溏，每日3～5次，小便调，面色萎黄，舌红苔白厚腻，语声有力，脉滑。

处方：黄芩、黄连、黄柏、栀子、知母、当归、甘草各12g，黄芪、茵陈各15g，熟地黄、生地黄各30g，水煎服，每日1剂。

二诊（2017年5月9日）：患者烦躁身热汗出程度较前减轻，舌红苔薄黄，脉弦滑。上方加白术、茯苓、白芍各12g，7剂，水煎服，每日1剂。诸症消失，随访半年未再发作。

按：患者食凉腹痛，面色萎黄，便溏，舌红、苔白厚腻，脉滑等，辨证为脾虚湿盛。病久不愈，湿邪郁久化热，则湿热蕴蒸。故患者身热汗出者，湿热迫津外出也。如郑树挂《七松岩集》云："内热郁蒸，而津液外泄为汗。"清代张璐《张氏医通》言："酒客睡中多汗，此湿热外蒸也。"《景岳全书·汗证》亦云："湿气乘脾者，亦能作汗……若热湿胜者，但去其火而湿自清。"手足心热汗出者，孙一奎《赤水玄珠·手足汗》有言："手足汗，乃脾胃湿热内郁所致，脾胃主四肢。"湿热内蕴中焦脾胃而旁达四肢，故手足汗出。《素问·阴阳应象大论》曰："阴在内，阳之守也；阳在外，阴之使也。"患者汗出日久损伤阳气，阳虚卫外不固，腠理失司，故畏寒、穿衣较常人厚。王肯堂《证治准绳》有云："荣行脉中以滋阴血，卫行脉外以固阳气，阳气固则腠理肥，玄府密，而脏腑经脉荣卫通贯若一。"心者，君主之关，主神明，湿热上蒸，闭阻清窍，郁扰心神，故烦躁、眠差；脾为气血生化之源，脾虚则精微不能上荣面部，故面色萎黄；脾主四肢，不能濡养四末，则四肢末端麻木；脾虚湿盛，运化失调，则大便溏，食凉腹泻。如《金匮翼·泄泻诸证统论》云："湿泻……其症泄水，虚滑肠鸣，身重缓者，由脾胃有湿，则水谷不化，清浊不分。"《医宗必读》云："泻皆成于土湿，湿皆本于脾虚，仓廪得职，水谷善分，虚而不培，湿淫转甚。"脾属土，肺属金，脾病日久，则母病及子致肺病，而寅时属肺，故每日寅时发病。舌红苔白厚腻、脉滑均主湿。故本病本脾虚湿热，标在卫气亏虚，故以当归六黄汤清热、化湿、固表，加栀子、茵陈、知母清热坚阴，白术、茯苓以健脾化湿，则病愈。

四、半夏泻心汤应用

半夏泻心汤是仲景原为太阳病误下致痞而设，由半夏、人参、黄芩、黄连、生姜、甘草、大枣组成。王泽颖用其治疗中暑、胃石症、胃下垂，亦收良效。举验如下。

（一）中暑

单某，女，30岁，1993年7月2日初诊。缘10天前麦收日晒劳作，又饮食生冷，致腹部掣痛，阵阵频作，继而头晕乏力，恶心呕吐，头胀痛，腹泻，水样便、每日3～4次，无脓血及里急后重，亦无发热恶寒，在村卫生室静脉滴注青霉素3天，大便3日未行，腹部掣痛未减，反而四肢厥冷，不欲饮食，饮冷则痛甚，胸脘痞满，嗳气频作，遂来诊。患者精神萎靡，面色萎黄，察舌淡红、苔白，按脉缓而无力。

处方：半夏泻心汤加味。半夏、党参、干姜、黄芩、甘草、大枣、陈皮、茯苓、苍术、川白芍、香附、陈曲各10g，水煎服。

1剂痛减，2剂痛止，3剂而诸证悉除。

按：《伤寒论》149条言："伤寒五六日，呕而发热者，柴胡汤证具，而以他药下之……但满而不痛者，此为痞，柴胡不中与之，宜半夏泻心汤。"《金匮要略·呕吐哕下利病脉证治》言："呕而肠鸣，心下痞者，半夏泻心汤主之。"半夏泻心汤原为少阳证误下后，脾胃损伤而生寒，外邪内陷而生热，以致寒热错杂于中，脾胃升降失职，气机痞塞所致痞证而设，具有辛开苦降、寒热并、阴阳并调之功。半夏泻心汤虽为痞证而设，然其临床运用，大不必拘于痞之一证。凡辨证为中焦寒热错杂、虚实并见者，可径用之。

中暑，中医亦称"中暍""伤暑"等，早在《黄帝内经》中已有记载，西医讲由于长时间太阳直射会导致类似卒中的神经精神症状，这种严重的中暑在19世纪被称为日射病或热卒中。而因为日射病同样可以发生在没有太阳直射的高温环境时，日射病即被称为热射病。《说文》："暑，热也。"夏季本为暑湿季节，湿邪为患，若贪凉饮冷更易以致脾虚湿阻，寒热互结，升降失司。《景岳全书·暑证》云："若脉虚无力，或为呕恶，或为腹痛泄泻，或四肢鼻尖微冷，或不喜凉茶冷水，或息短气粗无力以动，皆阳中之阴证也。"本患者日晒劳作外感暑热为先，而复饮食生冷内伤寒凉于后，热为寒郁，阳气不能外达，致此阳中阴暑之证。观患者无发热恶寒，结合舌脉，以阴证为主要表现，此为热为寒郁，青霉素类原属寒凉之品，故用后反而四肢厥冷，大有阳郁厥逆证之意，阳气欲升不能，故觉痞满、嗳气。以半夏泻心汤寒热并用，交通阴阳，参草枣补中以祛邪，其中参既可补益津气，又可扶正祛邪，加以行气之品仿四逆散透邪解郁，气机畅通，外热内寒得除则病愈。

（二）胃石症

李某，女，49岁，1993年12月13日初诊。缘5天前食山楂数十枚后出现脘腹胀痛，痞满攻撑，嗳腐吞酸，恶心欲吐，每因进食而加重，舌红、苔黄，脉弦有力。钡透示胃窦部有一约鸭蛋大负影，在胃腔内活动。

处方：半夏、苍术各12g，干姜、黄芩、黄连、人参、陈皮、茯苓、甘草、大枣、黑牵牛子（研，冲）、白牵牛子（研，冲）各10g。水煎服，隔日1剂。

服上方1剂，夜间大便四五次，水样，次日脘腹满疼痛较前减轻。10天后症状消失，钡透正常。

按：中医学无胃石症的病名，根据临床表现的特点，胃石症可以归属于“胃脘痛”“呕吐”“反胃”“食滞”等范畴。根据其病因病机，又可属于“癥瘕”“积聚”等范畴。《景岳全书》所言：“饮食之滞，留蓄于中，或结聚成块，或胀满疼痛，不化不行，有所阻隔者，乃为之积。”《灵枢·五变》曰：“人之善病肠中积聚者……如此则肠胃恶，恶则邪气留止，积聚乃伤；脾胃之间，寒温不次，邪气稍至，蓄积留止，大聚乃起。”《景岳全书·积聚》曰：“积聚之病，凡饮食、血气、风寒之属皆能致之。”本病常因服食山楂、柿子、黑枣引起，出现上腹部不适、腹胀、嗳气、反酸、恶心或呕吐等症状，《诸病源候论·癥瘕病诸候》记载：“暴症者，由脏腑虚弱，食生冷之物，脏即虚弱，不能消之，结聚成块……”故多为饮食停滞，脾胃运化失常所致。本病的发病机制在于素体脾胃虚弱，饮食过度，导致中焦脾胃运化失职，气机郁滞，食滞内停，积于胃脘，日久渐成积块，病位在脾胃，病性为虚实夹杂。治疗上，应采用消积健脾为大法，标本兼治。

患者素体脾虚，运化失司，过量进食山楂致使脾胃受损加重，食积内停，邪于胃脘，阻塞气机，枢机不利，胃失和降，食不得消，而成积聚，遂成胃石，出现脘腹胀痛、嗳腐吞酸等症状。本病病位在胃，病性属本虚标实。《素问·至真要大论》谓：“坚者削之，留者攻之，结者散之，客者除之……”故可以攻邪为治法，然《医宗必读·积聚》所说：“积之成也，正气不足，而后邪之踞之。”故此病有正气不足之基础，一味攻邪恐有不妥，故可健痞行气，消癥散结，方以半夏泻心汤加减，取其攻补兼施，调畅气机之意。以半夏、干姜、苍术辛温散结消痞满；黄芩、黄连苦寒以清邪客胃脘之积热；牵牛子攻遂水饮，荡涤肠胃，人参、茯苓、甘草、大枣健脾和胃，如此寒热并用，攻补兼施，则积消结散而病除。

张万义

个人简介

张万义，男，1962年出生，主任医师、医学博士、博士后，东营市中医院中医首席专家，1993年获山东中医药大学内科呼吸专业硕士学位；1996年获山东中医药大学内科心血管专业博士学位。2004年张万义自中国人民解放军总医院军医进修学院临床医学博士后流动站出站博士后，先后师从著名呼吸病专家张洁承教授和著名心血管病专家周次清教授、李小鹰教授，是全国第六批老中医药专家学术经验继承指导老师、第四批全国优秀中医临床人才、国家中医药管理局尿频病中医诊疗指南制定专家、潍坊医学院内科学硕士研究生导师、山东省中医心血管病重点专科学科负责人、山东省中医药学会综合医院中医工作委员会副主任委员、心脏病专业委员会副主任委员、老年病专业委员会副主任委员、膏方专业委员会副主任委员、山东省医师协会高血压专业委员会副主任委员、山东省中医传染病和流行病诊疗专家组成员、山东省名中医药专家、山东省中医药科技评审专家、黄河三角洲学者、东营市中医协会会长等。张万义曾获东营市“十佳医师”“山东省优秀医师”等荣誉称号，主持完成科研课题15项，获省市级科技奖励10余项，主编或参编著作6部，在专业期刊发表论文30余篇，专利3项，软件著作权6项。

学术见解

一、“宗气”理论在老年心肺病中的应用

“升补宗气”法是周次清老师治疗老年人心血管疾病的常用治法。张万义教授在周老指导下首次提出了“宗气下陷”的病机和“升补宗气”的治则，上述研究成果分别发表在《中国中西医结合杂志》《山东中医杂志》等多家专业杂志上。张万义教授认为，老年人慢性心血管疾病的病理过程是“宗气虚—宗气下陷”，故在治疗上应该以“升补宗气”为主要治疗原则。

宗气是积于胸中之气，又名大气。《灵枢·邪客》指出："宗气积于胸中，出于喉咙，以贯心脉，而行呼吸焉。"说明宗气的主要生理功能，一是贯心脉行气血，一是走息道而行呼吸。清代张锡纯认为，宗气"不但为全身诸气之纲领，并可为全身血脉之纲领"。喻嘉言《医门法律》云："五脏六腑，大经小络，昼夜循环不息，必赖胸中大气，斡旋其间。"又由于宗气对呼吸和血行均有推动作用，因而人体的多种生理功能均与宗气盛衰有关，凡呼吸、语言、声音、肢体运动、官骸动作、筋骨强弱及心神脑思等，都赖于宗气的充盛。正如张锡纯所说："……此气，且能撑持全身，振作精神，以及心思脑力、官骸动作，莫不赖乎此气。"

宗气虚，主要表现为心肺功能的下降：气虚鼓动无力则心率缓慢或结、代；气血斡旋无力则劳动耐力减低，劳则气短、心悸、乏力；气虚帅血无力，血脉无以灌注营养头目耳窍肢体诸脏，则肢体懈惰、好卧、耳目失聪、健忘等。张锡纯云："……此气一虚，呼吸即觉不利，而且肢体酸懒，精神昏聩，脑力心思，为之顿减。"

中医学认为，人体的衰老主要表现为正气虚衰、阴阳失调、脏腑功能衰竭等。随着年龄的增长，机体的脏腑之气逐渐虚损。如前所述，宗气源于元气而培补于后天脾肺之气。随着衰老，脏腑之气衰减则宗气虚。主要表现为心肺功能的下降：气虚鼓动无力则心率缓慢或结、代；气血斡旋无力则劳动耐力减低，劳则气短、心悸、乏力；气虚帅血无力，血脉无以灌注营养头目耳窍肢体诸脏，则肢体懈惰、好卧、耳目失聪、健忘等。随着年龄的增大，所谓"正常"的老年人已经出现了"宗气虚"的病机变化。

宗气下陷是宗气虚的进一步发展。宗气下陷的主要表现，张锡纯描述为呼吸困难，气短不足以息，甚或喘息感；胸闷憋气，心悸怔忡，或出现心律失常等。宗气一陷，则诸气失之统摄，不能司呼吸，肺气不升故喘息、呼吸困难；宗气贯心脉而行气血，宗气既陷，清阳不升，胸阳不能温通血脉则胸中窒息感甚或胸痛；宗气下陷，无力鼓动则心悸，脉细弱而迟或小数，或促而结、代；宗气无以灌注营养头目耳窍肢体诸脏，则出现疲劳乏力及精神神经症状。

综上所述，老年人由于心血管"老化"、心脏功能下降，因而产生了宗气虚的病理变化，表现为所谓"健康"老年人的心肺功能老化状态。而宗气下陷是宗气虚的进一步发展，老年心血管疾病是在心脏血管"老化"的基础上发生的，表现为呼吸困难，气短不足以息，甚或喘息，心悸怔忡，或心律失常等。老年心血管疾病与宗气下陷在发病基础、临床表现等方面都有高度的一致性。所以，张万义认为宗气下陷是老年心血管疾病的重要病机。

因此我们认为升补宗气是心血管疾病的重要治法，具体应用需掌握以下三点。

1. 突出补益为重点　老年心血管疾病以宗气虚为病理基础，主要表现为气短、呼吸困难、不耐重力、活动后加重、心悸等。这就为补益宗气提供了可靠的依据。

2. 抓住升提是关键　宗气下陷包含了“虚”和“陷”两个层次的病理变化。所以补益和升提是治疗的关键，忽视哪一点都达不到满意的治疗效果。只有在“补”的基础上酌配以“升”，才能使宗气充足，统领全身气血，才能“走息道而行呼吸，贯心肺而行气血”。

3. 兼顾和血方完善　老年心血管疾病的形成，宗气下陷是“因”，血脉瘀滞是“果”。慢性心力衰竭、心绞痛、心力衰竭患者在临床上常兼有血瘀的表现。治疗应以升补宗气为主，活血化瘀不宜过度，过之则更伤宗气，故应以“和血”为法。

方剂选用《医学衷中参西录》的升陷汤加减。方剂组成：炙黄芪、知母、柴胡、桔梗、升麻、当归、川芎等。

二、“饮证”理论在慢性复杂疾病中的应用

饮证是体内津液布化失常，津液运行障碍，水液蓄积停留于人体某一部位的病证。在临床中计有痰饮、溢饮、悬饮、支饮、留饮、微饮、伏饮、酒饮等类型，其致病涉及肺系、心系、肝系、肾系及脾系等各个脏腑系统，引起心悸、眩晕、痞闷、咳喘、呕吐、泄泻、水肿、小便不利、反酸嘈杂、疼痛等多种症状，在慢性支气管炎、哮喘、慢性阻塞性肺疾病、胸腔积液、心血管疾病、肿瘤、胃肠道疾病、肾脏疾病等都需要考虑饮证。

当今社会生活方式的改变决定了饮证的发生在疾病中占有重要的位置，比如夏季的空调、冷饮，人们日常生活中水果、啤酒、冷饮的大量食用，导致脾胃虚寒，水湿不化，停留成饮。但是，临床中，对饮证致病的认识是严重不足的。

当外感六淫、饮食劳倦等损伤人体阳气时，阳气的温煦、推动、气化作用减弱，水液就会发生运行障碍，蓄积停留于人体某一部位而形成饮证。饮是人体病理变化的产物，它既成于“五脏之伤”，又反馈作用于机体，引起一系列的临床证候。水饮之邪变动不居，随气机升降，流溢各处，波及脏腑，无处不在。

饮证致病具有旁溢上逆，流注腔隙、阴凝之邪，易阻气机、饮性寒湿，易损阳气、逐渐蓄积，待时发作、静而伏藏，动则为害、变动不居，为病多端等病理特点。

饮证的治法有温肺化饮、温中化饮、温肾化饮、和胃降饮、理气化饮、宣阳蠲饮、分消水饮、攻逐水饮等，可以根据辨证灵活选用。

特色技术

一、四诊合参，尤重望诊

“望而知之谓之神”。张万义教授认为，望诊是最重要的中医诊察手段之一。张教授系统学习了《灵枢·阴阳二十五人》《望诊遵经》《望色启微》和《形色外诊简摩》等古代望诊经典，结合西医学疾病典型体征，并对现代望诊书籍如《李阳波中医望诊讲记》《师传望诊歌诀》《中医望诊图谱》《中国望诊》《生命密码解读》等也多有涉猎，熟练掌握了望诊技能。他曾靠望诊诊断出多家医院误诊的获得性免疫综合征、肝恶性肿瘤、垂体瘤、先天性心脏病、多囊卵巢综合征等，大大提高了临床诊疗水平，并开发了“基于机器学习的智能中医诊疗系统”，获得省市级科技奖励6项。

二、学习脉诊，小有心得

老年高血压的脉象往往粗大有力，有人认为是弦脉，有人认为是大脉。张万义教授通过对老年高血压生理病理的研究，结合脉学理论学习，认为这种脉为“革脉”，这进一步丰富了心系疾病的脉学内容。咳嗽的脉象，尤重通过脉象判断咳嗽预后：《灵枢·玉版》云：“咳且溲血脱形，其脉小劲……逆也；咳，脱形身热，脉小以疾……逆也。如是者，不过十五日而死矣……咳溲血，形肉脱，脉抟……逆也；咳呕腹胀，且飧泄，其脉绝……逆也。如是者，不及一时而死矣。”《何氏虚劳心传》云：“土败双弦……火炎则数……骨蒸发热，脉数为虚……热而涩小，必损其躯；脉结或代，亦死何疑……”“吐血若咳逆上气，脉数有热，不得卧着死”。喻嘉言：“久咳数岁，其脉弱者可治，实大数者死。”汪文琦：“外感之咳，脉数易治，邪退脉静；内伤之咳，脉数难治，愈虚则欲数。”这些对于咳嗽尤其是肺恶性肿瘤、肺间质纤维化等引起的咳嗽，预后判断有着重要的意义。

三、善用外治法

脚气方：藿香30g，黄精30g，蛇床子30g，苦参30g，花椒20g，生百部30g，白鲜皮30g。用白醋1000mL浸泡2天后，浴足约20分钟，连续5天，效果甚佳。

咳嗽：止痛膏贴敷天突、膻中、喉结两侧、大椎、肺俞穴，如果对止痛膏过敏，可用风油精代。

鼻炎：苍耳子15g，捣碎，鹅不食草10g，剪碎，用香油100g炸黑捞出，加冰片

5g融化，点鼻，每日1～2次。

顽固性皮炎：木鳖子15g，老槐树皮100g剪碎，香油100g炸枯捞出，加蜂蜡20g融化，放容器内置室外地上一夜去火气后外涂。

鲫鱼汤利水消肿：鲫鱼补土利水，补充蛋白质效果很好。一般用新鲜鲫鱼1条，加带皮生姜10片，稍加或者不加盐煮至汤白，每日饮用。近年来用本法治疗一些肝硬化、肝恶性肿瘤、糖尿病肾病、低蛋白血症引起的水肿有较好的效果。

下肢凉、抽筋，多见于骨质疏松、下肢闭塞性动脉硬化等疾病，病不大但是很痛苦。多用淫羊藿30g、伸筋草30g煮水服用，每日1次，效果很好。

便秘：对于老年或者女性血虚津亏的便秘，多用熟地黄60g，加水煮20分钟至半碗，睡前顿服，多第二天即可以顺利排便。也可将南瓜切碎，加蜂蜜、猪油各一勺，置于碗中，蒸熟，睡前服用。还可以用二醇消毒患者肚脐后，将生姜剁碎塞满，加醋和白酒各一滴，止痛膏外敷。

临床经验

一、治疗老年心肺疾病，倡“升补宗气”法

慢性心力衰竭是一种威胁生命的终末阶段心血管疾病，影响了3%～5%的65岁以上的人群。在周次清教授指导下，张万义根据该病的病变特点，经过临床实践，结合中医学理论，以升补宗气法治疗老年慢性心力衰竭，取得了较好疗效。

慢性心力衰竭早期患者乏力、气短、心悸，动则加剧，中医辨证属上焦心肺之气虚即宗气虚。在宗气虚的基础上，还可出现瘀血、痰浊、阳虚等兼证。

随着心衰加重，心功能进一步减退。当患者达到美国纽约心脏病学会（NYHA）心功能分级Ⅳ级时，即使在休息状态仍有呼吸困难，或者出现夜间阵发性呼吸困难，甚至出现急性肺水肿，这时患者辨证就应该属于中医的“宗气下陷”。

慢性心力衰竭的病情发展与中医“宗气虚—宗气下陷”病机存在着高度的一致性。因此，张万义拟定了“升补宗气、养心和血”的治则，以张锡纯《医学衷中参西录》“治大气下陷方”“升陷汤”为基础，处方：炙黄芪30g，生知母12g，升麻10g，生柴胡10g，桔梗10g，当归6g，生川芎6g，在此基础上加减，取得了良好的效果。

老年人冠心病心绞痛发作时，往往不是表现为心前区的疼痛，而是以呼吸困难、心悸、心中空坠感、乏力等为表现，活动后加重，这其实是由“宗气虚”发展

成了“宗气下陷”，而这类患者因服用“活血化瘀”和“通阳宣痹”的中药，更加攻伐宗气，加剧了“宗气下陷”的形成。张万义以“升补宗气”为治则，以“升陷汤”为基础方加减，治疗数百例包括室性期前收缩、室性期前收缩和心房颤动等老年心律失常，取得满意疗效。

在“宗气”理论指导下，张万义团队以“升补宗气”为大法，随症加减治疗肺间质性疾病疗效肯定。

二、治疗老年高血压，立“补肾”大法

老年高血压以单纯收缩期高血压多见。病机方面，老年高血压“多虚、多瘀、多痰”，证候复杂而虚实夹杂，多因年高体弱，元气虚衰，精虚血少，脏腑功能减退，气血生化不足，以致阴阳失调。本质为虚，或肾阴虚衰，或肾阳不足，或肝肾阴虚，或阴阳两虚等。而脏腑功能障碍，又可致内邪自生，或生痰，或生湿，或瘀阻，以致痰湿内阻，痰瘀交阻等。治疗以滋养肝肾，填精养髓为主，具体又有“滋水涵木”“阴阳双补”“补肾活血”和“补肾化浊”等治法，并注意“畅气机、施通补、促排便”“利小便、析水湿、祛浊邪”“镇心养心、解郁安神”等。

三、治疗慢性咳嗽，详辨内外病因

对于慢性咳嗽、久咳，首先辨清内外因，外因“风寒暑湿燥火”均可引起咳嗽，内因要注意辨“鼻肝胃气血痰”，临床尤其重视“风咳”的辨证分型，擅长灵活使用“收敛”药物。咽痒咳嗽应用祛风止痒药物时需详辨。风寒型用荆芥、防风、徐长卿，也可选择地肤子；风热型用射干、牛蒡子、马勃、青果、胖大海、木蝴蝶、薄荷等；凉燥型用炒荆芥、枇杷叶（去毛，包煎）；症仍不减者，加重当归用量；咳声呛急者，加生甘草，因甘可缓之；肝风型：以钩藤、薄荷泡之代茶饮之；如果咳嗽日久，百药不效，可加全蝎、蜈蚣各 3g，研粉冲服。

收敛固涩药物可以截断病势，缩短病程，还可以保护正气，防止恶化。在肺恶性肿瘤晚期、肺间质纤维化等病剧咳、顽咳时使用甚是恰当，但要熟悉五味子、五倍子、乌梅、罂粟壳等收敛固涩药之药性差别。即使在咳嗽早期辨证准确也可使用，如张仲景小青龙汤等方中，止咳善用细辛干姜五味子相伍，一散一收，相得益彰。

四、“上热下寒”，选方不同

在疑难病中，寒热错杂证的“上热下寒”在临床上很常见，是指患者在同一时

期内，上部表现为热性、下部表现为寒性的证候。由于上热下寒证病机复杂多样，治疗时当详辨细审，针对不同病机选方用药，则上热下寒证自解。

临床比较常见的表现之一。“上热”：心烦易怒，易激惹，头目昏眩，甚则头胀痛；心慌心悸，入睡困难，眠浅易醒，多梦；身潮热伴汗出；两目干涩，咽干口燥，爪甲不荣，脱发等症状；“下寒证”表现为纳少便溏，食后腹胀；不敢食凉物，腰腹部发凉甚至膝凉如冰；周身乏力，下肢厥冷。这种表现常见于女性更年期，辨证为阴阳两虚之上为心肝阴虚，下为脾肾阳虚。处以二仙汤合栀子干姜汤，可加酸枣仁、炒白芍等酸以入肝，养血补肝，养心安神。正如《素问·脏气法时论》云：“用辛补之，用酸泻之。”《金匮要略》亦言：“见肝之病，补用酸，助用焦苦，益用甘味之药调之。”

临床比较常见的表现之二。“上热”：口臭、口疮、牙龈出血、口干口苦等；“下寒”：腹泻、不敢食凉，腹部腰部发凉等。此为“胃热肠寒”，予甘草泻心汤、栀子干姜汤等加减。

临床比较常见的表现之三。“上热”：痤疮、口疮、口臭等；“下寒”：痛经、腹泻，手足发凉。这些表现多见于青年女性，考虑下元不足、虚火上炎，可予“潜阳丹”加减。潜阳丹出自清代郑钦安《医理真传》，由砂仁、附子、龟甲、甘草四味药组成，为中医温潜法的代表方剂。方中砂仁辛温芳香，畅中纳气；附子味辛大热，补坎中真阳；龟甲咸平入肾，通阴涵阳；甘草补土伏火，兼调和诸药。

临床比较常见的表现之四。“上热”：眩晕、耳鸣、眼干眼热面红，口干失眠心烦等；“下寒”：下肢厥冷，尿频遗尿大便干或者稀，腰膝酸软等。这些表现多见于老年人。此为肾中真阴真阳不足，龙雷之火上燔，同时不能下煦肾阳。治以引火汤引火归原，阴阳并治，补阴不滋腻，使阳得所藏，补阳不伤阴，使阳有所潜。清代傅山先生创引火汤：熟地黄（三两）、巴戟天（一两）、茯苓（五钱）、麦冬（一两）、北五味（二钱）组成，具有大补肾水，引火归藏真元之效。

五、治疗疲劳综合征之乏力，以“疏肝养血”获效

慢性疲劳综合征的突出症状为疲劳乏力，中医辨证多从气血不足、心脾两虚、脾肾阳虚、脾虚湿困、肝肾亏虚等立论。临床发现，这种疲劳没有明显的诱发因素，在活动量不大时即出现，疲劳的程度也比较严重，适当休息或者早上起床后并不缓解，患者有时心理方面的异常表现要比躯体方面的症状出现得早，自觉也较为突出。多数表现为心情抑郁，焦虑不安或急躁、易怒，情绪不稳，脾气暴躁，思绪混乱，

反应迟钝，记忆力下降，注意力不集中，做事缺乏信心，犹豫不决等，也可出现食欲改变、腹胀，大便干或稀；还可出现尿频尿急、阳痿、遗精和早泄等。

临床发现患者心情可影响疲劳乏力的程度，也就是心情轻松时疲劳减轻，心情郁闷时乏力加重。再结合患者多有长期的焦虑、抑郁、压力大等病史，符合“郁怒伤肝，思虑伤脾”的中医病因病机。故在临床上，不单纯补益，而以疏肝解郁为主，伍以健脾养血为治则，采用“逍遥散”加减，多加合欢花、佛手等，疗效较好。严重乏力，再加仙鹤草、大枣。仙鹤草又称“脱力草”，有较好的提升体力的作用。

六、男性多汗，治从“虚”“热”

男性多汗，可以表现为“自汗”和“盗汗”，与女性多汗不一样，大部分体格比较壮实，吸烟饮酒居多，口味重嗜咸辣，膏粱厚味居多。大多畏热喜凉，吃饭时面部额头出汗，皮肤多油腻，大便多干或黏滞不畅。根据以上表现，男性的汗证脾胃湿热居多，同时伴有肾阴不足。故处方“滋肾阴，清胃热”，多能取得好的效果。临床多以“当归六黄汤”加减：根据湿热和肾虚严重程度，调整“黄芩、黄连、黄柏”和“生地黄、熟地黄、黄芪”的比例。胃热严重，汗多口臭口干者，可加石膏、竹叶等。不可贸然补气补阳。

七、肿瘤术后先“祛瘀止血”论

肿瘤术后患者选择中药进行调理时，很多人认为手术“伤元气”，故无论从饮食调理还是中药治疗都以“补益”为大法，使很多患者出现了脘痞纳呆、大便不畅、腹胀等脾胃壅滞不同的现象。需要考虑的是，手术首先是创伤，类似古文献中出现的金创，所以术后患者疼痛、出血等，首先应该予以化瘀止血，体质虚弱者可益气化瘀止血。中成药“云南白药”就是非常好的选择。服用5～7天后，患者疼痛消失、出血停止后，方可逐渐补益。

八、口干

口干、口渴、口燥等程度不同，机制则一。临床除各种热证和阴虚津亏所致外，尤其要注意津液失布、脾虚失运、肾失蒸化和津亏血瘀等几种类型。其中，津液失布表现虽口干口渴，但观其舌胖大齿痕，甚至津布满口，治宜温阳化饮，以五苓散为主方；脾虚失运证除口干外，舌淡、便稀、纳差等，予参苓白术散或补中益气汤加减；肾失蒸化多见于老年人，口干频饮，饮水不多，喜热饮，伴小便频数，夜尿多，下肢发凉、腰膝酸软等，舌淡，苔白腻，脉沉细。治宜温阳化津，给予金匮肾气丸合瓜蒌瞿麦丸加减；津亏血瘀表现口干，但欲漱水不欲咽，眼干，有砂磨感，口唇紫暗，或下肢有瘀斑，舌暗红或有瘀点瘀斑，苔少，脉细或涩。治宜养阴活血，给予桃红四物汤合增液汤加减。另外，很多老年人的口干归于老年人“多虚多瘀”，遵循著名医家张景岳的“善补阴者，必于阳中求阴，使阴得阳升而泉源不竭”的观点，采用建中茯苓汤治疗本病。本方以小建中汤合桂枝茯苓丸加生地黄、玉竹、太子参、黄芪而成。

九、反酸嘈杂

《素问·至真要大论》云：“诸呕吐酸，暴注下迫皆属于热。”临床中属火的嘈杂反酸或者吞酸的确多见，也有胃阴不足灼热烧心者，对于泛吐清水、嘈心、畏寒喜暖、大便溏薄者又要按脾胃虚寒治以理中汤加减。需要注意的是，临床上因停饮所致的也不少见，叶天士曾云“饮停必吞酸，食滞当嗳腐”，并以紫金丹、瓜蒌薤白汤加味（加茯苓、桂枝、生姜汁）治疗痰饮凝聚的胃痛呕吐。李克绍先生推《金匮要略》生姜半夏汤治疗：半夏60g，生姜汁1杯，用水3杯，煮半夏，至水剩下2杯时，去半夏，入生姜汁，再煮至1杯半，离火使温，每6小时服1次，分4次服完。我们多用“五苓散”加生姜，或再加“反左金丸（制吴茱萸6份、黄连1份）”疗效亦佳。

验案验例

一、肺癌伴肝硬化腹水

黄某，男，65岁，已婚，退休工人，2006年10月21日初诊。因咳嗽、喘息半年，加重伴痰中带血，不能平卧1个月来诊。患者半年前开始无明显原因出现咳嗽，有时伴喘息、呼吸困难，曾用西药抗感染治疗（药名不详）效果不显。近1个月来上症逐渐加重，有时痰中带血，胸闷憋气，不能平卧及左侧卧位，卧则喘息咳嗽剧烈，只能右侧卧位。经CT、腹部B超等检查提示：肺癌并纵隔转移，右侧胸腔积液（大量），肝硬化，腹水（大量）。曾在本市中心医院行放、化疗，效果不佳。患者家属要求服用中药治疗。患者自发病以来，无发热、恶寒，出汗不多，面部及四肢水肿，以双下肢为重，大便偏稀，每日1～3次，小便正常；纳差，食后脘腹胀满不适，口干不欲饮。

症见咳嗽，痰不多，为白黏痰，有时痰中带血；胸闷憋气，不能平卧及左侧卧位，卧则喘息咳嗽剧烈，只能右侧卧位。察其精神萎靡，面色晦暗，口唇、指甲淡白，舌胖齿痕，苔白腻；腹部膨隆，双下肢凹陷性水肿，诊其脉沉细无力。检阅CT报告为右侧中心性肺癌并纵隔转移，右侧胸腔积液（大量）；腹部B超提示肝硬化腹水（大量）。

诊断：咳嗽、咳血、臌胀。此为脾肾阳虚、水逆犯肺所致，法当温补脾肾、化痰利水。

处方：理中汤、真武汤合四逆汤加减。附子（先煎1小时）60g，白芍15g，炙甘草30g，红参（另炖）15g，炒白术20g，茯苓30g，干姜60g，干姜炭60g，3剂，水煎服。

二诊（2006年10月24日）：服用前方后，患者诉咳嗽减轻，未再咳血，已能平卧，余证仍在，此乃水逆减轻，脾肾仍虚，法当击鼓再进，上方附子加至80g仍先煎，干姜加至80g，余药不变，再进3剂。

三诊（2006年10月27日）：病情继续减轻，咳喘俱减，偶有咳血，血色暗，能胜任一般体力劳动。每次将附子用量增加20g先煎，数诊后附子量达200g，干姜量达100g，余药量不变，患者自我感觉良好，咳喘俱轻，饮食可，体力恢复正常。2个月后CT检查示胸腔积液为少量，肺部肿块缩小。腹部B超示腹水少量。继服附子理中丸以巩固疗效。

按：臌胀属重症之一，治疗难度较大，故前人有“臌胀一症，最为难痊”之说。关于臌胀病机，历代医家见地不同，仁智各见，有持湿热论者，如李东垣与朱丹溪等；有主下焦阳虚，甚至说是肾中之火衰使然，如赵养葵、孙一奎两大家；有倡水衰、气结、血凝者，如喻嘉言认为“臌胀病根在脾”者居多数。因腹为肝、脾、肾三阴聚集之地，而脾又为三阴之长，唯脾气虚寒，水邪方能窃踞腹中。如《黄帝内经》曰：“三阴结谓之水”“足太阴之别，虚则臌胀”。《中国医学大辞典》也说：“此证是由于脾土衰弱，正气虚馁，不能运化所致。”本病治疗的关键是把握好标本缓急，气血虚实，从阴从阳，因人因证施治。对于辨证为“脾肾阳虚”的病例要掌握好双补脾肾，因脾为土脏，肾为水脏，一个有“先天之本”之称，一个有“后天之本”之谓，脾胃为受纳运化水谷精微，升清降浊，充养全身，同时也济养肾阴。肾为水火之脏，肾以元阳之火，资生脾土，使之腐熟水谷，成为“气”之生源。本病例患者咳喘俱重，痰中带血，卧则咳喘剧烈，伴大量腹水、下肢水肿等，西医诊断右侧中心性肺癌并纵隔转移，右侧胸腔积液（大量），肝硬化腹水（大量），当属中医难治之沉疴。辨证中抓住脾肾阳虚水泛、凌心犯肺的病机主线，果断用大剂姜附，视患者反应逐渐加量，最大每剂附子用至200g，干姜用至100g。终于取得较好的效果。

二、复发性口疮

姜某，女，62岁，已婚，退休工人，2007年3月12日初诊。因反复口疮疼痛6年，发作10天来诊。患者自6年前出现口疮，反复发作，曾用各种内服、外用中西药物治疗，效果不佳。检见所用中药大多是清心脾热之类寒凉药物。患者自述不敢服用任何补药包括食物补品，稍食上述物品或辣物则口疮发作，口干咽燥。患者无发热，出汗不多，头身不痛，大便尚可，小便正常，饮食一般，口干而不欲饮，喜热饮，睡眠差，有时头晕。

症见患者舌边尖有数个口疮，颜色略红，无脓点；不敢食辛辣及补品，伴口干咽燥，但口干而不欲饮，喜热饮，大便尚可，小便正常，饮食一般。患者形体略胖，舌略胖有齿痕，脉细。

诊断：口疮。此为脾肾阳虚、虚火上浮所致，法当温阳健脾、温肾潜阳。

处方：潜阳封髓丹加减。附子30g，干姜30g，甘草15g，龟甲（先煎）10g，黄柏15g，砂仁30g，蜂房6g，3剂，水煎服（冷服）。

二诊（2007年3月15日）：患者见方中有姜、附，面露畏惧，担心病情加重，但服用前方3剂后，患者诉口疮减轻，创面缩小，并未出现口干咽燥之“上火”现象。药既对症，便需续进，拟上方加附子40g，先煎1小时，余药剂量不变，续进3剂。

三诊（2007年3月18日）：病情减轻，口疮基本消失。药量不变续服。10余剂后患者口疮消失而停药。2个月后追访无复发。

按：口疮是指口腔黏膜上发生的表浅、如豆大之小溃疡点，又称口疮。反复发作者则称复发性口疮。口疮就常见类型而论，大都离不开一个“火（热）”字，包括实火、虚火。如胃火炽盛、心火上炎、脾经积热、肝郁化火、阴虚火旺等。在历代医学著作中亦都提到口疮与“火”（热）的关系。如《素问·气交变大论》曰：“岁金不及，炎火乃行……民病口疮。”《诸病源候论》曰：“脏腑热盛，热乘心脾，气冲于口与舌，故令口舌生疮也。"《寿世保元·口舌》曰："口疮，连年不愈者，此虚火也。"《丹溪心法》曰："口舌生疮，皆上焦热壅所致。"《石室秘录》曰："口舌生疮，乃心火郁热而然。"

关于复发性口疮之病因病理，《寿世保元·口舌》指出："口疮连年不愈者，此虚火也。"中医脏象学说认为脾属土，开窍于口。脾胃不足，虚火上炎，亦能导致口疮反复不愈，不独阴虚火旺一端也。近代著名中医学家蒲辅周常用封髓丹加味治疗复发性口疮。封髓丹主治相火偏旺，梦遗失精，及与鬼交。蒲老认为，此方功能补土伏火，移治土虚而浮火上炎之复发性口疮，确系卓见。考黄柏主泻相火而清湿热，又是治疗口疮要药，砂仁养胃醒脾，除咽喉及口齿浮热，生炙甘草同用能培脾泻火。"补土伏火"者，谓土虚则阴火上浮，土厚则火自敛也。

本病例患者反复口疮发作，不敢食补品辣物，看似心胃有火当清心脾之热。但患者长期用此类药物疗效不佳，口疮创面无明显红肿，口干但不喜冷饮，舌胖齿痕，脉沉细，综合以上脉证，而辨证为虚火上浮。根据明代龚廷贤《寿世保元·口舌》所述"口疮者……治当以清胃泻火法主之，此正治之法也，如服凉药不已者，乃上焦虚热、中焦虚寒、下焦虚火。"张万义教授采用温补肾阳、潜降虚火的治疗方法，给予潜阳封髓丹治疗。方中砂仁辛温，温中又可纳气归肾；附子、肉桂温补肾阳；黄柏味苦入心，能清心火而潜阳；龟甲有通阴助阳之功；佐甘草补中。全方共起温补肾之功。

此类口疮患者虽见口舌疮疡或溃烂、局部灼热、疼痛等"火"象，但口疮反复发作，久病多虚，且反复发作者精神疲惫，口干多以夜间为著，大便或稀，或干结，或体畏寒脚冷，脉细，舌质红或淡红。这些虚象为肾阳之虚。肾阳虚衰，温煦和生化功能不足，而见上述诸症，其中口干，夜间为著是其特点，乃因肾阳不足，气不化津，津不上承所致，入夜阳气尤衰，故口干尤甚。肾阳不振，阴寒内盛，虚阳浮越，而为虚火，上犯口舌则成口疮。故以温补肾阳之附子、补骨脂、覆盆子，致以重镇潜降之磁石或以交泰丸引火归原，地黄意在阴中求阳、调和阴阳，终使肾阳振奋、虚阳反宅。

临证应注意以下特点：①口疮反复发作，迁延不愈，尤以反复清火、养阴清火等不愈者为适应证；②口干夜间为著，渴不喜饮，此与阴虚火旺之渴喜冷饮、烦渴盗汗、脉细带数等症显然有别；③舌质红可以是虚火上浮的表现之一，舌质可随口疮的好转而正常。

三、甲状腺功能减退伴不孕

丹妮（音），俄罗斯人，女，28岁，公司职员，2009年5月23日初诊。患者主因乏力、头晕1年而来诊。因交流不便，由人代译，病史叙述困难，大致1年前出现乏力、头晕，在俄罗斯检查发现为甲状腺功能减退，予服用左甲状腺素片替代治疗至今，仍感乏力、头晕。患者精神紧张、焦虑，每日多次用电子血压计测量血压、心率并记录之，血压70～99/49～62mmHg，心率50～60次/分。患者担心不能妊娠而来中国服中药治疗。刻下：症见头晕、乏力，上腹部不适，精神抑郁，身体略显瘦弱，纳食略差，大小便叙述不详。舌胖苔薄白而干，脉弦细而缓（脉搏51次/分）。

诊断：因思之患者头晕、乏力、血压低、心率慢时间已久，目前患者以忧虑为主，故嘱其婆婆多与其沟通，解其忧郁，同时应先疏肝健脾，改善患者精神及饮食，提高心率、血压，才能树立其进一步治疗的信心。

处方：拟逍遥散加减。柴胡12g，茯苓15g，生白术15g，当归12g，白芍12g，甘草10g，薄荷（后下）6g，合欢花20g，甘松10g，炒谷芽20g，炒麦芽20g，麻黄10g，桂枝10g。7剂，每日1剂，水煎早晚分服，禁食辛辣、鱼虾、浓茶等。

复诊（2009年6月1日）：服上方7剂患者面带喜色，其婆婆述服药后患者饮食增加，愿意出去活动，自测血压（每日测3次）、心率较前好转，舌胖色淡苔薄而干，脉弦细。药既有效，继续上方服用7剂。

三诊（2009年6月8日）：患者症状继续改善，对治疗有信心，血压在82～110/58～72mmHg，心率55～70次/分，察患者身体略瘦弱，仍有头晕、乏力，舌胖色淡苔薄而干，脉弦细，脉率偏缓。辨证系脾胃气虚，清阳不足，故拟升阳益胃汤加减。

处方：党参15g，黄芪30g，炒白术15g，茯苓15g，防风6g，炙甘草6g，陈皮9g，白芍10g，羌活6g，独活6g，柴胡10g，黄连3g，生姜6g。7剂，每日1剂，水煎早晚分服，禁食辛辣、鱼虾、浓茶等。

如此方加减，中间除因饮食不当引起胃痛予理气、祛寒、止痛方外，一直以上方加减服用月余，患者体力、精神好转，心率、血压基本正常。后随访，3个月后妊娠满月生下一男孩。

按：该患者甲状腺功能减退主要表现为头晕、乏力、纳差等脾气不足的症状，但患者忧郁心境不解决则对治疗效果不利，故开始治疗先予心理疏导，并以逍遥散为主疏肝解郁、健脾。首先要解决患者血压低、心率慢，取桂枝温经通脉，麻黄鼓动心气，振奋心阳，温经散寒通阳以宣痹，选用麻黄为辨证与辨病结合，曾有报道生麻黄过量使用导致心动过速的案例，主要原因是麻黄的主要有效成分为麻黄碱和伪麻黄碱，具有拟肾上腺素样作用，表现为正性肌力、正性频率及升高血压的作用，使心肌收缩力增强，心率加快，心输出量和心肌耗氧量增加，另现代药理研究麻黄有升血压、利尿之效。所以患者服用后心率、血压均有改善，增强了患者治好疾病的信心。后根据患者乏力、纳差、舌胖色淡苔薄而干，脉弦细，脉率偏缓等辨证系脾胃气虚，清阳不足，故拟健脾益气、升阳化湿为法，以升阳益胃汤加减取得了较好的疗效。

四、冠心病（胸痹）

门某，男，68岁，已婚，退休工人，2007年3月23日初诊。因反复胸闷憋气5年来诊。患者自5年前开始无明显原因出现胸闷，反复发作，心电图提示“心肌缺血”。曾用各种抗心肌缺血中西药物治疗，效果不佳。2004年于某医院行冠状动脉造影并安装冠脉支架2个，病情无缓解。后分别于2005年、2007年多次行冠状动脉造影并安装冠脉支架，前后共安装支架7个，并长期服用阿司匹林、氯吡格雷等抗心肌缺血药物，胸闷无缓解。后服用活血化瘀中药月余无效而来诊。患者无发热，出汗不多，头身不痛，大便偏稀，小便正常，饮食一般，睡眠差，有时头晕。

症见胸闷憋气，时轻时重，平静时亦感胸闷，活动后加重，不咳，痰黏，有时伴心悸。患者畏寒，述受凉时胸闷憋气加重，出汗不多，头身不痛，大便偏稀，小便正常，饮食一般。患者形体肥胖，舌略胖有齿痕，舌下络脉青紫迂曲，脉沉细。

诊断：胸痹。此为心脾阳虚、痰浊瘀血痹阻所致，证属本虚标实，法当温补心脾、宣阳通痹、活血化瘀。

处方：理中汤合枳实薤白桂枝汤加减。党参15g，干姜15g，炙甘草15g，生白术15g，瓜蒌15g，薤白15g，桂枝15g，厚朴12g，枳实12g，杏仁12g，桃仁15g，川芎12g，生姜10片。5剂，水煎服。

二诊（2007年3月28日）：患者服用前方3剂后，诉胸闷憋气明显减轻，活动能力增加。药既对症，便需续进，拟上方续进5剂。

三诊（2007年4月3日）：病情续减轻，胸闷憋气基本消失。药量不变续服。20余剂后患者胸闷憋气消失而停药。3个月后追访无复发。

按：本病例患者中医诊断为胸痹，胸闷憋气反复发作，曾放置冠脉支架7个无缓解，造成患者很大的痛苦。曾用活血化瘀中药治疗无效，原因是未抓住胸痹的病机本质，落于冠心病为血脉痹阻的俗套。中医学认为，本病多属本虚标实，本虚是正气虚、胸阳不足，标实多为痰浊瘀血、脉络痹阻。该患者为老年人，宗气本虚，加之反复介入治疗，活血化瘀等再伤正气，致胸阳更虚，患者畏冷、短气、活动后加重、舌胖齿痕、脉沉细即为胸阳不足之反映。患者长期饮食肥美，体形丰腴，致痰浊内生，以致痹阻血脉而产生胸痹之病。其治疗当标本兼顾，温补胸阳，宣阳通痹，兼顾活血。方选理中汤温补脾阳，脾阳得温则胸阳振；以瓜蒌薤白桂枝汤宣阳通痹，加小量桃仁、川芎兼顾活血；上方以补为主，补泻兼施，而奏功效。《金匮要略·胸痹心痛短气病脉证并治第九》云："胸痹，心中痞，留气结在胸，胸满……枳实薤白桂枝汤主之；人参汤亦主之。"本案用药正合此意。

五、溃疡性结肠炎

商某，男，62岁，2008年12月10日初诊。因腹泻反复10余年，加重1年余前来就诊。患者腹泻反复发作已10余年，曾多次行结肠镜检查，初步诊断为溃疡性结肠炎（腹泻），溃疡以直肠及乙状结肠为重。遍服消炎、止泻西药如盐酸小檗碱、吡哌酸、硫氮磺胺吡啶、美沙拉嗪肠溶片，经常用中西药物灌肠；服用的中药包括健脾补肾、甘缓、渗湿等剂，病情不见明显好转来诊。刻下：大便日10余次，黏腻不爽，有里急后重感，大便伴黏液较多，偶伴便血，量少，色暗红，腹痛较轻，以左下腹多见，便后腹痛减轻，舌红胖，苔厚腻微黄，脉弦滑。

诊断：湿热型腹泻，治疗以清热利湿导滞。

处方：仿白头翁汤。白头翁30g，黄芩12g，黄连12g，秦皮20g，苍术12g，木香10g，神曲15g，槟榔15g。7剂，每日1剂，水煎早晚分服，禁食辛辣、鱼虾、浓茶等。

二诊、三诊：仍采用上方加减共服20余服，患者述腹部略舒适，大便仍不畅，带黏液减少，舌红，苔腻微黄，脉弦滑。患者肠道积滞甚重，拟方如下。

（1）《古今医鉴》将军饮：大黄30g，黄酒2碗（约600mL），先浸半日，煎至400mL，去大黄，将酒分2次服下。

（2）鸦胆子30粒，去皮，每日1次吞下。共5天，禁食辛辣、鱼虾、浓茶等。

四诊（2009年1月5日）：经以上治疗，患者述大便次数减少为每日1～2次，感大便畅通，带黏液少量，腹痛明显减轻，舌色变淡，舌苔黄腻渐退，脉见缓意。药即有效，继宗前法，方用遇仙丹，每周2次服用将军饮，鸦胆子每次10粒，每周2次。

五诊（2009年1月19日）：患者已每日大便1次，无黏液及腹痛，饮食可，唯略感腹胀，嘱患者清淡饮食，服用香砂养胃丸调养。半年后结肠镜检查为乙状结肠及直肠慢性炎症改变，未见溃疡。

按：泄泻一病，其病位在肠腑，大肠为“传导之官”，小肠为“受盛之官”，前者司“变化”，后者主“化物”，一旦肠腑发生病变，必然“变化”无权，“化物”少能，于是曲肠之分形成积滞，久之中州渐亏，难以运化，积滞愈甚。积滞与肠胃不健，相互影响，循环往复，互为因果。因脾胃不能运化，水液并于大肠，故令作泻。积滞内停型泄泻多因饮食失调，过食、暴食、患食不易消化之物，滞碍脾胃，食积于中，而下滞于肠。多见泻物酸臭，多夹完谷，泻后觉舒，或泻利不畅，嗳腐吞酸，恶心呕吐，苔腐腻垢浊，脉滑或迟而有力。朱丹溪曰：“下利，脉反滑，当有所去，下之安。”积滞内停多为实证，积滞阻滞胃肠阳明，阳明为多气多血之腑，易化热故脉滑。而积滞内停脉滑，说明胃气强，有能力将宿食排出。但临床也有少部分患者腹中有宿食可表现脉迟，病机主要为实热结于里，腑气不通，气机不能向外，阻滞营血运行，脉道郁滞不利之故。其脉虽迟必按之有力，故在积滞内停型泄泻的辨治中，脉的表现尤为重要，是主要的鉴别点。积滞内停型泄泻治疗应着重在祛邪通利，积滞是起病之因，临证时须遵循“必伏其所主，而先其所因”的治则，其治疗原则就是通因通用法、积滞去除后，肠腑功能自然恢复。正如张子和所谓：“陈莝去而肠胃洁。”药物首选大黄，本品拥将军之称，《景岳全书》药物四维中列为二良将之一，具悍利之性，有推陈致新之能，虽属苦寒之性，而无阴凝之弊。《古今医鉴》将军饮即一味大黄酒煮，治腹泻如痢疾，经久不愈，脓血黏稠，里急后重，日夜无度，并治休息痢，愈而复发，止而复作。而鸦胆子苦寒，“善清扬化湿，最能清血分之热与肠中之热”（《医学衷中参西录》），可清除肠腑胶结之湿热。二者合用，共奏奇功。

李　晓

个人简介

李晓，男，1971年出生，主任医师，博士研究生导师，山东中医药大学附属医院中医心病科四科主任。山东省有突出贡献的中青年专家（2015年）、山东省名中医药专家（2020年）、全国优秀中医临床人才（2016年）、山东高层次优秀中医临床人才（2015年）、全国名老中医药专家丁书文学术经验继承人（2007年获出师证书）、全国名老中医药专家丁书文传承工作室负责人（2010年）、第九届山东省优秀科技工作者并记二等功奖励（2017年）、齐鲁卫生与健康领军人才（2018年）、第八届山东省自然科学学术创新奖获得者（2018年）。

李晓教授兼任山东中医药学会心脏病专业委员会主任委员，山东中西医结合学会心血管病专业委员会副主任委员，山东中医药学会五运六气专业委员会副主任委员，山东省医师协会心力衰竭专业委员会副主任委员，山东医师协会中医医师分会高血压专业委员会副主任委员，中华中医药学会心血管病分会委员，中华中医药学会络病分会委员，中国中西医结合学会活血化瘀专业委员会常务委员，中国医师协会中西医结合医师分会第　届心脏康复专家委员会常务委员等。

李晓教授先后承担国家自然科学基金课题4项、“十一五”国家科技支撑计划课题1项、山东省中青年优秀科学家科研奖励基金1项、山东省科技发展计划1项，山东省重点研发计划1项，以第1位获山东省科技进步奖二等奖和三等奖各1项，以第2位获山东省自然科学奖三等奖1项，山东中医药科学技术奖4项。

学术见解

一、传承创新丁书文教授心系疾病热毒论

全国名中医丁书文教授提出气虚是冠心病发生发展变化的根本，热毒伤络是冠心病病情复杂、凶险易变、顽固难愈的关键原因和发病特征，益气解毒是治疗冠心病的大法。李晓系统总结“益气活血解毒法治疗心系疾病”的学术思想，并将其运

用到难治性心绞痛（经皮冠状动脉介入术术后心绞痛、冠脉弥漫性病变、糖尿病性冠心病），取得较好的临床疗效，为这一临床难点提供了中医药治疗方药。

二、认为调和营卫是治疗心系疾病的大法

近十年来，李晓采用调和营卫法，探索调和营卫的代表方桂枝汤及加减方在治疗心血管疾病中的作用及机制。

临床研究采用小样本随机对照研究观察具有调和营卫作用的方药对糖尿病心脏自主神经病变、慢性心衰、不稳定心绞痛的治疗作用。李晓在多年临床研究中发现，冠心病心绞痛患者有郁热伤络、营卫不和的表现，在运用清热通络、滋阴和营中药后，取得良好效果。以桂枝汤为基础，经反复验证确定组方、加工制作成心和颗粒剂。临床随机对照研究表明，心和颗粒剂对不稳定型心绞痛有较好的疗效，其机制与降低血中黏附因子 Ps、细胞因子 TNF、IL-1 等炎症因子水平，保护血管内皮损伤，进而防止动脉痉挛、血栓形成、不稳定斑块破裂等有关。以上证明清热解毒通络，调和营卫是冠心病的重要治法。基于此，综桂枝汤及黄连解毒汤方义自拟调心饮，临床研究表明，其对防治冠心病免疫炎症损伤，改善糖尿病自主神经损伤有较好的疗效。同时，采用益气解毒活血中药，如黄芪、麦冬、五味子、当归、黄连、黄芩等治疗顽固性心绞痛、经皮冠状动脉介入术术后心绞痛、冠脉弥漫性病变、糖尿病性冠心病、慢性心力衰竭等，可有效缓解心绞痛程度和发作次数。心衰患者心脏自主神经功能紊乱，心率变异性下降，心脏交感－迷走神经平衡被破坏。既往研究显示，桂枝汤对糖尿病大鼠心脏自主神经损伤和失衡具有治疗作用，参芪营心饮是在桂枝汤基础上化裁而成的，具有益气养心、调和营卫之功。临床研究证实，参芪营心饮能改善心衰患者心功能，提高心率变异性。多年探索及研究表明，调和营卫法应用于心血管疾病的治疗，不仅拥有完整的理论依据，而且在临床及基础研究中都能得到充分的证实。

三、治疗心系疾病需要重视气机升降出入

心主血脉，治疗心系疾病不仅需要活血化瘀，还需要重视和调节机体的气机升降变化。为此，李晓在深入学习《脾胃论》脏气法时升降浮沉补泻之图的思想基础上，结合五运六气思想，依据机体与四时天地的气机升降特点，精于择时用药选方，以治疗心血管疾病。春夏月发病或者春夏用方，以升举阳气、枢达少阳为要，多合补中益气汤、麻黄附子细辛汤、小柴胡汤或一贯煎加减治疗；长夏发病或者长夏用方，注重少阳太阴为病，常用柴桂干姜汤、理中汤。湿热者往往合李东垣清暑益气

汤加减治疗，寒湿者可配合使用藿香正气散；秋月发病的患者，多从阖降气机，滋养阴液入手，方选沙参麦冬汤或竹叶石膏汤加减；冬季发病或加重的患者，多为少阴虚寒体质，常合四逆汤、真武汤、麻辛附子汤等加减治疗。

特色技术

一、从郁热伤络，营阴亏虚论治不稳定性心绞痛

《医碥》云："劳扰之人多火。"现代生活节奏加快，社会压力增加，患者多劳扰压抑、思虑繁多，易肝郁化火，耗伤心络；饮食肥甘、辛辣易聚湿生痰，郁而化热；或少动多静，气血郁结，化而生热；或年过四十，阴气自半，水不济火也可化热伤阴，耗阴伤络。营阴耗伤，心失所养，不荣则痛；心络损伤，不能渗灌血气，致瘀血、痰浊等有形实邪痹阻，不通则痛。针对不稳定性心绞痛郁热伤络、营阴亏虚的病机，以桂枝汤为基础，遵"火郁发之"经旨，自拟心和颗粒，方中连翘、桂枝透热外出，通畅血脉，连翘又配玄参清热散结，玄参、白芍清热养阴，桂枝、甘草辛甘化阳，畅通心阳，芍药、甘草酸甘化阴，滋其营阴，共奏清热通络、滋阴和营之功。

二、独辟蹊径治疗糖尿病性冠心病

糖尿病性冠心病多由消渴久治不愈，进一步发展演变而来。李晓教授认为其主要发病机制为阴虚燥热，热极成毒，热毒内盛，郁热煎熬营阴，心络损伤，营阴亏虚，气阴耗伤，营卫不和。临床上在经典名方桂枝汤、黄连解毒汤的基础上创制调心饮，其中桂枝、白芍、炙甘草仿桂枝汤之意，调和营卫，温通心阳，鼓舞血行；黄连、黄芩、栀子泻火解毒，三药合用除热毒之弊。黄芪为补气之要药，治疗热毒炽盛造成的气阴耗伤。共奏调和营卫，益气解毒之功。

三、治疗冠心病多从太阳、太阴两端立论

基于《灵枢·根结》"三阴三阳开阖枢"理论，结合《难经》"损其心者，调其营卫"理论治疗冠心病。李晓教授认为，冠心病等诸多心系疾病与太阳、太阴失开有关。太阳在三阳中主开，可生发布散阳气，太阴在三阴中主开，主生发布散水谷津液，二者共同维护营卫调和运行。如果太阳、太阴失开，则营卫化源不足，布散失常。《素问·刺禁论》曰："心部于表。"其在液为汗，心气呈现向外运动的趋

势。冠心病患者多因太阴、太阳失开，心气郁结，营卫虚滞，日久则致瘀血、痰浊内生，胶着脉道，痹阻心脉，发为本病。表现为胸闷、胸痛等心气内郁、心体失养，或者出现汗液排泄的异常。《灵枢·根结》云："太阴为开……开折则仓廪无所输，膈洞……故开折者气不足而生病也。"《读素问钞》指出："太阳居表，在于人身，如门之关，使荣卫流行于外者周。"故在治疗时，多从太阴、太阳立论，内开太阴以助营卫化源，滋养心体；外开太阳以助心气外达，通达营卫，顺其"君火以明"的气化特性。临证常选用麻黄汤、桂枝汤或小青龙汤配合理中汤或补中益气汤化裁。

四、从"六经欲解时"理论治疗心系疾病

"六经欲解时"首见于《伤寒论》，是中医天人相应思想在治疗疾病中的具体运用。该理论提示我们诊治疾病不但要注重"人"与"病"，还要注重自然因素、时间空间对疾病的影响。"六经欲解时"是六气当旺之时，亦是人体易借助外界阳气与自身阳气祛邪外出之时，其症状欲解得益于该经气旺盛。反之，病症在"欲解时"明显，则知该经经气已虚，邪气已入，病情加重。临床中发现某些患者胸痛、胸闷发作或者其他症状有明显的时间规律，例如患者胸痛常在夜间1时发作，若患者还有其他厥阴病表现或符合寒热错杂的病机特点，此时可以按厥阴病治疗。其他如发热、头晕、心慌、烦躁等症状，也常伴有时间规律。此外，结合动态心电图、动态血压监测等手段，可以准确记录患者一天中血压或期前收缩等指标异常或发作的时间规律，以此结合患者整体情况辨证施治。可以单独使用六经方剂或者在整体辨证基础上合六经方剂。心系疾病在常规辨治的基础上灵活运用六经欲解时理论其意义有三：一是通过病情发展的时间阶段提示疾病六经归属；二是基于"欲解时"治疗，可以拓宽治疗思路，提高治疗效果；三是可预估病情的转归及预后。

临床经验

一、运用桂枝汤加减治疗糖尿病、冠心病、心力衰竭中存在的心脏自主神经病变症状

"损其心者，调其营卫"出自《难经·十四难》，原文为："损其肺者，益其气；损其心者，调其营卫；损其脾者，调其饮食，适其寒温；损其肝者，缓其中；损其

肾者，益其精。”该内容是对五脏之损治则的高度概括，对于心系疾病，提出以调理营卫为要。“损其心者，调其营卫”即强调心系疾病的治疗当以调动机体自身调节机制，恢复稳态平衡。其所体现的动态平衡调节原则与近年来西方医学强调的维持免疫炎症和自主神经稳态的理念相吻合。具体来讲，营卫关系影响经脉气血津液运行，决定着心系疾病的发生及转归。然而，自张仲景《伤寒论》之后，世医皆将营卫概念局限于表证疾病的病理阐述，将调和营卫仅作为表证治则。多年来，李晓深入研究营卫理论，认为营卫是人身阴阳的具体体现，贯血脉，充血气，循行全身，故作为循环系统疾病，心系疾病与营卫关系十分密切。

据 *Circulation Research* 报道，心脏自主神经重构既是多种心系疾病的不良后果，也是其发生发展和恶化的重要病理机制。因此，防治心脏自主神经病变是继血管病变、心肌病变、离子通道之后，未来心脏病学治疗的新方向、新靶点。心脏自主神经重构的病理特点是损伤和修复中的不协调，恢复交感－副交感之间平衡是治疗的关键点和难点。而针对单一靶点的神经受体激动剂或抑制剂等治疗措施显然不能有效维持交感－副交感平衡。中医营卫理论体现生理条件下机体自适应自调节的稳态平衡调控机制、病理状态下机体的代偿性自我调节、疾病治疗及其效应规律。调和营卫法是治疗心脏自主神经重构的中医原创思维。

桂枝汤为调和营卫的代表方，被誉为“仲景群方之冠，乃滋阴和阳，调和营卫，解肌发汗之总方”。《伤寒论》53 条：“荣气和者，外不谐，以卫气不共荣气和谐故尔，以荣行脉中，卫行脉外，复发其汗，营卫和则愈，宜桂枝汤。”可见桂枝汤证在病因病机和治法中体现了自稳平衡特点。其组方中具有两种作用趋势或性质相反的药物同处一方，形成相反相承的作用，体现动态平衡的制方思想，具有调和营卫的作用。除桂枝汤外，《伤寒杂病论》记载桂枝汤类方如桂枝甘草汤、桂枝去芍药汤、小建中汤、炙甘草汤等方剂的主症多有心悸、眩晕、胸闷、汗出等自主神经病变症状，可辨证用于心脏自主神经病变的治疗。通过大量临床实践及研究，制订营卫不和的辨证依据：胸痛胸闷、气短、倦怠乏力、心悸、怕冷或者怕热、自汗盗汗、心烦失眠、易感冒、舌红或暗红，脉细数无力或细而弦。对于糖尿病、冠心病、心力衰竭等慢性疾病过程中存在的自主神经病变症状，用桂枝汤类方加减使用，均取得良好疗效。

二、经方辨治心系疾病

在临床中，李晓擅长运用六经辨证与方证辨证，根据六经欲解时、火与元气不两立等理论，采用经典经方，提高了心系疾病的中医药治疗效果。

《伤寒论》开创了六经辨证，建立了中医辨证论治思维。六经辨证是所有辨证体系的基础，“六经诠百病”，任何疾病就其病因而言不外乎外感、内伤，故诸病均可在六经辨证体系的框架内进行辨证论治。六经辨证还可兼顾疾病发展的整体性和动态性，可以使局部与整体、短期与长期、标本与缓急有机结合，可获得良效。同时，《伤寒论》《金匮要略》还建立了方证对应这一中医论治思维。方因证而立、因证而效，方证对应强调病证的主治证候与方剂间存在对应关系，找到二者间的高度关联或契合达到方证相应，可明显提高疗效。胡希恕先生说：“方证是六经八纲辨证的继续，亦即辨证的尖端。”方证对应需要医者掌握大量的方证、药证规律，然后在已知的方证、药证规律中选择对应方药，相对具有一定的原则性。中医治病有无疗效，其主要关键就在于方证是否辨别正确，因此，方证对应规律的认识和总结是治疗取效的关键，是将辨证论治落到实处的最佳途径，也是临证取效的捷径所在。临床上熟练运用经方治疗心系疾病，辨证精准，疗效确切。

慢性心力衰竭患者主要出现心悸、气喘、咳嗽、水肿、失眠、少尿等症状，与张仲景《伤寒论》六经病描述的“悸”“短气”“咳嗽”“蓄水证”“不得卧”“小便不利”等描述一一对应，并且可分别用小青龙汤、真武汤、五苓散、四逆散等辨证治疗。对于心衰的防治，重视疾病的动态变化与整体观念，针对心衰代偿期与失代偿期的不同表现，分别采用不同的治法。

室性期前收缩根据其中医证候表现可归属于中医学“心悸”“怔忡”等疾病范畴。目前多采用安神定惊、养血宁心、通阳散结、化痰散瘀、活血通脉等治法，具有一定疗效。但在临床观察发现，仍然有一部分患者因病程较长，日久阴阳两虚，阴阳不相维系，导致虚阳上浮之证，故上述诸法疗效欠佳。此类患者年龄较大，多合并糖尿病、冠心病、心力衰竭等多种疾病，同时平均心率较慢，使用普罗帕酮（心律平）、胺碘酮等抗心律失常药物治疗效果欠佳，且容易出现长间歇，针对此类患者，结合《伤寒论》炙甘草汤阴阳并调及郑钦安潜阳封髓丹扶阳潜阳的学术思想，提出阴阳两虚、虚阳上浮是期前收缩的重要病机之一，立法滋阴潜阳、引火归原，用于治疗室性期前收缩阴阳两虚、虚阳上浮证患者具有良好效果。

现今临床辨治高血压多从肝肾亏虚、阴虚阳亢入手，临床虽能取效，但仍有一部分患者不属此类，血压不易控制。李晓教授从中医经典理论出发，临床上发现一些高血压患者属水饮上犯，辨证使用五苓散加减治疗往往能收到疗效。临床亦有部分高血压患者合并慢性心功能不全、心力衰竭等，多表现出心悸气短、面色黄白、少气懒言、乏力自汗等症状。此类患者多为脾胃气虚，清阳难升，浊阴不降，正如《灵枢·口问》所言“上气不足，脑为之不满，耳为之苦鸣，头为之苦倾，目为之眩”，发为眩晕，此时若不辨虚实，一味降逆，使用滋水平肝等治法，重用龙骨、牡蛎、赭石等镇肝之品，则使清窍不能得清阳之气所养，虚者更虚。此时治当补益中气，升清降浊，常用补中益气汤配合茵陈蒿汤加减治疗。此外，临床还常见一些低血压头晕的患者，辨证属于中气不足，也可使用补中益气汤加减治疗，这充分体现了中医异病同治的思想。

近年来，“双心疾病”的概念越来越受到重视。现代临床研究发现，心血管疾病患者是焦虑、抑郁等精神心理疾病的高危人群，焦虑抑郁也会显著增加心血管病的发病率和病死率。临床中多在常规治疗的基础上联合应用抗抑郁、抗焦虑类药，但临床中此类药物易导致认知障碍、耐药性、停药后反弹失眠等多种不良反应发生。中医理论强调“形神一体”，身心同治在诊治“双心疾病”中具有得天独厚的优势。心主血脉，又主藏神，中医学的心系疾病既包括心与血脉的运行障碍，也包括心神的异常，可谓与“双心疾病”异曲同工。《伤寒杂病论》蕴含了关于心系疾病丰富的认识，许多条文所述的症状与双心疾病的症状相符。李晓教授临证中长于运用六经辨证，以经方为基础化裁治疗“双心疾病”。辨证属太阳病，若心阳不振，或者易害怕惊悸，或者因惊吓发作，或者烦躁，用桂枝甘草汤、用桂枝加桂汤或桂枝甘草龙骨牡蛎汤通阳潜镇；辨证属阳明病，患者出现虚烦、腹胀，下午发病，可用栀子豉汤、小陷胸汤、白虎汤、承气汤类方阖降阳明。若证属少阳，以口苦咽干，神情默默，食欲不振，胸胁苦满等为主要表现者，多以小柴胡汤加减；以胸闷，心烦，胆小易惊或有大便秘结者，用柴胡加龙骨牡蛎汤化裁；症见胸闷，头颈以上汗出，不喜饮冷，不论便溏便秘，凡属少阳枢机不利，均可以柴胡桂枝干姜汤加减治疗；“少阴之为病，脉微细，但欲寐”，久病患者往往病及三阴，多有精神疲惫，精力减退，睡眠障碍等，对于此类以精神不振、神志抑郁为主要表现的患者可从太阴、少阴病论治，方用理中汤、附子理中汤、麻黄附子细辛汤、四逆汤等，或者用补中益气汤合桂枝汤加减；在临床发现，此类双心疾病患者，多有郁久化热，耗伤心神，心神浮越等表现，可从少阴热化论治，多用黄连阿胶汤、猪苓汤化裁，或以潜阳封髓丹加减；若患者出现夜间发作，纳呆口干、下肢畏寒、久泻久利等寒热错杂表现者，常用乌梅丸加减治疗。

三、重视脾胃在预防、治疗心系疾病中的作用

心血管疾病常常合并脾胃系统疾病，久服抗血小板凝集类药物，导致胃肠道不适或者慢性出血症状等，在临床应高度注意脾胃症状的处理。李晓认为调理脾胃不仅是各种急、慢性疾病善后收功的常规治法，临床经验表明，只要脾胃功能恢复，往往能带动其他脏腑向好的方向转化。

临床将补中益气汤、升阳散火汤、理中汤、半夏白术天麻汤等，灵活应用于冠心病、高血压、心力衰竭的治疗中。对于心衰晚期部分合并有贫血或消化道出血的患者，配合使用黄土汤。

验案验例

一、从少阳阳明合病论治高血压

方某，女，64岁，2018年9月26日初诊。主诉：阵发性头晕、头胀20余年，加重10天。患者既往高血压病史20余年，最高达180/100mmHg以上，口服硝苯地平缓释片（Ⅱ）（伲福达）、酒石酸美托洛尔（倍他乐克）缓释片血压控制不佳。多发作于下午3～4时，血压明显升高，在160～170/80～90mmHg，伴随阵发性头晕、头胀，见面赤烦躁，心慌，乏力，纳呆眠差，大便难解，口干口臭，自觉周身发热，夜间左侧面部发热，欲以冷巾敷面。舌红苔黄厚，脉弦。

诊断：辨证为少阳阳明合病，治以和解少阳、内泻热邪。

处方：葛根汤合白虎汤合大柴胡汤加减。葛根30g，炙麻黄6g，桂枝15g，白芍18g，石膏45g，知母20g，柴胡30g，大黄6g，黄芩15g，半夏15g，麦冬30g，莲子心12g。

服7剂药后，血压控制较之前平稳，下午血压降至125～140/70～80mmHg，头晕头胀减轻，脸红脸热明显缓解，二便可。

按：此案患者以热证、实证为主要表现。头晕、头胀、脉弦，是少阳证典型症状，发热面赤是阳明经表证，心烦、口干口臭、便干、舌红苔黄，此为热实俱盛，腑气不通，浊气不降。此外，患者血压每于下午申时（日晡）明显升高，亦为阳明病的特点。综上，辨证为少阳阳明合病，患者同时存在表里俱热，热实兼见的情况。

治疗以葛根汤合白虎汤及大柴胡汤加减，同时加用麦冬及莲子心以止燥渴，除郁烦。方中虽多用苦寒清下之品，且去粳米、炙甘草等甘缓护胃的药物，然《内经》言“有故无殒，亦无殒也。”患者热实俱盛，宜苦寒直折，药虽寒凉但有病当之。方中麻黄、桂枝辛温行散亦为佐制，但仍应中病即止，以防苦寒伤胃。药证相应，患者服药后血压下降，且相关症状明显缓解。

二、基于“六经欲解时”辨证治疗频发室性期前收缩

刘某，男，65岁，2019年3月27日因阵发性胸闷、心慌10年，加重1周入本科室治疗。患者1个月前因“咳嗽、咳痰”在某医院住院治疗，诊断为“肺纤维化、支气管扩张、支气管炎、冠心病”，住院期间做动态心电图示频发室性期前收缩，出院后仍有阵发性胸闷心慌，伴心前区刺痛，每日发作1～3次，每次发作持续10分钟左右，口服速效救心丸、稳心颗粒可缓解。既往有慢性胃炎10余年，甲状腺结节12年。入院时症见：阵发性胸闷、心慌，偶有心前区刺痛，胸痛多于凌晨1～2时发作，发时肢冷，干咳无痰，口干喜热饮，食少，形体消瘦，面色晦暗，入睡困难，二便调，舌暗红苔黄有裂纹，脉弦。

入院给予竹叶石膏汤合桂枝茯苓丸，效果不明显。

3月31日做动态心电图示：室性期前收缩，占总心搏17.0%。期前收缩多发于午后15～18时，最多室性期前收缩发生于18时，凌晨1～5时期前收缩次数明显减少，最低为凌晨4时仅28次。

诊断：厥阴病（4月1日查房后）。

处方：乌梅丸加减。乌梅20g，细辛3g，桂枝6g，黄连12g，黄柏15g，当归15g，党参30g，川椒6g，熟附子6g，干姜6g。共7剂，水煎400mL，分早晚饭后半小时温服，每日1剂。

4月8日查房：患者自述服药1周后心慌虽有缓解，但于每日下午心慌严重，不能自主，心胸刺痛服药期间未发作，咳嗽缓解，睡眠较前改善。

处方：协定方黄芪二号方合白虎汤加减。黄芪30g，麦冬15g，酒五味子9g，生地黄12g，黄连12g，黄芩15g，青蒿15g，炙甘草9g，苦参9g，葛根15g，石膏30g，知母20g，醋延胡索15g。3剂，水煎服，每日1剂。

服药3剂后患者心慌症状基本消失，气色较之前大为好转，遂复查动态心电图。

4月12日动态心电图示：室性期前收缩，占总心搏1.6%。后又用黄芪二号方合潜阳封髓丹以及黄芪二号方合桂枝甘草龙骨牡蛎汤巩固疗效，最终患者病情好转出院。

按：本案患者入院时予竹叶石膏汤合桂枝茯苓丸，效果并不理想，后做动态心电图发现患者早搏于凌晨4点明显减少，考虑此为厥阴病欲解时，故以乌梅丸加减治疗。患者睡眠改善胸痛也未再发作，但每日下午心慌的症状仍较严重，此时恰为阳明之气时，患者心慌予黄芪二号方合白虎汤加减治疗，效果显著。此案提示，欲解时非疾病必解时，患者症状亦可能在此时加重。医者治疗时应平脉辨证综合分析，同时把握患者疾病动态变化趋势，以提高临床疗效。

三、补中益气汤治疗低血压头晕

万某，男，56岁，体育老师，2019年7月4日初诊。主诉：阵发性头晕2年。因血压偏低出现头晕，平素血压80～90/50～60mmHg，2019年6月因头晕于济南市某三甲医院住院治疗，好转后出院。近日因贪凉感冒后头晕加重。既往史：脑动脉狭窄、脑动脉供血不足、高低密度脂蛋白血症、桥本甲状腺炎、颈动脉斑块形成、颈椎病、浅表性胃炎。证见：晨起头晕，疲劳乏力，汗出正常，怕风怕冷，形体壮实，精神不振，少气懒言，舌淡红苔薄白，脉沉紧。

诊断：中医诊断为眩晕，辨证为中气不足、复感外寒证；西医诊断为低血压。

处方：补中益气汤合麻黄细辛附子汤加减。黄芪30g，党参30g，白术20g，陈皮15g，升麻6g，柴胡18g，当归15g，熟附子9g，蜜麻黄6g，细辛3g，桂枝15g，白芍15g，炙甘草9g。7剂，水煎温服，早晚各1次。

二诊（2019年7月11日）：患者自述血压不稳定，下午血压偏低，伴头晕，多发作于午饭后。体力好转，怕冷稍好转，胃脘怕凉，偶有食后胃胀，纳眠可，服药后夜尿偏多，大便不成形，日一行，舌淡苔薄白，脉沉细弦，门诊血压83/52mmHg。

处方：上方去麻黄、细辛、党参，改黄芪45g，加人参15g，干姜9g，葛根30g。14剂，水煎温服，早晚各1次。

三诊（2019年7月25日）：近2周血压一般在100～110/65～80mmHg，仅一次88/57mmHg。头晕基本消失，体力较前好转，精神情绪明显改善，不怕冷，胃脘稍凉，不敢吃生冷，无胃胀，纳眠可，大便偏稀，每日1次，夜尿2～3次，舌淡红苔薄白，脉细弦。

处方：上方去葛根、桂枝、白芍，改人参 10g，加黄柏 15g，砂仁 15g，龟甲 15g。上方服 14 剂后患者未再复诊，3 个月后电话回访，患者血压稳定，头晕未再发作。

按：此案患者以中气不足为主要病机。清阳不升故头晕，同时兼有疲劳乏力，少气懒言等中焦气虚的症状。《脾胃论·饮食劳倦所伤始为热中论》曰："脾胃之气下流……则无阳以护其荣卫，则不任风寒，乃生寒热。"初诊时患者同时兼有外感，考虑患者平素体虚，且患者脉沉紧，《伤寒论》301 条："少阴病，始得之，反发热脉沉者，麻黄细辛附子汤主之。"故治疗时除用补中益气汤补中气、升阳气外，加麻黄细辛附子汤温经解表。二诊时患者表邪已解，故去麻黄、细辛，加重补气健脾之力，合理中汤温运中阳。后继以补中益气汤加减调理，患者血压逐渐趋于正常。

四、六经辨治冠心病

钮某，女，64 岁，2021 年 3 月 10 日初诊。主诉：胸闷、气短 5 年余。既往史：冠心病、高血压、糖尿病、高脂血症、子宫切除术后。症见：胸闷、气短，活动后加重，无心慌，偶胸痛，头晕、头痛，伴耳鸣，左肩背部发紧，手脚易抽筋，无口干口苦，怕冷怕热，白天时有发热汗出，无盗汗，乏力，情绪抑郁，自觉全身不适。纳可，眠差，二便正常。舌暗红苔薄白，脉浮细数。

诊断：太阳少阳合病。

处方：桂枝加葛根汤合小柴胡汤加减。葛根 20g，桂枝 15g，白芍 15g，黄柏 12g，川牛膝 12g，砂仁 12g，柴胡 15g，黄芩 15g，桑白皮 12g，半夏 9g，黄芪 20g，附子 9g，炙甘草 9g，生姜 20g，大枣 6 枚。6 剂，水煎温服，早晚各 1 次。

二诊（2021 年 3 月 18 日）：左肩背发紧消失，抽筋减轻。服药期间因口服降糖药物出现几次低血糖，发作时心慌、汗出，进食后改善。现仍有胸闷，乏力，头晕、耳鸣，左侧头痛，怕冷怕热，遇热汗出多，上半身尤甚。纳可，眠差，二便调。舌暗红苔薄黄，脉沉细。

辨证：中气不足，阴火上乘。

处方：补中益气汤加减。黄芪 20g，白术 15g，当归 12g，陈皮 9g，升麻 6g，柴胡 12g，知母 12g，半夏 9g，天麻 12g，黄芩 12g，栀子 12g，石菖蒲 12g，炙甘草 12g。7 剂，水煎温服，早晚各 1 次。

三诊（2021年3月25日）：现胸闷气短基本消失，无头晕头痛，遇热汗出偏多较前减轻，无左肩背不适，体力可。仍有耳鸣，纳眠可，二便调。舌暗红苔薄白，脉沉细。

处方：黄芪20g，人参12g，山茱萸30g，桂枝12g，白芍24g，生龙骨20g，生牡蛎20g，炙甘草9g，细辛3g，石菖蒲12g，黄芩18g，生姜20g，大枣6枚。14剂，水煎温服，早晚各1次。

随访近半年胸闷气短未再发作。

按：患者初诊时，除有冠心病典型症状外，尚有发热汗出、情绪抑郁、耳鸣、后背发紧、脉浮细，故辨证为太阳少阳合病。二诊时患者后背发紧、发热汗出等症状较前减轻，同时脉象也变为沉细，但仍有乏力自汗、头晕耳鸣、眠差等症状，考虑为中气不足，阴火上乘，故治疗以补中益气汤加减。考虑头晕耳鸣仍属少阳，故加柴胡、黄芩、半夏以和解少阳。此案患者属表里同病，治疗上先治表后治里。《伤寒论》对表里同病者，有先治表后治里，如48条二阳并病，106条表证兼瘀血，164条表证兼痞；有先治里后治表，如91条表证兼少阴阳虚；也有表里同治，如小青龙汤证、桂枝人参汤证、五苓散证等。

五、炙甘草汤治疗阵发性房颤

张某，男，51岁，2016年10月5日初诊。患者诉1年前因与人争吵致使情绪激动诱发心慌，口服药物（具体不详）治疗，效果一般，休息一段时间后症状消失。其后近1年来心慌症状反复发作，每次持续约5分钟，休息后自行缓解，查心电图未发现明显异常，故未予治疗。2016年10月2日因情绪激动再次出现心慌、胸闷，自觉有心脏停顿感，予以动态心电图检查示：①房性期前收缩有时成对出现，时呈二、三联律，部分房性期前收缩伴差异性传导并短阵房速；②阵发性心房颤动伴室内差异性传导；③间歇性ST-T改变。症见：心慌时作，胸闷，自觉心脏停顿感，易烦躁，盗汗，纳可，不易入睡，二便正常。面色红润，舌瘦薄，舌质红，舌苔薄白，脉沉结。

诊断：中医诊断为心悸；西医诊断为心律失常（阵发性心房颤动）。治以益气滋阴、潜阳安神。

处方：炙甘草汤和潜阳封髓丹加减。炙甘草30g，生地黄30g，麦冬15g，人参

10g，制附片 9g，砂仁 15g，黄柏 15g，龟甲 15g，桂枝 15g，火麻仁 10g，生姜 20g，大枣 6 枚。上方 4 剂，水煎服，分早晚 2 次温服，每日 1 剂。

二诊（2016 年 10 月 7 日）：患者胸闷症状减轻，仍有阵发性心慌和心脏停顿感，夜间明显，烦躁，不易入睡，盗汗，双足怕凉，纳可，二便正常，舌瘦薄，舌质暗红，舌苔薄白，脉沉。方拟乌梅丸加减。

处方：乌梅 30g，细辛 3g，黄连 10g，黄柏 9g，当归 15g，党参 30g，蜀椒 9g，干姜 6g，制附片 10g，桂枝 12g，牡蛎 30g。上方 14 剂，水煎服，分早晚 2 次温服，每日 1 剂。

三诊（2016 年 10 月 23 日）：患者胸闷症状明显缓解，双足不再怕冷，烦躁感减轻，仍有阵发性心慌，夜间明显，入睡好转，盗汗，胁胀，口苦，舌瘦薄质红，舌苔薄黄，脉沉细数。2016 年 10 月 21 日动态心电图示：①窦性心律；②多发房性期前收缩（夜间多于白天），有时成对出现，有时伴差异性传导，有时未下传，有时呈二联律、三联律；③短阵房性心动过速；④间歇性 T 波改变。嘱上方继服 7 剂。

四诊（2016 年 11 月 2 日）：患者已无胸闷，数天前因饮酒后心慌发作频繁，无烦躁感，盗汗减轻，失眠症状略好转，口苦，有异味，舌质红，舌苔黄腻，脉沉细数。2016 年 10 月 31 日动态心电图示：①窦性心律；②短阵心房颤动（持续时间 1 小时 26 分 53 秒），有时伴 R–R 长间歇（最长达 2.15 秒），有时伴室内差异性传导；③多发房性期前收缩，有时成对出现，有时未下传，有时伴室内差异性传导，有时呈二、三联律；④短阵房性心动过速；⑤间歇性 ST–T 改变。嘱患者禁烟酒，方拟黄连温胆汤加减。

处方：黄连 10g，半夏 15g，陈皮 12g，茯苓 20g，炙甘草 9g，竹茹 15g，枳实 9g，黄芩 15g，白芍 15g，乌梅 30g，桂枝 9g。上方 10 剂水煎服，分早晚 2 次温服，每日 1 剂。

五诊（2016 年 11 月 16 日）：患者心慌症状明显缓解，夜间偶有盗汗，入睡容易，睡眠较好，无口苦，纳可，二便调，舌质红，舌苔薄白，脉沉细。动态心电图示：①窦性心律；②多发房性期前收缩，有时成对出现，有时伴差异性传导（呈左束支、右束支阻滞图形）；③短阵房性心动过速；④短阵心房颤动（持续时间 11 分 31 秒），有时伴长 R–R 间歇（最长达 2.08 秒），有时伴差异性传导；⑤间歇性 ST–T 改变。患者症状已明显好转，继续以炙甘草汤加减服用 2 周。

1 个月后随访，患者自觉白天已无心慌症状，夜间偶有心慌，持续时间亦较短，盗汗症状消失，睡眠良好，已无不适感觉。1 年后随访，患者心慌基本未发作。

按：此例患者初诊时除典型房颤症状外，且伴有烦躁，盗汗，入睡困难，舌体瘦薄等阴虚火旺之象，脉象却沉而不浮，提示患者存在下焦虚寒的病机，以致阳气不敛，浮越于外。故以炙甘草汤合潜阳封髓丹加减，以益气养阴、温潜阳气。二诊时患者症状减轻，多以夜间为重，同时出现双足怕冷的表现，方药奏效。此时上焦虚热渐降，下焦虚寒之象已显，此时选用乌梅丸加减，清上温下，助阴出阳。三诊时患者上热下寒之象缓解，药已中病，继续服用。患者饮酒无度，酿湿生痰，出现口苦、舌苔黄腻等痰热内蕴的表现，此时选用黄连温胆汤清痰热以治标。五诊时患者痰热之象已清，且下焦虚寒表现基本消失，但有形阴血难以速生，故继以炙甘草汤加减服用调摄。

六、小青龙汤防治心力衰竭

郎某，男，81岁，2020年7月15日因胸闷、憋喘2天入院。既往有脑梗死、冠心病、慢性心力衰竭病史。平素规律服用西药，症状控制尚可。2天前因吹空调受凉后胸闷、憋喘逐渐加重。入院症见面色㿠白，胸闷、憋喘，呼吸急促，咳嗽、咳少量稀白痰，烦躁，不能平卧，四肢发凉，下肢无力，轻度水肿，纳差，眠差，小便不利，大便可。舌淡苔白润，脉沉细数。

诊断：中医诊断为心力衰竭，外寒里饮证；西医诊断为慢性心衰急性失代偿期，冠状动脉粥样硬化性心脏病，心功能Ⅲ－Ⅳ级（NYHA分级），脑梗死。西医常规治疗，中医予以小青龙汤加减。

处方：麻黄15g，干姜15g，桂枝15g，白芍20g，细辛3g，清半夏9g，五味子20g。3剂，浓煎100mL，每日1剂。

2020年7月19日查房：患者胸闷、憋喘较前减轻，咳嗽、咳痰减轻，怕冷，乏力，下肢微水肿且酸软无力，小便可。心脏彩超示射血分数：35%。腹部彩超示：淤血肝。

处方：小青龙汤合桂枝茯苓丸。麻黄15g，干姜15g，桂枝15g，白芍20g，细辛3g，清半夏9g，五味子20g，茯苓20g，桃仁12g，牡丹皮12g。3剂，浓煎100mL，每日1剂。

2020年7月22日查房：患者胸闷、憋喘明显减轻，无咳嗽、咳痰，无烦躁，仍乏力神疲，怕冷，纳眠可，二便可。

处方：黄芪 30g，人参 12g，酒山茱萸 15g，桂枝 15g，白芍 15g，黄芩 12g，生龙骨 20g，生牡蛎 20g，炙甘草 9g。3 剂，浓煎 100mL，每日 1 剂。

患者住院半个月，病情好转后出院。后患者于门诊复诊，坚持服中药治疗，以建中益心汤为基础调养，近 1 年内心力衰竭未再加重。

按：本例患者慢性心衰病史多年，素体脏腑虚弱，以致寒饮内生，卫表不固，易受外邪侵袭。入院时患者因起居不慎，冒受风寒，引动在内之寒饮，上凌心肺，痹阻胸阳，出现胸闷憋喘、咳痰稀白、四肢发凉、小便不利等外寒内饮之象。此时急用小青龙汤原方，取其药味精当、效专力宏，解表蠲饮以治标，服药后症状缓解，出现淤血肝等血瘀之象，故于上方合入桂枝茯苓丸以活血利水。再日查房，患者胸闷、憋喘、咳痰等症状缓解，以神疲乏力、怕冷等为主要表现，此时选用大阳旦汤、小阴旦汤、来复汤三者合方加减，用以调补营卫、补虚培羸，改善患者脏腑虚弱、卫表不固的病理状态，防止心衰再次加重。

王中琳

个人简介

王中琳，男，1965年生，汉族，山东省临沂市平邑县人，山东中医药大学附属医院脑病科专业教授、主任医师。王中琳教授1989年7月毕业于山东中医学院中医系，1991年9月师从著名学者刘持年教授研究“方剂学”，2000年9月至2003年7月师从国医大师王新陆教授攻读神经内科专业博士学位研究生，获医学博士学位，1994年起在山东中医药大学附属医院中医脑病科任职，从事中医内科学临床、教学与科研工作，两次荣获山东中医药大学先进工作者称号，为山东省名中医药专家，全国优秀中医临床人才，山东省五级中医药师承教育项目第四批指导老师，齐鲁时病流派学术传人，山东省高层次优秀中医临床人才学术骨干，国家中医药管理局中医师资格认证中心考试命审题专家，国家中医药管理局中医药重点学科建设项目中医脑病学后备学科带头人，中华中医药学会内科分会心身医学专业委员会秘书长，山东中西医结合学会神经内科专业委员会委员，王新陆全国名中医传承工作室主要传承人，齐鲁内科时病流派传承工作室主要传承人，山东中医药大学血浊研究所主要负责人。

王中琳教授近年来作为课题负责人或课题组主要成员参加国家自然科学基金、国家中医药管理局、山东省中青年科学家奖励基金、山东省中医药管理局、山东省教委等单位资助的课题8项，获山东省科技进步奖等奖励3项，厅局级科研奖励2项，在省级以上核心期刊发表论文90余篇，获“新型腰椎穿刺针”专利1项。

学术见解

一、注重运用中医经典理论指导临床诊治多学科疾病

熟稔中医经典，理遵《黄帝内经》《难经》，方崇《伤寒论》《金匮要略》，药重《神农本草经》，临证注重运用传统中医的方法诊治疾病，精求中医诊法要义，善

识病证、方证、药证和药性。

二、发挥中医脉诊特色，融合运用传统脉法、微观脉法、情感心理脉法

发挥中医脉诊特色，融合运用传统脉法、微观脉法、情感心理脉法辨析患者的体质状态、病因病机、个性特点、精神心理等，凸显“形神合一”的整体辨证思维，更加准确地指导辨证论治。将脉法与心理状态相联系，通过把脉来感知人体的心理活动，探索出了心理情感脉法，能够将机体的心境改变以脉学信息的形式反映出来，其本质为通过脉象信息来识别患者的心理状态，能够作为最简便的检查方法来判别心因性疾病。

借助现代心理情感脉法，在藏象辨证论治的基础上，兼用五神辨证论治及方证辨证论治，从“形”“神”等多个维度对抑郁症进行治疗，肝气亏虚、生发无力证，多使用《辅行诀》大补肝汤合四七汤加减，补益肝气、顺气开郁；心阳不振、神机委顿证，多使用《备急千金要方》补心汤化裁以温阳达郁、振奋神机；肺虚肝郁、魂魄不敛证，常使用补肺汤合四逆散加味来补肺调肝、敛魂定魄；心气亏虚、神气怯弱证，多使用大补心汤合定志小丸以养心益气、安神解郁；肾阳衰惫、志意不坚证，多使用右归丸加减来温补肾阳、强志逐郁。

三、广猎本草著作，熟谙中药性味

上自《神农本草经》，下逮诸家本草，王教授莫不兼收并蓄，博闻强记，其遣方用药别具一格，临床疗效常出人意料。王教授结合自己的临床经验，总结出一系列经验用药。

1. 桂枝、干姜　桂枝，味辛，性温，入心经而温心阳，功善温通经脉。《神农本草经》(以下简称《本经》)谓久服可以“通神”，《本草经疏》又曰能“利肝肺气”，《长沙药解》则说：“桂枝，入肝家而行血分……升清阳之脱陷，降浊阴之冲逆，舒筋脉之急挛……入肝胆而散遏抑，极止痛楚，通经络而开痹涩……能止奔豚，更安惊悸。”干姜，味辛，性温，《本经》指其久服可“通神明”。桂枝、干姜配伍，能够通神明、强意志、倍自信，治疗抑郁症患者神气衰弱之象，增强患者的自信心，助勇去怯，提振精神。

2. 荆芥穗、地龙　荆芥穗，味辛，性温，入肝、肺二经，《药性论》指出该药能够“治恶风贼风，口面歪斜，遍身顽痹，心虚忘事，益力添精……通利血脉，传送五脏不足气”，荆芥穗可治“一切风”，能够入风木之脏，李士材指出“风在皮里膜

外”，当以荆芥穗主之。抑郁症患者脏气不足，五志不畅，乏力疲劳，悲忧善忘者可用之。地龙，“得土中阴水之气”，性咸寒，《本草衍义补遗》记载其能够“大解诸热毒”，《本草蒙筌》称其能“治温病大热狂言，疗伤寒伏热谵语”，临证使用此二者配伍，结合对患者心理脉象的把握，识别出患者内心急躁欲抓狂、无处释放、无可奈何之心境改变，用之可解除或缓解患者内心之痛苦。

3. 苦参、磁石　苦参，《名医别录》记载该药“养肝胆气，安五脏，定志益精，利九窍……平胃气，令人嗜食”，可知苦参有养肝胆之气，强志，安五脏，养胃气之功。磁石，《本经》记载其味咸，质重，入肺、肾二经，“除大热烦满及耳聋”，质重下沉，可引肺金之气下行以入肾，后人谓其“坠炎上之火以定志，引肺金之气以入肾”，而有金水相生之妙。《名医别录》认为其能“养肾藏，强骨气，益精除烦”，《日华子本草》曰该药可用治“筋骨羸弱，补五劳七伤，除烦躁”。苦参、磁石相伍，在养肝胆、肺肾之气的同时，有借磁石之重镇防肝阳亢逆，用以治疗抑郁症心烦、失眠、意志衰退之症。

4. 木香、藁本　木香，《本经》记载其“强志，主淋露，久服不梦寤魇寐”，《名医别录》曰木香可以“疗气劣、肌中偏寒；主气不足，消毒”，《药性论》称其可以“逐诸壅气上冲烦闷”。《本草图经》记载了《续传信方》以木香治疗“阳衰诸不足”证。故木香也为治疗神气抑遏，志衰蒙昧之常用药。藁本，《名医别录》记载其可以“辟雾露润泽；治风邪亸曳”。《本草正义》记载该药能温升助阳，胜寒祛湿，清阳中雾露之气。仝小林教授将抑郁症称之为“霾病”，提出了“诸颓抑郁，易感易疲，皆属于霾”，认为机体阳气不足，阴邪充斥，壅塞留滞，阻碍生机，导致精神不振，出现精神萎靡、情志低落、颓废抑郁等表现，人体与自然界相通应，恰如现代常见的大气污染现象“雾霾”，取象比类，称抑郁症为“心灵上的雾霾”，形象地展现出抑郁症患者的内心世界。张元素认为藁本与木香同用，能够治雾露之清邪中于上焦；《汤液本草》也直陈藁本“此与木香同治雾露之气”。受前贤启发，以意会之，以此二味配伍治疗抑郁症，有强志、开达神机、驱散心灵“雾霾”之作用。

5. 败酱草　用治抑郁症患者，取其能够“昌发生机”之用，抑郁症患者主要表现为生机不足、神机衰颓之象，邹澍在《本经疏证》中诠释该药虽已于生气绝远，但仍然与天地之生气相吐纳，又别著生气，“生于早春，至深冬始凋，是无论生长收藏，温凉寒热，俱不能阂其欣欣向荣之性，所谓极无生气之中，偏具无限生机者也”。临证用之能够改善患者衰颓之象，与巴戟天配伍，可振奋神机，令其焕发出新的生机。

6. 冬瓜子　味甘，性平，《本经》指出其能“益气”，《名医别录》称其又能除“烦满不乐”。王孟英对该药的认识颇具巧思，令人耐人寻味，“冬瓜子依于瓤内，瓤易溃烂子不能浥，则其能于腐败之中，自全生气，即善于气血凝败之中，全人生气”，该特点与败酱草相似，皆取其生机盎然之性，又可除烦闷不快，尤适于心中烦闷不快，兴趣丧失，动力不足为主症的抑郁症患者。

7. 巴戟天　性温，归肝、肾二经，《本经》记载其功效主要为“主大风邪气，阴痿不起，强筋骨，安五脏，补中增志益气”，《日华子本草》认为该药能够“安五脏，定心气，除一切风”，孙思邈在《备急千金要方》中曰该药可“治虚羸阳道不举，五劳七伤百病”。巴戟天性温，入肝、肾二经，能够温肾增志，驱散肝寒，抑郁症患者因阳气不振奋，鼓动不足出现情绪低迷、意志活动减退、乏力、易于疲劳、乐趣丧失等症状时，可酌情使用本药。

8. 桔梗　味苦、辛，性平，《本经》记载该药功效主“胸胁痛如刀刺，腹满，肠鸣幽幽，惊恐悸气”，邹澍在《本经疏证》中言“惊者，气乱也；恐者，气下也……桔梗色白得肺金之质，味辛得肺金之用，而苦胜于辛，苦先于辛，辛者主升，苦者主降，已降而还升，是开内之滞、通其出之道也”，桔梗可通过调畅气机而使惊悸止，味苦入心，《名医别录》认为其能“补血气”。桔梗配伍牡蛎、远志，可以疗恚怒，临证多用于抑郁症患者焦虑症状，如出现心中愓愓、惊悸不安、愠怒不已或伴有胸腹、胁肋部疼痛等躯体形式障碍的治疗。

特色技术

一、治疗失眠独辟蹊径

王教授认为失眠存在肝气虚证、心肾阳虚证、寅时失眠之肺虚肝郁证等，临证需认真辨识，否则囿于传统阳盛阴衰而不知变通，必致不效。王教授擅用大补肝汤、桂枝甘草龙骨牡蛎汤合潜阳丹、补肺调肝汤变化以应对之，疗效颇能令人称奇。

二、治三叉神经痛重阳明

王教授从阳明主面立论，认为三叉神经痛病发主责在阳明，风火痰瘀痹阻阳明经脉为其重要病机，治疗当从阳明入手，以疏通阳明经脉为治疗大法，并从内外因两方面就常见证治进行归纳，确立了针对风寒外袭、风热上犯、胃火上冲、气虚血弱、风痰阻络、胆胃郁热、胃阴不足、瘀阻脉络的辨治八法，丰富了三叉神经痛的临床辨治内容。

三、从少阳、阳明两端立论，治疗特发性面神经麻痹

邪犯少阳，阳明络阻是特发性面神经麻痹的基本病机，其发病本于少阳，标在阳明。此少阳、阳明包括少阳经与阳明经，但不仅仅是经络问题，而是以经络辨证作为病位辨证的基础，同时包含了脏腑辨证、阴阳辨证、气血津液辨证等综合辨证。邪气侵犯少阳，枢机不利，少阳、阳明经络因此阻滞，导致了特发性面神经麻痹的发病。故治疗当以和解少阳之邪，疏通阳明经络为基本治法，方选小柴胡汤合升麻葛根汤化裁。

四、基于《黄帝内经》理论，从脾胃论治老年性痴呆

脾胃功能异常关乎老年性痴呆的发生发展，提出其发病机制为：脾胃虚弱，气血津液生化乏源，则五脏六腑失于濡养，脑髓化生不足；脾胃虚弱则清阳不升，浊阴不降；脾胃虚弱又可致水湿内停，积聚为痰，气机阻痹，血行不畅，留而成瘀，痰浊瘀血上蒙清窍，致使神机失用，发为痴呆。临证治疗以强健脾胃为要，方用《金匮要略》薯蓣丸化裁。

五、外感性眩晕从少阳论治

王教授强调眩晕不独为内伤所致，更须重视外感性眩晕。他认为外感邪气（六淫邪气或疫毒之邪）郁遏少阳之气，致少阳气机失枢是外感性眩晕的基本病机，治以和解少阳为法，方用小柴胡汤合泽泻汤疗效显著。

临床经验

一、精研脉诊

王教授灵活运用脉诊对证候、疾病和患者心理的信息捕捉指导临床，擅用情感心理脉法评判患者性格心理状态，对治疗老年早期认知功能障碍、失眠症、紧张型头痛、抑郁症、焦虑症以及躯体形式障碍等精神心理性疾病颇有心得。任何一种脉象的出现必然有其生理、病理改变基础，正如国医大师李士懋所言："脉无假，关键在识脉。"医者通过指目的触压觉、触摸觉以及寸口部位皮肤的温度觉，对其脉象进

行触摸感受，产生不同的指间感应，其脉波产生的振动觉可以直接影响医者的内心感受，与患者产生心理共鸣。另外，情感心理脉法结合脉搏的脉势改变，脉管本身的形态学变化，综合分析患者的情绪状态，是一种全新的心理状态识别方法。这种诊脉方法可以使医者和患者产生类似的心理感受，因此可以准确、有效、简捷地识别患者的心理状态、个性特征、情绪背景、情感体验等，在抑郁症的诊疗中有重要的辅助诊断作用。现代心理情感脉法是在传统脉学的基础上形成的，将脉象与心理联系起来，为古老中医诊法与现代心理学架起了桥梁，形成了脉象心理学，是对中医学的传承及发展，能够强化医者对患者心理状态的把握，针对现代心身疾病多发的状况，具有重要的辅助诊断价值。

二、潜心研究《辅行诀》，重视肝气虚证的研究

王教授提出“肝气虚”是抑郁症、焦虑症、失眠症、眩晕、紧张型头痛、周围神经病变等疾病的重要病机之一，较为完备地总结了肝气虚证候、病因病机和诊断治疗，对完善中医学理论具有重要意义。

《素问·脏气法时论》曰：“肝病者……虚则……善恐，如人将捕之。”《素问·调经论》言：“血有余则怒，不足则恐。”这里的血即指肝而言。《太平圣惠方》指出：“夫肝虚则生寒……悒悒情不自乐。”肝气虚，其人表现为惊惧善恐，抑郁不乐，因肝魂浮游不敛，不能归舍，故又出现寤寐失常，多梦魇。《三因极一病证方论》也记载肝虚寒，则可见“两胁满，筋急，不得太息……不欲饮食，悒悒不乐，四肢冷……筋痿脚弱”。肝为将军之官，其谋虑失职，则表现为优柔寡断，患得患失，心中惴惴，对既往之事纠结难以释怀，自责懊悔，久则影响少阳胆经，致胆气虚，将军之官失于谋虑之职，中正之官怯而不勇，则出现心中惕惕，时时易惊，不欲见人，自卑自责，兴趣丧失，动力缺乏等表现。《素问·六节藏象论》指出“凡十一脏取决于胆也”，清代医家周学海对其解释为，凡脏腑十二经经脉之气化功能，必须借肝胆之气化，才能维持条畅而不病。蒲辅周认为，相火乃肾中真阳，寄藏于肝胆之中，肝胆之气主生发，如春生之气，“胆气春生，则余脏皆从之”，能够启运周身阳气，调畅气机，机体表现出生机勃勃之象。“阳气者……柔则养筋”，肝为罢极之本，主筋，机体活动强度、筋之运动便利，皆赖阳气之温养，肝气虚则肌肉不耐疲劳，筋脉失于柔和，出现乏力易疲，倦怠懒动等表现。

三、治疗头痛心法独特

王中琳教授在治疗头痛方面心法独特。如治外感头痛，要在疏络而不恃发汗解表；疗头风，立祛风通络大法；气虚空痛，要在斡旋中气；热厥头痛，宜升阳散火；血虚风激络急，贵在养血和营；情志怫郁头痛，药宗疏泄肝郁大法；伤神头痛，安神定志为法；髓海不足头痛，补肾填精可借奇经捷道等。

对于外感头痛，风药宜小制其剂，借辛通轻扬之性，疏其络急，通其邪滞，令络气调和，病即向愈，若施以孟浪，则恐药过病所，徒汗无益。可以东垣选奇汤化裁，药凡四味：羌活、防风各钱半，疏络达邪；酒黄芩清头目而专于头痛（《兰室秘藏》小清膏用此一味治疗头痛），甘草和药缓急俱为一钱，另加生姜一片以助药力。本方原为东垣治疗眉棱骨痛所创，今以之治疗外感头痛，无论风寒、风热，俱可应手取效。

内伤头痛病邪深痼，非大剂辛行通达之品无以奏功，王教授自拟祛风通络汤，方用菊花、羌活、独活、川芎、白蒺藜、僵蚕大队祛风药发散达邪，更以当归、鸡血藤、白芍、桑叶、桑枝、透骨草、千年健祛风养血通络。“病久则邪风混处其间，草木不能见其效，当以虫蚁疏络逐邪”，故又加蜈蚣、土鳖虫搜剔掘络，诸药配伍，共奏祛风养血、活血通络之功。

若见头痛而有空虚感，面皖神倦，舌淡脉弱，责在脾虚气弱，脑窍失煦，宗《素问·阴阳应象大论》“气虚宜掣引之”，当从斡旋中气入手，方选《万病回春》黄芪益气汤变化。药用黄芪、人参、白术、陈皮、半夏、当归、升麻、炙甘草调补中州，黄柏小用以内劫阴火，且可制约诸甘温化燥，川芎调和气血以止痛。气泄中虚，最防客气入侵，故又佐用小量羌活、防风、藁本、细辛，既可防止虚而感邪，又能祛邪疏络，还能升阳举气，此一方多法，思意周全，颇值玩味。

厥热头痛宜用东垣法。“火与元气不两立，一胜则一负”，治当补脾升阳，固元气之本，抑止阴火上冲，复以苦寒泻火治其标热，方选清上泻火汤。药用黄芪、炙甘草、升麻、柴胡、苍术补气升阳，配以蔓荆子、羌活、防风、荆芥穗、藁本、细辛诸风药更助阳气升发，亦含“火郁发之”之意，重用生甘草泻火缓急，合黄连、黄芩、黄柏、知母、生地黄泻火坚阴，当归、川芎、红花养血理血，祛风止痛。

血虚头痛治以四物汤养血调营为主，复配天麻、蔓荆子、菊花治风通络止痛。《本草新编》云：“蔓荆子佐补药中以治头痛最效。”《本草正义》云：“头风作痛，无非内火内风震撼不息，菊花能治之。”《怡堂散记》谓天麻：“血虚生风者宜之。”

诸药合用，血得养则风息，络脉畅则痛自止。

头痛因情志恼怒而起，或伴胁肋胀痛者，谓之肝郁头痛。治疗须配合心理疏导，药用《辨证录》散偏汤加蔓荆子、桔梗、牡蛎等治之。方中柴胡、白芍疏调肝郁为君，川芎、香附调畅气血为臣，郁李仁“入肝胆二经，去头风止痛”(《本草新编》)，白芥子利气通络，白芷祛风止痛，甘草和药缓急。加蔓荆子入肝走巅，引诸药直达病所，且“风气通于肝”，可疏泄肝木曲直。桔梗畅三焦气机，“宣心气之郁”(《重庆堂随笔》)，与牡蛎“同疗恚怒”，以上共为佐使。

神伤正戕之头痛频作，立法自与肝郁头痛有别，而以安神匡正为法度，方选《金匮要略》甘麦大枣汤合《备急千金要方》枕中丹为主加减，前方补养心气以安神，后方潜镇开窍以交心肾。若加百合、川贝母、合欢花、珍珠母开郁解忧，蠲忿怡志，则疗效更佳。忌滥用疏肝祛风等香燥走窜之品，以免偾事。

髓海不足之头痛病情缠绵，一般草木之药难取捷效，可选用 2～4 味血肉有情之品，如龟板、阿胶、鹿角胶、紫河车等引诸药入于奇经，借奇经之通路，使精血流溢于脑，髓海得充，则头痛可愈。方选大补元煎化裁：熟地黄、山药、山茱萸、枸杞子、杜仲补肾生精，合当归养血补肝，畅通血脉，人参、山药、甘草固后天之本，复加鹿角胶、龟甲充养奇经，填补脑髓。

四、从“血浊”辨治高脂血症

从“血浊”立论，阐释高脂血症的基本病机在于脾虚失健或脾运不及，浊邪污血；重点采用补脾助运、消壅散滞、化浊行血等方法，以截断浊生之源，或清除已存在的浊邪，扭转已有的病理状态。由于脾土功能失调与“土失木疏”或“木郁土壅”的病理变化有关，在用药上适当辅以疏达肝胆之气，调畅气机的药物以扶助脾运。

血浊的基本证候表现为形体肥胖，头脑昏沉，肢体怠惰，嗜卧少动，分泌物或排泄物秽浊不清，胸闷脘胀，恶心纳呆，皮肤油腻，面垢眵多，舌质暗，舌体胖，苔滑腻，脉滑或涩；还可根据不同脏腑病位，出现相应的临床症状。《灵枢·逆顺肥瘦》曰：“血浊气涩，疾泻之，则经可通也。”如此可见，浊之在血脉，犹如清清江河污物充斥。欲使河水复清，河道复通，一则清除，一则疏通；欲使血浊自除，血脉复利，则亦需采用清化通利之法，浊去则经脉通畅。因此，血浊证的基本治法是清化血浊。清，使之纯净、洁净之意，唯有清才能使血液还原其清纯之态，恢复其应有之能；化，使之变化、消化之意，唯有化才能使血中污物变化为清，消除为净。

同时考虑到血浊既成，不仅影响血液的清纯状态，亦将影响血液的循行状态，导致血液循行迟滞等病理改变，故拟化浊行血汤（药物组成：荷叶、焦山楂、决明子、赤芍、制水蛭、酒大黄、路路通、虎杖、何首乌）针对血浊证的基本证候进行治疗。亦即在清化血浊的基础上，本着“先安未受邪之地”（叶桂《温热论》）的原则，适当选用行血之药，以起到“见血之浊，当知血之滞，故先行其血”的目的。

验案验例

一、眩运宁方治疗眩晕

宗某，女，69岁，2016年1月4日入院。患者5天前因劳累引发头晕，入院症见头晕，步态不稳，头重脚轻，有踩棉感，伴见恶心呕吐，发病至今呕吐5次，呕吐物为胃内容物，双侧耳鸣，无天旋地转，无视物不清。心慌，腹痛腹泻，口苦，口舌干燥，纳可，眠差，大便每日3～4次，小便少。舌质暗淡，边有齿痕，苔白，脉沉滑。

诊断：辨证为风痰上扰，治宜和解少阳、化痰息风。

处方：眩运宁方加减。柴胡15g，黄芩15g，清半夏9g，党参9g，泽泻30g，生白术12g，茯苓30g，天麻15g，钩藤30g，仙鹤草30g，白果6g，川贝母（捣碎）9g，浙贝母15g，防风12g，炙甘草6g，生姜6片，大枣（掰）4个。水煎服400mL，每日1剂，早晚温服。

先服3剂，头晕改善，腹泻即停，口苦减轻。后以此方加红景天30g，共服15剂，患者头晕未再发作。

按：本案所用处方由小柴胡汤、四君子汤、泽泻汤、半夏白术天麻汤等方化裁而来。方中柴胡、黄芩疏肝郁、清肝火；党参、白术、茯苓、炙甘草补脾健脾，健运中焦以杜生痰之源；半夏燥湿化痰；泽泻渗湿利下，泄浊阴以助清阳上升；天麻平肝阳、息肝风，为“治风之神药”；钩藤性凉，既可平肝风又可清肝热，“专理肝风相火之病”；仙鹤草扶正补虚，下气理血，民间验方中多用其治疗眩晕；生姜、大枣、炙甘草调和脾胃，调和诸药。本方可健运中焦脾胃、燥湿化痰以防痰之郁积化热引动肝风；疏肝郁、清肝火、平肝阳、息肝风，防止肝火、肝风夹痰上扰清窍；又可兼顾补虚以治本。肝胆气机舒畅，风火自息，脾胃健运痰浊自降则眩晕自止。

综观全方，眩运宁方具有健脾化痰、疏肝清肝、平肝息风并兼有补虚的功效，可对风、火、痰、虚复合病理因素导致的眩晕起到桴鼓之效。在临床应用中可辨证加减运用该方，如痰盛酌加浙贝母；肾虚酌加巴戟天、骨碎补、杜仲、石斛；肝经热盛酌加槐花、槐角、夏枯草、石膏；肝阳上亢酌加龙骨、牡蛎、紫石英；夹有外风酌加蔓荆子、葛根；瘀血内壅酌加益母草、川芎、卷柏叶、乳香等。

二、大补肝汤治疗焦虑状态

陈某，女，17岁，2012年4月13日初诊。患者近3个月因学习压力现精神紧张、终日惕惕，胆怯多疑，严重时心烦意乱，坐卧不安。同时伴有头昏沉，心悸，胸闷，出汗，夜寐不安，食少，胸胁胀痛，舌质淡红，苔白腻，脉左关、右关浮弦。心电图和颅脑磁共振检查均未见明显异常。

诊断：西医诊断为广泛性焦虑症；中医诊断为郁病，治以温补肝气、理气化痰。

处方：桂枝12g，干姜12g，五味子12g，山药20g，牡丹皮15g，旋覆花（包煎）12g，淡竹叶12g，半夏9g，紫苏叶9g，厚朴20g，茯苓15g，百合30g，酸枣仁30g。14剂，水煎服，每日1剂，早晚2次温服。嘱患者服药期间调畅情志。

二诊：患者诉诸症悉减，未再出现心烦意乱，坐卧不安，药已中病，效不更方，继服14剂。

三诊：时有紧张，恐惧，头昏沉，心悸，胸闷，出汗，胸胁胀痛消失，睡眠明显改善，纳可，二便调，舌质淡红，苔薄白，脉弦。前方去半夏、厚朴、紫苏叶、茯苓，继服14剂以巩固疗效，2个月后随访告愈。

按：大补肝汤选自梁代陶弘景的《辅行诀脏腑用药法要》："大补肝汤，治肝气虚，其人恐惧不安，气自少腹上冲咽，呃声不止，头目苦眩，不能坐起，汗出，心悸，干呕，不能食，脉弱而结者方。"方药组成有桂枝、干姜、五味子、旋覆花、赭石（一方作牡丹皮，当从）、淡竹叶、大枣（一方作薯蓣）。大补肝汤的配伍遵照《辅行诀脏腑用药法要》"诸药之精"的药味记载：桂枝、干姜味辛属木，即辛补之；五味子味酸属金，即酸泻之；山药味甘属土，即甘缓之；旋覆花、赭石味咸属火，火为肝木之子；淡竹叶味苦属水，水为肝木之母。符合《内经》"肝欲散，急食甘以散之，以辛补之"以及《金匮要略》"夫肝之病，补用酸。助用焦苦，益以甘味之药调之"的治疗大法。方中桂枝、干姜皆味辛，顺肝欲、助肝用；五味子酸收，防桂枝、干姜辛散之弊而助肝体；山药味甘而缓其中；又以旋覆花、赭石之咸助心用，淡竹叶味苦助心体，使子壮自无须索食于母，而肝虚易复，郁病自消。

三、失眠

（一）肝气亏虚，治宜大补肝气

刘某，女，56岁，2010年12月7日初诊。主诉：失眠2年余，曾服数百剂中药并配合西药治疗，效不显。现症见入睡困难，甚则彻夜难眠，夜间惊恐不安，伴见面色晦暗，神疲乏力，头晕，视物模糊，胁痛隐隐，胸闷不适，咽中如有物阻，汗出，耳鸣，干呕，纳少，舌质淡，苔薄白，脉沉细弦。

诊断：辨为肝气虚证。

处方：加味大补肝汤。桂枝12g，干姜9g，五味子6g，旋覆花（包煎）15g，代赭石30g，竹叶6g，天麻15g，钩藤18g，黄连9g，半夏9g，全瓜蒌15g，茯苓、茯神各15g，浮小麦30g，乌梅20g，升麻24g。水煎服，每日1剂。服7剂后睡眠较前有所改善，诸症悉减。

二诊：去天麻、钩藤，加紫苏叶、紫苏梗各15g，厚朴15g，7剂。后随诊，疗效明显，继服7剂，诸症悉除。

按：运用大补肝汤从“肝气亏虚”角度辨治失眠症，遵循五行生克制化规律，五脏同调。肝为心之母，日久母病及子，会导致心气亏虚；肝气虚失于运化，会致脾胃气机失调；肝肾同源，日久肝气虚及肾，致肾气虚。

大补肝汤方中诸药按照《辅行诀脏腑用药法要》“诸药之精”的药物记载：桂枝味甘，为木中木；干姜味甘，为木中火；五味子味酸，为金中土；旋覆花味咸，为火中木；代赭石味苦，为水中木；竹叶味苦，为水中金，大枣为土中火。《辅行诀脏腑用药法要》曰：“味辛皆属木，以辛补之”，肝在五行中属木，以桂枝、干姜之辛补肝体；《难经·六十九难》曰：“虚者补其母”，《辅行诀脏腑用药法要》曰：“味苦皆属水”，水生木，故以竹叶、代赭石助肝用；《难经·七十五难》曰：“子能令母实”，《辅行诀脏腑用药法要》曰：“味咸皆属火”，故以旋覆花补心实肝。大补肝汤是以小补肝汤（桂枝、干姜、五味子、枣）原方加上小补心包汤（旋覆花、代赭石、竹叶）的主要药物组成的，体现了方中有方，心肝同治的原则；亦含有大补肾汤（地黄、竹叶、甘草、泽泻、桂枝、干姜、五味子）的主要药物，体现了《难经·六十九难》“虚者补其母”的原则，肝肾同治。桂枝、干姜、五味子、大枣四味药补肝虚治其本，还选用旋覆花、代赭石意在降逆和胃治其标，另用竹叶清心除烦，安心宁神，大补肝汤五味俱全，五脏同调。

（二）心肾阳虚，治宜温补心肾

郑某，女，62岁，2011年2月15日初诊。主诉：眠差半年余，症见入睡困难，梦多易醒，形寒肢冷，精神不振，心烦惊悸，腰膝酸软，夜尿频，舌淡苔白，脉沉。

诊断：辨证为心肾阳虚，治以温补心肾。

处方：桂枝9g，生龙骨30g，生牡蛎30g，炮附子9g，砂仁12g，龟甲20g，磁石30g，巴戟天15g，首乌藤30g，茯苓15g，生白术12g，炙甘草6g。水煎服，每日1剂。

服7剂后诸症减轻，加用益智仁、桑螵蛸，继服7剂。随诊，睡眠较前明显改善，效不更方，继服7剂，病情基本痊愈。

按：“阳气者，精则养神，柔则养筋”，若心肾阳虚，则昼不能精，夜不能瞑。本案用《伤寒论》之桂枝甘草龙骨牡蛎汤以补心阳，安心神；砂仁、附子、龟甲、甘草四味即郑钦安《医理真传》之潜阳丹，方中砂仁辛温芳香，畅中纳气；附子味辛大热，补坎中真阳；龟甲咸平入肾，通阴涵阳；甘草补土伏火，兼调和诸药。四药合用，调补阴阳，尤能降纳下元不足之虚火浮阳，原主治虚阳浮越于上所致头晕、耳鸣等病证；桂枝、茯苓、白术、甘草四味即《伤寒论》之苓桂术甘汤，用之以除阳虚所化之饮，并有除惊悸之功；磁石可引上焦浮游之热以下归，巴戟天温心肾之阳。诸药共奏温心肾，化痰饮，除惊悸之功。

（三）肺虚肝郁，治宜补肺调肝

张某，男，14岁，学生，2010年7月20日初诊。患者半年前因考试压力大致入睡困难、梦多、易醒，每于凌晨3～5时自醒，醒后难以再眠，昼日头胀头沉，倦怠乏力，胁肋胀痛，心烦易怒，思虑多，善忘，气短，口苦，纳少。近半年出现脱发症状，以颠顶明显。舌淡红，苔薄白，脉弦细。

诊断：辨证为肺虚肝郁。

处方：补肺汤加味。黄芪20g，党参12g，熟地黄15g，桑白皮30g，紫菀12g，五味子9g，白芍30g，夏枯草15g，川芎12g，茯苓、茯神各15g，酸枣仁30g，炙甘草6g，蝉蜕9g。水煎服，每日1剂，分早晚温服7剂。

睡眠较前明显改善，醒后可再入睡，诸症皆有减轻，二诊上方去蝉蜕，加侧柏叶 15g，继服 2 周，竟获痊愈。

按：肝居于左，肺藏于右，肝从左生发，肺从右肃降，古人称之为龙虎回环，共同维持一身气机之流畅。若肺气亏虚，宣肃无力，则肝气升发不畅，阴阳不交，发为不寐。

补肺汤出自元代李仲南所著《永类钤方》，由人参、黄芪、熟地黄、五味子、桑白皮、紫菀组成，具有补肺益气、止咳平喘的功用，原方主治短气、喘咳、少气不足以息。方中党参安神益智，与黄芪配伍，补脾益肺、益阴扶阳、安神益智；熟地黄滋阴补血；五味子酸温而润，益气生津、补肾宁心；紫菀温肺下气，桑白皮甘寒清利，既泻肺中之热邪，又行肺中之痰水；夏枯草清肝泄热；川芎行气活血；茯苓、茯神合用可安神镇惊；酸枣仁敛神助眠；蝉蜕平肝疏风；甘草调和诸药。全方共奏补肺疏肝之功，用之气机得畅，阴阳得交，不寐自除。

四、三叉神经痛

张某，男，76 岁，2013 年 11 月 11 日初诊。主诉：右侧面部疼痛 1 个月，加重 2 天。患者 1 个月前突然出现右侧面部阵发性闪电样疼痛，说话、洗脸、咀嚼皆可引起疼痛，持续几分钟后缓解，就诊于某省级医院，诊为三叉神经痛。患者因不愿服用西药来诊。症见右侧面肌闪电样疼痛，咀嚼触摸皆加重，双下肢怕冷，纳眠可，大便每日 2 次，小便调，舌质暗，有裂痕薄黄，脉浮弦紧。

诊断：西医诊断为三叉神经痛；中医诊断为面痛（肝火上炎，胆胃郁热），治以清肝和胃、祛风止痛。

处方：柴胡 15g，葛根 30g，石膏 30g，白芷 30g，黄芩 15g，川乌 3g，草乌 3g，细辛 3g，吴茱萸 9g，白芍 30g，苍术 15g，川芎 12g，栀子 12g，甘草 6g，香附 12g。7 剂，水煎服，400mL，分早晚 2 次服，每日 1 剂。

二诊：面部疼痛减轻，轻微抚摸，洗脸不引起疼痛，咀嚼时痛甚，腹痛，大便每日 2 次，舌质暗红，苔薄，脉浮弦急。前方去苍术、栀子、白芷、香附，加知母 15g，升麻 24g，黄连 9g，生地黄 20g，牡丹皮 15g，秦艽 20g。7 剂，用法同前。

三诊：面部疼痛发作次数减少，痛处以右侧鼻唇沟内侧为主，上方随症加减，调服 2 个月，疼痛完全消失，随访半年未发。

按：三叉神经痛中医又称“面痛”“头痛”“头风”等，肝胆经循行于头面部，《灵枢·经脉》云：肝经“连目系，上出额……其支者，从目系下颊里，环唇内”。阳明胃经循行头面部，与肝胆二经的经气相通，且脾胃为气血生化之源，若饮食失节，脾胃运化失常，易致邪气乘虚内犯，上扰面之轻窍，流窜面之经络，发为面痛。因而三叉神经痛的发生、发展与肝和脾胃有着密切的联系。三叉神经痛常突发突止符合风性善行数变的特点，且颠顶之上，唯风可及。《素问·太阴阳明论》云：“伤于风者，上先受之。”风邪侵袭，常伤及人体头面部。柴葛解肌汤出自《伤寒六书》，云：“治足阳明胃经受邪，目疼，鼻干，不眠，头疼，眼眶痛，脉来微洪，宜解肌，属阳明经病，其正阳明腑病，别有治法。”方中柴胡、葛根为君，葛根味辛性凉，辛能透外热，凉能清内热。正如《本草秘录》云：“葛根原是阳明之药，少用则散肌中之风，多用能解胃中之热，一物而可以两用也。”且葛根又长于缓解外邪郁阻，经气不利之经络症状；柴胡味辛性寒，有解表、疏畅气机之功。《医学启源》云：“柴胡，少阳、厥阴引经药也。善除本经头痛，非此药不能止……引胃气上升，以发散表热。”《名医别录》载其“疗伤寒中风头痛，解肌……疗金疮，止痛，胁风痛。”与葛根合用外透郁热之力倍增，且二者俱可止痛。黄芩、石膏清泄里热为臣。王教授临床多配伍栀子、细辛、川乌、草乌、吴茱萸等，谓栀子与柴胡、白芍相配除肝胆郁火，石膏与细辛相伍乃张景岳之二辛煎清胃经火热，川乌、草乌祛风除湿，温经止痛，黄元御在《长沙药解》中谓其“疏利迅速，开通关腠”，古方常二者合用作为麻醉止痛药，吴茱萸降逆止痛，还能疏肝解郁，且三者性温，可防药物过寒，凝滞气机。又久病痰瘀互结，故常以苍术燥湿化痰，香附、川芎行气活血，与栀子相合，宗越鞠丸之法，解气、血、火、痰、湿、食诸郁，通络以止痛。二诊加知母、升麻、黄连、生地黄、牡丹皮、秦艽增强其活血通络，养阴润燥之功，故用之见效。

五、中风中经络

逄某，男，75岁，2014年10月20日初诊。主诉：左侧肢体活动不利2个月余。患者2个月前于家中无明显诱因出现左侧肢体活动不利，言语謇涩，饮水呛咳，记忆力下降，于当地医院诊断为脑梗死而住院治疗，予营养神经及改善脑循环等药物治疗，好转后继续相关西医治疗1个月余，但患者活动不利、言语謇涩等症状未有改善，遂于山东某医院脑病科寻求中医治疗。症见左侧肢体活动不利，行走拖拽，偶有饮水呛咳，言语謇涩，烦渴，多饮，喜温，小腹坠胀，腰骶部隐痛，记忆力下降，计算力、定向力可，无异常行为，周身乏力，情绪低落，焦虑不安，纳呆，眠差，小便频数，大便黏滞不爽，舌暗红，苔白腻，脉沉。颅脑CT检查报告：双侧放射冠区多发梗死灶、脑白质脱髓鞘改变。

诊断：西医诊断为脑梗死；中医诊断为中风中经络（内虚邪中），治以宣通表里、补虚益中。

处方：《古今录验》续命汤加减。生麻黄9g，桂枝12g，当归15g，人参30g，石膏30g，干姜9g，川芎12g，杏仁9g，柴胡15g，黄芩9g，龙骨15g，牡蛎30g，芡实30g，白芍15g，白薇12g，酸枣仁30g，甘草6g。服7剂，水煎至400mL，每日1剂，早晚2次温服。

二诊：服用前方7剂，患者左侧肢体活动不利稍有好转。症见左侧肢体活动不利，言语欠畅，烦渴多饮减，喜温，记忆力下降，情绪低落好转，小腹坠胀，腰骶部隐痛消失，纳一般，眠差，大便质软不成形，舌暗红，苔白，脉沉。原方去酸枣仁、白薇，加紫石英、麦冬、赤小豆温肾益肺。

处方：生麻黄9g，桂枝12g，当归15g，人参30g，石膏30g，干姜9g，川芎12g，杏仁9g，柴胡15g，黄芩9g，龙骨15g，牡蛎30g，芡实30g，白芍15g，紫石英30g，麦冬30g，甘草6g。7剂，水煎至400mL，每日1剂，早晚2次温服。

三诊：服后左侧肢体活动不利明显好转，记忆力下降减轻，纳眠可，二便调，嘱其以上方继服，每日1剂，以防复发。

按：《古今录验》载续命汤："治中风痱，身体不能自收，口不能言，冒昧不知痛处，或拘急不得转侧。"《灵枢·热病》载："痱之为病也，身无痛者，四肢不收。"《圣济总录》亦言："病痱而废，肉非其肉者，以身体无痛，四肢不收而无所用也。"中风痱所出现的感觉与运动障碍与脑梗死之瘫痪甚为相符。本方以石膏、干姜并用而调理脾胃之阴阳，脾升胃降，还其气化之常，四肢均得禀水谷气，此治痱之本也。干姜，辛温刚烈，具有温升宣通之力。《长沙药解》言其："燥湿温中，行郁降浊，下冲逆，平咳嗽，提脱陷，止滑泄。"石膏，味辛性寒，质重沉降，《本经》言其："主中风寒热，心下逆气，惊喘，口干舌焦，不能息，腹中坚痛，产乳，金疮。"二者相配寒热并用，既助脾升又复胃降，实为此方之本也。《医学纲目》载："痱，废也。"脾胃失和，机体无法得到水谷之气充养，气虚则血运难行，故机体废而不用。方中人参、川芎、当归、甘草，为八珍汤之半，补气活血。《本草经解》言："人参……微寒清肺，肺旺则气足而神安……味甘益脾，脾血充则阴足而精安。随神往来者谓之魂，并精出入者谓之魄，精神安，魂魄自定矣……邪之所凑，其气必虚，人参益气，正气充足，其邪自不能留。”脾健则四肢可用。正气足，精神安，则心中彷徨不安感亦可平复。川芎、当归相配即为后世之佛手散，川芎偏入气分，当归偏入血分，二药相合行气活血，使气血周流于全身各处，有助于机体运动、感觉功能恢复。麻黄、杏仁、甘草、桂枝组成麻黄汤，但较之麻黄汤，杏仁由七十枚减为四十枚，余三药用量均为三两，此处之意不在于非发散解表，而在于宣通一身之气，恢复表里营卫和谐，亦有助于脾胃之升降正常。脾胃调和，升降有序，诸症向愈。

陈拥军

个人简介

陈拥军，男，1968年生，青岛大学附属医院中医科主任医师。1986年9月—1991年6月就读于山东中医学院中医系，本科学历，学士学位，是第二批全国名老中医药专家学术经验继承人，第二批山东省中医临床优秀人才，第四批全国中医临床优秀人才，山东省名中医药专家。陈拥军教授从事中医临床工作30年，师从于山东省名中医于俊生教授、国医大师王新陆教授、全国名中医丁书文教授，专业方向为经方及脾胃升降理论临床应用研究，擅长用中医方法诊治慢性咳嗽、慢性鼻炎、慢性胃炎、慢性腹泻及中西医结合诊治心脑血管病、糖尿病等疾病，发表医学论文20余篇，主编著作2部，主持市级课题2项，获科技进步二等奖1项，参与省、市级课题多项，参与国家自然科学基金项目1项。

学术见解

脾胃升降理论在中医临床中的应用探微

中医学认为，人体是以五脏系统为中心的一个完整机体，气机升降出入是人体维持正常生理功能的基础，肝升肺降、心（火）降肾（水）升，四脏如轮，而脾胃居中州，为气、血、水、火升降的中轴，故曰“枢”。脾升胃降，轴运轮转，则整个机体功能正常，否则为病。因此，脾胃不仅是“后天之本”“气血生化之源”，并且脾胃升降关乎整个机体气、血、水、火的正常运行，恢复脾胃升降不仅可治疗脾胃自身病变，还能执简驭繁地恢复全身脏腑功能，达到治愈疾病的目的。

一、脾胃升降理论的起源、发展与成熟、完善

脾胃升降理论源于《黄帝内经》，发展于仲景，成熟于李东垣，完善于叶天士“脾升胃降，脾胃分治”理论，而得到无数先贤近能之士的不断充实。

（一）脾胃升降理论的雏形奠定于《黄帝内经》

如《素问·经脉别论》曰："饮入于胃，游溢精气，上输于脾，脾气散精，上归于肺，通调水道，下输膀胱。"《素问·逆调论》曰："阳明者，胃脉也，胃者，六腑之海，其气亦下行。阳明逆，不得从其道，故不得卧也。"对于脾升胃降的生理状态做出基本描述。《素问·阴阳应象大论》曰："清气在下，则生飧泄，浊气在上，则生䐜胀。"这句话将气机升降失常与脾胃病理相联系，为脾胃升降理论的形成奠定了基础。

（二）脾胃升降理论发展于张仲景

上呕、中痞、下利为脾胃升降失调的典型临床表现，张仲景遵《素问·至真要大论》"阳明之复""治宜辛温"之旨，首次提出了"以辛散之""以苦泄之"的治疗原则，并创立半夏泻心汤、甘草泻心汤、生姜泻心汤、旋覆代赭汤等一系列辛开苦降、恢复脾胃升降功能的有效方剂，至今仍在中医临床上发挥着重要作用。同时，张仲景提出了"四季脾旺不受邪"的观点，体现了外感病及内伤杂病治疗过程中时刻顾护脾胃的思想，半夏、生姜、人参、甘草、粳米的健脾护胃组合见于《伤寒论》《金匮要略》多个方剂，成为仲圣治疗学上的重要特点之一。

（三）脾胃升降理论成熟于李东垣

金元时期，受"古方不能尽治今病"思想及法家革新思想影响，名医辈出，呈现出"百家争鸣，百花齐放"的局面。其中，李东垣根据《黄帝内经》阴阳升降和生长收藏等理论，在继承张元素脏腑辨证学说的基础上，创立"脾胃内伤百病由生"的理论，而成为"补土派"的创始人。"人以胃气为本"和"火与元气不两立"是李东垣的主要学术观点，而"升降浮沉"是贯穿于其代表著作《脾胃论》全书的理论思想和制方用药方针。首先，李东垣理论上遵《黄帝内经》，在《脾胃论》之首篇"脾胃虚实传变论"复习《黄帝内经》有关脾胃虚实传变之原文，提出了"元气之充足，皆由脾胃之气无所伤，而后能滋养元气；若胃气之本弱，饮食自倍，则脾胃之气既伤，而元气亦不能充，而诸病之所由生也""至于经论天地之邪气，感则害人五脏六腑，及形气俱虚，乃受外邪，不因虚邪，贼邪不能独伤人，诸病从脾胃而生明矣"及"故夫饮食失节，寒温不适，脾胃乃伤。此因喜怒忧恐，损耗元气，资助心火。火与元气不两立，火胜则乘其土位，此所以病也"等学术思想，而这一思想贯穿于整部著作中的每一篇，并体现出李东垣益脾胃、调升降而尤重益胃升清的学术思想，如《脾胃论·天地阴阳生杀之理在升降浮沉之间论》："盖胃为水谷之海，饮食入胃，而精气先输脾归肺，上行春夏之令，以滋养周身，乃清气为天者也；升已而下输膀胱，行秋冬之令，为传化糟粕，转味而出，乃浊阴为地者也。”李东垣在此基础上创立了许多有效方剂，在中医治疗学上发挥着极其重要的作用。最具代表性的是补中益气汤，以黄芪、人参、白术、甘草之补为主，合升麻、柴胡则元气得补而清升，当归和血，则气血相随而不失，少佐陈皮和胃升降，则虚者得补，陷者得升，滞者得行而病愈。而其他方剂多在这一框架基础上加减而得，或因气滞而行气，或因其血瘀而活血，或因其食积、痰郁、湿阻、饮停而消之、化之、渗之、温化之。更从临床实际出发，提出了“阴火”理论，我们在临床应用补中益气方剂时，常常遇到“上火”的情况，或在发病之初，或在用药之后。究其原因，陈拥军教授认为一是元气、阳气及人体内一切属火的因素，无论其是正、是邪，还是属虚、属实，均具有上升、炎上的特点，清阳不升，清窍空虚，必致火充；二是甘温之品，易于助火、上火，单用、久用必生偏颇；三是升清之剂，影响体内和降之力，心火不能随肺气下交于肾则独炎于上，失其位则正反为邪而发病。而在反复、大量临床实践中形成其独立的理论思想的李东垣，从临床实际出发，在应用补气升阳法治疗疾病时，辅以“降阴火”之黄芩、黄连、栀子等，使其健脾胃、升清阳理论更加完善，更加切合临床应用实际，也正是因为其卓越的临床实用价值，而使其健脾升清理论得到了普遍认可和广泛应用。

（四）脾胃升降理论完善于叶天士

叶天士不仅是一位温病大家，而且是一位杂病治疗大家。叶氏对于李东垣《脾胃论》推崇备至，认为“内伤必取法于东垣”，在临床辨治一般杂病，多重视脾胃，并接受了李东垣益气温中升阳之法，在此基础上提出了“脾胃分治”理论。诚如《临证指南医案·脾胃》华岫云按语所云：“脾胃之论，莫详于东垣。其所著补中益气、调中益气、升阳益胃等汤，诚补前人之未备。察其立方之意，因以内伤劳倦为主。又因脾乃太阴湿土，且世人胃阳衰者居多，故用参芪以补中，二术以温燥，升柴升下陷之清阳，陈皮木香理中宫之气滞，脾胃合治，若用之得宜，诚效如桴鼓。盖东垣之法，不过详于治脾，而略于治胃耳，乃后人宗其意者，凡著书立说，竟将脾胃总论，即以治脾之药，笼统治胃，举世皆然，今观叶氏之书，始知脾胃当分析而论。”这一思想体现在《临证指南医案》之脾胃、木乘土、积聚、痞、噎膈、反胃、噫嗳、呕吐、胃脘痛、腹痛，甚至肺痹、喘等多门医案中，华岫云按语中给予了高度的概括和总结：“盖胃属戊土，脾属己土，戊阳己阴，阴阳之性有别也。脏宜藏，腑宜通，脏腑之体用各殊也。若脾阳不足，胃有寒湿，一脏一腑，皆宜于温燥升运者，自当恪遵东垣之法。若脾阳不亏，胃有燥火，则当遵叶氏养胃阴之法。观其立论云：纳食主胃，运化主脾，脾宜升则健，胃宜降则和。又云：太阴湿土，得阳始运，阳明阳土，得阴自安。以脾喜刚燥，胃喜柔润也。仲景急下存津，其治在胃，东垣大升阳气，其治在脾。此种议论，实超出千古。故凡遇禀质木火之体，患燥热之症，或病后热伤肺胃津液，以致虚痞不食，舌绛咽干，烦渴不寐，肌燥热，便不通爽，此九窍不和，都属胃病也，岂可以芪术升柴治之乎？故先生必用降胃之法，所谓胃宜降则和者，非用辛开苦降，亦非苦寒下夺，以损胃气，不过甘平，或甘凉濡润，以养胃阴，则津液来复，使之通降而已矣……总之，脾胃之病，虚实寒热，宜燥宜润，固当详辨，其于升降二字，尤为紧要。盖脾气下陷固病，即使不陷，而但不健运，已病矣；胃气上逆固病，即不上逆，但不通降，亦病矣。”同时，《临证指南医案》所载医案，不仅突出了温通胃阳法（如人参、半夏、茯苓、姜汁、白香粳米等）、清养胃阴法（如沙参、麦冬、石斛、玉竹、白扁豆、白粳米等）、温运脾阳法（如白术、茯苓、益智仁、干姜、荜茇等）、濡润脾阴法（火麻仁、杏仁、大麦仁、柏子仁、全当归、白芍、蜜等）等脾胃分治之法，还体现了温补脾肾、益火补土法（人参、巴戟天、葫芦巴、益智仁、菟丝子饼、益智仁、茯苓等）、疏肝和胃法（黄连、桂枝、生牡蛎、生白芍、乌梅、川楝子等）等五脏六腑相互关联的整体治法，亦提出了“久病入络”思想指导下的辛润通络法（当归身、柏子仁、桃仁、龙眼肉、黑芝麻、蜣螂、土鳖虫、五灵脂等）。可见，叶氏从临床实际出发，进一步完善了脾胃升降理论，并从脾胃分治、整体观念、补虚泻实、气血分明等各个角度，在理论和实践上丰富、完善了脾胃升降学说。

二、脾胃升降理论得到无数先贤近能之士的不断充实而更加切合临床应用

许多中医大家均重视脾胃升降理论，从实践中践行了这一学说，并从理论上补充了这一学说，陈教授在学习、实践过程中感触最深、受益最大的当属黄元御、董建华两位前辈。

清代著名医学家黄元御晚年著《四圣心源》，以脾胃升降学说为核心构建了人体的生理病理体系，阐释了脾胃升降运动对人体生理状态下阴阳的运动、脏腑的生成、气机的升降等影响规律，阐发了脾胃升降失调对人体病理状态下阴阳、精神、气血的影响，介绍了其调整脾胃升降治疗全身疾病的临床经验。如《四圣心源·脏腑生成》：“土分戊己，中气左旋，则为己土，中气右转，则为戊土，戊土为胃，己土为

脾。己土上行，阴升而化阳。阳升于左，则为肝，升于上，则为心。戊土下行，阳降而化阴，阴降于右，则为肺，降于下，则为肾。肝属木而心属火，肺属金而肾属水，是人之五行也。”提出了中土之阴阳升降生成五行，五行各有阴阳，阴生五脏，阳生六腑，故脏腑生成实赖于中土之气的运行的观点；并进一步认为“脾胃升降失司则百病生”，如《四圣心源·中气》曰：“中气衰则升降窒，肾水下寒而精病，心火上炎而神病，肝木左郁而血病，肺金右滞而气病……”该书得出了“医家之药，首在中气”的调节脾胃升降则诸病自复的结论。可见，黄元御以中土五行思想为基础，总结前人经验，结合自身经验，系统阐发了脾胃为升降枢纽的生理、病理观，重视脾胃之气的升降合宜，脏器的升降功能均取决于中气，认为中气为枢纽，左升右降转动，成为一气，主张“中气之治”，并在临床实际应用中，制订了大量有效方剂，尤以黄芽汤为代表，原文：“黄芽汤，人参（三钱）、甘草（二钱，炙）、茯苓（二钱）、干姜（二钱），煎大半杯，温服。中气之治，崇阳补火，则宜参、姜，培土泻水，则宜甘、苓。其有心火上炎，慌悸烦乱，则加黄连、白芍以清心。肾水下寒，遗泄滑溏，则加附子、川椒以温肾。肝血左郁，凝涩不行，则加桂枝、丹皮以舒肝。肺气右滞，痞闷不通，则加陈皮、杏仁以理肺。”该内容突出体现了以脾胃为人体气机升降枢纽的学术观点。陈拥军教授师其法，用其方，治疗多种疾病，颇能应手。

董建华院士在前人“脾宜升则健，胃宜降则和”的理论基础上，根据自己的体会，倡导“通降理论”，强调胃气和降是胃的主要生理特征，认为通降法乃治脾胃病之大法。在临床具体应用中，为实现胃气之通降，主张分清在气、在血，属虚、属实，在气有气滞、湿阻、热蕴之分，在胃、在脾、在肝、在胆之异；在血存寒热轻重之别；虚证当明阴阳气血之辨。常用董氏连朴苓草汤（黄连、厚朴、藿香、佩兰、茯苓、通草、陈皮等）加减，并常用对药，如：旋覆花—代赭石、槟榔—大腹皮、预知子（八月札）—白梅花（绿萼梅）、藿香—佩兰、通草—竹叶、黄连—吴茱萸、川楝子—延胡索、姜黄—白蒺藜、扁豆—山药、芦根—石斛、黄连—厚朴、牡丹皮—赤芍、丹参—沙参、刺猬皮—九香虫等，或相辅相成，或相反相制，有气血相配，有通补并施，可寒热并用，可虚实互调；又善用角药，三药同用，以成犄角，相互配合，提高疗效，如紫苏梗—香附—陈皮、柴胡—黄芩—半夏等。董建华为当代践行、发展脾胃升降理论之有大成者。

验案验例

一、头晕

张某，女，53岁，2018年3月1日初诊。主诉：头晕10余年。患者每因劳累及情绪激动而发，无头痛、耳鸣，伴乏力、身重、气短，纳眠差，口干、口苦，心烦易怒，进食后胃胀，时有恶心，二便调。舌淡，苔薄白腻，脉弦滑。心电图、颅脑CT检查均未发现明显异常。

诊断：西医诊断为头晕（原因待查）；中医诊断为头晕。脉症合参，证属脾虚失运、痰浊内生，清阳不升，肝阳挟痰浊上犯清窍，治宜健脾升清、平肝降浊。

处方：补中益气汤合半夏白术天麻汤加减。黄芪30g，党参10g，白术20g，当归10g，枳壳12g，升麻6g，柴胡6g，天麻15g，石决明20g，黄连9g，半夏12g，泽泻20g，生姜3片，炙甘草6g。水煎服，每日1剂。

二诊（2018年3月8日）：头晕、身重、乏力、气短减轻，胃胀、恶心缓解，舌脉无明显变化。辨证准确，药已中的，然病久积深，难以速愈，且久病入络，需活血通络，上方加地龙10g，水蛭6g，14剂，水煎服，每日1剂。

三诊（2018年3月25日）：头晕偶发，乏力、身重缓解，纳眠可，无口干、口苦及心烦易怒，无腹痛、腹胀及恶心、呕吐，二便正常，舌质红，苔薄白，脉弦。《素问·五常政大论》虽有“小毒治病，十去其八”之明训，然病程久，治疗时间不及1个月，恐有复发，二诊方三倍量，共为细末，每次6g，每日2次，温水冲服，并嘱其畅情志，清淡饮食，忌生冷。

按：本案头晕、乏力、气短、身重，舌淡苔薄白腻，脾虚失运，清阳不升之证，口干、口苦、心烦、胃胀、恶心，脉弦滑，肝风、痰浊上扰之象，清气不升，浊气上逆，清浊相干，气机升降失常而发病，治病求本，初诊健脾升清，平肝降浊而见效，复诊时仍谨守病机，不失机宜，并加用虫类活血通络而收工。可见虚实并存，气机升降失常，可升降并用，补泻同施，而获效。

二、口臭

王某，女，18岁，2017年11月6日初诊。主诉：口臭3年余。患者久治无效，轻度口干，无口苦，纳眠可，时心烦，无腹胀、腹痛，大便略干，2日1次，小便可。舌淡、苔白腻，脉弦细。

中医诊断：口臭。辨证为胃热脾湿，升降失调证，治宜清胃降逆、健脾化湿。

处方：清凉散加减。党参10g，苍术10g，生地黄10g，麦冬10g，石斛10g，玄参10g，枇杷叶10g，枳壳10g，黄芩10g，茵陈10g，火麻仁10g，甘草6g。7剂，水煎服，每日1剂。

二诊（2017年11月13日）：服药口臭明显减轻，口干缓解，轻度心烦，无腹痛、腹胀，二便正常，舌淡，苔薄白腻，脉弦细。效不更方，上方继服10剂，以巩固疗效。

按：脾胃同居中焦，属土，而脾为阴土，主运化而有升清之能，喜燥恶湿；胃为阳土，主受纳而有降浊之功，喜润恶燥。起居失宜、饮食不节、情志不遂等多种原因均可损伤脾胃，脾伤运化失常既可见到清阳不升及气血不足之虚候，又可出现湿邪中阻之实证。同样，胃伤即可有浊气不降之实，又可见到阴津不足之虚，阴虚则热。而脾胃往往同时受损，脾（寒）湿胃（虚）热为临床常见证候。“脾气通于口”，本案患者舌淡、苔白腻，脾虚不运，寒湿内生之征象，而口臭、口干、心烦、便干、脉细，则属胃阴虚而浊气不降。脾胃同病，升降失常，而综合四诊所得，还是以胃阴虚腑气不降为主，故方选清凉散加减，生地黄、麦冬、石斛、玄参、火麻仁养胃阴以助胃腑之通降为主，辅以党参、苍术健脾化湿，佐以黄芩、茵陈清热燥湿化浊，枇杷叶、枳壳畅气，使以甘草调药和中，全方脾胃同治而以润降胃气为主，恰合病机而病愈。

三、口疮

张某，男，46岁，2019年6月3日初诊。主诉：口腔溃疡反复发作10余年。患者因操劳、着急易发，反复应用清热泻火之中药，暂缓而发作渐频，昨日发作，疼痛、影响进食，素体怕冷，无乏力、气短，纳眠可，口干、口苦，心烦易怒，无腹痛、腹胀，大便稀，日行2～3次，小便可。舌质淡、胖大，有齿痕，脉弦细。

诊断：西医诊断为复发性口腔溃疡；中医诊断为口疮。分析病机，乃脾阳虚亏，运化失职，湿浊中阻，心火下行之路受阻而独炎于上之证，治宜温阳健脾、化痰除湿、兼降心火。

处方：附子理中汤加减。炮附子10g，党参10g，白术10g，干姜10g，半夏10g，砂仁（后下）10g，黄芩10g，黄连10g，龙骨30g，牡蛎30g，甘草10g。7剂，水煎服，每日 1 剂。

二诊（2019 年 6 月 10 日）：口腔溃疡缓解，大便略稀，每日 1～2 次，小便可，舌脉无变化，守方继服 7 剂，随访至今未发。

按：心在上而属火，火性炎上；肾在下而主水，水曰润下。而正常生理状态需要水升火降，心肾相交，这就需要中道通畅，并且脾升胃降，因为脾胃同居中州，为气机升降之轴、之枢。因此，脾胃功能正常，不仅是全身气机升降之关键，也是水火运行之要害。本案患者畏寒怕冷、大便溏稀，舌淡胖而有齿痕，脉弦细，中焦虚寒之象显现，虽有口腔溃疡疼痛、口干、口苦、心烦易怒之火热炎上之症，然此火为正常的心君正气之火，只有因为脾虚失运，中州不通而没能下交于肾，即黄元御所说："中气衰则升降窒，肾水下寒而精病，心火上炎而神病。"此时，清热泻火虽可使火炎之势暂缓，而伤及正气，元阳受损，火不生土，脾胃失其健运之能而痰湿中阻，火更难降，故病情反复。选方附子理中汤温阳健脾为主，益火补土，恢复脾胃健运升清之能，加半夏、砂仁和胃化痰降浊，辅以黄芩、黄连苦寒以助心火之下降，龙骨、牡蛎潜镇以收浮越之势。全方配合标本兼治，使虚者得补，塞者得通，水火相济而多年顽疾得愈。

四、胸痹

> 邵某，女，69 岁，2017 年 10 月 8 日初诊。主诉：胸闷、胸痛反复发作 10 余年。患者伴胸骨后灼热感，劳累及情绪激动易发，休息 10 分钟可缓解，无咳嗽、咳痰，西医诊断为冠心病，应用多种中西药物疗效不佳，患者拒绝冠脉支架及搭桥手术，故来诊。素体怕冷，全身乏力、气短、心慌，纳眠差，时感恶心、口干、口苦，心烦易怒，二便调。舌质暗，有瘀点，苔白腻，双寸脉浮滑，余部脉弦。化验血糖正常，血脂总胆固醇 2.33mmol/L；血清总胆固醇 4.73mmol/L；高密度脂蛋白：0.85mmol/L；低密度脂蛋白 3.11mmol/L。心电图：多导联 ST-T 改变。

诊断：西医诊断为冠心病，血脂异常；中医诊断为胸痹。辨证为清气不升，痰浊上逆，脉道瘀滞，不通则痛，治宜健脾升清、和胃降逆、活血通脉。

处方：补中益气汤合瓜蒌薤白枳实汤加减。生黄芪 30g，党参 10g，白术 10g，当归 10g，陈皮 12g，升麻 6g，柴胡 6g，瓜蒌 30g，薤白 12g，半夏 12g，枳实 12g，丹参 15g，郁金 15g，延胡索 15g，炙甘草 6g。7 剂，水煎服，每日 1 剂。

二诊（2017 年 10 月 15 日）：胸闷、胸痛明显减轻，仍觉烦热，舌脉同前。上方加栀子 12g、淡豆豉 10g 解郁除烦清热，水蛭 10g 以加强活血通脉作用，15 剂，水煎服，每日 1 剂。

三诊（2017 年 10 月 30 日）：胸闷、胸痛偶发，乏力、气短、心慌明显减轻，因症状减轻而心情舒畅，进食正常，睡眠改善，二便调，舌脉尚无明显变化。开上方 30 剂，每周服 5 剂。随访病情平稳，自述症状十去其九。

按：《素问·平人气象论》曰："胃之大络，名曰虚里，贯膈络肺，出于左乳下，其动应衣，脉宗气也。"又《灵枢·邪客》曰："故宗气积于胸中，出于喉咙，以贯心脉，而行呼吸焉。"可见，脾胃为后天之本，气血生化之源，脾胃健运，清气上升而助宗气，以行贯心脉、行呼吸之职。本案患者，乏力、气短而纳呆、苔腻，脾虚失运，湿阻而清阳不升，虽有恶心、胸闷、寸脉浮滑之浊气不降症状，而综合四诊，仍以脾气不升为主，宗气失养，推动无力，痰湿、瘀血阻滞，血脉不通，不通则痛。故治疗以健脾升清为主，佐以化痰降浊，活血通脉，用药得当，恢复了气机的正常升降功能而使病情渐趋稳定。

五、喘病

张某，男，71 岁，2018 年 1 月 5 日初诊。主诉：胸闷气喘反复发作 30 余年，加重 1 天。患者动则气喘，呼气、吸气均困难，活动加重，轻度咳嗽，有白色黏痰，无寒热感，全身乏力、气短，纳食减少，眠可，大便干，2 日 1 次，小便调。舌淡有裂纹，苔薄白少，脉弦。

诊断：西医诊断为慢性阻塞性肺疾病；中医诊断为喘病。证属中气不足、土不生金，肺胃气逆，治宜升清气、降肺胃。

处方：补中益气汤合金水六君煎加减。生黄芪 30g，党参 10g，白术 10g，当归 10g，升麻 6g，柴胡 6g，陈皮 10g，枇杷叶 10g，郁金 10g，半夏 10g，茯苓 10g，熟地黄 15g，肉苁蓉 10g，火麻仁 10g，炙甘草 6g。7 剂，水煎服，每日 1 剂。

二诊（2018 年 1 月 12 日）：服药后自觉体力改善，痰减少，但活动后仍有喘息，舌脉无明显变化。上方加沉香（后下）3g 纳气平喘，14 剂，水煎服，每日 1 剂。

三诊（2018 年 1 月 26 日）：患者体力增加，活动后憋喘明显减轻，进食增加，睡眠正常，二便正常，守方继服 14 剂。

按：本案胸闷气喘，而吸气、呼气均有困难，活动加重，伴乏力、气短，纳呆，便干，结合舌脉，脾虚清气不升与肾虚不能纳气、肺胃之气上逆同在而不分伯仲，治疗则健脾升清，固肾纳气，同时化痰浊而降肺胃之气，补中益气汤合金水六君煎加减，使陷者升，逆者降，气机升降各安其道而病减。

六、胃痞

王某，女，28岁，2018年11月6日初诊。主诉：胃部胀满10余年。上学时紧张、进食不规律，胃部胀满，饭后明显，情绪不好时加重，时有疼痛，怕凉，嗳气后症状可减，不伴胃灼热、反酸及恶心、呕吐，素体无寒热感，常感乏力、气短，进食减少，睡眠一般，口干、口苦、心烦易怒，大便略干，1～2日1次，小便调，舌质红，有齿痕，苔薄白腻，脉弦。胃镜检查：慢性非萎缩性胃炎。

诊断：西医诊断为慢性胃炎；中医诊断为胃痞。证属脾虚失运，湿浊内生，升降失常，治宜健脾助运、升清降浊。

处方：补中益气汤加减。黄芪30g，党参10g，白术10g，当归10g，升麻6g，柴胡6g，陈皮10g，百合10g，乌药10g，黄连6g，半夏12g，枳实10g，生大黄（后下）3g，炙甘草6g。7剂，水煎服，每日1剂，分早晚2次服。

二诊（2018年11月13日）：服药后症状明显减轻，饭后轻度胃胀，疼痛未发，嗳气减轻，无其他不适，大便略稀，每日1～2次，小便可，舌脉无变化。上方去大黄，7剂，水煎服，每日1剂。

三诊（2018年11月20日）：症状缓解，无不适感，进食、睡眠正常，二便调，舌质红，苔薄白腻，脉弦。予香砂六君子丸2盒，每次6g，每日2次，善后，并嘱其畅情志，规律饮食。

按：患者胃中痞满不适，乃中焦气机阻滞所致，乏力、气短、纳少，脾虚清阳不升，嗳气、便干，浊气不降，故以补中益气汤补气健脾升清，百合乌药散合小陷胸汤加减和胃降逆，升降同施，补泻并用，使清升浊降而病除。

七、胃脘痛

王某，女，62岁，2019年6月21日初诊。主诉：胃痛2年余。患者胃部隐痛，空腹易发，生气加重，怕凉，喜温按，不胀，伴饮水后嗳气，无恶心、胃灼热、反酸。素体怕冷，全身乏力，进食一般，眠可，口干，不欲饮水，二便调。曾服多种中西药物无效。舌质淡，苔白腻，脉弦细。

胃镜检查：慢性萎缩性胃炎伴糜烂。

诊断：西医诊断为慢性胃炎；中医诊断为胃脘痛。辨证为脾虚失运，寒湿凝滞，久病入络证，治宜健脾温阳助运、化湿通络止痛。

处方：四君子汤加减。党参 12g，苍术 12g，茯苓 12g，紫苏梗 12g，陈皮 12g，醋香附 12g，高良姜 12g，桂枝 12g，炒白芍 20g，当归 12g，醋延胡索 10g，土鳖虫 12g，炙甘草 6g。7 剂，水煎服，每日 1 剂，分早晚 2 次温服。

二诊（2019 年 6 月 28 日）：服药后胃部疼痛明显减轻，怕凉，喜温按，饮水后嗳气减轻，无恶心、胃灼热、反酸，二便调，舌脉同前。效不更方，上方继服 7 剂。

三诊（2019 年 7 月 5 日）：胃痛缓解，饮水后嗳气不明显，现无明显不适，纳眠可，二便调，舌质红，苔薄白腻，脉弦。脾运渐复，寒湿得除，气血通畅，然病已 2 年，恐其复发，上方继服 14 剂以巩固疗效。

按：本例患者，胃部隐痛，病久难愈，空腹明显，生气加重，怕凉，喜温按，伴饮水后嗳气，舌质淡，苔白腻，脉弦细。证属脾虚失运，寒湿阻滞，久病入络，其病在胃，遵叶天士胃以和降为顺，董老通降及气血、虚实之论，治疗以四君子汤健脾化湿助运以扶正为主，辅以紫苏梗、陈皮、香附理气，桂枝合茯苓化饮，当归、延胡索、土鳖虫活血通络止痛，芍药合甘草缓急止痛兼以柔肝。全方配合，扶正祛邪，气血痰饮同治，故获效。

八、便秘

侯某，女，61 岁，2016 年 12 月 1 日初诊。主诉：便秘 10 余年。症见大便不干，略黏，排便无力，1 周以上方可排 1 次，伴肛门下坠，大便难以排出，反复努责，痛苦异常，小便正常。素体无寒热感、乏力、气短，纳可、眠差，曾长期服用多种泻药及“排毒养颜胶囊”等而大便暂时得通，停药症状加重，去年肠镜示结肠有黑变，自此不再服泻药，经常灌肠，以利排便。舌淡有齿痕，苔薄白腻，脉沉细。

诊断：气虚推动无力，则清气不升、浊气难降，治宜益气扶正，升清降逆。

处方：补中益气汤加减。生黄芪 30g，党参 10g，生白术 50g，当归 10g，升麻 6g，柴胡 6g，陈皮 10g，枳实 25g，益母草 30g，瓜蒌 30g，火麻仁 15g，炙甘草 6g。

7剂，水煎服，每日1剂。

二诊（2016年12月8日）：服药1周，大便2次，质软，自觉小腹部下坠，上方升麻改10g，10剂，水煎服，每日1剂。

三诊（2016年12月20日）：大便2～3日1次，较为通畅，小腹下坠感基本缓解，困扰患者多年的顽疾基本解除。效不更方，守方服用半个月后，随诊排便如常。

按：便秘一症，临床多见，易治也难治。多种泻药均可获效，故曰易治。而大部分泻药，尤其是蒽醌类，不良反应较多，且易产生药物依赖，而不用泻药常便闭不开，故又曰难治。此类患者，老年人较多，虽大便干结属阴虚便燥者居多，而多伴乏力、气短、排便无力、反复努责等气虚下陷的表现，单纯应用滋阴通便的方法很难见效，常需应用补气升清之品。而本案患者大便不干，只是略黏，排出无力，欲使其降，先使其升，故以补中益气汤为主，补气升阳，增加胃肠动力，配合当归、陈皮、枳实、益母草、瓜蒌、火麻仁等以和胃润降，使升降相因，脾胃功能复常而达到根治的目的。

九、水肿

逄某，男，52岁，2017年6月9日初诊。主诉：双下肢水肿5～6年，下午明显，无明显不适。各种检查示无异常，应用多种中西药物无效。舌淡苔薄白，脉弦。

诊断：西医诊断为特发性水肿；中医诊断为水肿。四诊合参，病机为清阳不升，水随气陷，漫于下肢，不能布散，故利水无效，应升气布津兼以渗利。

处方：补中益气汤合五皮饮加减。生黄芪30g，党参10g，白术12g，当归10g，升麻6g，柴胡9g，陈皮10g，大腹皮10g，紫苏叶10g，泽泻10g，防己10g，甘草6g。7剂，水煎服，每日1剂。

二诊（2017年6月15日）：水肿明显减轻，余无不适，舌脉同前，守方继服7剂而痊愈。

按：《素问·经脉别论》曰："饮入于胃，游溢精气，上输于脾，脾气散精，上归于肺，通调入道，下输膀胱，水精四布，五经并行，合于四时五脏阴阳，揆度以为常也。"可见，水饮入胃，必须经过脾升肺降而行于水道经脉，才会运行正常。本案患者，水饮随其本性而直趋下行，故泛溢而为水肿，治疗以补中益气汤加减健脾升清，合五皮饮之意畅通气机，辅以紫苏叶、泽泻宣上渗下，使津随气布，升极而降，故病愈。

十、消渴

高某，男，63岁，2019年11月6日初诊。患者12年前查体发现血糖升高，口服降糖药物治疗，近3年来血糖控制不理想，空腹血糖波动于8.6～15.3mmol/L，继续口服二甲双胍0.5mg，每日3次，吡格列酮15mg，每日3次基础上，加用基础胰岛素治疗后出现皮肤过敏，故寻求中医治疗。症见全身乏力，气短，轻度头晕，纳可，眠差，口干，饮水较多，喜热饮，口苦，心烦急躁易怒，时有情绪低落，无胸闷、胸痛及腹痛、腹胀，大便略稀，每日1次，小便频、不畅，舌质淡、有齿痕，苔薄黄腻，脉弦硬。空腹血糖9.3mmol/L，糖化血红蛋白（HbA1c）9.9%，尿糖（+），尿蛋白（+）。

诊断：西医诊断为糖尿病，糖尿病肾病Ⅵ期；中医诊断为消渴（脾虚热中证），治宜健脾益气升清、兼清其热。

处方：补中益气汤加减。生黄芪30g，党参10g，白术12g，当归10g，升麻6g，柴胡9g，陈皮10g，干姜10g，黄连15g，生石膏20g，石斛12g，甘草6g。7剂，水煎服，每日1剂。西药二甲双胍、吡格列酮继前服。

二诊（2019年11月13日）：乏力、气短、头晕等症状均减轻，情绪稳定，口干、多饮明显减轻，大便略稀，每日1～2次，小便仍频，较前畅快，舌脉无变化。来诊前自测血糖，空腹7.8mmol/L，早餐后2小时8.7mmol/L。效不更方，上方继服14剂，并嘱其饮食控制，加强体育锻炼。

三诊（2019年11月27日）：近1周来，空腹血糖6.3～6.8mmol/L，早餐后2小时7.3～8.6mmol/L，自感乏力、气短明显减轻，无头晕、头痛，进食、睡眠正常，轻度口干，饮水一般，无口苦、心烦及情绪低落，大便稀，每日2次，小便正常，舌质淡、有齿痕，苔薄白腻，脉弦硬。上方干姜改12g，去当归，加山药20g，川芎10g，14剂，水煎服，每日1剂。

按：糖尿病发病率不断升高，已成为最常见的慢性病之一。其并发症多，且有一定的致残性，严重影响了广大患者的生活质量和寿命。西药虽有降糖见效快，服用方便的优点，但存在着耐药、药物副作用、难以预防控制并发症及有效缓解患者症状等不足，故发挥中医药优势，治疗糖尿病成了当前的一个重要课题。近年来在临床实践中发现单纯中药降糖的作用确实不理想，但单纯西药治疗血糖控制不好的患者，配合中药治疗后，血糖很快得到了有效控制，甚至可减少原来降糖药的用量，同时，临床症状得到很大改善，并在一定程度上减轻、减少了并发症的发生。传统认为“阴虚燥热”为糖尿病根本病机，而长期临床实践中发现，脾虚失运，气津不能正常布散，是造成阴虚燥热的根本原因，即“脾气虚弱，运化失常才是本质，阴虚燥热仅是现象”。本案患者全身乏力、气短、头晕、便稀，舌淡、有齿痕，皆为脾虚失运，清气不升之见症，津随气行，气陷则津不能上布，加之气因陷而郁聚中焦，“始为寒中，终为热中”，热可伤津，故口干、口渴，脾虚失于统摄，精微下泄故可出现尿糖，甚至尿蛋白，脾虚气陷，肝气疏泄无力，郁而化火故即可有情绪低落，又常见心烦急躁易怒。可见，本病病机为脾虚气陷，清气不升，治病求本，以补中益气汤健脾益气升清为主，加黄连、石膏、石斛清解其热，其中黄连有明显降糖作用，但需用量较大，故加干姜配合健脾药，防其苦寒败胃之弊。全方配合，使虚者得补，陷者得升，郁热自除，不仅改善了临床症状，并配合西药，有效地控制血糖。

由以上病案可以看出，疾病的发生、发展与气机升降出入失常相关，正如《素问·六微旨大论》所言：“出入废则神机化灭，升降息则气立孤微。故非出入，则无以生长壮老已，非升降，则无以生长化收藏。”而脾胃之升降，关乎全身之气机升降，也是全身水火升降运行的关键。因此，调理脾胃之升降为治疗多种疾病的重要环节，也是取效之捷径。

黄庆田

个人简介

黄庆田，男，1968年生，1992年7月毕业于山东中医学院中医系，中共党员，主任医师，是济南市中西医结合医院肺病科主任，山东中医药大学兼职教授，山东中医药学会肺系病专业委员会委员，师从国医大师王新陆教授。山东省名中医药专家，第四批全国中医临床优秀人才。

学术见解

一、以整体观念指导肺系病诊疗

整体观念是中医学的基本特征之一，它强调人体自身的统一性和完整性，同时又认识到人和自然环境以及社会环境之间是一个相互影响且不可分割的整体。整体观念贯穿于中医学对人体生理、病理、诊断、治疗和养生的认识中，在肺系病的诊疗中具有重要的指导意义。

（一）以肺为核心的肺系整体观

以肺为核心的肺系包括鼻、咽喉、皮毛、大肠等，都和肺系病的发生、发展和诊疗有密切关系。

1. 鼻为肺之窍，应重视肺鼻同治　鼻为肺之外窍，《灵枢·脉度》曰："肺气通于鼻，肺和则鼻能知香臭矣。"说明鼻生理功能的正常，依赖于肺气的和畅。《灵枢·本神》曰："肺气虚则鼻塞不利少气。"《严氏济生方·鼻门》在分析鼻塞流涕诸症的原因时，曰："此皆肺脏不调，邪气蕴结于鼻，清道壅塞而然也。"可见，鼻病的成因主要是肺脏功能失调所致，鼻部症状与肺的功能状态密切相关。《诸病源候论》曰："鼻是肺之候。"书中认为诊察鼻部证候，可判断肺部病变性质。临证中，哮喘患者如果见到喷嚏、鼻塞、鼻痒、鼻衄、流涕、嗅觉异常等症状，不论是否出现咳嗽、哮鸣等症，均提示肺脏受邪，进一步发展可致肺气上逆而咳喘。同时，可根据鼻涕之清浊、鼻黏膜之色泽来辨别肺系病证之寒热。

西医学提出了“同一气道、同一疾病”的观点，认为慢性鼻窦炎和支气管哮喘有非常密切的关系。研究表明，46% 以上的变应性鼻炎患者伴发支气管哮喘，约 80% 的哮喘患者并发变应性鼻炎，约 20% 的慢性鼻 – 鼻窦炎患者并发哮喘，慢性鼻 – 鼻窦炎伴支气管哮喘患者中，经过积极干预鼻部疾病，可明显改善患者支气管哮喘症状。这些西医学研究成果和中医学“肺开窍于鼻”的观点可以相互印证。

《杂病源流犀烛》曰：“肺和则鼻自无病，安可不急急于手太阴以图治哉？”可见，从肺论治是治疗和改善鼻部症状的重要方法，而使鼻窍通畅也是控制肺系病的重要手段。因此，在肺系病的治疗过程中，要重视“肺鼻同治”，比如在哮喘和上气道咳嗽综合征的治疗过程中，在宣降肺气、止咳化痰的基础上，要适当选用细辛、辛夷、苍耳子、藿香等药物以宣通鼻窍。有些变应性鼻炎伴发支气管哮喘的患者，在发病季节可通过有效控制变应性鼻炎发作来避免哮喘症状的出现。

2. 咽喉为肺胃之门户，平喘当通利咽喉　现代解剖学认为，咽为消化道和呼吸道的结合部。中医学大多咽、喉分称，如《素问・太阴阳明论》曰：“喉主天气，咽主地气。”但也有时咽喉合称，如《灵枢・忧恚无言》曰：“咽喉者，水谷之道也；喉咙者，气之所以上下者也；会厌者，音声之户也。”可见，咽喉上连口鼻，下通肺胃，主司饮食、呼吸和发声。分而言之，喉为肺之系，又为肺之门户；咽为胃之系，又为胃之门户。合而言之，肺系病发生时可伴随咽痒、咽干、咽痛、咽部异物感、频繁清嗓、声音嘶哑等咽喉部位症状，这主要是外邪侵袭、痰阻气道，肺气不利所致。临证要注意观察咽喉部位黏膜色泽润燥之变化以及咽后壁附着分泌物之形质。比如哮喘等变应性疾病患者虽咽喉部位症状明显，但其局部黏膜色泽多苍白而润，热象不显，只有少数患者可见黏膜红肿，多为胃火内炽之象。哮喘发作时，针对咽喉不利这一重要病机，在宣肺平喘、降气化痰的基础上，要适当选用射干、僵蚕、薄荷、牛蒡子等以通利咽喉，对于快速控制哮喘症状帮助很大。若热象显著，则伍以石膏、大黄等清热泻火利咽，如果热象不显，不可因其咽干、咽痛而擅用寒凉。

3. 皮毛为肺之合，祛邪首重解表　《素问・经脉别论》曰：“肺朝百脉，输精于皮毛。”《素问・六节藏象论》曰：“肺者，气之本，魄之处也，其华在毛，其充在皮。”可见，肺和皮毛在生理上关系密切。西医学专家从胚胎学角度认为，皮肤和肺都由外胚层发育而来，皮肤发展为复层扁平上皮，而肺则发展为单层扁平上皮，肺内 4 亿个肺泡好像体表皮肤向体内凹陷的部分，以此来完成气体的交换以及热量和水分的散发。这和中医学对肺和皮毛关系的认识很契合。

《素问・咳论》曰：“皮毛者，肺之合也，皮毛先受邪气，邪气以从其合也。”

《类经》曰："寒之中人，必先皮毛，皮毛者肺之合，故在外则有寒栗、鼻塞等证，在内则有喘咳、短气等证。"可见，肺和皮毛在病理上相互影响，皮毛是外邪侵袭，诱发肺系疾病的重要途径，肺系病的发作和外邪袭表关系密切，正如《症因脉治·哮病》所言："外有时令之风寒，束其肌表，则哮喘之症作矣。"

因此，在肺系病的治疗中要重视"肺病治皮"的理念，比如在哮喘急性发作期，要注重解表剂的应用，方选麻黄汤、小青龙汤等，使邪气从表而解，则哮喘得平；而在哮喘慢性持续期，要重视补肺气以实卫表，同时配伍少量祛风散邪之品，多选用玉屏风散加减，以预防哮喘反复发作。

4. 肺与大肠相表里，急危不忘攻下　《灵枢·本输》曰："肺合大肠。"书中认为，肺与大肠通过经脉的互相络属而构成表里关系。从西医学胚胎发育的角度看，肺、气管与肠的结构来源是相同的，这也为"肺与大肠相表里"提供了依据。肺与大肠不仅在生理上相互依存，在病理上也相互影响，《灵枢·四时气》曰："腹中常鸣，气上冲胸，喘不能久立，邪在大肠。"可见，若大肠腑气不通，则可影响肺的宣发肃降，而产生胸满、喘息等症状。《读医随笔》曰："大便久秘，肠中浊气上蒸于肺，以致升降不利，呼吸短促。"该书认为大便秘结可以诱发和加重哮喘发作症状。同时，肺通调水道，具有促进津液代谢的功能，肺失肃降，致津液输布障碍，可导致肠枯便秘，而肺气虚弱，肠腑推动无力，亦可见大便困难。当然，肺肠同病时，并非仅表现为便秘，亦有表现为泄泻者，如《黄帝内经素问集注·痹论》曰："大肠为肺之府而主大便，邪痹于大肠，故上则为中气喘争，而下为飧泄也。"

鉴于肺与大肠在生理和病理上的密切联系，临证中针对肺系病合并大便异常的患者，要重视肺肠同治，便秘者配伍行气导滞之枳实、厚朴、莱菔子、槟榔、大黄等，腑气通则肺气平复。特别是对于哮喘发作之急危重症或肺炎等感染性疾病而伴大便秘结者，急用大承气汤口服或灌肠，可收立竿见影之功效。《灵枢·病本》曰："大小便不利治其标，大小便利治其本。"而伴泄泻者，新发应以祛邪化滞为法，久病者当重视健脾固肠。

（二）以肺系为核心的五脏整体观

人体是以五脏为中心，通过经脉系统"内属于腑脏，外络于肢节"，把六腑、四肢百骸、五体、五官、九窍等组织器官联系而成的一个有机整体，通过气、血、津液、精、神的作用，实现机体统一的功能活动。《素问·咳论》曰："五脏六腑皆令人咳，非独肺也。"这提示我们，在诊疗包括咳嗽在内的肺系疾病时，不能仅仅着眼于肺，要心存以肺系为核心的五脏整体观。西医学在慢阻肺的诊疗过程中也认识到了这个问题，强调慢阻肺不单纯是一个肺脏疾病，除并发慢性心力衰竭、肺性脑病、微血栓形成外，还包括营养不良、体重减轻、骨骼肌功能障碍和骨质疏松等全身效应。

痰是哮喘、慢阻肺、肺纤维化以及肺癌等多种肺系慢性疾病的重要致病因素，而痰的生成与肺脾肾三脏功能失调关系密切。《素问·经脉别论》曰："饮入于胃，游溢精气，上输于脾，脾气散精，上归于肺，通调水道，下输膀胱。"可见，脾肺两脏在水液代谢过程中发挥着重要作用，而"肾主水"，在管理水液运行方面也具有重要意义。肺脾肾三脏功能失调，水液代谢失常，聚而成痰，内阻于肺，是导致很多慢性肺系疾病反复发作、迁延不愈的重要原因。因此，在慢性肺系疾病的诊疗中，要重视"痰"这一重要致病因素，选方用药不能仅仅着眼于肺，要重视调补脾肾，使水走常道，杜绝痰浊内生，防止发作性肺系疾病反复发作。

瘀血作为一个致病因素，在慢性肺系疾病发病机制中越来越受到重视。一方面，慢性肺系疾病迁延不愈，肺气亏虚，不能助心行血，血行涩滞而导致血瘀，比如在肺纤维化的诊治过程中，瘀血内阻肺络，肺治节无权，气血津液难以上行养肺，致肺叶痿弱不用。另一方面，治疗中在针对"虚""痰"这两个主要病机选方用药的基础上，还要从心论治，重视当归、川芎、丹参、地龙等活血化瘀通络药物的应用。

（三）天人相应的整体观

《灵枢·邪客》曰："人与天地相应者也。"在预防及诊治疾病时，应注意自然环境和社会环境等诸因素对健康与疾病的影响。

1.六淫与肺系病　肺为华盖，居高位，直接与天气相接，六淫最易伤肺。风为百病之长，风盛则挛急，其性善行而数变，变应性鼻炎、支气管哮喘等肺系发作性疾病，要注意风邪为患，临证中适当应用防风、僵蚕、蝉蜕等祛风解痉之品。寒邪为冬令主要外感致病因素，但是随着现代生活方式的转化，在夏季人们贪凉饮冷、涉水淋雨，特别是空调制冷，生活"小环境气候"变化，使寒邪在夏季也成为一个重要的外感致病因素。因此，在夏季诊治外感性疾病时，不能囿于暑湿，要重视寒邪为患。现代人过食膏粱厚味，而体力付出大幅度减少，致使湿浊内生，易于感受湿邪，且六淫邪气入侵，易与内湿相搏结为患，在诊治呼吸系统感染性疾病的过程中，要重视湿邪为患。另外，间质性肺疾病在影像学上表现为双肺弥漫性改变，且病程缠绵难愈，与湿性弥漫、湿性黏滞致病特点吻合，同时，肺为水液代谢过程中的重要一环，水液代谢失常所形成的痰饮水湿是肺系疾病的重要致病因素。因此，在间质性肺疾病诊疗中，要重视发现体倦乏力、肌肉关节肿痛、胸脘痞闷呕恶、口黏不爽或口干不欲饮、痰液黏浊、大便溏泻或黏滞、小便浑浊或不利、舌胖苔厚腻、脉濡等湿邪为患的证据，在补虚和活血通络的基础上，要重视宣湿、化湿、利湿方药的选用。

肺癌的发生亦与外邪内侵密切相关，《灵枢·九针论》曰："四时八风之客于经脉之中，为瘤病者。"而《灵枢·百病始生》曰："积之所生，得寒乃生，厥乃成积也。"可见，以寒邪为主的六淫邪气侵袭人体影响气血津液运行，痰瘀内生，是肺癌发生的重要致病因素。不可否认，吸烟、环境污染或特殊职业暴露等都无形中增加了肺癌的发病率，这些六淫之外的邪毒从口鼻而入，或从皮毛内合于肺，久而蕴结其中，影响肺气的宣发与肃降，酿生癌毒，积聚成块，已经成为肺癌发生的重要原因。认识外感六淫和邪毒内侵在肺癌发生中病因学上的重要地位，不仅仅可以指导我们的诊疗，更能充分发挥中医"治未病"优势，注意防范外感六淫和邪毒内侵，预防包括肺癌在内的多种恶性肿瘤的发生。

2. 社会环境与肺系病　天人关系实质上还包括人与社会的关系。人从婴儿到成人，由生物人变为社会人的过程中，社会角色、地位的变化，以及社会环境的变动可以导致心理急剧、强烈、持久地刺激，可以诱发七情内伤，致使人体气机不畅，气不布津则津液停而痰浊生，气不行血则血不行而瘀血成，痰瘀内生而互结，蕴结成毒，积聚于肺，是形成肺癌的重要内因。因此，在肺癌的治疗中，不仅仅要重视外界毒邪内侵的致病因素，还要特别重视七情内伤，临证中要重视疏肝行气，同时针对痰毒选择具有软坚散结作用的化痰药物，如天南星、半夏、皂角刺、蛇六谷、白芥子、天葵子、牡蛎、海蛤粉、地龙等，针对瘀毒选择具有软坚散结作用的活血药物，如三棱、莪术、穿山甲、土鳖虫、水蛭等。

总之，肺系各部分对肺系病的诊断治疗具有重要意义，但是，肺系病的发生发展不仅仅局限于肺系，临证中要重视以肺系为中心的五脏整体观，还要认识到自然环境和社会环境对人体的影响，才能更全面地指导肺系病诊疗。

临床经验

支气管哮喘诊疗经验

现代中医对支气管哮喘的治疗多宗"哮病"论治，发作期辨证主要分为"寒哮"和"热哮"两大证型。可见，在支气管哮喘的中医辨治中，寒热之辨是关键问题，也是临证中不易把握的一个重要问题。在哮喘的辨证论治过程中，有时会简单地把“哮病”和“支气管哮喘”画等号，这是一个误区，也是支气管哮喘寒热难辨的症结所在。黄庆田教授在临床实践中，以“常”与“变”的思路来辨哮喘，现从以下几个方面来说明。

（一）中医学“哮喘”病名演化

《黄帝内经》记载了“上气”“喘喝”“喘鸣”“喘呼”等病症，这是对“哮喘”症状的最早记载。《金匮要略·肺痿肺痈咳嗽上气病脉证并治》曰：“咳而上气，喉中水鸡声，射干麻黄汤主之。”该书对“哮喘”的典型临床表现进行了生动形象的总结，其治疗方药疗效确切并沿用至今。此后《诸病源候论》《外台秘要》等著作中还有“呷嗽”“哮吼”“齁喘”等类似于“哮喘”的病名记载。宋代王执中《针灸资生经》曰：“因此与人治哮喘，只谬肺俞，不谬他穴。”这是“哮喘”作为独立病名首次出现。元代朱丹溪在《丹溪心法》中最早把“哮喘”以专篇论述，阐明了“哮喘专主于痰”的病机，并提出了“未发以扶正气为主，既发以攻邪气为急”的治则。明代戴原礼《秘传证治要诀及类方·哮喘》曰：“或宿有此根，如遇寒暄则发。”首先认识并提出哮喘病因“宿根”之说。明代万密斋《幼科发挥》曰：“发则连绵不已，发过如常，有时复发，此为宿疾，不可除也。”进一步明确指出本病反复发作，难以根治的临床特点。明代虞抟在《医学正传》曰“大抵哮以声响名，喘以气息言。夫喘促喉中如水鸡声者，谓之哮；气促而连属不能以息者，谓之喘”，分论“哮喘”，指出了“哮”与“喘”的辨别要点，直到今天仍然有重要的临床指导意义。由此，后世医家对“哮喘”有合而论之者，亦有分而称之者。明代秦景明《症因脉治》单列“哮病”一章，曰：“短息倚肩，不能仰卧，伛偻伏坐，每发六七日，轻则三四日，或一月，或半月，起居失慎，则旧病复发，此哮病之症也。”对哮病症状及其反复发作特点的认识已经很成熟。现代中医学把“哮”与“喘”作为两个病名来认识，认为“哮病”是由于感受外界邪气，或饮食不节以及情志失调，扰动内伏于肺的痰饮宿根，致痰阻气道，肺气不得宣降而发作，表现为突然出现呼吸喘促，喉中有哮鸣声，是一种肺系发作性疾病。

历代医家在对“哮喘”或“哮病”作为一个病名的认识上，其概念越来越清晰，与西医学对“支气管哮喘”这一疾病的内涵越来越接近。但是，中医学的“哮喘”或“哮病”不仅涵盖了西医学的“支气管哮喘”，还包括“慢性支气管炎”“慢性阻塞性肺疾病”“支气管扩张症”等常见呼吸系统疾病中的一部分。因此，西医学的“支气管哮喘”不能和中医学的“哮喘”或“哮病”画等号。

（二）寒哮是常证

徐仲才先生认为，对于哮喘一症，要注意辨寒热虚实，寒喘往往比热喘多见，肺脾肾三脏亏损中，肾阳虚占有重要地位。洪广祥先生认为，气阳虚弱是哮喘发作的内因，外感六淫是哮喘发作的诱因，而六淫之中以风寒为主。而我们临床实践中，哮喘发作期多表现为哮病中的寒哮，而少见热哮。

首先，支气管哮喘的本质是一种慢性变态反应性气道炎症，少数由感染而诱发者，亦主要与呼吸道的病毒感染有关，发作期患者的痰液多为白色泡沫痰或黏液痰，中医辨证当属“寒痰”。

其次，支气管哮喘的一个突出表现就是夜间发作较重，有些患者甚至单纯夜间发作，而白天无任何症状，表现为“夜间哮喘”。造成这一现象的原因是夜间天地之阳气潜藏，人体在夜间处于一种阴盛阳衰的状态，其固卫御邪之力相对减弱，阳不制阴，不能抑制病邪，故而易出现症状诱发加重。《薛氏医案》曰：“少年背冷夜喘，此为伏饮成哮，痰饮属阴邪，乘夜阳不用事窃发。”是对哮喘发作期这一特点的高度概括。这从一个侧面反映出支气管哮喘的根本病机为阳虚寒盛。

另外，痰饮为哮病宿根。这个观点是历代医家对哮病病因病机的共识，在这里，作为致病因素的痰饮是机体水液代谢障碍所形成的一种病理产物，就其形质而论，属于阴邪。这是病因学上支气管哮喘以寒哮为常证的一个有力佐证。

根据以上哮喘证候表现和病机特点可以看出，支气管哮喘发作期表现为寒哮，寒哮是支气管哮喘的“常”证，临床上治疗支气管哮喘发作期的患者，只要没有明显的热象，一般应当从“寒哮”辨证。

（三）热哮是变证

张泽生先生认为，临证中寒哮最多，寒包热者亦不少，而纯属热哮者很少见。热哮的主要临床表现之一为咳痰黄稠胶黏，多见于一些呼吸道细菌感染性疾病，如支气管炎、支气管扩张等，显然与支气管哮喘发作期的临床表现是不相符合的；当然，少数支气管哮喘患者发作日久，支气管中的分泌物排出不畅，易并发支气管和肺的感染，出现发热、黄痰等“热哮”的表现。严格意义上说，这是支气管哮喘出现了合并症，已非单纯的支气管哮喘了，是支气管哮喘的“变证”。

（四）用药不避温

既然明确了支气管哮喘发作期寒哮是常证，治疗方面就要放胆应用辛温之品，张仲景小青龙汤、射干麻黄汤等温散外邪、温化痰饮方剂为历代医家治疗哮喘时最喜用之方，朱丹溪《丹溪心法》提出治疗哮喘“药中多用温，不用凉药，须常带表散”的治疗大法。颜德馨先生更善用麻黄附子细辛汤来治疗支气管哮喘。治疗支气管哮喘的有效方剂“紫金丹”等含砒组方，就是以大辛大热之砒石为主药来祛除机体之沉寒痼冷，使邪祛喘平。

对于热哮，临证中自然要注重清解之品的应用，但是，洪广祥先生在治疗热哮过程中仍然强调“用药不避温”，应在温的基础上酌加清的药品，一般均以小青龙汤为基本方，酌加生石膏等。唐永济先生认为哮喘“虽见热证也仅为百中之一二”，治疗上以扶正和宣散寒邪为主，有热象者兼清之，而不能单纯施以寒凉之品。

（五）病缓温肾阳

支气管哮喘在慢性持续期表现为阳虚寒盛之常证，而热象不显，其病机特点主要表现为阳虚。

首先，《类经附翼·求正录》认为：“寒嗽虚喘……以金脏之阳虚。”可见，肺阳虚是哮喘的重要病机。肺为水之上源，肺阳不足，可致水液代谢失常，津停为痰，且因阳亏不得温化，易致痰饮内伏，导致哮喘反复发作。

其次，如《玉机微义》所言：“若脾气冷即不能相生……故肺寒者皆脾虚得之。”可见，脾阳亏虚，化气不足，肺气亦随即受累，这是肺阳虚证形成的一个重要原因，同时，脾阳亏虚，运化不及，则津液不布而壅滞为痰，为痰浊内生之主要原因。

另外，肾主水，肾对水液具有气化的功能。《景岳全书·论痰之本》曰：“夫痰即水，其本在肾。”可见，肾阳不足亦是形成哮喘宿根“痰饮”的重要原因。痰饮的形成虽然与肺脾肾三脏功能失调有关，但是，肾为先天之本，肾中之阳系周身阳气之根本，因此，肾阳不足在哮喘病机中处于关键地位，是哮喘非急性发作期的主要病机。

针对哮喘慢性持续期肾阳虚的病机特点，我们研制“温肾防喘胶囊”以预防支气管哮喘急性发作，药仅三味：蛤蚧、肉桂、海螵蛸。方中蛤蚧温壮肾阳，纳气平喘，是治疗哮喘之要药，为主药。肉桂大辛大热，《神农本草经》就有治疗“上气咳逆”的记载，既能温壮元阳，又有散寒除冷之功。海螵蛸防治哮喘在民间单方、验方中多有记载，例如清代鲍相璈《验方新编》记载：“海螵蛸瓦上焙枯为末，大人五钱，小人二钱，红砂糖拌匀调服，数次断根。”三药配伍，共奏温肾祛寒、纳气平喘之功。

我们应用温肾防喘胶囊联合舒利迭治疗支气管哮喘慢性持续期，与对照组单用舒利迭相比较，在48周的临床观察中，在缓解中医主要症状咳嗽、胸闷、憋喘方面，观察组作用强于对照组；在改善中医次要症状方面，观察组对咳痰清稀、畏寒肢冷、腰膝酸软等症状改善效果优于对照组，在肺功能改善方面，两组都能改善 FEV1%、PEF%，但观察组效果强于对照组；在哮喘控制测试（ACT）评分改善方面，两组均能改善哮喘控制水平，但观察组效果优于对照组，在哮喘急性发作次数方面，观察组效果强于对照组。

总之，在支气管哮喘的中医辨证论治中，要认清哮喘阳虚寒盛之本质，急性发作期把握寒哮之常，认识热哮之变，不忘辛温宣散之法，方能执简驭繁，临证不惑；而慢性持续期，要紧抓肾阳虚之病机特点，以温肾祛寒、纳气平喘为法，才能预防哮喘发作。

验案验例

一、变应性鼻炎 - 哮喘综合征

邓某，女，42 岁，2019 年 7 月 17 日初诊。主诉：反复咳嗽，喉中哮鸣 30 余年，加重 5 天。患者自幼年始反复咳嗽，喉中哮鸣有声，16 岁左右时中止发作，近 7 年又反复发作，多于春秋季节加重，吸入“沙美特罗替卡松”效可，平素畏寒肢冷。5 天前患者闻及浓烈香水气味后发病，剧烈咳嗽，痰白清稀，哮鸣有声，呼吸困难，夜间症状重，影响睡眠。伴鼻塞流清涕，喷嚏连连，眼痒耳痒，咽痒咽干，微恶风寒，大便调，偶有尿失禁。自己吸入“沙美特罗替卡松 250μg，每日 2～3 次”，口服“富马酸酮替芬 1mg，每日 2 次”，症状略有缓解。舌体胖大，舌质淡，苔白厚滑，脉浮数。查体：双侧睑结膜及球结膜充血，咽部黏膜水肿，色苍白，双肺呼吸音清晰，满布干啰音。

诊断：中医诊断为哮病（寒哮）；西医诊断为支气管哮喘（急性发作期）、变应性鼻炎。嘱患者继续应用上述西医治疗，同时应用中药治疗。治以通窍利咽、宣肺平喘。

处方：射干麻黄汤加减。生麻黄 15g，炒杏仁 15g，炙甘草 15g，射干 9g，干姜 6g，细辛 6g，五味子 9g，乌梅 15g，清半夏 9g，防风 12g，辛夷 9g，藿香 15g。7 剂。同时，应用皂角研末布包如花生米大，酒浸后塞鼻，每日每鼻各 1 小时。

二诊（2019 年 7 月 24 日）：咳嗽较前明显减轻，偶有哮鸣，呼吸困难明显减轻，夜间能安卧，鼻塞流涕、喷嚏及咽部症状亦明显减轻。仍然偶有尿失禁，畏寒。舌质淡，苔白厚，脉沉。上方麻黄减量为 12g，加蛤蚧 6g，7 剂。同时，应用皂角研末布包如花生米大，酒浸后塞鼻，每日每鼻各 1 小时。

三诊（2019 年 7 月 31 日）：患者偶有咳嗽，无哮鸣，鼻部症状明显减轻，尿失禁消失，舌质淡，苔薄白，脉沉。停用汤药，应用自制剂温肾防喘胶囊（主要成分：蛤蚧、肉桂、海螵蛸）温阳散寒、纳气平喘以善后，继续吸入沙美特罗替卡松。

按：变应性鼻炎和哮喘是常见的慢性肺系疾病，且两种疾病经常合并出现。西医学于 2004 年提出了“变应性鼻炎 – 哮喘综合征”这一概念，认为应将变应性鼻炎和哮喘联合治疗，以达到更好的治疗效果。

鼻通过咽喉下连于肺，这就是中医所谓的“肺系”，是一个不可分割的整体。本例患者咳嗽、哮鸣等哮喘之症具，同时伴鼻塞流清涕、喷嚏、咽痒咽干等鼻咽喉症状。治以射干麻黄汤加减，方中生麻黄、炒杏仁、炙甘草药量宜大，以宣肺降气，伍以辛夷、藿香以宣通鼻窍，射干以清肺利咽，同时仿“过敏煎”意，加用乌梅、防风，另外，外用皂角末增强通鼻窍之力。治疗中，治哮要兼顾鼻咽喉，而治鼻咽喉又不离乎肺系，此即为中医“异病同治”和“肺鼻同治”之法，与西医学治疗变应性鼻炎 – 哮喘综合征的观点殊途同归。

二、通腑法治疗哮喘重度发作

阚某，女，71 岁，2019 年 11 月 27 日上午 9 时入院。患者近 30 余年反复发作咳嗽、喘息，伴哮鸣，受凉和刺激性气味可诱发。初多于秋冬季发作，近 10 余年无明显季节性。近 5 年吸入“布地奈德福莫特罗 320μg，每日 2 次”，平素能缓慢步行。6 天前患者受凉后出现咳嗽、哮鸣，咳白色泡沫痰，夜间较重，不能平卧，恶寒轻，无发热。近 3 天在当地卫生室静脉滴注“阿奇霉素、地塞米松”等药物，症状不减。今晨患者喘憋加重，呕吐，伴烦躁、谵语，急诊转入我科。患者形体肥胖、面红唇紫，腹部膨隆，神昏、谵语，喘息、哮鸣，全身汗出，大便 7 日未行。舌质红，苔黄燥，脉滑数。诊断为哮病（急性发作期、阳明腑实证）。患者病情急危，宗大承气汤意，急给予芒硝 30g，500mL 温水中溶解灌肠，排出硬粪球 10 余枚，后陆续排出软便若干。患者喘憋逐渐减轻，呼吸平稳，神志转清。后经中西药物治疗 10 天，好转出院。

按：本案例为老年女性患者，哮喘病史较长。此次急性发作，初则因外感风寒之邪，扰动痰饮之宿根，痰阻气道而喘；后则因为风寒化热入里，引起阳明腑实证，热扰神明则神昏、谵语，气机不畅则喘憋进一步加重。《灵枢·病本》曰："大小便不利治其标，大小便利治其本。"因此急当通腑泄热，热祛则神清，腑通则气机通畅而喘平。本案通腑泄热法治疗哮喘急危重症，充分体现了肺系整体观念对哮喘诊疗的指导意义。

三、补肾气预防哮喘发作

尚某，女，29岁，2018年3月3日初诊。患者近3年反复咳嗽，无明显季节性，痰少色白，咽部异物感，频繁清嗓，偶伴哮鸣，未感憋气。刺激性气味可加重症状。平素畏寒肢冷，遇冷易发。曾多次行肺CT检查未见明显异常。10天前受凉后上述症状加重，大便溏、后重感，咳则遗尿，需用"尿不湿"。面色暗黑，舌质淡暗，苔薄白，脉沉。查体：双肺呼吸音粗糙，偶闻及干啰音。

诊断：西医诊断为支气管哮喘（慢性持续期）；中医诊断为哮病（寒饮阻肺、肾气不足），治以温肺化饮、补肾纳气。

处方：生麻黄12g，射干9g，炒杏仁12g，炙甘草9g，干姜6g，细辛6g，五味子6g，清半夏9g，炙紫菀15g，炙款冬花6g，蛤蚧粉（冲服）6g。7剂。同时吸入布地奈德气雾剂200μg，每日2次。

二诊（2018年3月10日）：患者咳嗽症状明显减轻，嘱继续应用吸入药，停用中药汤剂，口服桂附地黄丸。

患者坚持服用桂附地黄丸1年余，咳嗽症状消失，吸入药物已停用，且面色红润，与治疗前面色暗黑判若两人。

按：本案反复咳嗽，偶伴哮鸣，影像学检查无异常，符合"哮病"诊断。平素畏寒肢冷，阳虚之象明显。此次外感风寒而宿疾发作，伴大便溏、后重感，咳则遗尿，需用"尿不湿"，提示脾肾两虚。《素问·咳论》曰："肾咳不已，则膀胱受之，膀胱咳状，咳而遗溺。"可见，本案属"肾咳""膀胱咳"范畴。治疗上，先以散寒蠲饮、纳气平喘为法，方选射干麻黄汤加蛤蚧，咳嗽症状控制后以桂附地黄丸补肾气而缓图。需要注意的是，《金匮要略》肾气丸为补肾气之名方，但现在市面上的"金匮肾气丸"药物组成为《金匮要略》肾气丸基础上加牛膝和车前子，类似"济生肾气丸”的组成，而“桂附地黄丸”药物组成更接近《金匮要略》肾气丸。

很多哮喘患者幼年发病，青春期后中止发作，而在40岁左右又开始反复发作，其发病规律与《素问·上古天真论》描述的人体肾气由弱到盛，再由盛转衰的自然规律关系密切。可见，肾气不充是哮喘发生的重要因素，因此在哮喘的诊疗中要重视六味地黄丸、肾气丸、蛤蚧等补肾气方药的应用，特别是在婴幼儿和儿童哮喘的治疗过程中，应用上述补肾气方药，可以有效预防患者哮喘延续至成年。

《黄帝内经》有16篇涉及“肾气”的描述，其中《素问·上古天真论》的论述最为详细和全面。篇中对人的少、长、壮、老的生理过程中进行了描述，分别叙述了各个时期身体内部的变化和形体外面的不同表现，强调了肾气的盛衰在人体生长发育各阶段的关键作用。《素问·上古天真论》曰：“女子七岁肾气盛……五七阳明脉衰，面始焦……”该句明确提出，正常生理状态下，女性在35岁后会出现肾气衰，导致阳明脉气血不足，因为手、足阳明经上行于头面发际，其经气衰退就会出现“面焦”的表现。本案患者虽未及五七，而面色暗黑已现肾气不足之病理表现。因此，本案虽然因哮喘设方，而针对肾气不足这一共同病机，患者面色暗黑一症亦明显改善。

四、上气道咳嗽综合征

李某，女，39岁，2018年12月20日初诊。主诉：反复咳嗽、咳痰4年余。晨起及晚上初卧时症状重，痰多质稀，伴鼻塞、清涕、嗅觉消失，频繁清嗓、咽后黏液附着感、异物感，晨起痰多时伴恶心，无喷嚏、眼痒等症，不伴哮鸣和憋气；形寒肢冷，冷刺激加重；纳眠可，二便调。平素间断服用“阿莫西林”“阿奇霉素”等药物，症状反复发作。查体：咽后壁可见透明分泌物，黏膜略充血，双肺呼吸音清晰，未闻及干湿性啰音。舌质淡红，舌苔白厚滑腻，脉浮。鼻旁窦CT：双侧上颌窦黏膜增厚、窦腔内可见气液平面。

诊断：西医诊断为上气道咳嗽综合征；中医诊断为咳嗽（外寒内饮），治以散寒蠲饮、通窍利咽为法。

处方：生麻黄12g，炒杏仁15g，清半夏12g，炒紫苏子15g，干姜6g，五味子6g，细辛9g，辛夷9g，藿香15g，射干9g，炙甘草9g。7剂，口服，每日1剂。

二诊（2018年12月27日）：咳嗽、咳痰略轻，鼻涕量减略变黄，咽部异物感明显减轻，舌苔较前变薄黄，脉滑。上方去干姜，加桑叶30g，黄芩9g，龙胆6g，

7剂，口服，每日1剂。

三诊（2019年1月3日）：咳嗽、咳痰明显减轻，晨起痰量明显减少，舌苔薄黄，脉滑。前方去细辛，7剂，口服，每日1剂。

四诊（2019年1月10日）：咳嗽、咳痰明显减轻，鼻咽部症状轻微，嗅觉有所恢复。舌苔薄白，脉沉。调方如下：黄芪30g，炒白术15g，防风9g，藿香15g，辛夷9g，桔梗9g，炒杏仁12g，射干9g，清半夏9g，黄芩6g，龙胆3g，炙甘草9g,7剂，口服，每日1剂。

患者治疗4周，咳嗽症状消失，鼻咽部症状明显减轻，嗅觉恢复，畏寒怕冷症状亦减轻，以我院自制制剂屏风辛苍丸益气固表、通窍利咽善后。

按：咳嗽的辨证论治是一个老话题。《素问·咳论》有“五脏咳”“六腑咳”之论，《伤寒杂病论》记载了丰富的治咳方剂，《诸病源候论·咳嗽候》有“十咳”之分，张景岳论咳嗽分“外感”和“内伤”，被后世医家遵循。西医学针对上气道咳嗽综合征、咳嗽变异性哮喘、胃食管反流性咳嗽等不易辨别的咳嗽原因，制订了指南，对咳嗽的诊断治疗指导性很强，在咳嗽的中医诊疗中，借鉴西医学的分类方法，辨病与辨证相结合，对提高咳嗽的诊治水平意义重大。

上气道咳嗽综合征是慢性咳嗽常见致病原因之一，西医学将其定义为，由于鼻部疾病引起分泌物倒流鼻后和咽喉等部位，直接或间接刺激咳嗽感受器，导致以咳嗽为主要临床表现的一组综合征。中医界有喉咳的认识，诊断上虽不能等同于上气道咳嗽综合征，但是对中医在上气道咳嗽综合征诊疗方面有很强的指导作用。

鼻为肺之外窍，咽喉为肺之门户，外邪袭肺，鼻咽喉首先受邪。《景岳全书》云：“外感之嗽，无论四时，必皆因于寒邪，盖寒随时气入客肺中，所以致嗽。但治以辛温，其邪自散。”因此，要特别重视寒邪是上气道咳嗽综合征发病的重要因素。临证中，清涕、清稀痰，鼻咽部黏膜苍白皆属寒象，甚者可出现畏寒怕冷、遇寒加重等全身表现。《杂病源流犀烛》说：“咽喉证，皆火病也。”咽喉部位病变，其表现多为火热上炎。临证中，患者黄涕、黄痰、咽喉红肿痛、溲黄、便结、舌红、苔黄，皆是肺胃热盛表现。上气道咳嗽综合征迁延日久，多上述寒热之象兼见，有表现为外寒而里热者，有表现为全身寒象，而咽喉局部热象者，形成寒热错杂之证；同时，鼻痒、咽痒为风邪未除之象；另外，咳嗽日久，伤津耗气，容易导致肺气虚以及阳气不足的表现，临证又当细审。

本案以外寒内饮为主要病机，同时鼻咽部症状明显，治以散寒蠲饮、通窍利咽为法。以射干麻黄汤为底方。干祖望先生总结其“治喉十六字诀”，不论阳证阴证，首重解表，认为以单味药来说，麻黄最神奇。上气道咳嗽综合征是鼻咽喉部位受邪、致肺失宣降、肺气上逆而咳，治疗上宣肺为第一要务，首选麻黄；同时伍以细辛、辛夷、藿香以增宣通鼻窍之力，配射干以清肺利咽。

二诊时患者有化热之象，所以去干姜而加桑叶、黄芩、龙胆以清热。治疗中宣降结合，使肺气和而咳嗽止，同时鼻咽部症状明显改善。后期以补肺健脾、益气固表为法，酌配通窍利咽之剂善后。

姜 萍

个人简介

姜萍，女，1973年生，主任医师，教授，医学博士，博士研究生导师，是全国中医临床优秀人才，山东中医药大学“123人才工程”入选者。姜萍教授1997年获山东中医药大学风湿免疫专业硕士学位，2001年师从著名心血管病专家周次清教授获医学博士学位，于山东中医药大学及其附属医院风湿免疫科从事临床、教学及科研工作20余年，擅长综合运用中西医结合方法诊治多种风湿免疫性疾病及内科杂病，对类风湿关节炎、强直性脊柱炎、干燥综合征、痛风、系统性红斑狼疮、产后风湿病、代谢综合征等疾病的诊治及系统康复具有独到见解，积累了丰富的临床经验。

姜萍教授为山东省名中医药专家宋绍亮工作室负责人，齐鲁风湿病清消流派传承工作室代表性传承人、张鸣鹤全国名中医传承工作室主要传承人，全国老中医药专家学术经验继承人，先后师承国医大师薛伯寿、国家级名老中医药专家张炳厚、国医大师王新陆学习内科杂病，跟随全国名老中医药专家张鸣鹤、国家级名老中医冯兴华、岐黄学者范永升精研风湿病，为山东省中医药重点学科中医痹病学的主要建设成员。

姜萍教授现任中华中医药学会风湿病专业委员会委员、中华中医药学会诊断学专业委员会委员、世界中医药学会联合会内经专业委员会常务理事，中国民族医药学会风湿病分会理事，山东中医药学会风湿病专业委员会副主任委员、山东中西医结合学会风湿病专业委员会副主任委员、山东省医师协会中医风湿病专业委员会副主任委员，山东省医学会风湿病专业委员会委员，山东省医学会骨质疏松与骨矿盐疾病分会委员。

近年来，姜萍教授主持国家自然基金项目2项，主持并参与省部级课题10余项，作为首位及主要完成人，获中国中西医结合学会科学技术奖三等奖、中医药国际贡献奖科技进步奖二等奖、山东省科学技术奖二等奖及三等奖，山东省高校科学技术奖二等奖、山东省自然科学奖三等奖、山东省教学成果奖二等奖各1项，山东中医药科学技术奖二等奖3项，三等奖3项，获批治疗类风湿关节炎及肥胖药物的国家发明专利2项，发表SCI论文6篇，在省级以上核心期刊发表学术论文百余篇。参编国家“十三五”规划全国高等中医药院校研究生教材《中医内科学临床研究》等多部，译著1部，论著5部。

学术见解

一、从肝脾失调论治早期类风湿关节炎

（一）提出早期类风湿关节炎发病的核心病机，建立肝脾失调主证与分型证候的辨证诊断标准

类风湿关节炎出现症状后2年内，尤其是最初3个月是治疗的最佳时期，日久即可出现无法逆转的骨质破坏及关节损伤。因此早发现、早诊断、早规范化治疗是防止骨破坏、改善预后的关键。但目前对早期类风湿关节炎尚缺乏系统的研究和针对性的治疗药物。

姜萍教授前期通过文献研究、体质学说、多家三甲医院横断面调查及临床反复总结验证，首先提出“肝脾失调”是类风湿关节炎的主要内因，“肝脾失调，内生风湿诸邪，内外合邪致痹”为早期类风湿关节炎发病的潜在因素和核心病机，也是其发生、发展和转归的重要病理因素。

姜萍教授对搜集的600多例病例进行统计学处理，吸纳类风湿关节炎中、西医诊断理论，将类风湿关节炎关节的局部辨证与全身辨证相结合，初步确立了“肝脾失调，内生风湿”总纲，同时首次将脏腑辨证与外邪致痹理论相结合，在湿热痹阻证、寒湿痹阻证、肝肾亏虚证等常见中医证候分型基础上补充肝脾失调证。并首次拟定肝脾失调证的诊断标准及具体分型，深化中医对早期类风湿关节炎的理论认识，完善了其证候学诊断，为类风湿关节炎的早期辨证治疗提供更多借鉴和新的思路，为临床治疗提供依据。

（二）创制治疗早期类风湿关节炎的有效药物——和痹方，并阐明其作用机制

通过数据挖掘的方法，姜萍教授对古代文献治疗“痹病”中符合类风湿关节炎临床特征的方药资料进行全面系统的整理，结合导师经验、长期的临床观察和实践经验，提出“疏肝理脾，祛风除湿，消肿止痛”的早期类风湿关节炎治疗原则，拟定治疗方剂：和痹方（当归、白芍、白术、苍术、防风、青风藤、肿节风等）。临床研究分别以类风湿关节炎治疗的“锚定药物”甲氨蝶呤、植物药雷公藤多苷片、艾

拉莫德+甲氨蝶呤为对照，历时7年系统地观察和痹方的临床疗效。结果表明，和痹方+甲氨蝶呤，或和痹方+甲氨蝶呤+艾拉莫德，在改善中医证候、实验室指标、ACR20达标率、DAS28评分、健康评估问卷评分等方面均优于单纯使用西药，尤其在改善全身肝脾失调症状方面、改善患者的焦虑抑郁状态有明显优势。

姜萍教授以胆碱能抗炎通路（CAP）为切入点，通过临床研究和动物实验及细胞实验阐明了和痹方的作用机制：能够升高血清中护骨蛋白（OPG）、降低破骨细胞分化因子（RANKL）水平，通过OPG/RANK/RANKL信号通路发挥骨保护作用；能够上调α7nAChR mRNA及蛋白的表达，激活CAP通路，通过调节核因子κB（NF-κB）与JAK2/STAT3信号通路，抑制TNF-α、IL-6、IL-17、HMGB1等炎症因子的表达，从而减轻类风湿关节炎的炎性反应及关节的骨质破坏。该成果的临床疗效明确，可减少关节致残率，减轻医保负担，产生了显著的社会和经济效益。

二、总结微观辨证规律，提高中医辨证精准度

针对中医辨证存在主观性较强，客观指标相对缺乏的局限性，姜萍教授利用西医学影像学、检验学技术为中医学辨证的客观化、标准化提供依据，也为客观评价中药疗效提供了新的手段。

姜萍教授系统观察总结类风湿关节炎不同中医证型与关节超声改变的相关性。研究结果表明：湿热痹阻证滑膜增生明显，血流较丰富，易产生关节积液；肝肾亏虚证患者易出现骨破坏；痰瘀痹阻证易出现肌腱炎或腱鞘炎；肝郁脾虚证多发生于类风湿关节炎早期，关节积液、肌腱炎及腱鞘炎等较少出现，骨质破坏多不明显。

姜萍教授将X线平片影像、临床症状及RANK/RANKL/OPG系统相关的实验室检查相结合，发现早期类风湿关节炎肝脾失调证的全身临床表现大多早于关节局部症状，且RANKL、OPG、RANKL/OPG、TRAP、抗环瓜氨酸肽（CCP）抗体水平比影像学变化能更早地预示出现骨质破坏的可能；抗体水平越高，预示将来出现进展性骨质破坏愈严重。通过发现早期类风湿关节炎骨破坏的“预警指标”，为患者赢得早期诊断和治疗时机，早期治疗以阻止或延缓骨质破坏进展，改善患者预后。

三、传承创新本草学著作精华，采用运脾升清治疗肥胖及其并发症

肥胖是导致骨关节炎、类风湿关节炎及心脑血管疾病的重要危险因素，然而目前仍缺乏有效治疗的药物。在长期临床实践基础上，姜萍教授提出肥胖的关键病机在于“脾失健运、脾不升清”，并深入研究历代本草学著作，比较了常用的6类具有

健脾功效的中药，证实黄芪在改善肥胖方面的作用有优势，并以动物实验证明黄芪甲苷可阻止肥胖相关性高血压的发生。临床中，姜萍教授运用自拟芪术汤和疏肝运脾方改善肥胖患者代谢异常、降低血压。姜萍教授运用黄芪桂枝五物汤及独活寄生汤加减治疗肥胖型骨关节炎，取得了很好的减肥、抗炎止痛的效果。

四、总结继承名家学术思想及临证精华

姜萍教授跟随风湿病治疗名家临证学习，领悟、继承名家学术经验，以类风湿关节炎为主要研究病种，临证收集整理张鸣鹤教授、冯兴华教授、范永升教授的有效病案并建立数据库，三位名家分别代表了南北不同地域的学术思想。姜萍教授还利用“古今医案云平台（V2.2.3）”的医案标准化、频数统计、关联规则分析、聚类分析、复杂网络分析等功能，分析验案中患者的体型、五行体质、临床表现，证素、证型、方剂、药物、疗效等。姜萍教授根据数据分析结果，结合名家实际临床经验对比分析类风湿关节炎辨治的异同，提出“清热解毒、祛风除湿、活血通络、扶本培正”为主要治疗原则，总结张鸣鹤教授辨病论治方药通痹汤（雷公藤 9g，忍冬藤 15g，大血藤 18g，羌活 15g，独活 18g，川芎 12g，川牛膝 18g，刘寄奴 15g，虎杖 20g，桂枝 9g，生甘草 6g 等）。针对类风湿关节炎的疾病特点，姜萍教授根据类风湿关节炎活动期（低、中、高活动度）、缓解期，共总结出九型的辨证论治规律，同时注意自然、社会环境因素的影响，丰富完善了类风湿关节炎的辨证论治体系。

特色技术

一、针药结合，缓解关节肌肉疼痛

对于临床常见的颈椎病、肩周炎、强直性脊柱炎、类风湿关节炎、腰椎间盘突出症、产后漏尿、手足麻木等疾病，单纯口服非甾体抗炎药等或局部外用药往往疗效不佳或起效缓慢，存在胃肠道副作用或禁忌证。临床运用浮针治疗，通过对患肌的扫散快速消除肌肉的紧张、痉挛，并进行再灌注运动重建局部血液循环，往往可起到立竿见影的效果，尤其对于各种痛证疗效快捷确切，能够立即止痛或者减轻疼痛。但风湿病多病势缠绵，浮针效果往往不能持久，临床针药结合，应用中药辨病、辨体质、辨证论治的个体化治疗，全面改善全身症状、调理体质、控制疾病进展，配合浮针治疗，起效迅捷持久，能够更快地缓解病情，改善预后。

二、注重综合调整治疗

风湿免疫疾病以女性患者居多，其病程长、病情复杂、易反复，多累及全身。患者除了药物治疗之外，综合调整非常重要。临床中，姜萍教授关注患者的体质特征、性格特点、情绪状态，针对不同的风湿病患者详细制订不同的综合调整方案。例如干燥综合征患者需要医嘱口腔、眼睛、皮肤和外阴护理；医嘱合并用药，尽量避免使用抗胆碱类药，合理选择抗高血压药等；根据病情制订运动方案，根据体质特点制订饮食方案和代茶饮。在辨证论治口服中药的基础上，同时应用耳穴压豆疗法或者揿针，起到很好的辅助治疗效果。可选用主穴：目 1、目 2、眼、齿、口、咽喉、肾上腺、皮质下、内分泌、神门、交感、屏尖；辨证选穴：心、肝、脾、胃、肺、肾、三焦等；如伴失眠，主穴：心、脑、肾、神门、交感、内分泌、皮质下；辨证选穴：肝郁化火型加肝，痰热内扰型加脾，阴虚火旺型加耳背心、耳背肾，心脾两虚型加脾，心虚胆怯型加胆等。

临床经验

一、精研经典，灵活运用经方辨治

姜萍教授注重经典学习，研习古籍医案。风湿免疫系统疾病多见临床疑难杂症，《黄帝内经》《伤寒论》《金匮要略》《温病条辨》等经典著作，以及后世《医宗金鉴》《临证指南医案》等都为临床提供了非常好的治疗思路，尤其是经方，配伍精当、药少力宏。姜萍教授善用经方，常收到意想不到的效果。例如干燥综合征的口眼干燥等主要临床症状的改善是西医治疗的难点，严重影响患者的日常生活，部分患者用常规的养阴益气、滋阴润燥等治法虽久治亦难奏效，姜萍教授依据《金匮要略》等相关治法组方论治，独辟蹊径，取得了较好的治疗效果。

患者若表现为口干明显、口中黏腻不爽、纳呆便溏、头晕乏力、舌淡齿痕、苔滑、脉沉紧或细滑，证属脾阳不足，气不化水，以致水停心下，阻遏津布。根据《金匮要略》“心下有痰饮……苓桂术甘汤主之”“病痰饮者，当以温药和之”之总则，当治以苓桂术甘汤化裁化气行水。水郁化热，水热中阻，津液不布，治以木防己汤益气化饮清热；若兼见心悸短气、呃逆嗳气，证属胃气不化，水停胃脘，治用茯苓甘草汤温胃化饮；若兼见呕吐痰涎、舌苔白腻者，则为痰饮中阻，胃失和降，治用小半夏加茯苓汤化饮和气降逆。如《金匮要略》载：“先渴后呕，为水停心下，此属饮家，小半夏加茯苓汤主之。”待水饮得消，气化能行，津液得布，官窍得养，则燥证自除。

临床有部分难治患者，病情较久，表现为口干严重、猖獗龋齿、眼干，兼有小便清长或排尿不畅、畏寒、肢节冷痛、舌淡而苔白、脉微细或沉紧，多见于老年男性，证属肾阳不足，蒸化无力，水停下焦，阻遏津布，治以瓜蒌瞿麦丸温阳化气，润燥生津。其中附子 3 ~ 9g 以辛温，起阴液而润燥治本。《素问·脏气法时论》曰："肾苦燥，急食辛以润之，开腠理，致津液，通气也。"临床还多见中年女性口干严重无唾液、目干无泪、胸闷胁痛，兼有情志不畅、纳呆呕恶、小便不利、月经不调，舌淡苔白、脉弦滑，证属肝郁气滞，水饮内阻，治以小柴胡汤畅气机，通水道而去水饮，即《伤寒论》曰："与小柴胡汤，上焦得通，津液得下，胃气因和，身濈然汗出而解。"若症见口干无苔、目涩昏花、舌暗淡瘀斑、脉涩，当为瘀水互结，阻碍津血布散，治用桂枝茯苓丸活血化瘀、利水布津；若血结日久，新血不生，伴见肌肤甲错、两目暗黑者，治用大黄䗪虫丸缓中补虚，祛瘀生新。待气行血运津布，则燥证自然可消。

又如长期发热是风湿科常见的临床症状，常见于系统性红斑狼疮、成人斯蒂尔病等，甚至部分患者难以明确诊断，用大剂量的激素、抗炎镇痛药物等仍不能缓解。在详细问诊，系统查体，参考西医学检查结果，明确西医诊断或诊疗方向的基础上，结合体质辨证，活用经方，常效如桴鼓。发热的主要辨治思路为：阳浮为发热产生的主要病机；先辨内外，后辨真假；内伤发热主辨郁热及虚热；以调整阴阳平衡为基础；六经辨证为主要方法。辨证如属太阳表证或兼太阳表证者，多见于合并外感或者感染的患者，可予桂枝汤、麻黄汤、瓜蒌桂枝汤以及厚朴七物汤等；邪在少阳证者选用小柴胡汤及其类方治疗；证属阳明里热证，若外邪未从外解，反传入阳明，出现里热亢盛之候多选用白虎汤，白虎桂枝汤，白虎人参汤加金银花、黄芩等；如热盛津伤尤甚，症见口干舌燥，大渴引饮不解，可加人参、麦冬、石斛以益气生津。阳明腑实证选用承气汤类方加减；如见脾阳不足，低热、腹痛、手足自温、大便稀，证属太阴发热，予理中汤合桂枝汤加减；如畏寒、低热、大便清稀，手足厥冷，脉沉细辨证属少阴发热者，予麻黄附子细辛汤加减；亦可见阴盛格阳证，虚阳浮越所致，常用四逆汤、通脉四逆汤等。风湿免疫性疾病还多见湿痰郁热，根据湿邪的部位和程度不同，可以选用麻杏苡甘草汤、五苓散、三仁汤、猪苓汤及茵陈蒿汤等。瘀血郁久化热导致的发热亦不少见，可选大黄䗪虫丸、桂枝茯苓丸、丹栀逍遥散、桃红四物汤等。最多见为阴虚发热，可依证选用加减复脉汤，百合地黄汤、百合知母汤、百合滑石散、小建中汤、酸枣仁汤、麦门冬汤、青蒿鳖甲汤等。

二、重视舌诊全息辨治

舌诊作为中医辨证的重要手段，具有客观化优势，临床注重舌诊辨证，潜心学习《敖氏伤寒金镜录》《辨舌指南》以及现代殷氏舌诊理论等，颇有心得。舌象能够真实地反映患者的体质特征、脏腑功能，气血盛衰、津液盈亏、邪气性质、病位浅深、正邪对比及疾病预后、用药疗效等。全面重点观察舌体颜色、形态特征，舌质老嫩、胖瘦、齿痕、点刺、裂纹、瘀斑，舌苔颜色、分布、厚度、腐腻、裂纹、津液程度，舌下络脉色泽和曲张度等。根据舌诊全息理论，基于舌象特征，结合全身状况及具体疾病特点，处方用药方能效如桴鼓。

例如干燥综合征的舌象就极具特点。临床常见舌象干燥裂纹，或舌红无苔多属阴虚津亏。具体还要根据舌形、局部高凸凹陷、舌苔分布判断邪盛及津液匮乏的脏腑所属，根据舌中线偏移、凸凹判断气机升降，根据舌象区域变化判断六经病变等，据此即可结合疾病特性、患者体质特征凭舌用药。例如舌尖红，上半部分舌苔剥脱，属上焦心肺阴虚，以生脉散加减，伴裂纹属气虚，加生黄芪；舌中部剥脱苔伴腐腻苔，属脾胃阴虚伴有湿热之邪，以玉女煎合黄连温胆汤；舌根部舌苔剥脱、舌根凹陷，为肝肾阴虚者以六味地黄汤合一贯煎加炒杜仲；如舌中线右偏，左舌肥厚大，左舌尖高于右舌尖等，为肝气郁滞，肝阳上亢，拟镇肝熄风汤加减。舌象淡胖、齿痕，责之气（阳）虚水停证，治以生脉散合补中益气汤、五苓散合肾气丸；如舌中线左偏，右舌偏大，属肺气壅滞，大肠不降加枳壳；左侧偏大，舌两侧边缘隆起属肝气郁滞，加用川牛膝、郁金；舌色暗、瘀点瘀斑、舌下静脉迂曲，证属血瘀，治以桃红四物汤合大黄䗪虫丸；舌色绛红，兼有热毒证者，予五味消毒饮合二至丸；舌有裂纹者，主瘀血，加用桃仁；舌边内凹属肝血虚，加四物汤，舌体瘦小属精血亏虚，加黄精。舌尖部尖红，属肝火上炎，加生龙骨、栀子；舌尖较平，加炒酸枣仁、珍珠母养心安神、清肝明目等。

三、守正创新，以清热解毒法为主论治活动期风湿病

姜萍教授继承并发扬全国名老中医药专家张鸣鹤教授学术经验，认为风湿病活动期的主要病机为“热毒致痹”。外感热毒、邪郁所成之毒或内生之毒内郁，皆可化为湿热毒、瘀热毒、寒热毒、燥毒、火毒等，痹阻经络，流注骨节，内攻脏腑，甚至变生他病，热毒是其中最核心的环节。在风湿病活动期，患者常表现为典型的热

痹征象，如关节红肿疼痛明显，皮疹色红，长期低热甚至高热，舌质红，红细胞沉降率及各项免疫指标升高等，都提示热毒猖獗，表现为炎症反应剧烈。张老长期的临床经验也证明，活动期重用清热解毒药物，祛除热毒以“治本”，可以更快更好地控制病情。但清热解毒药物的药味选择、配伍、药物剂量、疗程，需要根据病种、患者的病情、体质特征具体灵活选用。

风湿免疫性疾病不但具有累及关节、多系统损伤的共性，还具有各自的特点，有其自身发生、发展、变化的规律性及基本矛盾。正如清代名医徐灵胎所言：“一病必有一主方，一方必有一主药。”跟随张老临证，参考中药药理学研究成果，反复实践，临床注重针对不同的风湿病的基本规律选用针对性强的清热解毒药物配伍组方，辨病用药，结合辨证论治才能切中病机，提高疗效。例如：类风湿关节炎选用金银花、虎杖、板蓝根、大血藤清热解毒利湿、活血消肿止痛；白塞病选用黄芩、黄连、黄柏、熟大黄配伍清除三焦湿热；红斑狼疮以贯众、大青叶、白花蛇舌草、青黛清解血分热毒，凉血消斑；狼疮样肝炎或自身免疫性肝病选用苦参、龙胆、金钱草清热解毒、泻肝祛湿；强直性脊柱炎以大血藤、虎杖、鬼箭羽清热利湿、活血通经络；干燥综合征选用蒲公英、贯众、大青叶清解燥毒；银屑病关节炎采用白花蛇舌草、半枝莲、紫草、蜂房清热凉血除癣；皮肌炎采用白花蛇舌草、半枝莲、牡丹皮、生地榆、赤芍清解血分热毒药力雄厚；痛风以金银花、大血藤、虎杖、黄柏清热燥湿化浊；骨关节炎以大血藤、虎杖、莪术、猫爪草清热散结，活血定痛；结节性红斑以连翘、山慈菇、漏芦清热散结等。

“邪毒内伏”是风湿病发病及迁延反复的根本原因。缓解期也要注意清解伏毒，宜配伍甘寒、辛寒之清热解毒药物，小剂量服用。因清热解毒药物大多性味寒凉，长期服用要注意配伍炮姜、吴茱萸、荜茇、荜澄茄等温中止痛。服药方法可以隔日 1 剂或者做成丸剂、膏方长期服用以清解伏毒，调整患者体质，防止疾病复发。

四、痹病重在调肝

通过长期的临床观察及跟师学习，姜萍教授提出调肝在痹病治疗中具有重要地位。风湿病以女性居多，病程长、病情反复迁延，患者多焦虑抑郁，致肝气不疏、气血运行不畅，不通则痛，加重或诱发了筋骨关节、肌肉疼痛等痹病，如纤维肌痛综合征、类风湿关节炎、系统性红斑狼疮等病均与肝气郁痹密切相关。《内经博义》曰：“凡七情过用，则亦能伤脏气而为痹，不必三气入舍于其合也。”《素问·阴阳类论》曰：“春甲乙青，中主肝，治七十二日，是脉乏主时，臣以其脏为最贵。”这揭示了五脏贵肝的思想。肝主筋，藏血，为“罢极之本”，筋的功能活动有赖于肝血的濡养。肝血充足，肝气条达，则筋力强健，运动灵活舒展；肝血亏虚，筋脉失养，则屈伸不利。百病皆生于气，肝为气枢，处中焦，乃气机上下内外通达之枢纽，肝气不疏，可损伤五脏气血，引起五体痹和五脏痹。故治痹不仅要重视外感风寒湿三气致痹，更要重视内伤致痹，尤其是肝，提出“治痹重肝”。风湿病常见肝痹相关证型如下。

①肝气郁结证：症见周身关节游走性疼痛，伴情志抑郁，胸胁甚至少腹部胀满窜痛，善太息，女性月经不调，舌暗，苔薄白，脉弦。常见于纤维肌痛综合征、产后风湿病、雷诺综合征等风湿病合并有抑郁者，方用柴胡疏肝散或逍遥散加减。②肝郁化火证：四肢关节烦痛，胸胁疼痛，目赤，口舌生疮，耳鸣耳聋，头痛，心烦易怒，不寐多梦，小便短赤，大便秘结，舌尖红，苔薄黄，脉弦数。常用于类风湿关节炎、系统性红斑狼疮、皮肌炎、干燥综合征等，以丹栀逍遥散加减。③肝胆湿热证：关节红肿热痛、发热，伴心烦易怒，口干、口苦，或见耳郭红肿、皮疹色红、黄疸、目赤肿痛，舌红，苔黄或黄腻，脉弦数或滑数者。常用于强直性脊柱炎、白塞病、干燥综合征、成人斯蒂尔病、胆汁淤积性肝病、复发性多软骨炎、痛风等，方用龙胆泻肝汤加减。④肝脾失调证：症见周身关节疼痛，部位不固定，伴情志抑郁，胸胁胀满，善太息，急躁易怒，纳呆，腹胀，泄泻，舌淡红，苔白或腻，脉弦。常用于类风湿关节炎、强直性脊柱炎、痛风、原发性胆汁性肝硬变、纤维肌痛综合征等，自拟和痹方加减。⑤气滞血瘀证：症见关节肌肉胀痛或刺痛，痛处不移，入夜尤甚，肢体晨僵、麻木，或伴有情志不遂，胸胁胀满，舌色暗红或有瘀斑等。常见于类风湿关节炎、强直性脊柱炎、硬皮病、骨关节病、雷诺病等，以身痛逐瘀汤加减。⑥肝风内动证：症见四肢关节疼痛，伴心烦易怒，头胀、头痛，眩晕，失眠多梦，肢体抽搐、震颤，或眩晕，舌淡，苔白，脉弦者。常见于狼疮脑病以及干燥综合征等所致中枢神经病变，以天麻钩藤饮或大定风珠加减。⑦肝肾阴虚证：症见四肢多关节酸痛隐痛，腰膝酸软，头晕耳鸣，健忘，失眠多梦，五心烦热，口燥咽干，眼干无泪，女性月经量少或闭经，舌红，少苔，脉细。适用于系统性红斑狼疮、类风湿关节炎、干燥综合征等，方用左归丸、大补阴丸加减。

临床除药物治疗，还注重根据患者的心理状态及性格特征进行心理疏导，使患者重视病情，了解疾病知识，规律服药和复查；同时消除患者紧张焦虑情绪，树立战胜疾病的信心。

五、风湿病相关口腔疾病的辨治思路

姜萍教授熟谙中医经典，实践丰富，注重对口腔疾病的系统辨治。风湿科常见复发性口腔溃疡、口腔扁平苔癣、白塞病等病种，其多现于上焦，起自中焦，延及下焦，多以中焦失健而湿热火毒蕴结为基本病机，以清热泻火、解毒除湿、健脾益气作为口腔诸病的主要治疗原则，以甘草泻心汤为主方，结合辨病论治，参以患者的体质特征、诱发因素、口腔病变的特点等综合论治。

（一）专方论治

《金匮要略·百合狐惑阴阳毒病脉证治》言："狐惑之为病，状如伤寒，默默欲眠，目不得闭，卧起不安，蚀于喉为惑，蚀于阴为狐，不欲饮食，恶闻食臭……蚀于上部则声暍，甘草泻心汤主之。"临床常用甘草泻心汤作为口腔疾病的专方，重用生、炙甘草，凉而泻火，甘温伏火，全方补泻兼施，寒热平调，重在补中而益在清上。生甘草常用15~20g，炙甘草9~15g，常加用大剂量土茯苓、薏苡仁解毒除湿，解肝脾经络之邪，症状严重时加用雷公藤治疗。

（二）辨病论治

复发性口腔溃疡病势相对轻浅，主要病机为湿热蕴结，日久脾虚湿盛、寒热虚实错杂致反复发作。注重清热祛湿、健脾益气，常用甘草泻心汤加用柴胡、枳壳等理气之品，气顺则火清，气行则湿除，加用白及、白蔹消肿敛疮生肌。常用方剂还有藿朴夏苓汤、清胃散、清脾饮、泻黄散以及龙胆泻肝汤等。

口腔扁平苔癣病程久，病势缠绵。常见口腔白色网状条纹，融合增大及出现糜烂，后致萎缩，患者常自觉口中烧灼、木涩或蚁行感等，病机多为火热之邪耗气伤阴，久则气阴两虚，以虚火上炎、湿热瘀滞为基本病机。治疗重在益气滋阴泻火、健脾除湿化瘀，常用方剂为竹叶石膏汤、升降散、五味消毒饮、黄连解毒汤、补中益气汤、知柏地黄丸、封髓丹、乌梅丸等治之。可加用麦冬、石斛、知母、黄柏等滋阴清热，桃仁、红花、当归、丹参、紫草等活血养血，使祛瘀而不伤正，滋阴而不留瘀。两颊多发白色网状条纹者，重用生黄芪补气生肌、泻阴火；舌苔腐腻厚浊者，可合用达原饮、连朴饮解毒利湿化浊。部分患者证属脾胃虚弱，"阴火"上乘，可选用补中益气汤或潜阳封髓丹等补土伏火，往往效如桴鼓。

白塞病病势缠绵、病机复杂，病机关键为湿热火毒流注三焦。居于上焦，燔灼口、舌、唇、目；停于中焦，伤及胃肠；流注下焦，浸淫下阴。日久气虚不能托毒外出，正虚邪伏。治疗侧重清热利湿解毒，根据正气虚损情况选用补气托举之品，常加甘草泻心汤加雷公藤、黄芪、连翘等，《湖南药物志》言“雷公藤，苦，大毒，杀虫，消炎，解毒”，是风湿病有效特色药物；重用生黄芪，一则协助炙甘草补中益气，二则协同生甘草清热解毒，发挥托毒解毒之功，使毒邪外托透达。溃疡深大，红赤疼痛加金银花、大青叶、栀子；伴目赤肿痛者，加蝉蜕、密蒙花、炒蒺藜、木贼清肝疏风明目；伴皮下结节者，加用山慈菇、白芥子、莪术、夏枯草以解毒化痰散结；伴阴部溃疡甚者，加黄柏、龙胆、苦参清泻火热；伴大便干加三黄、熟大黄通腑泻浊有助于快速缓解病情，若病程较短，合用四逆散及升降散，疏肝理气，透达郁热；若日久而气阴亏虚者，合用补中益气汤、竹叶石膏汤等泻热益气养阴。若脾虚疮口难收者，加用黄芪、白术、肉桂、连翘、白蔹等益气生肌，丹参、赤芍养血敛疮；若阴虚火热者，加用生地黄、牡丹皮、黄柏、知母等滋阴清热凉血；病情迁延而寒热错杂者，可合用乌梅丸以清上热、补中虚、温里寒等。

（三）局部论治

口腔疾病的局部辨证尤为重要，主要观察病变部位、性质与特点，首辨脏腑、次分虚实，再分寒热，结合全身症状，往往效如桴鼓。首先根据部位定脏腑，唇部溃疡肿裂多与脾胃相关；舌尖溃疡多与心相关；舌两侧溃疡多与肝相关，两颊溃疡责之肝与大肠；上齿龈溃疡于多与胃相关，下龈者与大肠相关。咽喉罹病多病连三阴经，与脾、肝、心、肾皆有关联。其次依据局部表现定病性：溃疡表面覆有黄膜，周围充血红肿，灼痛，齿龈出血红肿者，多为心脾积热、胃火炽盛或脾胃湿热等证；溃疡表面覆有灰白色伪膜，红晕色淡，周边水肿，隐隐作痛者，多为脾虚阴火或阴虚火旺等证；溃疡边界清晰者属实证，边界弥漫不清者属虚证；起病急而病程短者属实证，起病缓而病程迁延者属虚证；若口唇及舌体出现灰白色网纹状变，多为阴虚火旺或肝郁化火；若口腔损害以糜烂、渗出为主，当责之于湿热蕴结。《圣济总录》载：“口疮者，由心脾有热，气冲上焦，熏发口舌，故作疮也；又有胃气弱，谷气少，虚阳上发而为口疮者。”对于久病，难治性溃疡，加用大剂量黄芪、生甘草、连翘等补气托毒生肌。溃疡局部色淡，疼痛不甚，久不收口，舌淡胖有齿痕，以附子、砂仁、肉桂、黄柏温阳降火，引火归原。

常用方剂：凉膈散、导赤散、清心莲子饮清心与小肠实火，泻黄散泻脾胃伏火，清胃散、调胃承气汤等泻胃肠腑热；加味逍遥散或龙胆泻肝汤清肝胆郁热，栀子清肝汤治三焦及胆经风热，防风通圣散治风热炽盛。清热补气汤治中气虚热，补中益气汤益气生肌，加味归脾汤益气泻脾火，六味丸祛肾经虚热，小续命汤治阴虚喉痹、三才封髓丹益阴增液，补土伏火等。

验案验例

一、经方治疗贝赫切特综合征

吕某，女，65岁，山东省菏泽市巨野县人，2018年4月12日初诊。主诉：口腔溃疡、腹痛伴黑便反复发作半年，加重10余天。半年前，患者因口腔溃疡、外阴及肛周溃疡伴腹痛、便血，于某省级三甲医院风湿病科住院治疗，行相关检查诊断为：贝赫切特综合征、上消化道出血、浅表性胃炎伴糜烂、结肠多发溃疡、2型糖尿病、冠心病。予“泼尼松10mg，每日3次”“吗替麦考酚酯0.25mg，每日3次”“羟氯喹0.2mg，每日2次”及补钙、抑酸护胃、纠正贫血、营养支持治疗等，治疗好转后出院。10天前患者因饮食不慎复发。现症见唇周、口腔、肛周多发溃疡，多为圆形，大者约10mm，疼痛剧烈，外阴部见溃疡瘢痕，剑突下及下腹部压痛，周身乏力，纳差，畏凉食，眠差，大便不成形，每日4～6次，便急，便前腹痛加重，便后缓解，色黑，可见黏液及鲜血，小便调，舌淡紫，舌尖红，苔白腻，脉沉细。

中医诊断：狐惑；便血。证属寒热错杂，脾胃虚寒。病机关键为湿热火毒蕴结中焦，上熏下注为标，脾阳不振，脾不统血为本。治宜温中健脾，清热燥湿，养血止血。

处方：黄土汤合甘草泻心汤加减。赤石脂（包煎）30g，炒白术15g，黄芩9g，生甘草9g，生黄芪30g，熟地黄15g，党参15g，炒白芍30g，茯苓15g，阿胶（烊化）12g，炮姜炭15g，炙甘草12g，雷公藤（先煎）10g，陈皮10g，地榆炭15g，防风10g。24剂，水煎服400mL，每日1剂，早晚2次温服。西药同前。

二诊（2018年5月24日）：药后诸症明显好转，仅余右腮部及舌尖口腔溃疡，疼痛不明显，周身乏力缓解，纳差眠差，大便质稀无便血，每日1～2次。舌淡，苔白腻，脉沉细。以甘草泻心汤为主方清热燥湿，和中解毒。

处方：生甘草15g，炙甘草20g，清半夏9g，干姜9g，黄芩9g，黄连9g，生黄芪30g，党参15g，陈皮10g，茯苓20g，炒白术20g，雷公藤（先煎）10g，薏苡仁30g，山药10g，炮姜炭9g，熟地黄15g。24剂，水煎服400mL，每日1剂，早晚2次温服。

三诊（2018 年 6 月 21 日）：溃疡已愈合，口干，纳眠可，大便正常。舌淡红，苔薄白，脉沉细。上方加葛根 20g，土茯苓 20g，生黄芪 40g，再服 14 剂，隔日服用，上方随证加减继续服用，患者便血未再发作，激素及吗替麦考酚酯规律减量至停用。随访至今，病情稳定，未复发。

二、乌梅丸治疗顽固性口腔溃疡

丁某，女，58 岁，济南人，2019 年 12 月 18 日初诊。主诉：口腔内多发溃疡反复发作 20 余年，加重半个月。患者诉 20 余年前每于月经前口腔多处溃疡，经期过后消失，未正规诊治。5 年前子宫切除术后一直口腔溃疡至今，部位不定，此起彼伏。曾口服维生素及黄连上清丸、知柏地黄丸及多种外用药等效果均不显。现症见舌缘、舌尖及下唇内侧散在多处黄豆大小溃疡，表面附有白膜，周围红肿，痛甚，口干有异味，纳差，腰腿冷痛，眠尚可，大便溏，夜尿频，平素易感冒，舌红，少苔，脉沉细。

诊断：西医诊断为复发性口腔溃疡；中医诊断为口疮，寒热错杂证，治以清火泄热、温补下元。

处方：乌梅丸加封髓丹加减。乌梅 20g，黄连 15g，黄柏 12g，桂枝 12g，肉桂 3g，细辛 3g，干姜 6g，附子（先煎）9g，党参 9g，当归 9g，栀子 6g，砂仁（后入）6g，炙甘草 6g。水煎服 500mL，每日 1 剂，早晚分 2 次温服。

7 剂后溃疡疼痛减轻，口臭好转，仍便溏、纳差。上方加鸡内金 9g，白及 9g，五味子 10g。继服 7 剂后溃疡面积减小，疼痛消失，便溏、纳少缓解。前方去栀子，改附子 15g，黄连 9g，黄柏 6g，加补骨脂 9g，进一步温肾阳，暖命门。继服 7 剂，腰腿冷痛明显缓解，大便成形，夜尿频次减少，嘱上方随证加减每周 2 剂继服 3 个月以巩固疗效。后期随访 1 年，溃疡未再复发。

三、干燥综合征

张某，女，44 岁，江苏省苏州市人，2018 年 1 月 11 日初诊。主诉：口眼干燥伴周身关节疼痛 1 年，加重 5 天。患者 1 年前口干，受外伤后出现双侧大腿根部疼痛，未治疗。3 个月后周身疼痛明显，难以行走站立，伴口眼干燥明显。于省级三甲医院查脊柱及脊髓 MR 示腰椎退行性变，$L_3 \sim L_4$、$L_4 \sim L_5$ 椎间盘略突出。1 个月前查骶髂关节 CT 正常，红细胞 105g/L，红细胞沉降率 59mm/hr，心肌酶：谷草转氨酶 59U/L，肌酸激酶 13U/L，C_3：0.7g/L，抗核抗体 1000，抗 SSA（+），抗 SSB（+），血钾 3.30mmol/L，肌电图（−）。诊断为干燥综合征。予泼尼松 30mg，每日 1 次，吗替麦考酚酯 0.25mg，每日 3 次，羟氯喹 0.1mg，每日 3 次，钙剂及抗炎镇痛药物，效果不明显。患者自行将泼尼松减至 20mg，每日 1 次。现症见口唇干燥明显，口苦，眼干，口水色黄，时带血丝，食米饭需用水送服，口中异味，猖獗龋齿，纳可，食后胃胀，无发热及口腔溃疡。周身疼痛，前胸及下肢疼痛明显，晨起痛甚，前胸疼痛剧烈，时有窒息、憋闷感。无力行走，需坐轮椅，自觉周身僵硬，夜间无法转侧。双下肢肌肤甲错，脱发甚，眠差，大便干，日一行，尿急尿频。月经色黑有血块，经前头晕腰酸。舌淡红嫩，边有齿痕，舌中线右移，左舌大，舌根苔黄厚腻，舌下脉络迂曲，脉沉细涩。

诊断：西医诊断为干燥综合征；中医诊断为燥痹，证属湿热蕴结中焦，痰瘀痹阻肝络，气津不化，治以清化湿热、疏肝通络、祛瘀布津。

处方：复元活血汤合四妙散加减。黄柏 6g，萆薢 15g，川牛膝 20g，薏苡仁 20g，柴胡 12g，当归 10g，白豆蔻 20g，穿山甲（先煎）6g，生甘草 6g，红花 10g，天花粉 20g，熟大黄 6g，桃仁 10g，黄连 9g，竹茹 15g，清半夏 9g，黄芩 6g，生姜 3 片，大枣（掰）2 枚。7 剂，水煎服 400mL，每日 1 剂，早晚温服。

大黄䗪虫胶囊 4 粒，每日 2 次；吗替麦考酚酯 0.25mg，每日 3 次；羟氯喹 0.1mg，每日 3 次；泼尼松 10mg，每日 2 次；阿法迪三 0.25μg，每日 2 次；钙尔奇 D_1 片每日 1 片。

二诊（2018 年 1 月 18 日）：口干眼干缓解，仍晨起甚，双下肢疼痛减轻，已能自行行走，周身僵紧，难以转侧，前胸疼痛，时有窒息憋闷感，食后腹胀。双下肢肌肤甲错较前减轻，周身乏力，纳眠可，大便日一行，较前有所改善，小便调。舌淡红嫩，舌尖无苔，舌根苔黄腻，脉沉细涩。红细胞沉降率 25mm/h。上方加郁金 15g，茯苓 15g，丝瓜络 20g，继服 14 剂。泼尼松 15mg，每日 1 次，余药同前。

三诊（2018 年 2 月 8 日）：诸症悉减，后背上段及腰部酸痛，沉重，双侧肋骨疼痛较前减轻，久行则右侧髋部酸痛，左肩关节晨起疼痛显。晨起口苦，口干不甚，不欲饮水，怕冷、乏力有所缓解。纳眠可，二便调。舌淡嫩较前好转，舌中线居中，苔白微腻，脉沉细。上方去萆薢，改黄芪 30g，加狗脊 15g，桂枝 6g，21 剂，水煎服。

ESR：20mm/h。继服 14 剂。泼尼松 12.5mg，每日 1 次，余药同前。

四诊（2018 年 3 月 9 日）：诸症好转，久行双下肢酸疼，胁肋疼痛、夜间汗出明显缓解。纳眠可，二便调。舌红苔白腻，边有齿痕。红细胞沉降率 23mm/hr。泼尼松 5mg，每日 1 次，上方去郁金、丝瓜络，加土茯苓 30g，半夏 9g，党参 15g，麦冬 30g。泼尼松 10mg，每日 1 次，21 剂，余药同前。

五诊（2018 年 4 月 5 日）：药后诸症好转，已能工作，上方每周 2 剂，激素逐渐减量至停药，仅服用羟氯喹，后期随访症状未复发。

四、四神煎加减治疗幼年特发性关节炎

沙某，女，11 岁，山东省德州市人，2019 年 1 月 23 日初诊。主诉：左膝、右踝肿痛 1 年。患者 1 年前因使用健身器材摔倒后出现左膝、右踝关节红肿热痛，于当地医院诊治，服非甾体抗炎药疗效不佳，遂于某三甲医院风湿科就诊，诊为“幼年特发性关节炎少关节型”。给予泼尼松 10mg，每日 1 次；甲氨蝶呤 10mg，每周 1 次；叶酸 5mg，每周 1 次；双氯芬酸钠缓释片 75mg，每日 1 次；羟氯喹 0.2mg，每日 2 次；钙剂，一直服用至今，关节疼痛减轻，肿大未缓解，激素难以减量。红细胞沉降率 30mm/h。现症见左膝、右踝关节肿痛，余关节无明显不适，局部皮温正常。周身乏力，无发热、脱发及口腔溃疡。纳眠可，二便调。舌体胖大有齿痕，舌尖红，苔薄白腻，脉细滑。

诊断：西医诊断为幼年特发性关节炎少关节型；中医诊断为痹病，气虚湿阻证。病机关键为脾气亏虚，气虚不运，湿邪流注下焦而发病。治以益气养阴，化湿解毒，活血通利关节。

处方：生黄芪 50g，石斛 10g，怀牛膝 10g，金银花（后下）10g，远志 10g，肿节风 20g，猫眼草 9g，漏芦 10g，虎杖 10g，泽泻 10g，猪苓 10g，木瓜 10g。21 剂，水煎服 300mL，每日 1 剂，早、晚温服。西药继用。

二诊（2019 年 2 月 21 日）：左膝关节肿痛减轻大半，右踝关节轻肿无痛，余无不适，舌淡苔薄白，脉细滑。红细胞沉降率正常。上方加川牛膝 10g，木瓜 15g，漏芦 15g。继服 21 剂。泼尼松减至 7.5mg，每日 1 次。

三诊：关节已无肿痛。上方去猪苓、泽泻、猫眼草，加独活 10g。28 剂，2 日 1 剂，泼尼松 5mg，每日 1 次。此后以四神煎为主方随证加减，每周 2 ~ 3 剂，激素规律减

量至停用，配合服用甲氨喋呤及叶酸，患者病情稳定未复发。

五、针药结合治疗产后风湿病漏尿

王某，女，50岁，山东省高唐县人，2021年6月20日初诊。主诉：产后漏尿伴多关节疼痛6个月。患者自去年顺产三胎后出现漏尿伴多关节疼痛，于当地医院服中药治疗，效一般，近2个月进行性加重，目前正值哺乳期，患者畏惧西药及手术治疗。妇科超声示子宫中度脱垂。症见漏尿频繁，咳嗽、喷嚏、屏气时尤甚，均有多量尿液漏出，每日必须穿成人纸尿裤，严重影响日常生活及出行，周身多关节疼痛、肌肉压痛，双肘、膝、肩关节痛甚，受凉时加重，下肢沉重，腰膝酸软，腰部空痛，恶风恶寒，无汗出，周身乏力。纳可眠差，大便调，舌淡苔白，脉细弱。查体：各关节均无肿大。四肢肌力5级，肌张力正常，患肌检查：双侧腹直肌下端、股内侧肌群触及条索状结节。双侧腹直肌下段（++++），双侧股内收肌群（++++）。

诊断：西医诊断为压力性尿失禁；中医诊断为遗尿，证属脾肾亏虚、膀胱失约。

处方：补中益气汤合大补阴丸加减。黄芪30g，焦白术15g，淮山药15g，陈皮9g，升麻9g，党参12g，柴胡9g，益智仁15g，熟地黄15g，桑螵蛸15g，炒杜仲15g，羌活20g，海桐皮15g，独活20g，益智仁15g，炙甘草6g。

同时配合浮针治疗，选定双侧腹直肌下端、大腿内收肌群、股四头肌内侧头、比目鱼肌的筋肌膜激发点为中心，在患肌周围4～5cm处进针，进行扫散治疗，频率约100次/分，针对相应肌群肌肉及大腿内收肌群进行挺腹、仰卧抬腿和屈膝内收髋关节抗阻的再灌注动作，10秒钟左右为1次，每块肌肉的再灌注动作为2～3次，治疗结束后留管5小时。配合进行Kegel盆底肌训练，每日2～3次。

中药以上方为主随证加减，配合浮针治疗，第1个疗程1周2次，第2个疗程后1周1次，2周为1个疗程。第1个疗程后，患者关节疼痛减轻，乏力好转，漏尿频次及量较前明显减少。第2个疗程后关节症状基本消失，乏力及腰痛减轻，已不怕冷，仅腹压增高时有少量漏尿。3个疗程之后症状基本消失，咳嗽、喷嚏、用力时无漏尿。后期随访，症状未复发。

李 勇

个人简介

李勇，男，1970 年生，河北省沧州市南皮县人，临床医学硕士，主任医师，德州市中医院脾胃病科主任。1994 年毕业于山东中医药大学，中医本科专业，并取得学士学位；同年在德州热电医院参加工作；1999 年 9 月—2002 年 7 月在上海中医药大学及上海中医药大学附属岳阳医院攻读临床医学硕士学位，中医内科专业脾胃病方向，师从上海中医药大学附属岳阳医院消化科主任朱生樑教授，并取得临床医学硕士学位；2002 年 7 月至今，工作于德州市中医院。

自工作以来，李勇师从国医大师王新陆教授、国医大师薛伯寿教授、首都名中医刘景源教授、山东省名中医药专家秦俊岭主任，潜心致力于中医、中西医结合治疗脾胃病、肝病以及老年病的临床与科学研究。荣获“全国中医临床优秀人才”“全市（德州）中医工作先进个人”“德州市名中医”“德州市高层次人才”等荣誉称号。

现为世界中医药学会联合会温病分会常务理事，中国医师协会中西医结合医师分会肝病专业委员会委员，中国民族医药学会肝病分会理事，山东中医药学会脾胃专业委员会副主任委员、内科专业委员会副主任委员；山东中医药学会肝病专业委员会、老年病专业委员会委员；山东省医师协会中医分会脾胃病专业委员会委员；山东省老年医学会膏方专业委员会常委；德州市中医药学会脾胃病专业委员会副主任委员；德州市医学会消化专业委员会副主任委员。

学术见解

一、脾胃病从三焦论治的理论基础

（一）三焦的功能

1. 三焦的概念　三焦属六腑之一，横膈之上谓之上焦，乃心肺之所居；横膈以下，脐以上谓之中焦，为脾、胃、肝、胆之地；脐以下谓之下焦，肾、大肠、小肠、膀胱之所处。

三焦素来存在有形与无形之争。三焦“有名有形之腑”之说始于《黄帝内经》，如《灵枢·论勇》说：“勇士者，……三焦理横，怯士者，……其焦理纵。”《灵枢·本脏》说：“密理厚皮者，三焦膀胱厚；粗理薄皮者，三焦膀胱薄。”《灵枢·本输》说：“三焦者，中渎之府也，水道出焉，属膀胱，是孤之府也。”表明在《黄帝内经》成书时代，中医学就对三焦的形态及其功能进行过具体描述。

后世医家对其形态、部位也有更深入的阐述，明代虞抟在《医学正传·医学或问》中说：“三焦者，指腔子而言，包涵乎肠胃之总司也。胸中肓膜之上曰上焦，肓膜之下脐之上曰中焦，脐之下曰下焦，总名曰三焦。”张景岳在《类经·藏象类》中说：“然于十二脏之中，惟三焦独大，诸脏无与匹者，故名曰是孤腑也。……盖即脏腑之外，躯体之内，包罗诸脏，一腔之大腑也。”李勇以为，所谓三焦，诚如张景岳所言，实为躯体之内、五脏之外之腔隙，为气机升降、水谷津液转输之通路也。

2. 三焦的功能　三焦为元气通行之通路，如《难经》三十一难说：“三焦者，水谷之道路，气之所终始也。”六十六难说：“三焦者，原气之别使也，主通行三气，经历五脏六腑。”明确阐释人体元气之升降出入要以三焦为通路，方能布达至脏腑周身、四肢百骸。《华氏中藏经》具体描述了三焦在元气通行中起到的重要作用，《华氏中藏经·论三焦虚实寒热生死逆顺脉证之法》说：“三焦者，人之三元之气也，号曰中清之府，总领五脏六腑、营卫、经络、内外、左右、上下之气也。三焦通，则内外左右上下皆通也，其于周身灌体，和内调外，营左养右，导上宣下，莫大于此者也。”因为人体内外、左右、上下之气皆通过三焦而有升降出入之机，三焦是气化场所，所以可以认为三焦有总司一身气机和气化的功能。值得注意的是，三焦非单一通行元气，而人身诸气之升降（包括肝气、肺气、脾胃之气、肾气、经络之气）也借助于三焦而上下，其与肺主气，司呼吸，主一身之气相互协调，是气机升降的关键。

三焦为水谷、津液输布与代谢的通路。《素问·六节藏象论》说：“三焦……仓廪之本，营之居也，名曰器，能化糟粕，转味而入出者也。”指出饮食水谷的消化吸收，最终转化为营气以及糟粕，传输皆在于三焦功能，其实质上指的是中焦脾胃的功能。《难经》三十一难云：“上焦者，在心下，下膈，在胃上口，主内而不出。……中焦者，在胃中脘，不上不下，主腐熟水谷。……下焦者，当膀胱上口，主分别清浊，主出而不内。”更加具体地阐释了饮食水谷的运行道路及正常代谢皆赖于三焦功能。由此可见，三焦非单一水谷运行之通路，也是水谷饮食物代谢的重要场所，其对水谷代谢有着举足轻重的作用。如《素问·灵兰秘典论》说：“三焦者，决渎之官，水道出焉。"《灵枢·本输》说："三焦者，中渎之腑，水道出焉，属膀胱，是孤之府也。"津液的转化与输布，与胃、脾、肺、肾、肠、膀胱等脏腑的气化功能有着重要的关系，其正常输布与转化必以三焦通畅为前提才能实现。《类经·藏象类》云："上焦不治，则水泛高原；中焦不治，则水留中脘；下焦不治，则水乱二便。"三焦功能失常，肺不能通调水道，脾不能转输津液，肾不能气化蒸腾，则津液的转化、输布及排泄必将出现障碍，进而出现痰饮、水肿等病变。

3. 三焦分部，上焦、中焦、下焦功能各异

（1）上焦如雾：上焦为横膈之上，为心肺之所居。在气与水谷、津液通行上，主要与肺有关。肺主气，司呼吸，调控一身之气机；同时肺主宣发肃降，又将水谷精微布散于全身。《灵枢·决气》云："上焦开发，宣五谷味，熏肤、充身、泽毛，若雾露之溉……"《灵枢·营卫生会》概括为"上焦如雾"。也就是说，肺主宣发，使水谷津液布散周身，外达皮毛，"若雾露之溉"以充养、润泽、护卫各个组织器官。

（2）中焦如沤：横膈之下，脐以上谓之中焦，脾、胃两脏之所处。脾主运化，胃主腐熟受纳，因此，中焦的功能是将饮食物转化为水谷精微，并转输至周身，上注于肺脉而化生气血。《灵枢·营卫生会》说："中焦……此所受气者，泌糟粕，蒸津液，化其精微，上注于肺脉，乃化而为血，以奉生身。"并概括中焦的功能为"中焦如沤"。《难经·三十一难》说："中焦者，在胃中脘，不上不下，主腐熟水谷。"水谷、精微之运化全赖于中焦脾胃功能的运化功能；在气机升降方面，脾胃居于中焦，为气机升降之枢，中焦失于斡旋，则周身之气机升降受阻，气机逆乱。

（3）下焦如渎：下焦包括肾、膀胱及大小肠。后世温病学派兴起之后，也将肝脏列于其中。《难经·三十一难》说："下焦……主分别清浊，主出而不内，以传道也。"饮食物经中焦脾胃运化功能之后生成水谷精微，其所产生的糟粕最终由下焦排泄，所以说下焦主要功能为传导糟粕，排泄二便。糟粕浊气或经大肠而出，或经膀胱而泻，如《灵枢·营卫生会》说："下焦者，别回肠，注于膀胱而渗入焉。故水谷者，常并居于胃中，成糟粕而俱下于大肠，而成下焦。渗而俱下，济泌别汁，循下焦而渗入膀胱焉。"即饮食物之糟粕，包括水液皆走于下而出。在气机运行方面，大肠为传导之官，上通于胃，与肺相表里，与肺、胃气机相因相随，其气机以通降为顺。若大肠气机壅塞，腑气不通，则肺气不得肃降，甚则上逆作咳或喘；胃气也不得通降，出现胃脘饱胀，痞塞不适，甚则上逆而呕。

（二）脾胃的生理功能特点

1. 脾的生理功能特点　脾（胃）为后天之本，气血生化之源，主运化与升清，是其主要生理功能部分。脾主升清，指脾具有将水谷精微等营养物质吸收并上输于心、肺、头目，再通过心肺的作用化生气血以营养全身，其气机特点以上升为主，故说“脾气主升”。在脏腑气机中，其在上者如心肺，以降为和，其在下者如肝肾，以升为顺，独脾胃位居中焦，脾宜升，而胃宜降，升降相因，为气机升降之枢，而维持脏腑气机升降之常。

脾主运化，分为运化水谷和运化水湿两个方面。前者是指对饮食物的消化吸收作用。食物经过消化吸收后，其水谷精微又靠脾的转输和散精作用而上输于肺，由肺脏注入心脉化为气血，再经脉输送全身，以营养五脏六腑。机体所需气血津液、水谷精微均有赖于脾胃所化生，故脾胃为后天之本。后者是指脾在水液代谢中起着重要调节作用。如《素问·经脉别论》云：“饮入于胃，游溢精气，上输于脾，脾气散精，上归于肺，通调水道，下输膀胱。水精四布，五经并行。”脾运化如常，则水液得以正常输布于肺，通过肺通调水道功能下输肾与膀胱，再通过其气化功能排出体外，维持水液正常的代谢。

2. 胃的生理功能

（1）胃主受纳与腐熟：如《灵枢·玉版》说：“人之所受气者，谷也；谷之所注者，胃也；胃者，水谷气血之海也。”《灵枢·五味》说：“胃者，五脏六腑之海也。水谷皆入于胃，其精微者，先出胃之两焦，以溉五脏。”《医贯》说：“膈膜之下有胃，盛受水谷而腐熟之。”胃的受纳与腐熟功能，对于饮食物的消化与吸收来说是初始阶段，是最基本的功能，但这不是胃的唯一功能。

（2）胃气主降，与肺通调周身气机：如《素问·逆调论》说：“胃者，六腑之海，其气亦下行。”胃气降，则浊气归于小肠，小肠方能泌别清浊，秽浊之物归于大肠，大肠方能发挥传导之功以排出秽物。肺与大肠相表里，胃气与大肠之气相通，皆以降为顺；肺胃之气降，则周身之气方得以通降，肺胃之气逆，则周身之气也可出现郁滞之象。

（3）胃气为脏腑气血生化之源，水谷之海：如《灵枢·营卫生会》：“人受气于谷，谷入于胃，以传与肺，五脏六腑，皆以受气。”《素问·五脏别论》：“胃者，水谷之海，六腑之大源也。五味入口藏于胃，以养五脏气……是以五脏六腑之气味皆出于胃。”《素问·玉机真脏论》：“五脏者，皆禀气于胃。胃者，五脏之本也。”《灵枢·五味》："水谷皆入于胃，五脏六腑皆禀气于胃。……故谷不入，半日则气衰，一日则气少矣。"

脏腑之气皆禀受于脾胃化生之气，然胃气强壮与否又是气血生化之关键。如《中藏经·论胃虚实寒热生死逆顺脉证之法》："胃者，人之根本也，胃气壮，则五脏六腑皆壮。"《吴医汇讲》说"脾胃伤，则出纳之机失其常度，而后天之生气已息，鲜不夭札生民者已。"《景岳全书》说："凡欲察病者，必须先察胃气；凡欲治病者，必须常顾胃气。胃气无损，诸可无恙。"

腐熟与受纳不是胃生理功能的全部概括，胃的气机功能特点更应受到重视，胃气在人体脏腑功能正常发挥过程中起到了至关重要的作用。

（三）调气化湿、燮理三焦是治疗脾胃病的重要法则

1. 气机升降失常与湿浊内生，是脾胃受病后的基本病理变化　脾主运化功能失调，一方面会出现饮食物不得正常消化吸收，脾失健运，气血生化乏源，临床可见食欲不振、腹胀、便溏，甚则出现神疲乏力，消瘦，恶风汗出，机体功能低下等表现；另一方面，出现水液代谢障碍，湿浊内生，阻遏脾胃气机升降，出现脾气不升，胃气不降，气机呆滞，进一步影响脾运化水谷的功能，表现为胃脘胀满，纳差食少，甚则导致水肿发生；湿浊内蕴，中焦气机郁滞，久则化热，成湿热内阻之证，或中阳素虚，湿从寒化而成寒湿困脾之证。胃主腐熟受纳功能失调，腑气不通，胃气不降，气机上逆，多见胃脘胀满，嗳气频频，甚则恶心呕吐、便秘腹胀等候。

无论何原因导致脾胃受损，除脾失健运，气血生化乏源之外，其临床上最常见的病理结果有二：一是气机逆乱，即肝脾之气不升，肺胃之气不降，胃气上逆；一是脾虚生湿，湿困中焦，气机壅滞。故而除健脾益胃之外，调气与化湿是治疗脾胃既病的重要治疗原则。

2. 三焦及其气化功能在气的运行与津液输布过程中起到了至关重要的作用　从三焦功能来看，气机升降出入，不离乎上焦之肺、中焦脾胃、下焦之肝肾。盖因肺居上焦，肺主气，司呼吸，宣发肃降，调畅全身气机；脾胃居中焦，为气机升降之枢；肝主疏泄，调畅情志，梳理气机；故而治疗脾胃病以调畅气机，治肺、治脾、治肝从三焦而论，为正得其所。另一方面，水谷津液之正化，不离乎上焦之肺、中焦脾胃、下焦之肾，盖因肺的宣发肃降，脾的运化水谷，肾的蒸腾气化，在水谷津液代谢中均起到了重要作用，所谓水湿之治，"其本在肾，其标在肺，其治在脾"。故善治脾胃者，治肺、治脾、治肾也必从三焦而论。

二、脾胃病从三焦论治的临床研究

（一）开上焦，宣肺理气化湿

脾胃既病，湿邪中生。湿邪之治，分别有宣肺化湿、芳香化湿、健脾燥湿、淡渗利湿之法。《素问·阴阳应象大论》云："湿伤肉，风胜湿。"李东垣《脾胃论》也说："湿寒之胜，当助风以平之。"论湿邪的治法，叶天士在《叶香岩外感温热病篇》中说："在人之体……其中有外邪未解，里先结者，或邪郁未伸，或素属中冷者，虽有脘中痞闷，宜从开泄，宣通气滞，以达归于肺，如近俗之杏、蔻、橘、桔等，是轻苦微辛，具流动之品可耳。"可用紫苏梗、桔梗、杏仁、橘皮、白豆蔻之类以祛湿，在于使气机流动，使湿邪得以宣化而祛。此即以风胜湿，宣肺化湿之法。肺居于上焦，主气而调畅全身气机，肺又为水之上源，风胜湿，气行则湿易化，故而燮理三焦之治，首重上焦。

宣肺化湿之法，在脾胃病的治疗中以脾虚湿阻、肺气失宣之证最为适宜，临床所见胃脘痞满，胸闷不舒，恶心呕吐，纳差食少，肢体困重，舌质暗淡，舌苔厚腻，脉细或濡缓。遣方用药当以沪上名医朱生樑先生所创"藿苏散"为主方加减。药用藿香梗、紫苏梗、半夏、生姜、枳壳、陈皮、苦杏仁、桔梗、甘草等味，功能宣肺行气，芳香醒脾，通降和胃。其中藿香梗、紫苏梗、枳壳、杏仁、桔梗宣化湿浊，肃降肺气，理气宽胸；半夏、陈皮、生姜和胃降气，温胃化饮；甘草和中。结合不同症候酌情再入金沸草（旋覆花梗）、砂仁、白豆蔻之味，皆取其辛散开泄，宣畅肺气之意。

方中辛散开泄，宣畅肺气之味，代表药物如藿香、紫苏梗。藿香（广藿香），味辛，性微温，归肺、脾、胃经。《医林纂要·药性》谓："补肝和脾，泻肺气之清冷，舒胸膈之热郁。"藿香辛温能散在表之风寒湿气，宣通上焦；芳香能化湿浊，以复中焦气机升降，气机流通，故能使脾升胃降，吐逆皆消。其治在于一个"湿"字。湿邪在表，兼有寒湿者宜之；湿邪在中焦者，困遏脾阳者宜之，盖都有上焦、中焦气机逆乱之表现。

再如紫苏梗一味，味辛，性温，归脾胃、肺经。《得配本草》曰：其"疏肝、利肺、理气、和血、解郁、止痛、定嗽、安胎。"配伍橘皮、半夏，类《圣济总录》之苏橘汤，见有脾胃气滞，胸腹痞满，恶心欲吐，胃脘饱胀者。其功在于性味辛温，气轻而味淡，有宣通上焦、理气化湿之力。叶天士所谓："上焦不行，则下脘不通，周身气机皆阻……肺主一身之气化也。气舒则开胃进食。不必见病治病，印定医人眼目。”可知辛散开泄，宣肺化湿为治疗脾胃病的重要法门。

（二）畅中焦，健脾行气燥湿

脾胃居于中焦，脾胃受损，究其因不外乎外感与内伤两端。感于外者以湿邪为首。湿邪为患，重浊黏滞，易导致中焦气机壅塞，湿为阴邪，易伤阳气，日久也可导致脾胃虚寒之象。湿邪困阻中焦可单独致病，也可兼挟风邪、寒邪为患。其治应辛温宣泄，以除在表之湿，苦燥温化以除在里之湿，辛开苦降，畅达中焦气机，以复脾胃运化之功；寒湿困脾者，又当以苦温燥湿与温阳利水之法，以温通中焦，畅达中焦气机。祛风除湿宜用藿朴夏苓汤、羌活胜湿汤之类；温阳化湿宜用胃苓汤、实脾饮之类。

因于内者，以饮食与七情所伤为多见。饮食不节，饥饱适宜，脾失健运，气血生化乏源，且痰浊内生，中焦气机失畅，而出现胃脘饱胀，纳食欠馨，乏力神疲，肢体困重，便溏泄泻之证，其治宜健脾运脾之法，方用枳术丸、保和丸、枳实导滞丸之类以消积化滞，行气化湿，运脾和胃，宣畅中焦气机。

七情不遂，伤于脾胃者，临床表现各异。怒伤肝，肝失疏泄，肝气横逆，克伐脾胃，可见胃痛、呃逆、呕吐、腹痛等病；悲为肺志，《素问·玉机真脏论》说：“悲则肺气乘矣。”肺气以下行为顺，可助胃气通降。若悲哀过度，肺气失于宣肃，不能助胃通降，致胃气失常，亦可见便秘、痞满等病。思为脾志，思则气结，脾以健运为常，若忧思过度，气机困结，失于健运，即可发病。虽然七情致病临床表现各异，但总的病理结果一致，即最终导致脾胃运化失职，气血生化乏源，以及中焦气机壅塞，脾胃气机升降失常。故其治疗当以甘温之味健脾益气，如参芪之类；以辛散之品畅通郁滞气机，如柴胡、香附之类；以苦温之品，燥湿运脾，如苍术、半夏、陈皮之类；选方应以归脾汤、逍遥散、平胃散为主。健脾行气燥湿，畅通中焦，升清降浊，以复水谷运化之机，开气血生化之源。肺胃气机相随，应酌加肃肺降气之品以宣畅周身气机，如藿香、紫苏梗、杏仁、枳壳之属。

（三）通下焦，泄浊降气，淡渗利湿

《灵枢·营卫生会》云：“下焦如渎。”其病理变化即二便排泄障碍。脾胃受病在下焦的表现主要是泄泻、便秘、腹胀、腹痛、肠风等。究其发病机制，其一是腑气不通，气机壅滞；其二为湿邪为患，下注肠道，泄泻不止。在此基础之上出现湿邪郁久化热，或湿邪伤阳，日久出现寒湿之象；或兼有瘀血、热毒为患，下焦壅塞，最终导致三焦郁滞不通。故而调气与化湿仍是此类疾病的基本治则。

泄泻一病，其根本病机为湿邪下注肠道。津液不得正化而变生水湿，其在上焦者，当以宣肺理气以化湿，在中焦脾胃者，当以燥湿健脾，畅达气机以除湿，而湿邪在于下焦者，应以淡渗利湿，使湿邪从小便而下。如《素问·阴阳应象大论》所云："其下者引而竭之。"故而治疗泄泻一病，张景岳名言"治泻不利小便，非其治也"，临床选方以五苓散为所习用；然渗湿利水的基本治则，又当结合不同的病因灵活运用，如因于脾虚生湿者，宜再加参芪之类；兼有湿热者，宜加黄连、黄芩；湿邪伤阳，兼有虚寒之象者，宜加干姜、附子、补骨脂、吴茱萸，如四神丸、附子理中汤之类；因于饮食积滞者，当宜保和丸、枳实导滞丸之类；久泄不止，宜加赤石脂、仙鹤草之类。久泄伤阴者，宜加养阴生津之味，淡渗利湿之品用量宜轻。总之，渗湿通下以利湿邪从下焦而出为总的治疗原则。

便秘、腹胀、腹痛诸症也为病在下焦的常见证候。其病机在于多种不同的病理因素所导致的气机壅滞三焦，腑气不通。在治疗上当谨遵六腑以通为用的原则，以"通"为要旨。依据不同的病因，灵活应用攻下、消导、润下（温润、凉润）、温补等治疗法则，选方以承气汤类方、麻子仁丸、济川煎、增液汤、大黄附子汤、补中益气汤等为主。

脾胃病在下焦的治疗上应注意，一是肺与大肠相表里，二者气机相因，故而大肠气机不畅，腹胀便秘者，多辅以宣畅上焦肺气的药物，以使肺气肃降，大肠传导功能复常，此即为"提壶揭盖"的别样应用，药选苦杏仁、枇杷叶、紫菀等味；二是大肠上连于胃，若中焦脾胃虚衰，气血生化乏源，大肠之气弱，传导无力导致腹胀、便秘者，当健运中焦，以甘温之味，如黄芪、党参、白术之类；三是灵活看待《温病条辨》"治下焦如权，非重不沉"的治则。吴鞠通提出此治疗原则，系指温热病后期，温邪稽留下焦，伤及肝肾阴血，固当以味厚、质重、沉降之品以填肝血肾精，重镇亢逆之阳热。非热病导致的脾胃受病出现下焦病变，伤及肝肾阴血者少，重镇之味当慎用之。

脾胃居于中焦，主运化，受纳腐熟水谷，为气血生化之源；脾主升清，气机以升为顺，胃气以降为和，为气机升降之枢。而三焦为脏腑气机升降之通路，也是津液输布之通路，在气机的升降和津液代谢过程中起着重要的调控作用。脾胃受病，一则表现为中焦气机壅塞，出现胃脘痞满、嗳气、腹胀，甚则胃脘疼痛不舒等表现；二则表现为津液输布代谢失常，湿从中生，困厄脾胃，壅塞气机。二者相互为患，最终导致三焦气机失畅，久之变生他病。故而调气化湿，燮理三焦为治疗脾胃病的大法之一。

从上、中、下三焦不同的功能特点，确定不同治疗原则分治脾胃病，值得深入探讨与研究。针对"上焦如雾"的特点，采用宣肺化湿、理气健脾的治则，药用"藿苏散”加味；针对“中焦如沤”的特点，采用燥湿健脾、行气和胃的治则，方用实脾饮、胃苓汤、平胃散、逍遥散等方剂加减；针对“下焦如渎”的特点，采用降气泄浊、淡渗利湿的治则，通腑泄浊方用承气汤类方、麻子仁丸、济川煎、增液汤、大黄附子汤、补中益气汤等加减；淡渗利湿方用五苓散为主进行加减。

脾胃之病，发病多牵及上、中、下三焦，或两两为患，或三部俱为累及，临证则应灵活变通。然而其治疗要点在于首重宣肺，畅上焦以理气化湿。盖因肺主气，调畅全身气机，又因肺为水之上源，所以宣肺、肃肺即为调气化湿、燮理三焦之始。

验案验例

一、痞满

苏某，女，67岁，2018年5月9日初诊。主诉：胃脘胀满不适6个月余。患者形体偏胖，面色晦暗，言语尚有力，平素喜食水果，时时自我感觉胃脘胀满，与进食无明显相关，胃纳一般，少腹时有胀痛，痛则欲泻，舌质淡暗，苔薄腻，脉细。既往有糖尿病、冠心病、慢性胃病史。1周前行胃镜及病理显示慢性萎缩性胃炎、肠上皮化生（+）。

诊断：此乃年迈体衰，情志不畅，复因饮食不慎，损伤肝脾，气机阻滞，津液不得正化反聚为湿，壅塞中焦之故。证属肝郁脾虚，治以宣肺化湿、疏肝健脾。

处方：藿香梗12g，紫苏梗12g，半夏12g，白术12g，白芍12g，茯苓15g，黄连3g，黄芩15g，柴胡9g，香附9g，防风12g，枳壳15g，大血藤15g，太子参15g，陈皮6g，佛手6g。14剂，水煎服，每日1剂。

二诊：患者胃脘部胀满不适明显好转，少腹胀痛消失，但仍感纳食乏味，舌质淡红，苔薄腻，脉细。嘱上方加砂仁6g，荷叶10g以醒脾。继服14剂。

后以前方随证加减调理1个月，诸症悉除。

按：痞满之为病，邪阻中焦，一为痰湿，一为气滞，而日久则有化热或寒化之势，此为常。而究其本仍在于气机升降失常，津液不得正化反聚为湿，相互为因。而三焦者，为通行诸气与水液之通路，欲除水湿之邪，必首畅三焦。此案即以藿香梗、紫苏梗、防风宣肺理气化湿而宣通上焦；以半夏、白术、陈皮、茯苓燥湿健脾而畅中焦以除满；以柴胡、枳壳、佛手、香附，疏肝气以升脾降胃，调畅气机；湿邪壅滞，日久则见有湿热之象，故以黄连、黄芩、大血藤清解胃肠郁热。久病耗气，故用太子参以健脾益气。其用药丝丝入扣，章法鲜明，故临床能迅速收效。本案以“宣肺”“疏肝”“畅中”为治则，选方以藿苏散、柴胡辈为主，合理化裁，突显从三焦辨治脾胃病的治疗特色。

二、胃痛

王某，女，63岁，2019年9月9日初诊。主诉：胃脘胀痛2个月余。患者2个月前开始出现胃脘胀痛，并逐渐加重，餐后胃脘痞塞感明显，偶有胃灼热，无反酸，嗳气频，腹胀，纳食差，大便不干，舌质紫暗，苔薄黄腻，舌中剥脱，脉细弦。

诊断：胃痛。证属肝胃气滞，湿热灼阴。治以疏肝和胃，养阴清热，理气止痛。

处方：北柴胡12g，炒枳壳30g，白芍30g，甘草12g，竹茹15g，法半夏12g，生枇杷叶15g，麦冬15g，北沙参15g，紫苏梗15g，桔梗15g，炒鸡内金15g，丹参15g，青蒿30g，黄芩15g。7剂，水煎服，每日1剂。

二诊（2019年9月19日）：服上药后，患者胃脘胀痛已缓，但仍有餐后胃脘胀满，嗳气，时有胃灼热，苔脉同前。嘱前方加赭石30g，旋覆花（包煎）15g，紫苏子15g。5剂，水煎服，每日1剂。

三诊（2019年9月24日）：药后患者胃脘胀痛消失，餐后胃脘胀满明显好转，无胃灼热及嗳气表现，舌质暗红，苔薄腻不黄，舌中仍有剥脱，脉细。此湿热渐祛而阴伤未复，嘱前方去青蒿，加芦根30g，7剂，水煎服。

四诊（2019年10月1日）：患者胃脘胀痛消失，餐后无明显胃脘胀满，饮食增加，无嗳气、胃灼热等表现，二便畅，舌质暗红，苔薄腻，舌中剥脱已明显好转，脉细弦。嘱前方继服7剂。

2020年1月16日因他病来诊，询之，曰自服上药后，至今胃脘胀满疼痛未反复，饮食如常，观舌苔剥脱已不存。

按：脾胃之病，最易生湿，若气机不畅，郁久则变生湿热，壅塞中焦，气机升降失常，则有胃脘痞塞、胀满甚则疼痛之见。其治，当以疏肝和胃，理气止痛，畅达中焦气机为法。然，此例又兼有湿热伤阴，胃阴不足之象。何以见之？舌中苔有剥脱即是。又，患者餐后胃脘不适，是胃阴受损，不能腐熟受纳水谷，皆因胃阴亏虚之故。故治疗又当在疏肝和胃、清热化湿的基础上，加用益胃生津之品。清热化湿与养阴益胃殊难两得，为治疗上的难点之一。

此案，以四逆散调和肝脾，疏理气机，以止痛；以黄芩、竹茹、半夏清热化湿；以沙参、麦冬养阴益胃；以紫苏梗、桔梗、枇杷叶升降脾肺之气，降而复升；鸡内金、丹参合用，施今墨先生认为其有“养胃阴、生胃津、助消化、祛瘀滞”之功，又，鸡内金性平，丹参性微寒，与胃阴不足，兼有内热者宜之。至后期，湿热渐祛，故去香燥之青蒿，加芦根以养肺胃之阴。总结此案，其成功经验在于两点：其一，肝、脾（胃）、肺同治，调畅气机，升降相因，中焦气机条达则胀痛自止；其二，清热化湿与养阴益胃之品同用，合理增减剂量，以至于化湿不伤阴，养阴而不助湿，然其要仍在于气机条畅，因无气郁则热无以生，无气郁则湿无以聚，此沪上恩师朱生樑先生之经验也。

三、泄泻

史某，男，29岁，职员，2019年6月18日初诊。主诉：每于饮食生冷后腹泻20余年，加重1周。患者自童年开始即出现每于饮食生冷后腹泻，持续5天左右可以好转，如此反复发作至今。此次发病在1周前饮食生冷后再次出现腹泻，日2～5次，便溏，伴有纳差，腹胀，时有反酸，但无腹痛及胃灼热，无腰膝酸软等表现，舌质暗，苔根腻，舌体胖，边有齿痕，脉弦细。

诊断：泄泻。证属脾虚湿困，治以健脾化湿、温阳止泻。

处方：茯苓30g，泽泻30g，猪苓30g，炒白术15g，炒苍术15g，法半夏12g，陈皮15g，厚朴15g，党参30g，车前子（包煎）30g，焦神曲15g，炒麦芽30g，甘草9g。7剂，水煎服，每日1剂。

二诊（2019年6月30日）：患者大便日1次，仍不成形，纳食增，腹胀轻微，无反酸等表现，舌质淡红，苔薄，脉细弦。患者病情好转，湿邪化而脾胃始健，嘱前方继服7剂，水煎服，每日1剂。

后依据前方调理2周收功，1个月后随访未有反复。

按：该案患者自年幼之时过食生冷，伤及脾胃，湿邪困厄。至年长，脾胃仍为寒湿之邪所困，故有进食生冷之物旋即腹泻不止。叶天士在《外感温热篇》说：“通阳不在温，而在利小便。”此案患者正值壮年，阳气非虚，实为寒湿之邪所困也，治宜以通阳利小便而非温阳之法。当此之时，宜用燥湿健脾与通阳利湿同用，复掺以补脾益气之品，收效豁然。患者体质尚盛，无肾阳亏虚之见，若与附子、肉桂大辛大热之品以温阳化湿，患者很有可能出现湿邪化热，甚则伤阴之势，变生他病矣。

四、便秘

陈某，男，65岁，2019年10月21日初诊。主诉：大便干结不畅半年。患者半年前开始出现大便干结不畅，3～5日一行，伴失眠多梦，入睡困难，无腹痛及腹胀，纳食较差，口气秽重，舌质暗，苔白腻，舌根稍黄，脉弦，寸口细。

诊断：便秘。证属痰热壅滞、腑气不通，治以清热化痰、理气通腑。

处方：瓜蒌45g，杏仁9g，薤白12g，柴胡12g，枳壳30g，桔梗12g，白术45g，茯苓30g，竹茹15g，陈皮15g，白芍30g，焦山楂12g，六神曲15g，麦芽15g，甘草9g。7剂，水煎服，每日1剂。

二诊（2019年10月28日）：患者自诉服上药后，大便已畅，日1次，无干结，但仍入睡困难，多梦，舌质淡红，苔根腻，脉弦。此痰热久稽，阴津暗耗，阴不制阳，阳不入阴之见，嘱前方加珍珠母30g，黄连12g，龙骨30g，牡蛎30g，7剂，水煎服，每日1剂。

三诊（2019年11月4日）：药后睡眠改善，已无多梦，大便仍畅，纳食可，口气秽重不显著。舌质淡红，苔薄腻，脉弦细。嘱前方再服7剂，并嘱其饮食宜清淡，少食肥甘之品，并养成定时如厕的习惯。

按：此例患者形体偏胖，且喜酒肉，日久则痰浊内生，且郁而生热。痰热之邪壅阻中焦，三焦气机失畅，大肠失其传导之能，则便秘见矣。痰湿或痰热为患，多见泄泻，或有大便黏滞不爽，此发便秘者何？李勇教授以为其因有二：一者脾虚之故，因脾虚则津液不得正常输布，肠道失润，则便秘；二者肝、肺、胃之气机郁滞，肺气失于宣肃，不能通调水道下输肠道，肠道津枯，而有便秘。故于此类患者，李勇教授多遵已故山东名医张殿民先生所授，以全瓜蒌一味，化痰、清热、理气、通便，再合生白术一味，健脾生津，以润肠枯，二药同用，一祛其标，一固其本，通腑与燥湿生津同用；复以杏仁、桔梗、枳壳、柴胡、薤白、竹茹助瓜蒌行气开郁畅达三焦气机；以茯苓、陈皮、焦三仙（山楂、神曲、麦芽）健脾消积。其用白芍者，盖因《名医别录》谓其“主通顺血脉，缓中，散恶血，逐贼血，去水气，利膀胱、大小肠，消痈肿，时行寒热，中恶，腹痛，腰痛”，此取其“散”“逐”“利”等攻逐之功。

宋立公

个人简介

宋立公，男，1970年生，山东省中医药研究院中医基础研究所所长，主任医师，医学硕士，硕士研究生导师，是潍坊市政协委员，2017年入选第四批全国优秀中医临床人才。宋立公1995年毕业于山东中医药大学，2001年获医学硕士学位，导师为胡志强教授，毕业后从事中医脑病工作，师从山东省名老中医郝怀清教授、龙砂医学代表性传承人顾植山教授、国医大师王新陆教授。宋立公教授于2017年建立潍坊市第一个睡眠医学专科，兼任中国民族医药学会睡眠专委会常务理事，中国睡眠研究会教育专委会委员，中国中医药信息研究会睡眠专委会理事，中国老年学和老年医学学会睡眠科学分会委员，山东中医药学会脑病专委会、中医基础专委会、五运六气专委会委员，擅长治疗中医脑病、睡眠障碍等疾病。

学术见解

一、从内外风之争的误区谈中风的病机分层和治法

（一）中风病机分层

中风病因病机，当前公认的观点是内风，并且以唐宋为界，之前主张外风，之后主张内风。实际并非如此。内外风争议的本质不在病因病机，而在疾病分类。在《黄帝内经》时代，与现代脑血管相当的中风和其他风病是混在一起的，其症状、病机纷繁复杂，既有内风、也有外风，争议性的观点就多。而到了唐宋，人们逐渐意识到脑血管病的中风与其他风病是不一样的。所谓的内风导致的中风，从唐宋至今虽无明确的说法，但目前临床上已经默认就是现代的脑血管病。《黄帝内经》所讲与脑血管病相似的症状，均以临床表现为名，如仆击、偏枯、痿厥、薄厥、暴厥、失语等可见于“中风”患者之证候，实质同样主张内风，或者内外风并重。

由此可见，唐宋以前，内外风致病都是“中风”。唐宋以后逐渐把等同于脑血管

病的“中风”独立出来。所谓的内外风之争，其实是在对疾病的认识深化的基础上，把脑血管病从各种风证当中剥离出来的过程。因此，唐宋的分界是鉴别诊断的分界，是疾病的分界，不是病因病机的分界。王履《医经溯洄集·中风辨》提出“因于风者，真中风也。因于火、因于气、因于湿者，类中风”，就明确说明了这一点。当前使用“中风”而不用“类中风”命名这一类疾病，是因为“真中风”的其他疾病已经不再使用“中风”来命名。

为什么会出现这种情况？详究中风病因病机的发展，其实是沿着不同但又相互关联的两条主线逐步拓展的。一是中医辨证论治，这是中医的特色，也是古今主流中医所强调的内容；二是对“病”的认识不断深化，这一点其实被忽略了。从历代中风诊疗方案看，即使是在国家级的标准中，中风的主证偏瘫也仅仅作为疾病诊断的依据，而不是辨证分型的依据。究其原因，在于从急性期到后遗症期，偏瘫除了有轻重的变化外，没有其他改变，这一主证不能给辨证论治提供太多的依据。“偏瘫”反映的是“病”的本质，而不是“证”的本质。

因此，辨治中风，首先要确定其范围。古今风病学，涉及疾病太多，其理法方药各不相同。如不限定范围，必定众说纷纭，甚至互相矛盾，不可能形成一个完整的、能够被多数人认可的理论体系。现实中，当代中医的中风范围已经与西医的脑血管病等同。

那么，我们在复习古今文献的时候，就有了一个框架。

1. 凡是不符合脑血管病特征的可以剔除或存疑，只保留明确符合脑血管病特征的文献。这样，可以明显减少干扰和混乱。

2. 对中风的病因病机、证候等进行梳理，分层分类。

中风的病因病机，中医内科学教材的观点应当是目前具有代表性的、被广泛认可的。“十三五”规划教材第十版《中医内科学》指出：中风的主要病机概而论之，有风、火（热）、痰、瘀、虚五端，在一定条件下相互影响，相互转化，引起内风旋动，气血逆乱，横窜经脉，直冲犯脑，导致血瘀脑脉或血溢脉外而发中风。然而，此五端，在病因、发病、病初和病后的地位和作用是不同的，应当予以深究：哪些是直接导致中风的病因，哪些是产生这些病因的危险因素，哪些诱因导致这些病因的发作，哪些是中风后的病理改变。在什么条件下产生，在什么条件下转化。

第十版《中医内科学》所列病因有如下四项：①内伤积损；②情志过极；饮食不节；④体态肥盛（详见教材）。我们可以从中找出直接导致中风的因素如下：①虚则无力运血，脑脉瘀滞；②阴虚则不能制阳，内风动越；③气血逆乱，上冲犯脑，血溢脉外或血瘀脑脉；④痰瘀互阻，积热生风，导致脑脉瘀滞；⑤风阳上扰而致血瘀脑脉。归纳可得痰、瘀、风、血溢，这就是中风的直接病因。导致直接病因的可以称为危险因素，如气虚、阴虚、气逆、血逆、积热、阳亢。发病时则又有诱发因素，起病后则有病理产物等。

2009年，宋立公教授完成这样一项研究：急性中风后失眠证候学规律及专方治疗临床研究。结果显示：相当一部分患者在发病数十分钟内，舌苔薄白燥，1～2小时内会变为润苔甚至滑苔，随着时间的延长，会变为厚腻苔、黄厚腻苔。病情越重，这种演变的速度也越快。这提示在此类患者中，痰、热等其实是病理产物。这些病理产物在病前、甚至病初是不存在的，或者处于潜藏状态。在病后逐渐产生或逐渐显露。而有一部分中风患者，平素就是黄厚腻苔，其痰热就是危险因素，而不是病理产物。

（二）中风辨治

对于中风的辨治，一是要分期，二是要个体化。即在不同时期，针对不同的病机演变，采取对应的措施。由此，重新梳理中风的辨治体系：①危险因素防控；②避免诱发因素；③清除直接病因；④消除病理产物；⑤促进功能恢复。详述如下。

1.病前预防，以控制危险因素为主　这包含了治未病的思想。未病并非是没有病，而是本质已经有了异常，表象上还没有出现异常而已。这个表象可以是症状，可以是现代的各种辅助检查。在各种表象尚未出现异常的时候，要启动有针对性的预防措施，当代已经有多个学说可以利用，如体质学说、血浊学说等。不同体质的人，其危险因素各不相同。比如肥人多痰湿，并常兼有气虚；瘦人易阴虚、火旺等。根据不同的体质特征，予以相应的益气健脾、化痰祛湿、养阴清热等预防措施。

对于中风的预防，西药阿司匹林的预防作用并不理想，虽然其在二级预防中使用率很高，但中风的复发率仍然很高。中医的预防措施也存在问题，如中药汤剂难以持久服用；水丸剂量小，服用量大难以久服。膏方则是一个很好的发展方向，既可以解决其他剂型含药量低的问题又解决了难以长期服用的困境，可以根据上述治则选择合适方药制成膏方久服。例如，根据王新陆教授的血浊论所制的化浊行血汤制膏久服。无明显体质特征者二级预防则以养正气为主，可用黄芪、桑叶、黑豆小剂量每日代茶饮。

除此外，还可以结合西医理论，做更细致的危险因素分类，比如肥人易伴有阻塞性睡眠呼吸暂停，同样是中风的一个重要危险因素。如果已确诊，那就应当在健脾化痰等常规方法之外，配合利水、利咽、行气等治疗，重者直接采用无创通气治疗。本科室常用方：姜半夏9g，陈皮9g，茯苓12g，猪苓9g，泽泻9g，白术12g，桂枝12g，厚朴9g，桔梗9g，生黄芪9g，生甘草6g。

2. 在发病高峰期，以减少诱发因素为主　中风的发病有明显的季节性，这提示外部环境的异常变化可以诱发中风。同时，中风大多起病急骤，而上述五端只有风和火属于阳邪，其起病符合中风的特点。尤其是风，《素问·生气通天论》言“风者，百病之始也”“风性善行而数变”，是中风发病最重要的诱发因素。之所以说风只是诱发因素，恰恰在于风邪的特点。中风起病急，演变快，但一旦发病，其症状就相对固定，而非游走性，这显然不是风病的特征。也就是说，发病后，中风的主要表现已经不具备风的特征。张景岳就直接提出“非风”论。因此，风只是诱发因素，它的作用在于把痰、瘀、虚等危险因素转化为直接病因。《临证指南医案·风》云：“盖六气之中，惟风能全兼五气……盖因风能鼓荡此五气而伤人……”

降低风症的发生就要看风的来源。一是内风，二是外风。内风来自哪里？《中医基础理论专论》一书提出了四种产生内风的病机：热极生风、阳亢化风、血虚生风，最终均归结于以肝风内动为主要表现形式。具体到中风，更多的来自痰瘀互结或阳亢化风。

对于外风，虽然目前认为中风“非风”，但其发病有明显的季节性，说明外界环境对中风的发生有明显的影响，提示中风并非单纯内风诱发。那如何理解内风和外风？外风引动内风，外风是标，内风是本。因此，发病前减少诱发因素的发生，重点在于外避风寒，内防肝风。针对不同的患者，采取个体化的方案，以镇肝息风、滋阴息风、养血息风、益气固表等为治则治法进行组方用药。

3. 在起病之初，以控制减轻直接病因和病理产物为主　前述痰、瘀、血溢是发病的直接病因，痰瘀既是病因，也可以在此阶段以病理产物的形式出现。在这一阶段，痰瘀互结而化火，风火相扇，直接导致发病，为直接病因。

此期就应当把治疗重心放到此四项。治法上当化痰祛瘀、活血止血、通腑泄热等为主。同时，还要针对痰和瘀的产生来源做相应的治疗。第三还要对症治疗，即痰瘀火导致的继发症状。例如，多数中风患者在中风发病3～5天出现腑气不通及痰热征象，影响中风患者病势的转归。在中风后大便数日未行、腑实证出现的同时常常伴随有口气臭秽、腹胀腹满，以及恶心呕吐、呃逆、纳差、苔白厚或黄腻或黄褐腻苔、脉弦滑而大、口干口苦，触诊可扪及腹中有燥屎等腑实痰热证。这一阶段，以、火、痰、瘀等邪实为主要矛盾，“虚”相对潜隐，治疗当以祛邪为主。星蒌承气汤较好地兼顾了火、痰、瘀、腑实等，因此可以此为基础方加减治疗。使用此方需注意的是，重症患者急性期腹满不大便极为常见，查体可见全腹鼓音，腹部明显膨隆，但除了少数危重者，多数并没有高热神昏、口臭便干。可见其主要表现是腑气不通，而不是阳明腑实，因此承气汤改为厚朴三物汤更为恰当。

同时在这一时期，并非“风”的特征完全消失。部分患者仍可见肝风的表现：患侧下肢的抽动，最典型表现就是类似巴宾斯基征的踇趾较缓慢背屈，伴有足背曲、屈膝动作，而踇趾恰恰是肝经的起点。此类患者并不少见，在前述治疗的基础上，还应加平肝息风或养阴息风药物。

4. 在恢复期，以补虚与祛邪兼顾　恢复期这一过程则多为虚实夹杂。虚证以气虚多见，实邪则以痰瘀多见。治法以益气活血、化痰通络为主，根据不同的证和具体症状调整治法方药，并配合针灸、康复等治疗手段。

5. 在后遗症期，则以补虚为主，兼顾化痰祛瘀　此期的目的在于进一步促进功能的恢复和降低复发风险。此期病机治法与病前预防相类似，常用补阳还五汤或地黄饮子等方药加减治疗。

只有分清各种病理因素的主次关系，在病程的不同阶段区分对待，才有可能抓住主要矛盾，截断中风的演变过程。上述辨病辨证过程，并非对传统理论的否定，而是对病机治法结构进行调整优化，使其更具有逻辑性，更符合中风的发展过程。

二、注重理论的传承与创新，明确中医的变与不变

传承并非全盘接受，以新的思路和方法接受原有的思想。创新要分清基本原理（道）和实用技术（术）。道是恒久不变的指导思想，以传承为主，在保留传统思维的基础上，以现代思维方法进行重构，才能适应现代社会的需求。术是基本原理的具体应用，它应当在不背离道的基本原理的情况下接受新技术，不断创新发展以适应新的需求。简单说，不变的是中医的方法论和基础理论，变的是具体的应用技术。

（一）强调整体观与阴阳五行的医学属性

作为中医最基本的方法论思想，整体观是中医的根本指导思想。然而其重要性并没有得到重视，仅仅是将其作为中医学的“特点”之一做了简单论述。中医基础理论教程中，整体观仅仅被列为中医学两个特点之一（整体观念、辨证论治）。甚至部分教材在目录中已经看不到“整体”两个字。主要原因在于对整体观的解释侧重于哲学层面，而没有重视医学层面的整体观，割裂了整体观与阴阳五行学说的整体性。

阴阳学说和五行学说同样处于过度哲学化的境地。例如，对阴阳的特点总是使用对立制约、互根互用、消长平衡、相互转换等词汇。这些描述实际已经把阴阳概念哲学化，掩盖了阴阳在中医学中的具体化概念。

过度哲学化使整体观、阴阳、五行等具体概念空洞化，成为一个空概念。这必然导致中医理论与临床实践脱节。由于概念的空洞化，对中医临床实践的指导作用逐渐弱化，不得不过度强调中医学的文化属性和哲学属性。这是中医不断西化的一个重要原因。中医西化不在于技术层面，恰恰是指导思想的弱化。

中医的阴阳五行并不是哲学的空概念，而是具体应用的实概念。有人问，中医讲究整体观，为什么还要分五脏六腑？王新陆教授用一句话做出精准的回答：整体不等于混沌。简单一句话，点明了中医的整体观不是不看局部，而是更加注重各个局部之间的关系。而五行学说，就是一个能够说明各个局部之间关系的“关联模型”。在从低到高的每一个层面上，都可以阴阳和五行生克关系来构筑各个局部的关系网络，从而形成一个立体的网络结构。而这一结构，既有对局部的认识，又可明确各局部之间的关系，这就构成了一个整体。

因此，整体观和阴阳五行学说是一个整体的两个方面。整体观是阴阳五行学说的高度概括，而阴阳学说和五行学说则是整体观的具体体现和应用。它的意义在于：把纷繁复杂的人体器官和自然界分为五大类，用不同层次的五行生克关系构建和表达各器官之间、人与自然环境之间的复杂关系，构成了自然界的五运六气体系和人体的五脏六腑体系。这是中医和西医最本质的区别，也是中医和西医在方法论层面的区别。西医在还原论的指导下，对细节的认识比中医精细，但却难以处理各个部分之间的复杂关系。阴阳五行是中医整体观的本质，没有阴阳学说和五行学说，就没有中医的整体观。因为没有阴阳的一分为二和五行的相生相克，中医同样解释不了这种复杂关系，也就无法构建整体观的模型，中医和西医也就没有什么本质上的区别。

这些并非是空洞的思想，而是有着具体的应用价值。例如，如何理解心主神明和脑主神明的争论？这一争论大体可分为四种学说：脑主神明、心主神明、脑为第六脏、脑统五脏。由前面所说中医五脏体系的构建可以看出，在维持五脏体系稳定的前提下，某种功能分配给哪一脏并不是特别重要。把脑主神明的功能分配给心，使心具有主血和主神两项主要功能，在五脏体系中并非独一无二，而是一种普遍现象，其他肝、脾、肾、肺四脏，同样也是包含多个脏器的功能。因此在五脏体系中，能与实体解剖相匹配肯定是最理想状态，不能匹配时也无所谓。

也许有人会说，这些仍然只是空洞的理论。其实不是。中医看病要实现理法方药的一致性。与神有关的一些疾病，比如睡眠障碍和神志病等，主导神明的脏腑不同，理法方药的起点就不同，结局就完全不同。

（二）重视中医临床概念的逻辑解读，逻辑学应纳入中医学教学和学术体系中

中医学在发展过程中，重视形象思维，忽视逻辑思维。中医学作为具体应用学科，逻辑思维的重要性不亚于形象思维。例如，中医学历史悠久，其发展过程中，很多词汇不变，但其所代表概念的内涵和外延有了很大的改变。这就导致各家理解不同，众说纷纭，明显不利于中医学的发展和推广应用。

例如，叶天士“温邪上受，首先犯肺，逆传心包”，就有很多解释：“上”指的是口鼻和肺卫；温邪上受，对应的是寒邪下受；“首先犯肺”，肺指肺系，不单指肺；“逆传”，则一是太阴卫分温热邪气不经太阴气分而径传心包，由卫分证直接转为营分证；二是上焦太阴气分温热邪气不顺传中焦阳明气分，而径传上焦心包营分。因二者皆来势迅猛，病情凶险，故曰“逆传”；“惟包络上居膻中，邪不外解，又不下行，易于袭人，是以内陷营分者为逆传也”等。

但是，仔细推敲的话，上述观点其实存在一些漏洞或者被人质疑的地方。比如，手太阴与厥阴都在上焦，应该是太阴传厥阴更容易，为什么要穿中焦才为顺？何为上？是人体上部吗？如果是，那么寒邪下受，是否太阳病的症状要局限于人体下部。然而足太阳从头走足，其分布遍及上下，太阳病的症状遍及全身，手太阳则不涉及下部。

因此，对于上受、首犯、肺、逆传等的含义，应当有更符合逻辑的解释。推论如下。

第一：六经传变，从太阳到阳明，到少阳，到太阴，到少阴，到厥阴。从这个顺序可以看出，阳经从太阳开始，阴经从太阴开始。顾植山教授认为，太是“初”的意思，有合理性，可以解释为什么太阳主表，肺也主表：前者为阳之表，后者为阴之表。所以，外邪侵袭，阳经一般首犯太阳，阴经一般首犯太阴（只能说“一般”，特殊有“直中”等）。

第二：热性趋上，温邪上受，上部易受邪气。何谓上？手经，手太阴太阳。为什么是手太阴，不是手太阳？温热邪气，易伤阴液，阴经易受邪气，所以温病起于手太阴。这就是吴鞠通所说的“凡病温者，始于上焦，在手太阴。”同理，寒性趋下，寒邪下受，自然下部易受邪气。何谓下？足经，足太阳太阴。为什么是足太阳，不是足太阴？寒邪易伤阳气，阳经易受邪气，所以伤寒起于足太阳。因此，此处上下的概念，“上”指的是六手经，“下”指的是六足经。

第三：还是从六经传变看，从足太阳到足阳明再到足少阳，手太阴到手少阴再到手厥阴，属于顺传；从足太阳反向到足少阳再到足阳明，从手太阴反向到手厥阴再到手少阴，属于逆传。

再如“痰”这个概念的演变，也明显体现了这一点。《黄帝内经》并没有痰这一概念，《金匮要略》有“痰饮咳嗽病脉证并治”一篇，到隋代《诸病源候论》也有“痰饮病诸候”。这几个阶段，痰在胸腹间，本质上都指的是有形之痰。金元时期朱丹溪提出“百病多有兼痰”，王珪提出“内外百病皆痰所致”。明清至近现代，并没有提出更新的、划时代的理论，不过是把历代诸家的思想汇总而已。从痰的病症演变过程，可见痰的概念在不断泛化：很多传统中医理论没有提及或无法论证的病症，都归为痰证。所谓“怪病皆生于痰”，其实是先有“怪病”，才有“痰”，无法解释的都可以归于“痰”。所以这个“痰”实际上与前述“风证”混杂多种风是同样的道理，痰同样是混杂大量不同病机的物质。从痰饮咳嗽病篇开始，早期的痰就是后世所说的有形之痰。随着各种不同的病症都归为痰证，有形之痰已经无法担当这么多复杂病症病因病机的重任，就产生了无形之痰这个词。然而，不同病症的“痰”，其实是有区别的。导致中风的“痰”与导致痹症的“痰”，其产生、性质、定位、症状都不同，显然是不同的两类物质。用同样的方法去治疗，必定会导致疗效不确切，其弊端不言而喻。有人会说，不同的“痰证”对应不同的治则治法，这其实是想当然。同样都是痰，选择不同治则治法的依据是什么？随着对疾病认识的深化，“痰”证中的某些疾病必定也会发生类似“中风”从“风证”当中独立的过程。

（三）重视病证结合认识疾病，提高辨证准确度

详究中风病因病机的发展，其实是沿着不同但又相互关联的两条主线逐步拓展的。一是中医辨证论治，这是中医的特色，也是古今主流中医所强调的观点；二是对“病”的认识不断深化，这一点其实是被忽略了。忽略的原因在于过于强调“证”的作用。其实病和证结合，才能完整地认识疾病。从病看问题，可以纵观疾病的整个过程；从证看问题，是治疗的切入面；病证结合看问题，是治疗的切入点。

以一个名医医案为例，看病证思维转换过程。患者，女，66岁，心烦失眠30年。初诊舌红苔黄脉细数，辨证为阴虚火旺型失眠，予以黄连阿胶汤无效；再诊时，考虑其阴部瘙痒难忍，辨证为相火燔炽，扰乱心神，予以龙胆泻肝汤，阴部烧灼感减轻而失眠自愈。

同样是失眠，为什么初诊辨证为阴虚火旺，再诊为相火燔炽？是症状变了，还是证变了？这个过程思维是如何转换的？其实这一思维过程，是病到病的转换，即从失眠变为阴痒，而不是证到证的转换。

由此可见，辨病与辨证结合，可以减少单纯辨证的不确定性，提高辨证论治的准确度。

三、失眠的中医辨证与多导睡眠监测客观检查相结合的诊疗探索

（一）中医睡眠理论体系梳理

失眠是常见病，并且发病率逐渐升高。中医辨治失眠有着悠久的历史和众多的临床验案。但目前仍然存在很多问题，如辨证难、起效慢、久服有耐受性等。理论上，自《黄帝内经》以来，中医对睡眠的了解越来越深入，对睡眠的调控机制也产生了很多理论和学说，常见的卫气运行学说、阳气入里学说、神主学说、五脏神学说等。这些学说混杂在一起，并未形成完整的系统理论。每种学说都有其合理性，但难以完全合理解释所有临床现象。对此后世缺乏共识，失眠辨治过程中含糊不清，甚至自相矛盾。要提高失眠辨证论治的准确性，实现理法方药的一致性，提高疗效，就有必要对中医的睡眠理论体系进行梳理。

1. 卫气运行学说　卫气运行学说其实是一种一元论思想，即卫气周期性的运行形成了睡眠的节律，运行失常导致了睡眠障碍。这是《黄帝内经》最主要的，也是最系统、最完善的睡眠调控理论体系。其总的理论框架大致可以概括如下。

（1）睡眠节律的产生：

①寤寐是人应天地阴阳变化的结果。《灵枢·邪客》：“天有昼夜，人有卧起……此人与天地相应。”

②睡眠存在与自然相应的时间节律。《素问·金匮真言论》：“平旦至日中，天之阳，阳中之阳……人亦应之。”

（2）卫气运行主导睡眠的基本节律：

①营卫运行正常是睡眠昼夜节律的生理基础。《灵枢·营卫生会》：“营卫之行不失其常，故昼精而夜瞑。”

②卫气的运行产生昼夜节律。

a. 昼行于阳：足太阳膀胱经→手太阳小肠经→足少阳胆经→手少阳三焦经→足阳明胃经→手阳明大肠经→阳跷→足少阴肾经→阴跷→足太阳膀胱经。

b. 夜行于阴：手阳明大肠经→阳跷→足少阴肾经→肾→心→肺→肝→脾→足少阴

肾经→阴跷。卫气夜行于五脏内，是按五行相克的次序规律循行。

③卫气主导睡眠昼夜节律。《灵枢·口问》："卫气昼日行于阳，夜半则行于阴，阴者主夜，夜者卧……阳气尽，阴气盛，则目瞑；阴气尽而阳气盛，则寤矣。"

④营气与睡眠的昼夜节律没有直接关系。《灵枢·邪客》："营气者，泌其津液，注之于脉，化以为血，以荣四末，内注五脏六腑，以应刻数焉。"五十营、营气、脉度均有记载，营气运行的路线从手太阴肺经开始，沿十二经脉次序运行，又复合于手太阴肺，一昼夜运行五十周次。有一"支别"，与其并行，即从手太阴肺经开始，经过督脉、任脉，复入手太阴肺经。上述循行路线可见，没有昼夜和阴阳对应的节律。

⑤营气通过卫气可以影响睡眠。《灵枢·营卫生会》："肌肉枯，气道涩，五脏之气相搏，其营气衰少而卫气内伐，故昼不精，夜不瞑。"

（3）失眠的基本病机就是卫气不能入里：其病因有卫气自身的病变、卫气入里通路的病变、营气的病变。

①卫气本身的病变。如《灵枢·营卫生会》："老者之气血衰，其肌肉枯，气道涩，五脏之气相搏，其营气少而卫气内伐，故昼不精，夜不瞑。"

②卫气入里的路径异常，循行失常或阴跷脉、阳跷脉病变。如《灵枢·大惑论》："其肠胃小，皮肤滑以缓，分肉解利，卫气之留于阳也久，故少瞑焉。"

③营气本身的病变。如卫气无法入里是由于邪气占据了"里"。《灵枢·邪客》曰："今厥气客于五脏六腑，则卫气独卫其外，行于阳，不得入于阴。行于阳则阳气盛，阳气盛则阳跷陷。不得入于阴，阴虚故目不瞑。"或入里后与营气不能共存于"里"。《灵枢·营卫生会》曰："营气衰少而卫气内伐。"

2. 阳气入里学说　在阴阳对睡眠的调控理论中，使用最多的一句话就是"阳不入阴"。但什么是阳不入阴，各种解释却很含糊。这涉及对阴阳的解释。阴阳的概念，大多解释为"从众多事物中抽象出来的表示对立属性的名称"。这种解释无论在《黄帝内经》选读还是中医基础理论教材中都是如此。其依据来自《灵枢·阴阳系日月》曰："有名而无形，故数之可十，离之可百，散之可千，推之可万。"然而这个十百千万，是不同层次、不同范畴的。哲学概念是虚概念，医学概念是实概念。如果把二者混为一谈，无形的阳如何入无形的阴？阴阳都是无形的，通过什么途径来影响人的睡眠？实际上，上面那句话的阴阳与阳不入阴的阴阳，完全是不同范畴的概念，二者没有可比性。《灵枢·邪客》曰："今厥气客于五脏六腑，则卫气独卫其外，行于阳，不得入于阴。行于阳则阳气盛，阳气盛则阳跷陷。不得入于阴，阴虚，故目不瞑。”通过这句话可见，阳不入阴的阳，其实就是指卫气，而阴，其实是部位概念，即里。阳不入阴，就是卫气不能入里。很多观点都提出阴阳消长形成了睡眠的节律，但从《黄帝内经》中找依据的时候，其实用的都是营卫运行的条文。所以阴阳调节睡眠的理论，与营卫学说其实是同一理论，《黄帝内经》并不存在单独的阴阳调节睡眠的理论。

3. 神主学说　首先要看神的概念。然而，迄今为止，对神的解释，仍是含糊不清的。因此，将现有的神的各种观点进行分类。首先分虚实，即哪些是哲学上的虚概念，哪些是与人体生理病理密切相关的实概念。中医基础理论教材中虽然明确提出中医“神”的概念是物质性的，即是实概念。但“神是人体生命活动的主宰及其外在总体表现的统称”显示其内涵过于宽泛，并非医学上的实概念。比如，这一概念与“安神药”的“神”一样吗？显然完全不同，因为“安神药”的“神”是安神药的作用靶点。上述的“神”显然不可能成为药物作用的靶点。

有人总结“神”的概念，包含以下几种：①天地之道；②生命主宰；③生命状态；④水谷精气；⑤血气；⑥意识思维活动。然而，这些是不同层次、不同范畴的概念。因此要把神主学说真正应用到临床实际中，必须先解决神的概念虚化问题。上述概念中，适合作为药物靶点的只有“意识思维活动”。其中意识清醒是精神思维活动的先决条件，睡眠可以看作意识的生理性的关闭。因此，至少在睡眠医学研究中，“神”的概念应当限定在意识和精神两个方面。而这两个方面如何以传统中医理论来界定，尚需进一步研究。

4. 五脏神学说　“五神”，即神、魂、魄、意、志。《素问·六节藏象论》曰：“形藏四，神藏五。”《素问·宣明五气》曰：“心藏神，肺藏魄，肝藏魂，脾藏意，肾藏志也。”这点明了五脏所藏之神同时也是形神一体的具体体现：人的精神思维活动依赖于五脏的正常功能。

（1）神：心主神明和心所藏之神，指的就是人的精神意志思维活动。《灵枢·邪客》曰：“心者，五脏六腑之大主也，精神之所舍也。”

（2）魂：一般的说法指一些非本能性、较高级的精神心理活动。《灵枢·本神》曰：“随神往来者谓之魂。”此书中的魂更多体现的是意识清醒的程度。张介宾曰：“魂之为言，如梦寐恍惚，变幻游行之境皆是也。”该书则表明魂体现的是意识范围和内容的变化。

（3）魄：一般的说法指一些与生俱来、本能性的运动感觉和精神活动。《难经正义·三十四难》曰：“人之初生，耳目新识，手足运动，啼哭为声，皆魄之灵也。”

（4）意：大多与注意、记忆、思维和推测等心理活动有关。《灵枢·本神》曰："心有所忆谓之意。"《三因极一病证方论·健忘证治》曰："意者，所往事。"主要指记忆。

（5）志：是主意已定、决心已下，为达到目的而去实施的思维活动。如《灵枢·本神》曰："意之所存谓之志。"张介宾曰："意已决而卓有所立者，曰志。"

因此，五神就是把人意识清醒状态下的精神心理行为和特异性的感觉、本能的运动行为进行分类，分别归于五脏。其中心神则又高一个层次，统摄魂魄意志，即"心为五脏六腑之大主，而总统魂魄，兼该志意"。这一结构，在中医学中也有类似情况，如八纲辨证的阴阳和表里寒热虚实，就不是一个层面的内容，为解决这一问题而称为两纲六要。

由此可见，五脏神学说是神主学说的发展和细化。在睡眠医学研究中，二者可统一为一个学说。

5. 其他学说　纵观古今文献，睡眠的调控还有很多说法，但能从生理病理等多方面形成系统理论的学说并不多。大多只是从失眠、嗜卧、多梦等病理状态下进行病因病机分析，并提出相应治法。如脏腑气血失调、阳不入阴、营卫不和、内外邪扰等。

总之，睡眠的调控有多种学说，最终大致可概括为两个，即卫气运行学说和神主学说，这是睡眠的生理状态。之所以强调生理状态，是因为要寻找失眠等睡眠障碍的病因病机，其最终落脚点必定是睡眠生理。没有生理状态，何来病因病机？因此，在睡眠医学研究中，"神"的概念限定在意识和精神两个方面。对于睡眠疾病的病因病机分析，最终都要归结到"卫气"和"神"，即各种内外原因，导致卫气失常或扰神。

（二）失眠症状的客观化研究

对于失眠症状的客观化研究，主要原因在于失眠患者的主观症状与多导睡眠呼吸监测（多导睡眠呼吸监测）客观数据之间存在巨大差异。这提示二者的关联性尚未可知，研究二者之间的关系，有助于进一步提高对睡眠机制的认识，提高对失眠症的临床疗效。

对 177 例中老年慢性失眠患者的多导睡眠呼吸监测数据进行回顾性分析，提取多导睡眠呼吸监测报告中的客观数据如总睡眠时间（TST）、睡眠后清醒时间（WASO）、清醒次数、睡眠潜伏期（SL）、快速眼动（REM）潜伏期、N1 期、N2 期、N3 期、R 期以及呼吸暂停低通气指数（AHI）、觉醒次数等数据，结合患者的主观感受，以

Excel 数据表进行统计分析。结果显示如下。

1. 51.94% 患者总睡眠时间在 6～8 小时内。6～8 小时睡眠是大多数人的正常睡眠时间。如果单纯从睡眠时间看，超过半数的患者并没有睡眠时间减少。而绝大多数患者的最基本感受就是睡眠时间缩短。

2. 入睡后清醒次数小于 10 次的仅有 2.26%，10～40 次的占 80%。74.01% 的患者觉醒次数在 30～110 次。而失眠患者自我感觉的夜间清醒次数，多在 2～6 次。

3. 81.36% 的患者睡眠潜伏期小于 30 分钟。也就是说，按照指南的标准，超过 80% 的人是没有入睡困难的。按照患者的主观感知，入睡困难的比例在 95% 以上。

4. 51.41% 的患者 N3 期完全消失，68.93% 的患者 N3 期＜3%，等于或接近完全消失。92.66% 患者 N3 期比例减少。R 期在正常范围内的占 29.81%。66.67% 的患者 R 期比例在 15%～30%，即正常或接近正常。

以上数据可见，中老年失眠患者多导睡眠呼吸监测有如下特征：① N3 期的严重减少；② 患者对睡眠的感知与多导睡眠呼吸监测所得总睡眠时间、睡眠潜伏期和清醒次数明显不一致。

主观和客观的不匹配，提示可能存在两个方面的问题：①是相同的客观数据，可以出现不同的主观表现；②当前的客观指标设置存在问题，导致主观感知和客观数据的明显不匹配。因此设想提出“临床睡眠潜伏期”“醒睡转换频率”“清醒指数”“临床清醒期”和“多导睡眠呼吸监测清醒期”5 个概念来对睡眠感知进行客观化研究，实现主客观的一致性。

（三）失眠症状客观化研究对中医辨证的影响

当前对失眠的辨治存在两个问题：一是辨证过程中以失眠为主证，但失眠只作为辨病的依据，以兼证或副证作为辨证依据，对失眠本身的特征观察不够细致，应当尝试以失眠本身的特点作为辨证的主要依据；二是辨证过程除了舌象、脉象，完全依靠患者的主诉，即患者主观感知，缺乏客观依据。

1. 辨证过程的逻辑缺陷　以“十一五”规划教材《中医内科学》（2003 年版）和“十三五”规划教材（2018 年版）为例。

从教材的编写看，辨证基础要素是从症状和体征入手，包括主症（失眠及其特点）、兼次症（其他症状）和舌象、脉象。2003 年版教材的分型和主要症状如下：①心脾两虚：不易入睡，多梦易醒；②心胆气虚：心烦不寐；③肝火扰心：不寐多梦，甚则彻夜不眠，急躁易怒；④痰热扰心：心烦不寐，胸闷脘痞，头重；⑤心肾不交：心烦不寐，入睡困难，心悸多梦。2018 年版教材的分型和主要症状如下：

①心脾两虚：不寐易醒，心悸健忘；②心胆气虚：不寐多梦，易于惊醒；③肝郁化火：不寐，急躁易怒，严重者彻夜不眠；④痰热内扰：不寐头重，痰多胸闷，心烦；⑤阴虚火旺：心烦不寐，入睡困难，心悸多梦。

从这两版教材可见：①分型有变化，主要症状不变；②分型有变化，主要症状也有变化；③分型不变，主要症状不变；④分型不变，主要症状有变化。

那么出现这些变化的依据是什么？不同的证型和方药，对失眠症的临床疗效有什么影响？

以2018版为例，对不寐自身特征的描述：有入睡困难的证型，只有阴虚火旺1个；多梦者，有心胆气虚、阴虚火旺2个；易醒者，有心胆气虚、心脾两虚2个；易于惊醒，有心胆气虚1个；彻夜不眠者，有肝郁化火1个。

如果按照上述描述，是否可以认为，只要有入睡困难就必定是阴虚火旺性失眠？有多梦者，必定是心胆气虚证或阴虚火旺证？而彻夜不眠者必定是肝郁化火证？这显然并不符合临床实际。

2. 失眠的治疗目标应当包括主观感知和客观指标两方面的改善　治病求本，只以主观症状来辨证，是否能找到失眠的本质？只缓解主观症状，能否消除失眠症对人体的损伤？从前述客观化研究显示，主观症状与客观指标之间存在较大差异。因此，辨证时既要从主观症状入手，同时也应考虑不同证型之间客观指标的差异。仔细研究这种差异，有助于提高辨证的准确度。治疗目标也应从缓解主观症状和改善客观指标两个方面入手。

验案验例

发作性睡病

于某，女，13岁，学生，山东德州人。主诉：睡眠过多9个月。9个月前无明显原因及诱因出现睡眠增多，21时上床入睡，次日10时起床，夜尿2～3次，白天多次难以控制的入睡，上课时及课间均可入睡，每次睡眠时间持续数秒至数十分钟不等，清醒激动时有周身乏力，站立不稳，面部表情不自然，入睡前后可看见异常画面，听见异常声音，醒时有周身活动不能、紧张压迫感，脾气较前暴躁，体重1年内增长15kg，就诊“东直门医院”予中药汤剂口服治疗后无明显缓解，为系统诊治来我院就诊，收住院。证候特征：①睡眠增多，至每日13小时，日间多次入睡；②猝倒：高兴或激动时全身无力站立不稳，表情呆滞；③睡眠瘫痪（鬼压床）；④睡前出现生动的幻觉；⑤睡眠质量差，或合并快动眼睡眠行为障碍等异态睡眠；⑥发病后体重快速增；⑦性情暴躁。辅助检查：①颅脑MRI检查正常；②多导睡眠呼吸监测及多次小睡潜伏期试验：共出现5次起始快速眼动，符合发作性睡病。中医望闻切诊：体型偏胖，困倦思睡，语音洪亮清晰，舌红，苔白厚，脉沉细。

诊断：中医诊断为多寐。证属痰湿内蕴、寒热错杂；西医诊断为发作性睡病。

治疗方案：①埋针双侧大敦——肝经井穴；②中药病证结合，给予健脾燥湿、宣通三焦之剂，以三仁汤合醒睡安方加减。

处方：苦杏仁6g，姜半夏6g，生薏苡仁15g，生石膏（先煎）15g，通草6g，豆蔻12g，淡竹叶6g，厚朴6g，仙鹤草15g，花椒6g，生麻黄6g，木瓜12g，郁金10g，大青叶10g，陈皮12g，生麦芽15g，川楝子6g，羚羊角0.6g，巴戟天9g，炙甘草6g。

水煎40分钟，取200mL，再煎40分钟，取200mL，混合，早晚餐后半小时分服。忌辛辣。

治疗4天，未再出现幻觉，未再出现睡眠瘫痪，日间嗜睡无明显改善。因上学遂出院，出院后继续中药治疗。1个月后复诊，日间嗜睡明显好转，仅需课间睡眠数分钟至十分钟，上课即可保持清醒，未再出现幻觉、睡瘫。

按：本病西医诊断明确，中医诊断以多寐命名。但是多寐又叫嗜卧，是一个非常模糊的概念。各种有嗜睡的疾病都有多寐，其病因病机可能存在本质上的区别。如果不加鉴别，一概以多寐来论治，其结果就是病因病机复杂，相应治法也混乱不清。最终既不能提高疗效，也无法形成系统的诊疗理论体系。

目前对本病的治疗，仍在探索中，大致是这样一个思路。

1. 多方合用　三仁汤合《圣济总录》之麦门冬汤加三拗汤为基础方，随症加减。

2. 药解举例　方解，当起于病机，终于药理和临床表现。《灵枢·大惑论》曰："其非常经也，卒然多卧者，何气使然？岐伯曰：邪气留于上焦，上焦闭而不通……"故使用麻黄汤以宣散上焦之闭塞不通。《圣济总录》："治营卫气涩，精神不爽，胆热多睡，头目昏塞。"以麦门冬汤辨病对症治疗。

3. 针刺大敦穴　《素问·刺热》曰："肝热病者，小便先黄，腹痛，多卧，身热。热争则狂言及惊，胁满痛，手足躁，不得安卧。"

孙建光

个人简介

孙建光，男，1970年生，山东省威海市文登区人，医学博士，教授，主任医师，博士研究生导师，国家中医药管理局重点学科中医肝胆病学学科带头人、第四批全国优秀中医临床人才、第二批山东省高层次优秀中医临床人才，1985年考入山东中医学院首届少年班，1993年大学本科毕业，留任山东中医药大学第一临床医学院工作至今，先后师从王文正教授、尹常健教授学习治疗肝病，深得其教诲，是尹常健教授学术经验继承人，兼任山东中医药学会肝病专业委员会主任委员、中国中药协会肝病药物研究专业委员会副主任委员、中国中医药研究促进会肝病专业委员会副主任委员、中国民族医药学会医养结合分会副会长、中华中医药学会肝胆病分会常务委员、中国医师协会中西医结合分会肝病专家委员会常务委员、中国中西医结合肝病专业委员会委员、中华中医药学会感染病分会委员等，曾获“山东省卫生系统青年岗位能手”“山东省优秀青年知识分子”“山东省医师协会国医杰出精英奖”等荣誉称号。

学术见解

孙建光教授提倡中西医汇通，反对厚古薄今，既注重经典研读，也追求临床实效，立法重扶正，用药倡轻灵，遵循“见肝之病，知肝传脾，当先实脾”的学术思想，强调健脾补肾在慢性肝病中的应用。在多年的临证实践中，孙建光教授坚持以中医理论作指导，以临床实践为基础，以科研研究求发展，倡导辨证与辨病相结合、宏观与微观相结合、临床观察与实验研究相结合等中西医结合辨治思维；注重辨证施治，强调规范用药。针对慢性肝炎、肝硬化、脂肪肝、肝癌等慢性肝病的治疗，孙建光教授强调扶正祛邪，重视以调肝、健脾、补肾、祛邪为治疗大法，常用疏肝理气、祛湿解毒、健脾化浊、健脾磨积、补肾化瘀、化痰散结、活血通络等治法。孙建光教授重视治未病，倡导养生保健，强调疾病的预防调护，认为疾病轻重与转归，与体质、饮食、情志、环境、药物等多种因素密切相关，形成“治养并重、养治结合”的学术思想。

临床经验

孙建光教授在继承王文正教授、尹常健教授学术思想和临证经验的基础上，进一步探索中西医结合防治肝病的思路与方法。在慢性肝病治疗过程中，孙建光教授形成强调疏肝、重视补肾、兼顾调中的学术思想，进一步完善健脾祛湿、补肾清肝法治疗慢性乙型肝炎，以健脾磨积、补肾化瘀法治疗肝硬化，以健脾化浊、补肾泄浊法治疗脂肪肝等理论和方法。

一、木郁达之

肝为刚脏，体阴而用阳。职司疏泄，性喜条达而恶抑郁，是其主要的生理功能特点。而肝脏一个重要的病理特点又恰恰是肝气易郁。既喜条达又易郁结，这一矛盾决定了肝经气郁是肝病的主要病机之一。举凡外来情志刺激、内生郁闷烦恼或诸种毒邪内侵等，皆可导致肝气郁结。同时，疾病过程中所产生的湿热、瘀血、痰浊等病理产物亦可阻滞肝经气机，使肝气郁滞而不行。而肝气一郁，既犯他脏，或横逆，或上逆，或流窜三焦，扰乱气血，又可郁久化火，气滞而血瘀，引发种种病变。因此，疏肝解郁、行气导滞为治肝病的常用之法，即所谓“木郁达之”。

“肝无补法，顺其性而为之补。”顺其性，就是指顺应肝喜条达之性，在肝病治疗中善用疏泄解郁之药，顺势引导，最终使肝气调畅，从而恢复其自然生理特性，解除其气机郁滞的病理状态，以利于疾病的恢复。临床所见，几乎所有急慢性肝病均有肝气郁滞之证候，症见两胁撑胀、腹胀纳呆、失眠烦躁等，即可用疏达解郁之药，如柴胡、枳实、青皮、佛手、香附、香橼皮、木香、生麦芽、川厚朴花、郁金等。兼脾虚者，酌加健脾益气之药如太子参、白术、茯苓、山药、甘草等；横逆犯胃，症见纳呆、脘腹胀满、呃气频繁者，治宜疏肝和胃、行气调中，药如枳实、厚朴、半夏、白豆蔻、木香、紫苏叶等；气滞湿阻，症见纳呆、腹胀、呕恶、大便黏腻不爽者，治宜行气祛湿、芳香化浊，药如苍术、厚朴、紫苏叶、大腹皮、黄连、藿香、佩兰、砂仁等；肝胆湿热，症见右胁灼痛、纳呆腹胀、尿黄、大便稀或不爽、苔黄腻、脉弦滑者，治宜清热祛湿、行气透达，药如茵陈、栀子、黄芩、赤小豆、黄连、夏枯草、败酱草、龙胆等；气滞血瘀，症见胁下积块、面色晦暗、爪甲青紫、舌暗，脉涩者，又宜理气活血，药如郁金、橘络、炒水蛭、丹参、当归、白芍、水红花子、川芎、三棱、莪术等；因郁而生热者，宜伍小量牡丹皮、栀子、黄芩，且忌苦寒直折；因郁而躁烦不宁者，重用合欢花、莲子心、郁金、首乌藤，勿用炒酸枣仁、柏子仁等滋阴之品。凡此种种，有正治，有兼治，皆以调畅气机为主，顺其疏达之性为目的，意在恢复其自然生理之性。

肝喜条达，唯疏泄有度，则肝气不郁。而肝脏的疏泄功能是与肝体密切相关的，肝血充沛，肝体不燥，则疏泄有度；若肝血不足，肝气有余，则易于横逆，故肝脏宜柔而不宜伐。理气药物大多辛温香燥，不利肝体，如用量过大，或使用过久，或配伍不当，往往耗伤阴血，甚至进一步化火动风，使病情加剧。所以选用药物时，应重视疏养结合，补泄兼施。对于气滞初起，病情较轻，一般用紫苏叶、郁金、佛手、香橼皮、玫瑰花、枳实等芳香疏气之品；若气滞较重，则用香附、青皮、柴胡、木香等药。同时，时刻注意肝脏生理之特性，在疏肝解郁的前提下，必伍柔肝养肝之品如白芍、木瓜、沙参、麦冬、枸杞子等，以防耗伤阴血。有鉴于此，临床最喜四逆散加减运用。方中既有柴胡疏肝理气，枳实宽中下气；复用白芍柔肝敛阴，甘草和中缓急。以疏理为主，柔养次之，并行不悖，开合有度。

二、肝病实脾

“肝为万病之贼，五脏之气，唯肝气最活，善干他脏。”（张寿浦语）肝失疏泄，或横逆上扰，或流窜三焦，对其他脏腑气血产生广泛的影响。其中尤以对脾胃的影响迅速而持久。肝主疏泄而为藏血之所，脾主运化而为气血生化之源。肝木疏土，助脾运化，脾土营木，成肝之疏泄。若肝气郁遏日久，势必木郁克土，即所谓“见肝之病，知肝传脾”；或因脾运无权，气血生化不足，肝体失养，失其疏泄。因此，宗仲景“治肝实脾”之训，强调疏肝和胃、调中健脾在肝病治疗中的作用地位。

脾气虚弱是临床上大多数慢性肝病共有的病理机转，脾虚证有三大表现特征：第一，发生时间早。因“脾旺不受邪”，肝病多素有脾虚，肝病后首先伐脾，故脾虚在肝病中出现较早。第二，发生原因多。肝病中木郁乘脾、过用苦寒之剂伤脾、病久消耗脾气等均可致脾虚。第三，表现多样性。如腹水、水肿、食少、乏力、便溏等症多与脾虚有关。因此，健脾益气法最为常用，健脾益气在临床上又有健脾调中、健脾祛湿、健脾升陷、健脾利水、健脾止泻、健脾磨积等不同层面。党参、黄芪、白术、薏苡仁、茯苓、莲子、甘草、炒山药等为最常用之药；利水多用茯苓皮、扁豆皮；止泻多用扁豆、芡实、薏苡仁、炒山药；升陷则加升麻、柴胡。

三、肝肾同治

华岫云言："肝为风木之脏，因有相火内寄，体阴用阳，其性刚，主动主升。全赖肾水以涵之，血液以濡之，脾土以培之，则刚劲之质，得为柔和之体，遂其条达畅茂之性。"指出肝之疏泄功能与肝体密切相关，肝血充沛，肝体不燥，则疏泄有度；若肝血不足，肝气有余，则易于横逆致变。肝病在其漫长的病理过程中，或过用疏理之品，或肝郁日久化热，或热毒伤阴，或因他脏所累，如肝病日久，横伐中州，脾气虚弱则肝失所养，子令母虚以耗肾水又使水不涵木，肝体因之而燥急。加以肝火易升、肝风易动、肝阳易亢的病理特点均可造成肝阴不足，阴血亏耗，肝体失养，肝用失调。由此可见，滋阴养血、培补肝体是为治病之本。

根据"乙癸同源""肝肾同治"理论，结合慢性肝病日久穷则及肾的特点，采用补肾为主，配合清肝、化瘀、解毒等方法治疗肝病，取得较好疗效。由于肝肾同居下焦，均藏相火，因此二者在生理上息息相通，相互制约，协调平衡；在病理上也常相互影响，一荣俱荣，一损俱损。中医认为肝属木，肾属水，肾水可以涵养肝木，水充则木荣，水亏则木槁，故有"肝肾同源"之谓。肝肾这种病理生理上的相互影响，决定了临床治疗肝病当从肾治，滋水涵木，溯本求源。正如李中梓《医宗必读·乙癸同源论》曰："东方之木，无虚不可补，补肾即补肝……壮水之源，木赖以荣。"肾阴足则水调木荣，肝体得养；肾阳充则条达生发，肝用自旺，其病可愈矣。同时认为，清热利湿、理气活血药，虽有祛邪之功，但亦有攻伐之过及损伤脾胃、耗伤精血之弊，补肾既可养肝，又可补救药物之偏性。据此临床喜用一贯煎、六味地黄汤、补肝汤、二至丸等加减应用，药如女贞子、墨旱莲、枸杞子、沙参、麦冬、五味子、玉蝴蝶、生地黄、沙苑子、菟丝子、楮实子等。在此基础上，根据具体的病因病机灵活配伍。若是乙型肝炎病毒携带者及恢复阶段者，考虑病毒深伏血分，无症可辨，治宜补肾解毒，伍以重楼、虎杖、小蓟、土茯苓、白花蛇舌草、蝉蜕、蜂房等药，如此则肾气一充，肝体得养，邪毒亦随之而除；如慢性肝病肝肾阴亏较著者，症见面色萎黄，皮肤黝黑，毛发枯，视物模糊，耳鸣，疲劳，精神郁闷，腰膝酸软，男子阳痿遗精，女子月经量少，舌体瘦小，舌赤，苔薄，脉沉细，治宜补肾养肝，药如枸杞子、沙参、麦冬、沙苑子、菟丝子、玉蝴蝶、当归、白芍等；若是慢性肝炎、肝硬化血瘀征象明显者，治宜补肾化瘀，伍以三七参、炒水蛭、丹参、当归、白芍、西红花等；若是慢性乙型肝炎，肝功能异常者，考虑到尚有湿热未清、邪毒留恋，治宜补肾清肝，药用败酱草、栀子、黄芩、龙胆、田基黄、地锦草、胡黄连、小蓟等。同时注意滋阴药物性味厚重，久用滞腻，可碍中气，方中常适当加入疏达调中之剂如柴胡、鸡内金、郁金、炒山药、木瓜、橘皮、砂仁等。

四、胆病调肝

胆附于肝，在肝之短叶间，由膜相连，构成表里。肝为风木之脏，性宣发冲和，主动主升。胆属中精之腑，性宣通降，主降而善升。肝气升不郁不亢，条达脾土、大小肠；胆气降不滞不塞，助胃和降，助肠下行，从而使其能正常发挥运化水谷、分清别浊、传导排泄的功能。胆主贮藏、排泄胆汁，胆汁来源于肝，乃“肝之余气，泄于胆，聚而成精”。肝脏精气充盛，则胆汁生化有源。肝气疏泄有度，胆腑通降正常，则胆汁涓涓入肠，以助脾胃消化功能。胆汁入肠，经脾胃的升清降浊，清者由肠入肝，在肝脏气化作用下，重新化生胆汁；浊者由肠腑传导排出体外。此过程周而复始，如环无端，构成胆汁肠肝循环。肝气升发、疏泄，有助于胆腑疏利、通降，不致郁滞；胆气和降，有助于肝气升发、条达，不致郁遏。肝胆和调，气机调畅，升降相宜，则胆汁分泌、排泄正常，脾胃运化功能健旺。脾胃的升降功能又有赖于肝胆之气的升发、疏泄才能生生不已，所谓肝和脾升，胆和胃降。反之，则因饮食不节、情志失调、久病劳累等因素，以致肝失疏泄，胆失通降，脾失健运，诱发胆囊炎、胆石症、胆囊息肉疾病。

肝属甲木，性喜条达而恶抑郁，以升发为顺，“木性升散，不受抑郁，郁则经气逆”。胆属乙木，性下行，以“通降下行为顺，滞塞上逆为病”。六腑之中，五脏皆浊，唯胆独清，又为“中清之腑”，所藏“精汁”以“中清不浊”为正常。凡外感六淫、内伤七情、饮食劳倦、蛔虫上扰等因素均可致气机升降失常，使肝失疏泄、胆汁排泌不畅，胆腑“中浊不清”，日久化热，煎灼胆汁，沉积而为石。正如《中藏经》所言：“邪热渐强，结聚而成砂。”胆石一旦形成，或充塞胆腑，或堵塞胆道，而致肝胆气机不畅，临床症见胁肋胀痛、攻撑胃脘、嗳气腹胀等；或致胆汁郁积，胆液不循常道，胆汁外溢，则可形成黄疸。若又为热毒所侵，或因郁热化火，热毒内燔，则症见高热寒战。

五、治胆七法

（一）疏肝法

肝主疏泄，胆以通降，气滞胆郁是各种胆病临床常见证候。此法的目的是通过疏肝理气，使气血流畅，借其疏达周转之力，促进胆囊收缩和胆汁代谢。常用药物如柴胡、郁金、威灵仙、青皮、枳实、香附等。

（二）利胆法

包括疏肝利胆和清热利胆法，主要目的是通利胆道，促进胆汁代谢，以利炎症消退和结石排出。常用药如柴胡、郁金、牡蛎、金钱草、茵陈、黄芩、虎杖、栀子、蒲公英等。临床与实验研究都已证实，上述药物具有松弛胆道括约肌、扩张胆管及促进胆汁排泄的作用，故广泛用于各种胆病的临床治疗。

（三）健脾法

医家往往受“六腑以通为用”“肠泻胆亦泻”理论的束缚，以及“炎症”观念的影响，治疗上多以清热利湿、通腑泻下为主，虽可一时见效，但长期疗效并不理想。先生临证发现，胆病久治不愈或久用苦寒攻下之品极易致虚，故应重视扶正法的应用。胆病病位虽在肝胆，实与脾胃关系非常密切，故扶正多以健脾益气为主。常用药物如黄芪、党参、白术、茯苓、薏苡仁等。临床及实验研究表明，健脾药物可提高胆囊收缩能力，促进胆汁排泄，恢复胆囊功能。因此，采用健脾利胆法治疗慢性胆囊炎不仅可以提高治愈率，还可明显降低其复发率。

（四）通泄法

即通腑泄热、利胆排石，充分体现“肠泄胆亦泄”理论的应用。临床多用于急慢性胆囊炎及胆石症患者，症见发热、腹痛、大便干结、小便黄赤，舌红苔黄，脉沉实而数。常用药物如大黄、芒硝、枳实、瓜蒌等。

（五）缓急法

即缓急止痛，是缓解胆囊或胆管拘急痉挛以利止痛或排石的一种治法，临证常用于胆囊炎症或胆石移动、嵌顿所产生的拘急剧痛难忍之时。常用药物如芍药、甘草、钩藤、地龙、全蝎、郁金、瓜蒌、延胡索等，此类药物可使胆管松弛，胆囊收缩，为排石的重要辅助治疗。

（六）利湿法

即清热利湿。湿热蕴结是胆病初期常见证候，尤其在急慢性胆囊炎、结石症中常见。由于结石的刺激或嵌顿，结石部位可产生充血水肿，从而又加重嵌顿。用清热利湿、凉血解毒的药物，可以消除结石附着部位的水肿及中毒症状，为排石创造条件。常用药如金银花、连翘、黄芩、虎杖、赤芍、蒲公英、栀子、金钱草、车前草、龙胆等。

（七）散结法

包括软坚散结和化痰散结。遵循“留者去之”“结者散之”之原则，此法临证主要用于胆囊息肉和胆石症患者。常用药物如生牡蛎、海蛤粉、半夏、浙贝母、皂角刺、穿山甲珠、醋莪术、连翘等。

验案验例

一、慢性乙型肝炎

马某，女，43岁，既往乙型肝炎病毒携带20余年，肝功正常，未予规范诊治。2年前查体发现血清肝酶中度异常增高，先后口服西利宾胺、和络疏肝胶囊、中药复方等治疗，效差，血清肝酶反复异常增高，为求中西医结合治疗遂来我院肝病门诊面诊。症见乏力，腹胀，头晕，心悸，入睡困难，纳可，二便调，舌淡红，苔薄白，脉弦细。查体：贫血貌，巩膜及全身皮肤无黄染，未见肝掌、蜘蛛痣，双下肢无水肿。辅助检查：乙型肝炎病毒标志物（HBV-M）：HBsAg（+），HBeAg（+），HBcAb（+）；HBV-DNA 2.7×10^{7}copies/L；肝功能：谷丙转氨酶118U/L，谷草转氨酶141U/L，白蛋白36g/L，球蛋白44g/L，前白蛋白96mg/L；血常规：白细胞计数 4.96×10^{9}/L，红细胞计数 4.34×10^{12}/L，血红蛋白76g/L，血小板 424×10^{9}/L。肝脏B超：脂肪肝、肝多发囊肿。患者既往有子宫肌瘤病史3年，月经量多，经期延长。

诊断：① HBeAg（+），慢性乙型肝炎（中度）；②贫血；③肝囊肿。中医证属心脾两虚。

处方：生黄芪30g，当归12g，党参20g，白术15g，茯苓15g，远志9g，龙眼肉9g，木香9g，佛手15g，酸枣仁30g，首乌藤15g，熟地黄15g，山茱萸10g，鸡内金15g，炒山药30g，生甘草6g。共14剂，水煎取汁250mL，每日1剂，早晚温服。

服药14剂后，复查肝功示：谷丙转氨酶35U/L，谷草转氨酶53U/L，白蛋白34.9g/L，余（-）。诸症转好，舌淡，苔薄白，脉弦，后酌加板蓝根20g，续服14剂后，乏力、睡眠明显改善，已无明显不适，肝功恢复正常。

按：患者携带乙型肝炎病毒20余年，近2年血清肝酶反复异常增高，综合脉证，四诊合参，诊断为肝着，证属肝气郁结，心脾两虚。患者长期感染疫毒，加之嗜食肥甘，损伤肝脾，土郁木壅，气血失养，无法上奉于心，心神失养故见乏力、头晕、心悸、入睡困难诸症。详析此方，本方乃归脾汤辅以六味地黄汤加减化裁而成。纵览此方，归脾汤以补气药配伍养心宁神药，意在心脾双补，以复二脏生血、统血之职。结合患者就诊时所述乏力、腹胀、眠差病史及舌苔脉象，西医虽属肝病，然中医病证在脾。脾为生气之源，脾虚难以斡旋四脏之气，气血精微无所上奉，继之见纳少，体倦乏力，面色萎黄无华，舌质淡，脉细；血虚难以养神，神无所依，故失眠、健忘由生。方中首以党参、黄芪、白术益气健脾，以复脾运之职。党参益脾胃，健中气；黄芪补气之中兼能升气，与肝木气生发性喜条达相投；白术为“脾脏补气健脾第一要药”治脾虚作胀，三者相伍，使补脾益气之力尤彰。臣以当归生血、活血、宣达气分使气血各有所归，与龙眼肉益心脾、养气血、通神明相伍，补脾气，合心血，治脾不统血、寝难成寐；酸枣仁、首乌藤、远志、龙眼肉，交通阴阳，养血宁心。“土爱暖而喜芳香”，木香、佛手投脾所好，悦脾开胃，既为行气止痛之要药，又乃健脾消食之佳品，二药共为佐，与补气养血药相伍，使补不碍胃，气血得畅。甘草调和诸药为使。全方再辅以六味地黄汤化裁，先后天相互滋生，精血共济，共奏健脾补肾之效，气血调和营卫疏达，正气充、卫气固，则邪不可干，使肝酶得降，诸症得复。

二、脂肪性肝病

宋某，男，31岁，因反复乏力1年余就诊。症见乏力，腰膝酸软，口干渴，饮水量多，饮不解渴，伴反酸、口气臭，饮食可，眠浅梦多，小便频，色深黄，大便正常。舌淡红，苔黄腻，脉沉弦。辅助检查：血生化：谷丙转氨酶151U/L，谷草转氨酶80U/L，谷氨酰转肽酶59U/L，总胆红素40.3μmol/L，直接胆红素5.90μmol/L，总胆固醇3.93mmol/L，三酰甘油1.86mmol/L，葡萄糖13.46mmol/L；余未见异常。肝脏B超：重度脂肪肝。既往有2型糖尿病病史3个月。否认乙型肝炎、丙型肝炎等病毒性肝炎病史。否认饮酒史。

诊断：非酒精性脂肪性肝病（重度）、2型糖尿病。治以健脾祛湿，补肾化浊。

处方：黄芪30g，当归12g，莪术9g，炒薏苡仁30g，炒山药20g，鸡内金20g，熟地黄15g，酒山茱萸9g，枸杞子15g，泽泻12g，茯苓15g，炒冬瓜子30g，葛根30g，桑寄生15g。共15剂，水煎取汁250mL，每日1剂，早晚温服。

二诊：服药15剂后患者乏力减轻，偶口干，纳眠可，二便调，舌淡红，苔薄黄，脉沉细。复查血生化：谷丙转氨酶79U/L，谷草转氨酶38U/L，谷氨酰转肽酶40U/L，总胆红素28.7μmol/L，直接胆红素6.2μmol/L，总胆固醇3.54mmol/L，葡萄糖7.2mmol/L；余未见异常。嘱患者清淡低糖、低脂饮食，宜食新鲜蔬菜及水果，并每日进行适当的慢跑、快走等有氧运动。

按：此病属中医学“肝癖”范畴，病位在肝，与脾、肾密切相关，证属脾肾亏虚，湿浊内蕴。肝失疏泄、脾失健运、肾失气化、浊邪内阻是该病形成的主要病机和重要环节之一。贪恋膏粱厚味、肥甘油腻，一则腻脾碍胃，运化不利，水谷难以随食随化，淫精于脉，则成痰浊膏脂，蕴结于肝而发为本病，所谓“谷以养人，而过食成积”。二则滋生湿热，壅阻气机，熏蒸肝胆，致气血津液不能正常敷布，水饮停聚，凝而成痰成脂。患者脾气亏虚，水谷精微难以转化成营养物质输布机体，达于五脏六腑、筋骨肢节，故见乏力；胃中积滞，蕴热化燥，伤阴耗津，肥人多痰，痰阻化热，耗损阴津，阴津不足化生燥热，燥热复必伤阴，故见口干渴、饮不解渴；湿热下注则尿黄；肝藏魂，夜晚魂入于肝，阳不入阴则眠浅梦多；肾虚津液失摄，故小便频。舌淡红，苔黄腻，脉沉弦俱为佐证。故治疗从健脾祛湿，补肾化浊着手，方选黄芪加六味地黄汤加减。方中黄芪、当归益气养血扶正为君药，熟地黄、炒山药补脾益肾，山茱萸、桑寄生、枸杞子滋补肝肾养精血为臣药，莪术理气消积，炒薏苡仁、伏苓、炒冬瓜子、泽泻利湿健脾，升清降浊，葛根生津止渴共为佐使。据现代药理研究，枸杞子可有效降低高脂大鼠血清三酰甘油（TG）、总胆固醇（TC）、低密度脂蛋白胆固醇（LDL-C）含量，具有明显降血脂作用，同时能有效地限制高脂血症小鼠体重的过度增长，显著降低肝组织的脂质过氧化程度，提高肝组织中超氧化歧化酶（SOD）活性，从而使组织细胞免受自由基的侵害。薏苡仁具有降低血糖、改善胰岛素抵抗的作用，泽泻可显著降低肝匀浆三酰甘油、三酰甘油水平，清除肝内堆积的三酰甘油，减少游离脂肪酸（FFA）对肝细胞的毒性作用，降低丙二醛（MDA）含量，清除机体自由基，增强抗氧化能力，抵御肝细胞的氧应激和过氧化，发挥降脂保肝作用。诸药同用，共奏健脾祛湿、补肾化浊之功。

三、非酒精性脂肪性肝炎

张某，男，45岁，因“反复腹胀、纳差半年”于2017年5月10日初诊。自诉平素应酬甚多，过食肥甘厚腻之品，体型肥胖，少量饮酒史。近半年来腹胀、纳差反复。症见腹胀满闷、倦怠疲乏，食欲欠佳，晨起恶心、口干，身体困重，眠尚可，大便质黏腻，小便调，舌淡红，苔薄黄腻，舌边有齿痕，脉弦滑。查血生化示：谷丙转氨酶102U/L，谷草转氨酶60U/L，碱性磷酸酶72U/L，谷氨酰转移酶38U/L，三酰甘油2.90mmol/L，总胆固醇6.50mmol/L，余未见明显异常。乙肝五项（定量）：HBsAb阳性，余阴性；丙肝抗体：阴性；腹部彩超：中度脂肪肝。

诊断：西医诊断为非酒精性脂肪性肝炎、高脂血症；中医诊断为肝癖（脾虚浊阻证），治以健脾化浊、兼以清热。

处方：健脾化浊饮加减。苍术、白术各15g，薏苡仁30g，云茯苓15g，厚朴15g，枳壳20g，败酱草20g，茵陈30g，莪术9g，山楂15g，泽泻12g，决明子15g，荷叶15g，冬瓜仁30g，车前草30g，炙甘草6g。

二诊：服14剂后，腹胀减轻、食欲改善，自觉较前身轻，上方加女贞子15g，继服14剂。

三诊：患者未诉明显不适，纳食、乏力明显改善。复查肝功：谷丙转氨酶38U/L，谷草转氨酶30U/L，碱性磷酸酶70U/L，谷氨酰转移酶42U/L，三酰甘油1.30mmol/L，总胆固醇4.80mmol/L。嘱患者节饮食、适劳逸，随访半年未见复发。

按：非酒精性脂肪性肝炎与"肥气""痰浊""肝积"证相似，为气血津液病变范畴。本病病因包括饮食不节、过食肥甘，劳逸失度、久坐少动，素体肥胖、痰湿体质等，其病位在肝，与脾、肾密切相关，肝失疏泄，脾失健运，肾失气化，导致气血津液代谢、输布及排泄紊乱，痰湿瘀浊内生，蕴结于肝而发病。《素问·经脉别论》云："饮入于胃，游溢精气，上输于脾，脾气散精，上归于肺，通调水道，下输膀胱，水精四布，五经并行。合于四时五脏阴阳，揆度以为常也。"在此过程中，肝脾肾三脏的生理功能及其相互关系最为重要。其中脾失健运，痰湿瘀浊内生是非酒精性脂肪性肝炎发生的主要病机和重要环节之一。临证见形体肥胖，倦怠疲乏，身体困重，两胁或脘腹满闷，恶心，纳呆，大便质黏腻或稀，舌淡或舌淡红，苔白或黄，或薄，或厚，或腻，舌体或有齿痕，脉弦滑或濡缓。是为脾虚浊阻证者，施以经验方健脾化浊饮，临证灵活化裁。

四、肝硬化

边某，男，42岁，因双下肢浮肿1个月余，加重伴腹胀大10天前来就诊。患者10年前查体发现HBsAg（+）、肝硬化腹水。近2周无明显原因出现上腹胀满不适，食后加重，伴反酸、胃灼热，食欲差，双下肢水肿，睡眠可，大小便调，舌淡，苔薄黄，脉沉弦。查体：肝病面容，巩膜及全身皮肤轻度黄染，双肝掌（+），未见蜘蛛痣。腹部膨隆，移动性浊音（+），双下肢水肿。辅助检查：肝脏B超示肝硬化、脾大、腹水；肝功能：谷丙转氨酶154.3U/L，谷草转氨酶162.6U/L，白蛋白30.5g/L，谷氨酰转肽酶29.3U/L，碱性磷酸酶151.1U/L，总胆红素38.6μmol/L，直接胆红素23.5μmol/L。

诊断：肝硬化（失代偿期，活动性）。治以健脾益气，利水消肿。

处方：芪术利水方加减。黄芪30g，当归15g，莪术9g，薏苡仁30g，白术20g，鸡内金20g，炒山药30g，豆蔻9g，牛膝15g，桔梗9g，枳壳15g，莱菔子15g，蝉蜕9g，茯苓皮15g，冬瓜皮30g，车前子（包煎）30g。共15剂，水煎取汁250mL，每日1剂，早晚温服。

二诊：腹胀大、下肢水肿较前明显好转，纳眠可，二便调。复查肝功能：谷丙转氨酶104U/L，谷草转氨酶133U/L，谷氨酰转肽酶24U/L，碱性磷酸酶101U/L，白蛋白32g/L，总胆红素35μmol/L，直接胆红素24.6μmol/L。因患者腹胀明显改善，上方去蝉蜕、莱菔子。继服14剂。

按：肝硬化是一种长期的病理变化，属中医学“臌胀”范畴，以脾虚为本，痰浊、瘀血、湿热等邪气为标。正如《医门法律·胀病论》云：“胀病不外水裹、气结、血瘀。”患者常表现有胁肋隐隐作痛、倦怠乏力，伴纳减、嗳腐吞酸、呕恶、脘腹饱胀、大便溏薄等脾气亏虚的表现，因此，肝硬化的病位不仅在肝，亦在脾。脾胃为后天之本，气血生化之源，津液代谢之枢纽，津液的上腾下达均经过脾的传输和运化。《素问·至真要大论》有云“诸湿肿满皆属于脾”，脾气健运失常，则水湿最容易积聚，积于腹则形成腹水，泛溢于体表则为水肿。肝木可疏土，调脾运；脾土可荣木，助疏泄。通过健脾益气，使脾胃运化功能正常，则气血调畅。然则肝外应风木，内寄相火，以血为体，以气为用，体阴而用阳，“其疏泄条达，全赖肾水以涵之，血液以濡之”。阴血充足，水涵木荣，则肝体得养，疏泄有度；若阴血亏虚，木失濡润，则肝气有余，易于横逆。肾水可涵养肝木，水涵则木荣，水亏则木槁。故从补脾着手，兼顾护肾水，治以滋肾补脾、利水消肿。方中黄芪为君药，健脾益气，增强机体免疫力；臣以当归，养血柔肝，合君药共奏疏肝健脾之功，莪术消积止痛，少量应用可开胃消食，又可防止黄芪、当归滋腻碍胃；薏苡仁、白术、鸡内金、炒山药燥湿健脾，桔梗、牛膝一升一降，调畅气机，枳壳、豆蔻健脾宽中，蝉蜕、莱菔子宣肺理气、通调水道，车前子、茯苓皮、冬瓜皮取“以皮治皮”之意利水消肿，合黄芪更增健脾利水之效，共为佐使。全方表里兼顾，上下通调，体现了表里上下分消法在臌胀病重的应用。

脾是体内气机升降之枢，临证中慢性肝病常伴随脾虚症状出现，故治疗时，孙建光教授善从补益脾气着手，健达脾胃气机。脾气健旺，气血得以疏达，既可促进水谷精津输送吸收，被人体利用，又能和调、推动全身各个脏腑气机正常运转，从而增强体质，祛邪外出。

五、肝硬化腹水

> 李某，男，50岁，2018年3月6日初诊。主诉：反复腹胀大伴双下肢水肿4个月余，加重1周。患者既往有慢性乙型肝炎病史12年，曾服阿德福韦酯抗病毒治疗，后自行停药。4个月前无明显诱因出现腹胀大伴双下肢水肿，曾于外院行保肝、利尿、恩替卡韦抗病毒治疗，出院后继服螺内酯、氢氯噻嗪，效不佳。近1周腹胀大加重，为求进一步治疗，遂于我门诊就诊。患者症见腹胀大，双下肢重度水肿，乏力，纳差，眠尚可，大便可，小便量少，色黄。舌淡红苔薄黄，脉沉弦滑。查肝功能：谷丙转氨酶：23U/L，谷草转氨酶28U/L，白蛋白26.5g/L，谷氨酰转移酶28U/L，碱性磷酸酶119U/L，总胆红素34μmol/L。B超：①肝实质回声欠均匀，符合慢性肝损伤声像图；②门脉高压声像图；③脾大；④腹水（最深处10.2cm）。

处方：利尿药继服，药用木香9g，大腹皮15g，炒莱菔子15g，枳壳20g，厚朴15g，白术90g，茯苓30g，茯苓皮30g，冬瓜皮30g，牛膝12g，车前子30g，王不留行30g，路路通20g。嘱患者清淡饮食，测体重，记尿量，7天后复诊。

二诊：腹胀大较前减轻，双下肢仍见水肿，体重较前减轻，尿量较前增加，体力欠佳，纳眠可，大便调。舌淡苔黄腻，脉沉弦。上方基础上加桔梗9g以宣肺利水、调畅气机，赤小豆30g，清利湿热，继服14剂。

三诊：患者自述腹胀满已明显减轻，双下肢无水肿，体力较前改善，纳眠可，24小时尿量2700mL，舌淡苔薄黄，脉沉弦细。复查肝功：谷丙转氨酶19U/L，谷草转氨酶20U/L，白蛋白35g/L，谷氨酰转移酶60U/L，碱性磷酸酶125U/L，总胆红素15μmol/L。B超未见腹水，上方加生黄芪20g以补气健脾，泽兰15g活血利水，继服3个月。随访1年，停服利尿药，病情稳定，未再复发。

按：腹水是肝硬化常见并发症之一，预后较差，1年后病死率为15%，5年病死率高达44%。西医近年来在利尿、补充白蛋白、抗感染、放腹水等方面达成部分共识，但对难治性腹水疗效欠佳。腹水属中医“臌胀”范畴，为“风、痨、臌、膈”四大难症之一，其病机复杂多变。在总结多年临床经验后，孙建光教授认为脾虚失运、气滞水停为常见病机，治疗以健脾行气利水为根本大法，组方重用白术，灵活调整白术用量，并配伍行气之品，将健脾行气利水之法贯穿始终，辨证论治，随症加减，在促进腹水消退，预防腹水再发等方面多获良效，可为临床治疗肝硬化腹水提供有益的参考价值。临床应用，可随症加减，灵活化裁，如肝胆湿热明显而见黄疸，口苦等，加茵陈、栀子以清利湿热；若瘀血明显而见胸腹壁脉络曲张，肌肤甲错，可加王不留行、牛膝、泽兰等以活血利水；若阳虚气化不利而见畏寒、小腹冷痛等则加桂枝以温阳化气；若因胸腔积液而见咳嗽，胸闷，则加桑白皮、葶苈子以泻肺利水；若食欲不振，纳后腹胀，则加焦山楂、麸神曲、炒麦芽以消积化滞。

六、肝硬化腹水

姜某，男，57岁。患者3年前被诊断为肝硬化，其间转氨酶反复升高，均予以对症治疗。1个月前因受凉及饮食不慎，出现腹部胀满伴胁肋部不适，口干，伴乏力身困，畏寒怕冷，遂于当地医院就诊，诊断为“肝硬化伴腹水”，经常规保肝、利尿等对症处理后，腹水减少效果欠佳，未达满意效果，其间间断服药治疗，仍觉腹部胀满不适，辗转至门诊。初诊2018年9月16日。主诉：间断腹部胀满、胁肋部不适3年，再发伴乏力1个月。诊见患者腹部胀满撑大，右胁部隐痛不适，伴口干，乏力身困，平素畏寒怕冷，近来精神较差，食欲不振，大便日行2～3次，呈稀糊状，小便量少，每日1000mL左右。舌淡，苔白滑，脉沉细。查体可见移动性浊音（+），腹围120cm，伴轻度双下肢指压性水肿。腹部超声示：肝硬化，巨脾，少－中量腹水。肝功能：谷丙转氨酶58U/L，谷草转氨酶61U/L，总胆汁酸29.8μmol/L。

中医诊断：臌胀。证属阳虚寒湿证，治以利水渗湿、温阳化气。

处方：五苓散加减。茯苓20g，猪苓25g，白术30g，泽泻20g，肉桂6g，橘皮10g，木香9g，槟榔皮15g，干姜10g，麻黄6g，杏仁6g，香附9g，制附子（先煎）12g。7剂，每日1剂，水煎分早晚2次温服，嘱服后多饮暖水。

二诊（2018年9月24日）：诉服上方效可。自诉小便量增多，每日2000mL左右，无明显不适反应。腹胀、右胁部隐痛减轻，口干缓解，气短乏力改善，畏寒。精神一般，食纳一般，大便日行1～2次，呈稀糊状。舌淡，苔白滑，脉沉细。查体可见移动性浊音（±），腹围116cm。前方重用白术，加至60g，顾护中焦，因患者脾胃虚损，易出现肝木乘土。因患者服上方，并无不适，且疗效尚可，故予以14剂，每日1剂，水煎分早晚2次温服。

三诊（2018年10月8日）：诉服上方效可。症见小便量多，每日2500mL左右，腹胀、胁痛较前减轻，口干明显缓解，气短乏力、畏寒改善。精神尚可，食欲渐复，晨解大便1次，便质略稀，舌淡，苔白，脉沉细。查体：移动性浊音（±），测腹围111cm。考虑久病，亦会由气及血，且“血不利则为水”故以上方加王不留行30g，水红花子15g，12剂，每日1剂，水煎分早晚2次温服。

四诊（2018年10月20日）：诉服上方效可。腹胀、胁痛明显减轻，无口干，乏力进一步好转。精神可，食纳较前改善，大便每日1次，成形，小便频数。舌淡，苔白，脉沉细。查体：移动性浊音（－），测腹围106cm，无双下肢水肿。复查B超：肝硬化，巨脾，无腹腔积液。药后诸症均减，腹水得消，小便增多，食欲增加，乏力改善。腹水虽以消退，但当以固疗效，以参苓白术散加减。后定期随访，间断中药治疗，未再复发。

按：此患者因调护不慎，寒邪内侵，损伤中阳，失其运化，久则水饮内停，而致腹大撑急，纳差；水湿内停，津液不能上承，则口干；湿为阴邪，其性趋下，则双下肢水肿；中焦虚损，后天失养，生化无源，不能濡养周身，则见乏力身困，精神差；脾虚湿侵，大便次数增多，且便质稀。故采用利水渗湿，温阳化气之法，方选五苓散加减。本方虽有或润或燥之殊，然其为淡则一，故均足以利水，但其妙在白术、茯苓健脾崇土安中，培土以治水，泽泻、猪苓甘淡，直达肾与膀胱，以利水湿，因气旺则水行，气滞水亦滞，故治水必先治气，化气行水；加麻黄、杏仁宣降肺气，开鬼门，将体内水湿从表而走。同时嘱咐患者服药后饮暖水，其意配伍肉桂、制附子、干姜，温化阳气，并且饮暖水，有助发汗，增加蓄水的出路，利小便与发汗同用。加橘皮、香附、槟榔皮以行气利水。本病病程较长，且病情易反复，腹水消退后，为固疗效，防止复发，临证多以参苓白术散、柴芍六君子等方加减调治。

七、乙型肝炎病毒相关性肾炎

刘某，女，21岁，2017年8月5日初诊。主诉：泡沫尿1个月余。1996年，患者发现HBsAg（+），肝功能正常，HBV-DNA定量不详，未治疗，之后未定期复查。2014 年体检发现尿蛋白（+），未重视。2017 年 7 月出现泡沫尿，于滨州某医院住院治疗，查尿蛋白（+++），尿潜血（+），尿微量白蛋白 > 0.15g/L，24 小时尿蛋白定量 1.22g，肾功能正常，谷丙转氨酶 40.8U/L，谷草转氨酶 39.7U/L，血浆白蛋白 28.1g/L，乙肝五项示“小三阳”，HBV-DNA 3.82×10^{8}copies/mL，肾穿刺活检病理报告示：乙型肝炎病毒相关性肾炎；①弥漫基膜增厚伴系膜区增生，伴球灶性结段硬化；②肾小管轻度萎缩，水肿显著，间质轻度纤维化，慢性炎细胞浸润。治疗方案不详，未进行抗乙型肝炎病毒治疗，好转出院后口服黄葵胶囊、百令胶囊。患者现体力欠佳，腰部酸沉，晨起口干，食欲可，纳后无不适，小便量可，尿中泡沫，大便质干，日行 1 次，眠可，舌质红、苔薄黄，脉弦数。

诊断：西医诊断为慢性乙型病毒性肝炎、乙型肝炎病毒相关性肾炎。中医诊断为肝着、尿浊，辨证属肝肾阴虚证。患者肝功能轻度异常，未达到抗病毒的标准，给予还原型谷胱甘肽片口服保肝。中药治以滋补肝肾、健脾固精。

处方：六味黄丸加减。熟地黄、茯苓、芡实、金樱子、枸杞子、女贞子、茵陈、佛手各 15g，炒山药、败酱草各 20g，牡丹皮 9g，山茱萸 10g，墨旱莲、泽泻各 12g，生甘草 6g。14 剂，每日 1 剂，水煎服。

二诊（2017 年 8 月 19 日）：患者体力较前好转，腰部酸沉感减轻，仍口干，纳可，尿中泡沫，眠欠佳，易醒，大便调。舌质红、苔薄黄，脉沉弦。上方加蒲公英、连翘各 15g，增强降酶、抗炎之力。共 20 剂。

三诊（2017 年 9 月 8 日）：患者未诉明显不适，体力可，纳眠可，尿中泡沫减少，大便调，舌质红、苔薄黄，脉弦细。复查肝酶正常，血浆白蛋白升至 36g/L，血脂、肾功能正常，尿蛋白（++），尿潜血（-），尿微量白蛋白 > 0.15g。上方加菟丝子 15g，平补阴阳、补益肝肾，共 20 剂。

随诊：患者每 3 周来门诊就诊 1 次，2017 年 9 月 29 日至 2018 年 12 月，孙师在六味地黄丸为主组方的基础上辨证加减调方。胃脘胀满，加炒莱菔子、桔梗、厚朴；腰部皮肤瘙痒，加板蓝根、地肤子；食欲欠佳，加炒三仙；胃灼热，加煅瓦楞子。随访 1 年未再复发。

按：中医学并无“乙型肝炎病毒相关性肾炎”之病名记载，其属于中医学“尿浊”“水肿”“腰痛”“虚劳”等范畴。该病初起，外感湿热邪毒，内蕴于肝，肝肾同源，精血互生，致肝肾同病，肾失封藏，精微下注而发病。临证时，孙师主张肝肾同治，滋补肝肾之阴，顾护脾胃贯穿治疗始终。乙型肝炎相关性肾炎是因乙型肝炎病毒抗原与相应抗体形成免疫复合物，沉着于肾小球，激活补体，使血管通透性增加形成免疫复合物型肾小球肾炎。本病的发生系由乙型肝炎病毒深伏于肝，入于血分，日久及肾，湿热疫毒下注，损及肾络，肝肾同病，肾失封藏，精微下注而发病。肝肾阴虚、湿热瘀毒蕴结是本病的基本病机。临证主张肝肾同治，滋补肝肾，顾护脾胃贯穿治疗始终。药用枸杞子、五味子、沙苑子、覆盆子、桑椹、楮实子等滋水涵木，固肾涩精。现代药理研究证实，此类药物具有提高细胞免疫功能、诱生干扰素、清除乙型肝炎病毒的作用；车前草、败酱草、虎杖、板蓝根、山豆根清热解毒，利尿祛湿，能抑制或清除乙型肝炎病毒，消除炎症，防止肝细胞、肾小球坏死、变性，改善肝肾功能；牡丹皮、赤芍凉血活血，化瘀解毒，能改善肝肾微循环，清除免疫复合物；砂仁行气化湿以和中。诸药相伍，既可调节机体免疫功能，抑制或清除乙型肝炎病毒，又可改善肝肾微循环，清除免疫复合物，达到扶正祛邪、标本兼顾、肝肾同治的目的。

八、慢性胆囊炎

姜某，女，38岁，2009年10月8日初诊。患者右胁疼痛反复发作2年余，每因劳累或情志刺激后发病。发时右胁胀痛，牵及肩背，纳差，腹胀，夜眠多梦，烦躁易怒，二便正常，舌质淡，苔薄白，脉沉弦。B超：胆囊炎。曾间断服用利胆片治疗，始终未获痊愈。

诊断：此患者为慢性胆囊炎迁延不愈，加之屡用苦寒利胆之品，伤及脾气，土虚则木愈旺，木旺致土愈虚，致使病情反复，难以治愈。治法应以疏肝健脾利胆为主。

处方：柴胡9g，白芍15g，枳实12g，青皮9g，半夏9g，牡蛎30g，郁金15g，黄芩9g，蒲公英20g，党参15g，白术15g，茯苓15g，甘草6g。水煎服，每日1剂。共服14剂痊愈，并嘱其忌辛辣油腻食物，随访至今未再复发。

按：慢性胆囊炎是临床常见病、多发病，医家往往受“六腑以通为用”“肠泻胆亦泻”理论的束缚，以及“炎症”观念的影响，治疗上多以清热利湿、通腑泻下为主。虽可一时见效，但长期疗效并不理想。我们认为慢性胆囊炎病程中胆汁排泄不畅是主要因素之一，胆汁排泄减少则助脾胃运化能力减弱，故见纳差、腹胀等脾虚证候；又由于脾主肌肉，脾虚则胆囊收缩力减退，导致胆囊收缩率降低，胆汁排泄不畅，以致病后反复发作。故加强胆囊收缩，提高胆囊收缩率是治疗慢性胆囊炎的关键所在。临床及实验研究表明，黄芪、党参、白术等健脾药物可提高胆囊收缩能力，促进胆汁排出，恢复胆囊功能。因此，临床采用健脾利胆法治疗慢性胆囊炎不仅可以提高治愈率，还可明显降低其复发率。

九、胆囊息肉

王某，男，43岁，2010年5月20日初诊。患者于2009年2月查体发现胆囊息肉，大小3mm×1.5mm，因无明显不适，未予治疗。近半个月来因大量饮酒又感肝区隐痛不适，伴纳差，腹胀，乏力，大便不爽，小便黄，舌红苔薄黄，脉沉弦滑。查肝功能：r-谷氨酰转移酶（γ-GT）139U/L，余正常；B超：肝脏形态大小回声均正常，胆囊68mm×33mm，壁厚4mm，毛糙，胆汁透声可，内可探及5mm×3mm强回声光点不伴声影，不随体位活动。

诊断：胆囊息肉，治以疏肝利胆、软坚散结。

处方：柴胡12g，生甘草3g，川郁金15g，鸡内金9g，金钱草15g，生牡蛎30g，海蛤粉15g，皂角刺9g，穿山甲珠9g，醋莪术9g，半夏9g，浙贝母9g，黄芩9g，虎杖12g。水煎服，每日1剂。

10剂后，上症均减轻，纳食已正常，二便调，舌淡红，苔薄白，脉沉弦，上方去虎杖，加白术15g，茯苓15g，以健脾化痰。1个月后，复查肝功能：γ-谷氨酰转移酶60U/L，B超：肝脏形态大小回声均正常，胆囊52mm×26mm，壁厚3mm，胆汁透声可，肝胆未见异常。前后服药共40余剂，胆囊息肉已消。

按：胆囊息肉是一种常见的胆道疾病，从病理角度常分为胆固醇息肉、炎症性息肉、腺瘤性息肉、腺肌瘤等，多数属良性病变，西医学主要以手术切除为治疗手段。中医学对本病没有病名记载，根据其临床表现可属“胁痛”“胆胀”“积癥”等范畴。胆为中精之府，输胆汁而不传化水谷糟粕，其性中清不浊，以通为顺。若嗜食油腻辛辣肥甘，或饮酒无度，肝失疏泄，胆失通降，日久脾失健运，以致湿热痰瘀蕴结于胆腑而成本病。根据以上病机认识，遵循“留者去之”“结者散之”之原，则，提出胆囊息肉的治疗应在疏肝利胆的基础上，重用软坚散结、化瘀消积之品方能取得满意疗效。方中柴胡、川郁金、金钱草疏肝利胆；黄芩、虎杖清热利湿解毒；生牡蛎、海蛤粉、半夏、浙贝母、皂角刺、穿山甲珠、醋莪术等软坚散结、化瘀消积；复诊时在原方基础上加白术、茯苓健脾益气，扶正消癥。纵观全方，疏、利、清、化共用，扶正祛邪并举，从而使痰消瘀散，息肉自然消失。

十、胆囊结石

林某，男，50岁，2010年6月8日初诊。患者于2年前感右上腹撑胀，肝区时痛，B超检查诊为胆囊炎，间断服用消炎利胆片治疗。1个月前复感右上腹撑胀、肝区痛加重，后背撑胀，大便干，小便黄。查肝功能（-），HB-SAg（-），B超：肝右前叶见一0.4cm×0.5cm大小强光团，后伴声影，胆囊5.8cm×2.6cm，透声好。诊断为胆囊结石。查体：中年男性，一般情况可，腹软，肝脾（-），墨菲征（-），舌淡红，苔薄黄腻，脉沉弦细。治以清热利胆，通腑排石。

处方：金钱草24g，郁金15g，鸡内金12g，白芍15g，青皮9g，柴胡12g，生牡蛎30g，熟大黄9g，半夏9g，枳实9g，黄芩12g，甘草6g。水煎服，每日1剂。

服上方共24剂后感诸证均有明显减轻，除仍感腹胀、背胀痛外已无明显不适，B超：肝（-），胆囊壁毛糙，余（-）。结论：胆囊炎。至此，胆囊结石已消失。嘱坚持清淡饮食，腹痞闷，另调半夏泻心汤治之。

按：胆为六腑之一，以通为用，以降为顺，据此认识，结合“肠泻胆亦泻”的理论，临床治疗胆石症多采用利胆溶石、通腑排石之法，常常取效。方中柴胡、郁金、青皮、半夏、金钱草、黄芩疏肝理气、清热利湿、和解少阳；熟大黄、枳实破结下气、通腑排石；鸡内金健脾和胃消积；白芍、甘草缓急止痛。据现代药理研究，柴胡有抗炎及降低血浆胆固醇的作用，还有较好的利胆降酶作用。金钱草增加胆酸的生成和排泄，使胆道括约肌松弛，有利于胆汁的排泄。郁金促进胆汁的分泌和排泄，有显著的利胆作用，还有镇痛和抗炎作用。大黄所含大黄酸可使奥狄氏括约肌扩张，胆囊收缩，并且可疏通毛细胆管内胆汁的淤积而增加胆管舒缩功能。

十一、胆囊萎缩

赵某，女，61岁，2010年3月15日初诊。患者于半个月前无明显原因出现巩膜及全身皮肤发黄，周身瘙痒，尿黄如浓茶，大便色白似陶土，饮食尚可，余无明显不适。近日查肝功能：谷丙转氨酶108U/L，谷草转氨酶75U/L，γ-谷氨酰转肽酶89U/L，总胆红素126μmo1/L，直接胆红素82μmo1/L；B超：肝（-），胰（-），胆囊缩小至3.1cm×1.1cm。结论：

胆囊萎缩。查体：老年女性，巩膜及全身皮肤重度黄染，腹软，肝脾（－），墨菲征（＋）。舌红苔黄厚腻，脉滑数。

诊断：阻塞性黄疸、胆囊萎缩，治以通腑泄热、利湿退黄。

处方：茵陈 30g，栀子 9g，熟大黄 9g，田基黄 30g，车前草 30g，白豆蔻 6g，郁金 15g，金钱草 30g，生甘草 6g，鲜麦苗 30g 为引。水煎服，每日 1 剂。

10 剂后患者自述服药有效，身痒减轻，仍尿黄，舌红苔薄黄腻，脉滑数。上方加赤小豆 30g，生薏苡仁 15g，赤芍 15g，水煎继服。半个月后患者黄疸已明显减退，大便颜色已基本正常，小便仍黄，舌脉同前，上方去车前子加竹叶 9g，再服 15 剂。4 月 25 日查肝功能谷丙转氨酶 29U/L，谷草转氨酶 21U/L，γ－谷氨酰转肽酶 55U/L，总胆红素 12μmo1/L，直接胆红素 4μmo1/L，B 超：胆囊 5.4cm×2.5cm，壁厚毛糙。结论：胆囊炎。至此，胆囊萎缩已愈。

按：本例患者为胆囊萎缩、胆汁排泄不畅而引起的阻塞性黄疸，属中医学“阳黄”范畴，其病因责之于湿热郁阻，其病位发生于肝胆。方中以熟大黄通达腑气，导湿热下行于大肠；重用车前草利水行湿，引湿热利之于小便；茵陈、栀子、田基黄清热利胆，促进胆汁分泌与排泄；以生甘草清热解毒；白豆蔻行气化浊兼护胃气；鲜麦苗为引以增强其利湿退黄之效。药理研究表明，茵陈、栀子、田基黄、熟大黄等对胆囊收缩、胆总管扩张及胆汁的分泌与排泄等功能均有广泛而确切的作用与影响。

魏陵博

个人简介

魏陵博，男，1971年生，毕业于山东中医药大学，医学博士，主任医师，是青岛市中医医院（海慈医院）干部保健科主任，青岛市中医老年医学诊疗中心（B类重点学科）学科带头人，山东中医药大学硕士研究生导师。研究方向为中西医结合防治心血管病和老年病，先后拜国医大师薛伯寿、全国名中医丁书文、国医大师王新陆，以及吉中强教授为师。魏陵博教授是第四批全国中医优秀临床人才培养对象，国家中医药管理局中医药文化科普巡讲团巡讲专家，山东省中医药管理局文化科普巡讲团巡讲专家，中华中医药学会老年病分会委员、青岛市中西医结合学会老年医学专业委员会主任委员，青岛市医学会老年医学分会委员，青岛市中西医结合学会理事，青岛市优秀中医临床人才。

学术见解

湿温病“治法三禁”出自《温病条辨》，原文如下：“头痛恶寒，身重疼痛，舌白不渴，脉弦细而濡，面色淡黄，胸闷不饥，午后身热，状若阴虚，病难速已，名曰湿温。汗之则神昏耳聋，甚则目瞑不欲言，下之则洞泄，润之则病深不解。”魏陵博教授认为，“三禁”的关键在于湿温的“初起”阶段，在湿温初起阶段要和太阳伤寒或中风、阳明腑实和阴虚内热相鉴别，而并非在湿温病整个阶段，不用汗、下、滋的治疗手段。

一、“三禁”提出的原因及释义

为什么吴鞠通在《温病条辨》中提出此“三禁”呢？应该是对当时把湿温病误作伤寒病的警示，正如此条自注：“伏暑湿温，吾乡俗名秋呆子，悉以陶氏《六书》法治之，不知从何处学来，医者呆，反名病呆，不亦诬乎！”在自注中，吴氏详细解释了湿温初起为何要“三禁”：头痛恶寒，身重疼痛，有似伤寒，但是没有脉浮紧或浮缓，所以不是太阳伤寒或中风，不能用辛温发汗方法治疗；胸闷不饥，但是并无便秘口渴，所以不是阳明腑实，不能用苦寒通下法治疗；午后身热，湿为阴邪，阴邪自旺于阴分，故与阴虚同一午后身热，但是，阴虚午后发热是五心烦热，舌红少苔，脉细数，而湿温病是身热不扬，舌苔白腻，脉濡数，所以不能用滋阴之法。

如果没有做好鉴别，误用上述方法会如何呢？其头痛恶寒身重疼痛误以为伤寒而辛温发汗，汗伤心阳，湿随辛温发表之药蒸腾上逆，内蒙心窍则神昏，上蒙清窍则耳聋、目瞑不言，表现为高热伴有神志不清，此处也可以作为叶天士所说“湿与温合，蒸郁而蒙蔽于上，清窍为之壅塞，浊邪害清也”的注解。见其中满不饥，以为停滞而大下之，脾阳受伤，脾气下陷，洞泄不止。见其午后身热误以为阴虚而滋阴润之，更助湿邪，湿邪不祛，病情难解。

本条中，吴鞠通对于临床表现典型的湿温病提出了治疗方法：长夏深秋冬日同法，三仁汤主之。杏仁（五钱），飞滑石（六钱），白通草（二钱），白豆蔻（二钱），竹叶（二钱），厚朴（二钱），生薏苡仁（六钱），半夏（五钱），甘澜水八碗，煮取三碗，每服一碗，日三服。此方有开上畅中渗下之功效，符合病机，但是湿温病病难速已，必须耐心守方一段时间，舌苔渐化、身热减退是病情好转的表现。

二、湿温病热入心包或湿热郁肺的治法

如果辛温发汗误治或湿温化热迅速出现了神昏、耳聋、高热，可以用“清宫汤去莲心、麦冬，加金银花、赤小豆皮，煎送至宝丹，或紫雪丹亦可”，减去滋阴的麦冬和苦寒的莲子心，加轻灵利湿的金银花和赤小豆皮，此处可作叶天士“前言辛凉散风，甘淡驱湿，若病仍不解，是渐欲入营也……如从湿热陷入者，犀角、花露之品，参入凉血清热方中”的注解。如果咽痛，可以用“银翘马勃散主之”；如果湿热痹阻出现呃逆，选用“上焦宣痹汤”宣肺通利；如果出现喘促，用“千金苇茎汤加杏仁、滑石主之”清气和利湿同用。

附方1：清宫汤去莲心麦冬加银花赤小豆皮方。组成：犀角（一钱），连翘心（三钱），玄参心（二钱），竹叶心（二钱），金银花（二钱），赤小豆皮（三钱）。

附方2：银翘马勃散方（辛凉微苦法）。组成：连翘（一两），牛蒡子（六钱），金银花（五钱），射干（三钱），马勃（二钱）。上杵为散，服如银翘散法。不痛但阻甚者，加滑石六钱，桔梗五钱，苇根五钱。

附方3：宣痹汤（苦辛通法）。组成：枇杷叶（二钱），郁金（一钱五分），射干（一钱），白通草（一钱），香豆豉（一钱五分）。水五杯，煮取两杯，分两

次服。

附方4：千金苇茎汤加滑石杏仁汤（辛淡法）。组成：苇茎（五钱），薏苡仁（五钱），桃仁（二钱），冬瓜仁（二钱），滑石（三钱），杏仁（三钱）。水八杯，煮取三杯，分三次服。

以上是湿温病初起典型症状和上焦一些变证的治疗方法，此时忌用辛温发汗、苦寒泻下和甘寒或咸寒滋腻。但是，湿温病的特点是以中焦脾胃为中心的疾病，所以初起湿热连表邪在肺卫的时间比较短。实际上，湿热流连气分邪在足太阴脾经的症状和时间更多，正如自注：湿温较诸温，病势虽缓而实重，上焦最少，病势不甚显张，中焦病最多（详见中焦篇），以湿为阴邪故也，当于中焦求之。而且42条指出：伏暑、暑温、湿温，证本一源，前后互参，不可偏执。

三、湿温病中病解汗出的时机

《温病条辨》上焦篇第24条，手太阴暑温，如上条证，但汗不出者，新加香薷饮主之。而且自注："温病最忌辛温，暑病不忌者，以暑必兼湿，湿为阴邪，非温不解，故此方香薷、厚朴用辛温，而余则佐以辛凉云。下文湿温论中，不惟不忌辛温，且用辛热也。"魏陵博教授通过查找发现中焦篇湿温病中未有辛热温阳之法，而在下焦病篇有温补之法。那么湿温病何时可以汗出而解？魏陵博教授认为夏月感受寒湿之邪，病位在于手太阴肺经或足太阴脾经，可以采取祛风除湿微微发汗，偏于寒湿袭足太阴之表的病症，可以用藿香正气散，也可以细分辨以五个加减正气散治疗，偏于湿热袭手太阴之表，可以用新加香薷饮，使用汗法最忌大汗和频频发大汗，应该得汗即止，即吴鞠通所说："手太阴暑温，服香薷饮，微得汗，不可再服香薷饮重伤其表。"

新加香薷饮方：香薷（二钱），金银花（三钱），鲜扁豆花（三钱），厚朴（二钱），连翘（二钱）。水五杯，煮取两杯，先服一杯，得汗止后服，不汗再服，服尽不汗，再作服。

另一个是湿热病流连气分，可以战汗而解。如叶天士《温热论》第7条："再论气病有不传血分，而邪留三焦，亦如伤寒中少阳病也。彼则和解表里之半，此则分消上下之势，随证变法，如近时杏、朴、苓等类，或如温胆汤之走泄。因其仍在气分，犹可望其战汗之门户，转疟之机括。"此处"战汗之门户"是指通过分消走泄解除湿邪，阳气伸展，气机畅达，正气奋起祛邪而作战汗，通过战汗而开通门户，使邪从汗解，是湿热外达的一种途径。此时的战汗并非如伤寒病中通过补益正气促进正邪斗争导致战汗，而是通过疏通气机，以芳香宣透之法使湿热外达，也可以取得汗出之效。所以湿温病汗出病解的时机可以病在手少阳三焦经，湿热郁滞气机之时，病解汗出。

四、湿温病中“下法”的使用时机

湿温病中也可以用下法。如《叶香岩外感温热篇》第10条：“再论三焦不得从外解，必致成里结。里结于何？在阳明胃与肠也。亦须用下法，不可以气血之分，谓其不可下也。惟伤寒热邪在里，劫烁津液，下之宜猛；此多湿热内抟，下之宜轻。伤寒大便溏，为邪已尽，不可再下；湿温病大便溏为邪未尽，必大便硬，乃为无湿，始不可再攻也。以粪燥为无湿矣。”在这里大家有个顾虑，大便不干甚至是大便溏可不可以用大黄之类泻下呢？此是通因通用之法，如在泄泻的伤食泻可以用泻法，在痢疾中泻下是祛邪的核心原则，所以有“痢无止法”之说，在湿温病中只要认准有湿、热、食、屎就可以用下法，而大便干并非是下法的唯一标准。但是湿温的下法和伤寒的下法有区别，湿温可以早下、频下、轻下，伤寒一定先解外后下、急下，通便后则停止；湿温病原本便溏，经下之后大便成形乃是湿邪已祛，才可以停用。但是在湿温病中下法也应慎重，例如烈性传染病伤寒或副伤寒也属于湿温范畴，此病后期会出现肠出血，所以在出现肠道出血时慎用攻下之法，这可能是叶天士所说“不可以气血之分，谓其不可下也”中的入血分了。如果病入了血分，确实应该慎用攻下之法了，但是若病在气分，使用频泻轻泄湿热有釜底抽薪之效。湿温病下法的方剂推荐俞根初在《通俗伤寒论》中用的枳实导滞汤，方药组成：大黄、枳实、厚朴、槟榔、黄连、神曲、连翘、紫草、木通、甘草。

五、湿温病中滋阴之用法非常少见

魏陵博教授认为，滋阴之法为最重要的禁忌。因为湿为阴邪，耽误定体，可以随体质出现湿热或者寒湿的变化，在湿温并重，偏于湿热多见，还要详辨热重于湿、湿重于热、湿热并重，而在《温病条辨》中有大量篇幅论述寒湿。在素体阴虚人感受湿温病时要兼顾阴精，如《薛生白湿热病篇》第15条：湿热证，四五日，口大渴，胸闷欲绝，干呕不止，脉细数，舌光如镜，胃液受劫，胆火上冲。宜西瓜汁、金汁、鲜生地黄汁、甘蔗汁，磨服郁金、木香、香附、乌药等味。或者湿温病热陷心包，或者湿热入营血燔灼肝经，也要滋阴清热。如《薛生白湿热病篇》第5条：湿热证，壮热口渴，舌黄或焦红，发痉神昏，谵语或笑，邪灼心包，营血已耗。宜犀角、羚羊角、连翘、生地黄、玄参、钩藤、金银花露、鲜菖蒲、至宝丹等味。但是应选用麦冬、生地黄、天冬、白芍、知母之类甘寒药物，不用熟地黄、何首乌、当归等滋腻之品。

另外尚有湿温燥烈邪气，伤人迅速，湿气未化津液已伤，高热体痛头痛，舌苔白如齑粉而干，可以选择达原饮：槟榔（二钱），厚朴（一钱），草果仁（五分），知母（一钱），芍药（一钱），黄芩（一钱），甘草（五分），上用水二钟，煎八分，午后温服。此方开宣湿气和滋阴降火治法同用，可以作为湿温病润之的范例。

六、湿温病的治疗大法是“分消走泄”

“分消走泄”治疗湿温病的原则出自叶天士。他在论述湿温病邪气稽留三焦不解时，指出：“此则分消上下之势，随证变法，如近时杏、朴、苓等类，或如温胆汤之走泄。”分消走泄的具体药物，叶天士举了3个药物，1个方剂。药物是杏、朴、苓等类，方剂如温胆汤之走泄。杏仁是开上的代表药物，其他还可以用紫苏叶、藿香、香薷、茵陈、荷叶、青蒿等；厚朴是畅中的代表药物，其他还有苍术、枳实、佩兰、砂仁、草果、白豆蔻、半夏、陈皮、生麦芽、谷芽、木香、大豆黄卷等；渗下可以用茯苓、猪苓、泽泻、槟榔、大黄、芒硝、桑白皮等。最具有代表性的方剂是三仁汤、雷氏芳香化浊法、藿香正气散、五个加减正气散之类。

叶天士在方剂中指出“或如温胆汤之走泄”，温胆汤出自唐代孙思邈的《备急千金要方》，原方由半夏、竹茹、枳实、橘皮、生姜、甘草组成，宋代陈无择加入茯苓、大枣，成为目前通用方剂。关于其方义，《删补名医方论》罗谦甫曰：“方以二陈治一切痰饮，加竹茹以清热，加生姜以止呕，加枳实以破逆，相济相须，虽不治胆而胆自和，盖所谓胆之痰热去故也。命名温者，乃谓温和之温，非谓温凉之温也。”整个方剂以苦寒、竹茹为君，半夏、陈皮辛温开泄，枳实、竹茹苦寒降泻，茯苓、生姜利水，所以也是分消走泄的代表。湿温病邪在气分，使用开上、畅中、渗下的分消走泄方法，有可能会出现战汗，使病邪从汗而解，三焦通利，少阳舒展而病愈。

七、湿温病治疗要顾及阴虚或阳虚之体

叶天士指出：“如面色白者，须要顾其阳气，湿胜则阳微也。法应清凉，然到十分之六七，即不可过于寒凉。恐成功反弃，何以故耶？湿热一去，阳亦衰微也。面色苍者，须要顾其津液，清凉到十分之六七，往往热减身寒者，不可就云虚寒，而

投补剂，恐炉烟虽熄，灰中有火也。又有酒客，里湿素盛，外邪入里，里湿为合。在阳旺之躯，胃湿恒多；在阴盛之体，脾湿亦不少，然其化热则一。”王孟英注解：“所谓六气，风、寒、暑、湿、燥、火也。分其阴阳，则《素问》云：寒暑六入，暑统风、火，阳也。寒统燥、湿，阴也。言其变化，则阳中惟风无定体，有寒风、有热风；阴中则燥、湿二气，有寒、有热。”

王孟英指出，六气中风、燥、湿并无定体，随寒热相兼转化，阳虚之人感湿邪寒湿证多见，阴虚之人感湿邪湿热多见，所以判断感受湿邪体质的阴阳尤为重要，但是因为感受的是“温病”，所以叶天士讲“然其化热则一”“法宜清凉”，这是根本的立足点。

叶天士通过望诊为例，判断患者体质是阳虚还是阴虚，面白者多为阳气不足之人，虽然感受湿热之邪，但是湿为阴邪，易伤阳气，在治疗之时一定对保护阳气有所警惕，在治疗过程中不要过用寒凉，衰其大半而止即可，如果过用寒凉，导致从湿热转为寒湿证，会出现成功反弃的后果。面色苍者，指面色黄中带赤，属于虚热之象，对于阴虚体质的人注意其阴液不足，用寒凉药治疗，虚热的症状很快消失，甚至出现畏寒症状，不要骤补，因为体质的原因会出现发热又起，这就是所谓的“恐炉烟虽熄，灰中有火也”，要严密观察不补或者稍稍补益。

又有酒客，里湿素盛，外邪入里，里湿为合。在阳旺之躯，胃湿恒多；在阴盛之体，脾湿亦不少，然其化热则一。以酒客为例，指出素有痰饮体质的人感受湿温之邪，阳盛体质者胃湿亢盛，阴盛体质的人脾湿较盛。魏陵博教授认为胃为阳土，脾为阴土，病机症状略有不同，胃湿以胃失和降为主，热重于湿或湿热并重，表现为脘痞，呃逆嗳气，口臭，口干而饮水不多，舌苔黄厚腻，脾湿以脾失健运为主，也有脘痞，但是容易腹泻、尿少，相比胃湿口干不甚，舌苔白腻或黄白相兼，对于以胃为中心的湿热病，热重于湿可以用甘露消毒丹或枳实导滞汤，以脾为中心的湿热病可用茯苓皮汤、宣痹汤、东垣清暑益气汤。

总之，湿温病“三禁”是吴鞠通在当时对湿温病初起误治提出的警示。在湿温病初起，对于减少坏证有重要意义。本文解释了“三禁”的原因，并指出忌汗是避免麻桂之辛温大汗，但是使用疏通气机的方式使湿热外达，病解汗出仍是湿温重要治法；湿热稽留未尝采取轻下频下的方法也是祛除湿热的创新治法，给邪气以出路是治疗温病学的指导思想，所以魏陵博教授认为对“三禁”中的禁润深表赞同，除非有明显阴虚征象。最后指出，分消走泄是治疗湿温病的治疗大法，并且分析了分消走泄的具体方药，根据患者体质选择分消走泄的具体方药。

验案验例

一、皮肤病

招某，女，34岁。2019年9月4日初诊。主诉：双下肢踝部皮损红肿瘙痒4年。患者双下肢皮损，色暗肿痛，瘙痒，自觉晚上皮损部位发热，皮损处结痂，纳眠可，小便调，大便稀。既往有高胰岛素血症病史，一直在青岛某医院内分泌科治疗，无药物过敏史。查体：身体非常肥胖，双下肢小腿皮肤粗糙，双踝关节皮肤暗红肿胀，皮肤变硬，局部小水疱，舌暗红苔白腻，脉沉。

诊断：皮肤病类，血热并湿热证。

处方1：金银花18g，玄参15g，生甘草12g，当归15g，蒲公英15g，连翘30g，酒大黄15g，片姜黄15g，赤芍15g，牡丹皮15g，虎杖12g，桂枝9g，桃仁12g，薏苡仁12g，附子12g，败酱草12g，淡竹叶12g。7剂，颗粒剂，每日1剂。

处方2：三黄二香散研粉，醋调后敷于双外踝，每次1小时，每日1次。

三黄二香散方见《温病条辨》（苦辛芳香法）：黄连（一两），黄柏（一两），生大黄（一两），乳香（五钱），没药（五钱），上为极细末，初用细茶汁调敷，干则易之，继则用香油调敷。

之后患者每周就诊，效不更方，皮肤红肿热痛逐渐减轻，服用1个月后皮肤日间无明显不适，夜间发热瘙痒也有所减轻。治疗以清热凉血活血为主，配合外用药膏，再治疗1个月。

2019年11月5日，患者皮肤红肿明显减轻，局部皮温不再发热，除左踝内侧皮肤发硬以外，其他部位变软，无压痛，自觉瘙痒加重，小腿抽筋，舌红苔腻，脉沉。

处方：淡豆豉9g，栀子12g，厚朴15g，半夏12g，黄芩12g，滑石12g，砂仁12g，苍术15g，徐长卿15g，蝉蜕9g，薏苡仁15g，木瓜12g，麻黄9g，生甘草15g，吴茱萸12g，白芥子12g，鹿角霜12g，熟地黄12g，白芍12g。7剂，颗粒剂，每日1剂。

此方为燃照汤、蚕矢汤合阳和汤加减，服药后患者小腿未再抽筋，诉皮肤疼痛瘙痒较前减轻明显，予此方加减继服2个月。外用仍用三黄二香散治疗。

按：高胰岛素血症为少见疑难病，经西医治疗，患者仍非常肥胖，下肢皮肤初诊时色红明显，所以先从清热凉血入手，用四妙勇安汤合大黄牡丹皮汤及薏苡附子败酱散加减。四妙勇安汤由金银花、玄参、当归、甘草四味药组成，方中金银花尤善清热解毒而治痈疽，重用为君药；玄参长于清热凉血，泻火解毒，助金银花发挥解毒之效；当归养血活血，化瘀止痛，合玄参养血滋阴而生新，共为臣药；甘草生用，既清热解毒，又调和诸药，为佐使药。全方合用，具有清热解毒，活血止痛的功效。另外大黄牡丹皮汤及薏苡附子败酱散为治疗内痈方剂，善清血热，其中附子、桂枝反佐，并使诸寒凉药物通行经络，三黄二香散出自《温病条辨》治温毒外肿，敷水仙膏后，皮肤有小黄疮如黍米大者。此患者皮肤红肿，表皮有水疱，所以比较对症。

患者苔腻体胖，尚有湿邪胶着，正如叶天士所说，对于湿热患者，法宜清凉，但是清凉至六七分便止，以湿盛则阳微，恐成功反弃。所以后方改为燃照汤并蚕矢汤，这两个方均为王孟英在《霍乱论》的方子，可治疗转筋，因为均用颗粒剂，我院无蚕沙、草果，所以去之。燃照汤治疗湿重热微，蚕矢汤治疗湿热并重，加阳和汤养精血，走皮肤，使肌腠之湿气可以化，因为乌头或附子与半夏相反，所以不用此类药物。

患者病程较长，长时间用清热凉血后，热象已消散很多，要渐渐温通祛湿，如果病情再转热象，要随证变法，会收到比较好的效果。

二、咳嗽

吴某，女，69岁，2019年3月13日初诊。主诉：感冒后咳嗽2个月。

患者2个月前感冒，治疗后自述感冒症状时有时无，一直咳嗽，夜间重，咳白痰，服药后咳痰减轻，目前痔疮出血，眠可，小便正常，大便干。既往有高血压病史，服氨氯地平片，否认药物过敏史。查体：舌暗红苔黄腻，脉弦数。

诊断：咳嗽，痰热阻肺证。

处方：郁金15g，蜜枇杷叶12g，射干12个，通草3g，淡豆豉9g，薏苡仁12g，木瓜9g，蜜麻黄9g，杏仁9g，甘草12g，桔梗15g，栀子15g，连翘15g，槐花12g，酒大黄12g，地榆12g，防风6g。7剂，水煎服。

二诊（2019年3月20日）：服上方后咳嗽减轻，干咳无痰，劳累后腿抽筋，痔疮痊愈，大便正常。查体：舌暗红苔白腻，脉弦。上方加赤芍15，继服14剂。

按：患者感冒2个月，咳嗽咳痰夜间重，咳吐白痰，结合舌脉，实为风湿之邪流连，肺有风痰兼上焦湿邪郁热。故治疗在疏风宣肺化痰的同时，还须舒气透湿清热，方选上焦宣痹汤。该方出自清代吴鞠通《温病条辨·上焦篇》（故称上焦宣痹汤），由郁金、枇杷叶、射干、通草和淡豆豉等五味药组成，原为太阴湿温，气分痹结而设。病机为湿中夹热、郁痹上焦，方中郁金芳香气窜，舒气透湿，专开上焦郁滞；枇杷叶清凉甘淡，清热而不碍湿，肃降肺气以助调通水道；射干性寒味苦，散水消湿，化痰利咽；通草淡渗通经，导湿下行；淡豆豉清香，也助解郁开胃以利运湿。五味相佐，共达宣透上焦湿痹、清解上焦郁热之功。另外，郁金为血中之气药，兼入营血，欲行血中湿滞，非其莫属，故其与枇杷叶清肺利气之品配伍，一气一血，心与肺兼顾，可为上焦湿热通治之基础。魏陵博教授以前治疗痰湿阻肺多用二陈汤，但是容易引发痰热，对于湿气弥漫温病者不太适用，可是用上焦宣痹汤就很好，所以近来有意使用温病时方，尤其是治湿邪的方子，还要多从温病学来解析：患者腿抽筋，属津液不足，《神农本草经》记载芍药“止痛，利小便，益气”，张仲景用芍药甘草汤以止痛舒筋。

三、眩晕

金某，男，34岁，2019年5月21初诊。主诉：头痛头晕反复发作1年余，加重1周。患者1年前出现头痛头晕反复发作，未引起重视，偶然间查体发现血压180/110mmHg，后就诊于我科，服用3种降压药，缬沙坦氨氯地平片（倍博特）和吲达帕胺片各1片，血压控制尚可，仍有头麻头胀痛。纳可眠差，二便调。既往有高血压病史，否认食物药物过敏史。查体：患者体胖，舌淡红，苔白腻，脉弦紧。血压：103/68mmHg；心率：76次/分。

诊断：中医诊断为眩晕，湿热郁阻证；西医诊断为高血压病（3级，很高危）、高脂血症、高尿酸血症。

处方：升麻12g，苍术15g，荷叶9g，羌活15g，茯苓12g，川芎15g，蔓荆子12g，藁本12g，细辛3g，防风9g，白芷12g，延胡索15g，刺五加15g，酸枣仁15g。

二诊（2019年5月28日）：服药后头麻头胀痛减轻，耳鸣。舌苔白腻减轻。血压：127/70mmHg，心率：74次/分。上方加郁金12g，石菖蒲12g。

三诊：服药后头晕消失，耳鸣减轻，上方继服7剂。

按：该患者体型较胖，胖人多痰湿，痰郁久化热，加之患者有吸烟史，烟毒亦属热毒，因此辨证可从湿热郁阻考虑。方用清震汤合羌活胜湿汤加减。清震汤，又名升麻汤，出自《素问病机气宜保命集》，由升麻、苍术、荷叶组成，原本主治雷头风：头面肿痛疙瘩，名雷头风，一云头如雷鸣，主要病机为湿热郁阻于上。李东垣曰："邪在三阳，不可过用寒药重剂诛伐无过，处清震汤升阳解毒，盖取震为雷之义。"刘完素在原文中说："夫治雷头风者，诸药不效，为与证不相对也。夫雷头者，震卦主之，震仰盂，故于制药内加荷叶，谓象其震之形，其色又青，乃述类象形也。"荷叶功效芳香化湿，合升麻清利头目之湿，另加羌活胜湿汤发汗升阳，祛风胜湿。因患者眠差又加入刺五加、酸枣仁安神助眠。服药后患者症状减轻，自觉耳鸣，在保留原方的基础上加入郁金、石菖蒲，使化痰祛湿、开窍醒神之力更著。

如柴胡、郁金、威灵仙、青皮、枳实、香附等。

（二）利胆法

包括疏肝利胆和清热利胆法，主要目的是通利胆道，促进胆汁代谢，以利炎症消退和结石排出。常用药如柴胡、郁金、牡蛎、金钱草、茵陈、黄芩、虎杖、栀子、蒲公英等。临床与实验研究都已证实，上述药物具有松弛胆道括约肌、扩张胆管及促进胆汁排泄的作用，故广泛用于各种胆病的临床治疗。

（三）健脾法

医家往往受"六腑以通为用""肠满胆亦满"理论的束缚，以及"炎症"观念的影响，治疗上多以清热利湿、通腑泻下为主，虽可一时见效，但长期疗效并不理想。先生临证发现，胆病久治不愈或久用苦寒攻下之品极易致虚，故应重视扶正法的应用。胆病病位虽在肝胆，实与脾胃关系非常密切，故扶正多以健脾益气为主。常用药物如黄芪、党参、白术、茯苓、薏苡仁等。临床及实验研究表明，健脾药物可提高胆囊收缩能力，促进胆汁排泄，恢复胆囊功能。因此，采用健脾利胆法治疗慢性胆囊炎不仅可以提高治愈率，还可明显降低其复发率。

（四）通泄法

即通腑泄热、利胆排石，充分体现"肠泄胆亦泄"理论的应用。临床多用于急慢性胆囊炎及胆石症患者，症见发热、腹痛、大便干结、小便黄赤、舌红苔黄、脉沉实而数。常用药物如大黄、芒硝、枳实、瓜蒌等。

（五）缓急法

即缓急止痛，是缓解胆囊或胆管拘急痉挛以利止痛或排石的一种治法。临证常用于胆囊炎症或胆石移动、嵌顿所产生的拘急剧痛难忍之时。常用药物如芍药、甘草、钩藤、地龙、全蝎、郁金、瓜蒌、延胡索等。此类药物可使胆管松弛、胆囊收缩，为排石的重要辅助治疗。

（六）利湿法

即清热利湿。湿热蕴结是胆病初期常见证候，尤其在急慢性胆囊炎、结石症中常见。由于结石的刺激或嵌顿，结石部位可产生充血水肿，从而又加重嵌顿。用清热利湿、凉血解毒的药物，可以消除结石附着部位的水肿及中毒症状，为排石创造条件。常用药如金银花、连翘、黄芩、虎杖、赤芍、蒲公英、栀子、金钱草、车前草、龙胆等。

（七）散结法

包括软坚散结和化痰散结，遵循"留者去之""结者散之"之原则，此法临证主

第二部分　外　科

赛自金

个人简介

赛自金，男，1964年生，主任医师，毕业于山东中医药大学中医系，是威海市中医院眼科主任，山东省重点眼科及国家中医药管理局十二五重点专科建设单位学科带头人，全国优秀中医临床人才，山东省名中医药专家，国家中医药管理局燕京韦氏眼科学术流派学术传承工作室学术继承人，威海市医疗卫生首席专家，威海市名中医药专家，威海市有突出贡献的中青年专家，兼任中华中医药学会眼科分会委员、山东省中医药学会眼科专业委员会副主任委员、山东中西医结合学会眼科专业委员会副主任委员、威海市中医药学会常务理事、山东中医药大学眼科教授、硕士研究生导师。擅长白内障超声乳化、准分子激光治疗近视眼等手术，中西医结合治疗各种疑难眼病，疗效显著。

学术见解

赛自金教授主要从事眼科临床工作，兼治其他疑难病症，坚持传统中医思维，中西医并重，全面发展。赛自金教授喜欢中国传统文化。中国传统文化是中医的根基，中医的临床思维正是建立在中国古文化的基础上，中医的世界观正如《素问·天元纪大论》所言："太虚廖廓，肇基化元，万物资始，五运终天，布气真灵，总统坤元，九星悬朗，七曜周旋，曰阴曰阳，曰柔曰刚，幽显即位，寒暑弛张，生生化化，品物咸章。"中医天人合一的理念深深根植于中国传统文化的沃土之中，古往今来的中医大家所取得的成就，无一不是根植于中华传统文化的沃土之中，因此学好中医必须有中国传统文化做根基。中医眼科是中医的分支，当然也不例外。中医是中国传统文化中一颗璀璨的明珠，中国传统的古文化主要包含佛家思想、道家思想、儒家思想，中国的传统文化在一代代传承。中华民族不同于其他民族之处，在于其文化包含自然之大道，这种至真至要的大道即是世间万事万物生存的规律和法则，而生命存在的法则自然包含其中，疾病的发生也与人体内部及大自然息息相关，人与自然本为一体。

中国传统的古文化当以《易经》为首，《易经》的思想就是揭示这种大道之所在。后人称《易经》为群经之首，正如来知德《周易集注》所言："对待者数，流行者气，主宰者理，凡此三句，天地万物无不包括其中。"《易经》的理论不仅仅属于哲学的范畴，而且揭示了包罗世间万象的至真大道，是万事万物存在的法则。《易经》以质朴的天道揭示了世间万事万物发展变化的客观规律，这种变化规律是以一个事物内在的与外在的阴阳力量动态消长存亡为根本。一个形体的存在，包括有生命的，无生命的；有机的，无机的；肉眼看得见的，看不见的；人世间的，非人世间的所有事物。其发生发展变化的过程，如佛教所讲的成、住、坏、空的过程，也是生、老、病、死的过程，在中医则称为生、长、化、收、藏。

太极图说包含着宇宙的奥秘，太极图中的阴阳鱼，黑鱼与白鱼，黑鱼与白眼，白鱼与黑眼，总是阴阳相抱，阴中有阳，阳中有阴，阳极则化阴，阴极则阳生，黑眼与白眼，是促使阴阳转换的内在动力。如果白鱼为阳，黑鱼为阴，则白鱼中的黑眼为少阴，黑鱼中的白眼为少阳。太极图中太阳、太阴为开，阳明、厥阴为阖，少阴、少阳为枢，阴阳二气的这种分布形式，表述了阴阳离合运动，这种运动状态总是阴阳相抱，表现为一个动态、立体的循环往复的消长变化过程，这种变化有升有降，有出有入，升与降，出与入的运动都是在同时进行的，阴阳相抱而须臾不分。一个生命体的存在，开阖枢运动，无时无刻不有。阴阳一旦离决，一个形体的生命就此而结束。《易经》的理论被广泛地应用在众多领域，时隐时现于不同的社会时期与不同层面中。当然对《易经》的认识，科学与伪科学，迷信与非迷信一直存在于争辩之中。其实，不论世人如何争辩，《易经》的思想就在那里，其本质不会因人的争辩而改变，中医治疗疾病源于《易经》的阴阳消长变化之理也在那里。

中医阴阳理论体系源于《易经》，在中国古文化背景下形成了独特的天人合一的理念，正如清代医家黄元御引《素问·举痛论》所言："善言天者，必有验于人，然则善言人者，必有验于天矣，未识天道，焉知人理！"这种天人合一的理论体系，黄元御在《四圣心源》天人解中做了洞悟心性的诠释，其对阴阳变化、五行生克、脏腑生成、气血原本、精神化生、形体结聚、五官开窍、五气分主、五味根源、五情源起、精华滋生、糟粕传导、经脉起止等都一一做了分证。人与自然互为一体，人体疾病的产生是由于阴阳的动态失去平衡所致的，中医治病就是要调整阴阳的动态平衡。中医的方法论决定了中医治疗疾病的思维模式与方法，与西医学注重所见即所得的唯物是真的方式形成了鲜明的对照。作为一名医生，值得我们思考的一个问题：生命从哪里来，又到哪里去？一个生命的产生，仅仅是从受精卵开始吗？西医学是不能解释明白的，而在中医的经典著作中，对生老病死的解读更有内涵，比西医学的认知更有深度。人类对生命的探索、对世界的感知有如井底之蛙，渺小而微不足道，人类并不一定就是地球的主宰者，宇宙的浩瀚是我们无法想象的，即使人类发射的宇宙探测器旅行者1号已经飞行了40多年，现在仍然还在太阳系的周围，银河系中有无数个太阳系，地球在太阳系中渺小而微不足道，而在宇宙中就更如微尘，值得我们思考。控制人体内分泌系统的开关是在人的体内吗？人体的生长变化是内分泌系统控制的吗？这些问题运用《易经》的理论解读，也许就不会太复杂，《易经》的理论大道至真，至简质朴。

中医理论将中国传统古文化中的天干、地支、阴阳、五行、二十四节气，五运六气等有机地融为一体，而以阴阳为其总纲，在《素问·天元纪大论》中有言："夫五运阴阳者，天地之道也，万物之纲纪，变化之父母，生杀之本始，神明之府也，可不通乎！"古中医在对人的疾病的认识当中，认为人法天地之气而生，人的生命活动、养生法则当顺应春生夏长秋收冬藏的变化，顺应二十四节气的变化，而五运六气学说又研究与讨论了每年二十节气正常运行规律中的异常变化情况，揭示了同中之异的变化规律。了解和掌握中国古文化，是我们中医人绕不开的路。古中医的理论框架就是在此基础上构建的。在《伤寒论》中，我们从仲景的方子中就能知道在时空的八个方位都有代表方，与春夏秋冬的节气相应，与五运六气的时相相应。

东方青龙春分（麻黄，温散）	宣发（大、小青龙汤）
西方白虎秋分（石膏，凉泄）	收重（白虎汤）
南方朱鸟夏至（鸡黄，养阴）	清滋（黄连阿胶汤）
北方玄武冬至（附子，助阳）	温渗（真武汤）
东北阳旦立春（桂枝，化气）	升阳（桂枝汤）
西北阴旦立秋（柴胡，清热）	扶阴（小柴胡汤）
东南螣蛇立夏（大黄，寒下）	通泻（大承气汤）
东北勾陈立冬（干姜，温中）	祛寒（理中汤）

中医治病就是要抓住阴阳的变化，而阴阳变化的具体表现就是五行的生克制化，五行之中又各有阴阳，人体五脏六腑与五行、方位相配，东方属木，肝为乙木属阴，胆为甲木而属阳；南方属火，心为丁火属阴，小肠为丙火属阳，西方属金，肺为辛金属阴，大肠为庚金属阳，北方属水，肾为癸水属阴，膀胱为壬水属阳，脾胃居中

央属土，脾为己土属阴，胃为戊土属阳，人应四时四象，阳气升于东，阴气降于西，阳气升极化火，阴气降极而化水，阳极则阴生，阴极则阳长，是以火中有水，水中有火。人体气机的变化也是左升而右降，水火的升降以脾胃为枢轴，周流而不息。所以，中医治病的根本就是要调整气机的升降出入，使失常的阴阳恢复到有序的动态平衡，大道至真而至简，只可惜洞悟之人却很少。回归中医治病之本源，还中医之本来面目，坚持辨证论治，坚持理法方药的一致性，坚持以药性的升降浮沉、寒热温凉为基准，从象思维角度正确认识中药药性，并运用中医理论在临床中使用中药是提高临床疗效的关键所在。在名医的眼中，每一味中药都有如同中国古典小说里的性格各异的人物，它们是有个性和灵性的，对这种灵性的感知体现在活生生的中医古典案例中，如果我们单从化学成分来分析运用中药，大多是只识部分不见整体的机械观，就失去了中医文化里中药特有的灵动性。佛经《楞严经》讲，心不在我们的体内，也不在我们的体外。中药的药性、灵性不在我们的化学分析中，不在现代的色谱分析中。

学习中医，就要热爱优秀的中医传统文化，坚持天人相应的整体观，以阴阳五行的理论指导中医临床实践。赛教授在治疗疑难眼病方面，强调从全身整体进行辨证，而不是局部辨证。正如《灵枢·大惑论》曰："五脏六腑之精气皆上注于目而为之精。"说明眼视功能的好坏与全身脏腑功能息息相关，所以脏腑功能的失常，均可引起眼部疾病的发生，治疗眼病主张以仲景伤寒杂病论三阴、三阳辨证体系来指导眼科临床，临床疗效显著。无论是对眼科疾病还是其他病症的治疗，始终坚持理法方药的一致性，对不同的疾病，同一疾病的不同个体，机圆法活，法无定法，方无定法，坚持一人一法，一人一方，实行中医精准的个体化治疗。学习中医离不开中医经典理论的指导，中医经典是中医源泉与活法所在，中医的理源于实践，需要在临床中反复地提炼与升华。要想成为一名真正的中医，成为一名真正会给人看病的医生，必须读经典，悟经典，勤临床，勤思辨。

验案验例

一、玻璃体积血

周某，女，65岁，2020年10月14日初诊。左眼视物不清3天来诊。

眼科检查：远视力右眼1.0；左手动眼前，左眼玻璃体内出血，眼底模糊不清。患者平素怕冷，脉濡软无力。

诊断：玻璃体积血。证属中土虚寒，木郁风动化火，相火失敛，拟以温运中土、敛降相火之法。

处方：桂枝黄土汤化裁。灶心土（伏龙肝）30g，白术 12g，黄芩 9g，黑顺片 9g，甘草 10g，地黄 20g，桂枝 12g，白芍 12g，三七 10g，茯苓 12g，泽泻 30g，鸡内金 15g。7 剂，水煎服，每日 1 剂，早晚分服。

二诊（2020 年 10 月 21 日）：左眼玻璃体积血复诊，服药后左眼视物明显较前变清，患者述服药后胃有时反酸，远视力右眼 1.0、左眼 0.3，眼底检查左眼玻璃体积血较前吸收，已能看清眼底，仍有血块漂浮。

处方：灶心土（伏龙肝）30g，白术 12g，黄芩 9g，黑顺片 9g，甘草 10g，地黄 20g，桂枝 12g，白芍 12g，三七 10g，茯苓 12g，泽泻 30g，鸡内金 15g，半夏 9g，砂仁 9g。7 剂，水煎服，每日 1 剂，早晚分服。

按：此证为阳虚中土不运，水寒土湿，木郁风动上炎而致，故治疗以温运中土、扶肝达木为主，清降相火为辅。本方以仲景黄土汤化裁，黄元御深解仲景之意，加桂枝名为"桂枝黄土汤"。桂枝黄土汤多为便血而设，有别于后世所谓肠风脏毒下血的认知，而本案用于治疗眼底出血，缘于水寒土湿，木郁风动，木越郁越欲动，风性之动，无处不到，木郁化火而行疏泄，肺金失收敛之功而致血溢妄行，不只能造成下窍失血，同样也能引起上窍出血。当下眼科治疗眼部出血多以凉血止血为主，特别是对眼部出血的治疗又有分为急性期、中期、恢复期等不同阶段的治疗等，而实不能让人得其要领，审因论治方不失根本之要。本案玻璃体积血吸收迅速，实因切中病机，方证相应而得。

二、干眼症

刘某，女，59 岁，2020 年 8 月 31 日初诊。双眼干涩不适，曾用多种眼药水滴用无效，遂求诊于中医。眼科检查：双眼结膜轻度充血，睑板腺开口无异常，其他检查未见明显异常。既往有 2 型糖尿病史、静脉曲张史、干燥综合征数年。曾就诊于中医，用药治疗效果不明显。现患者感皮肤干燥，大便干燥，腹部怕凉，稍一受凉即腹泻，脉右寸浮大上鱼际。

前医处方：沙参 15g，麦冬 15g，桑叶 15g，木瓜 30g，栀子 12g，白芍 30g，青风藤 30g，白花蛇舌草 15g，甘草 6g，当归 15g，地黄 30g，石斛

15g，桃仁 12g，红花 15g，地龙 12g，黄芪 30g，黄精 18g，玉竹 30g，菝葜 12g。中药免煎颗粒 7 剂，每日 1 剂，开水冲服。

诊断：干眼症、2 型糖尿病、静脉曲张史、干燥综合征。证属少阳相火不降、上热下寒、寒热错杂之证，治宜敛降相火，使水封而火藏，以复常人之上清而下温之性。

处方：小柴胡合潜阳丹、二至丸化裁。柴胡 12g，黄芩 9g，清半夏 12g，生姜 6g，人参 9g，炙甘草 9g，大枣 9g，当归 12g，女贞子 30g，墨旱莲 30g，干姜 10g，火麻仁 15g，杏仁 10g，牡丹皮 12g，黄柏 9g，砂仁 12g，龟甲 20g，麦冬 30g，补骨脂 10g，白芍 12g。中药免煎颗粒 7 剂，每日 1 剂，开水冲服。

二诊（2020 年 9 月 7 日）：患者自述，服用上方感觉很好，眼睛症状明显改善，大便较前顺畅，患者补述仍有鼻干、口干。

处方：柴胡 12g，黄芩 9g，清半夏 12g，生姜 6g，人参 9g，炙甘草 9g，大枣 9g，当归 12g，女贞子 30g，墨旱莲 30g，干姜 10g，火麻仁 15g，杏仁 10g，牡丹皮 12g，黄柏 9g，砂仁 12g，龟甲 20g，麦冬 30g，补骨脂 10g，白芍 12g，知母 9g，天冬 30g，鸡内金 15g。中药免煎颗粒 7 剂，每日 1 剂，开水冲服。

按：患者以眼部干涩不适来诊，同时患有干燥综合征等病，以前治疗无显效。而本患者突出表现为右寸脉上鱼际，同时伴有上热下寒的病症，上热表现为眼干、口干、鼻干，下寒为腹部怕凉，证属水火不交、上热下寒证无疑。治疗之大法为升水而降火，使相火潜藏于肾水中，肾水上济于心火，外清而内温。本案以柴胡剂和解少阳，以调畅三焦水火之通道，而又以二至丸补肾水，以郑钦安潜阳之法引火下行，阳气藏于内而水敛于外，使外清而内温，以干姜、砂仁、半夏、甘草顾中土之枢轴，调和水火之升降，上下而治，升降而治，水火并调，妙在其中。

三、玻璃体浑浊

吴某，女，69 岁，2020 年 7 月 16 日初诊。因双眼视物模糊不清，眼前有黑影飘动数月来诊，伴有形寒肢冷，膝关节活动不利。眼科检查：视力右眼 0.5，左眼 0.4，左眼玻璃体浑浊，双眼眼底网膜血管变细。脉左关大。

诊断：玻璃体浑浊（左眼）、眼缺血综合征、膝关节病变。证属阳气不足，肝血失其温升，清阳不升，浊阴不降。方以乌肝汤温升左路为主。

处方：炙甘草6g，茯苓12g，桂枝9g，人参9g，黑顺片12g，干姜12g，白芍12g，何首乌9g，当归12g，威灵仙12g，鸡内金12g。中药免煎颗粒7剂，每日1剂，水冲服。

二诊（2020年7月26日）：自觉双眼视物清晰，视力右眼0.5，左眼0.6，身体怕冷较前减轻。患者补述以前有胃病史，胃痛易饥，腿痛行走乏力，稍一走路就体力不支。

处方：炙甘草6g，茯苓12g，桂枝9g，人参9g，黑顺片12g，干姜12g，白芍12g，何首乌9g，当归12g，威灵仙12g，鸡内金12g，淫羊藿10g，砂仁9g，补骨脂10g。中药免煎颗粒7剂，每日1剂，水冲服。

三诊（2020年8月10日）：双眼视物清晰，偶有胃痛，行走较前有力，上方加徐长卿，免煎颗粒7剂。

处方：炙甘草6g，茯苓12g，桂枝9g，人参9g，黑顺片12g，干姜12g，白芍12g，何首乌9g，当归12g，威灵仙12g，鸡内金12g，淫羊藿10g，砂仁9g，补骨脂10g，徐长卿10g。

四诊（2020年8月20日）：视物清晰，视力右眼0.6、左眼0.6，眼前黑影较前减少。患者述服药后最大的感受是腿明显较前有力，以前自觉膝关节骨头有摩擦感，疼痛不敢行走，现在明显改善，胃不痛。恐患者补阳太过，遂问服药后是否有口干，患者唯觉怕冷，上方再加巴戟天。

处方：炙甘草6g，茯苓12g，桂枝9g，人参9g，黑顺片12g，干姜12g，白芍12g，何首乌9g，当归12g，威灵仙12g，鸡内金12g，淫羊藿10g，砂仁9g，补骨脂10g，徐长卿10g，巴戟天10g。中药免煎颗粒7剂，每日1剂，水冲服。

五诊（2020年8月28日）：患者视物清晰，行走有力，恐补阳太过，上方加麦冬，以防患于未然。

处方：炙甘草9g，茯苓12g，桂枝9g，人参9g，黑顺片12g，干姜12g，白芍30g，何首乌9g，当归12g，威灵仙12g，鸡内金12g，淫羊藿10g，砂仁9g，补骨脂10g，徐长卿10g，巴戟天10g，麦冬15g。中药免煎颗粒7剂，每日1剂，水冲服。

按：患者眼部仅表现为视物不清，眼前有黑影飘动。若不根据全身症状及脉象很难辨其阴阳寒热之性。患者脉左关大，是肝血不足、肝脾不升之明证。肝血不足，肝脾不升，原由水寒土湿，木郁不达，法取黄元御乌肝汤加味，以温水暖土升肝，水土温和，则肝木发荣，肝血温升而上达目窍，血气充足则视物清晰，阳气旺盛充足，则骨弱而筋柔，行走有力，正如《素问·生气通天论》所谓："阳气者，精则养神，柔则养筋。"阳气在人体的重要性由此可知，其实万物生长靠太阳，有阳气则生，无阳气则死。自然界万事万物的生存都离不开温暖的阳光，何止人体。

四、目痒症

宫某，女，62岁，2020年8月4日初诊。患者双眼发痒数年，滴用多种眼药水无效，痒极时用力揉眼，越揉越痒，双眼伴有红血丝，伴有变应性鼻炎。曾于2020年7月11日来我院就诊，口服中药无效，转诊于余，观前医处方，考虑肺热。

前医处方：蝉蜕10g，防风10g，藁本10g，当归12g，菊花10g，茯神10g，黄芩8g，党参10g，柴胡10g，大枣10g，蒺藜10g。中药颗粒7剂冲服。

眼科检查：双眼结膜轻度充血，角膜缘有浸润灶，舌质红，苔黄，脉左关濡。

诊断：目痒症、变应性鼻炎。证属邪犯少阳，枢机不利。当以和解少阳，疏利三焦为主，佐以祛风清热祛湿为辅。

处方：柴胡12g，黄芩9g，清半夏12g，生姜6g，人参9g，炙甘草9g，大枣9g，当归12g，茯苓12g，苍术12g，黄柏9g，薏苡仁15g，川牛膝12g，防风10g，木贼10g，蝉蜕10g。中药免煎颗粒7剂，水冲服，每日1剂，每日2次。

二诊：眼痒已减大半，鼻炎症状也明显减轻。守方再服7剂。患者未再来诊。

按：临床上对于目痒症的治疗多以祛风清热为主，而患者首诊无明显疗效，结合患者脉证，诸孔窍之疾病当从少阳论治，少阳病之提纲：少阳之为病口苦、咽干，目眩也。半表半里之病皆为少阳所主。本患者以小柴胡汤枢转少阳和解半表半里之邪，以四妙散从内清热利湿，佐以祛风之剂从外发散风邪，内外表里同治，实为全面之计。

五、玻璃体浑浊

刘某，女，43岁，2020年7月29日初诊。因眼前有黑影飘动数日来诊，伴有口干，腹部怕凉，睡眠差，月经量少发黑，有血块，脉右关大。患者前因月经量少，宫颈炎性疾病就诊于中医。

前医处方：熟地黄 15g，酒山茱萸 15g，山药 30g，茯苓 15g，牡丹皮 15g，仙茅 15g，淫羊藿 15g，桃仁 12g，红花 15g，茵陈 12g，白鲜皮 12g，龙胆 12g，香附 12g，当归 15g，甘草 6g。中药免煎颗粒 14 剂，每日 1 剂，开水冲服。

无明显效果，又调整处方如下：熟地黄 15g，酒山茱萸 15g，山药 30g，茯苓 15g，牡丹皮 15g，仙茅 15g，淫羊藿 15g，金樱子 15g，红花 15g，川楝子 10g，女贞子 15g，知母 15g，香附 12g，当归 15g，甘草 6g。中药免煎颗粒 14 剂，每日 1 剂，开水冲服。

以前患者具体病情不详，仅见其处方如下：熟地黄 15g，酒山茱萸 15g，山药 30g，茯苓 15g，牡丹皮 15g，仙茅 15g，淫羊藿 15g，金樱子 15g，红花 15g，川楝子 10g，女贞子 15g，续断 30g，香附 12g，当归 15g，甘草 6g。中药免煎颗粒 14 剂，每日 1 剂，开水冲服。

诊断：玻璃体浑浊、月经不调。证属三焦气机失畅，相火不降，上热而下寒，治宜疏理三焦，敛降相火，清上温下为主，兼以祛瘀通络。

处方：小柴胡汤合二神丸、桃红四物汤化裁加减。柴胡 12g，黄芩 9g，清半夏 12g，生姜 6g，人参 9g，炙甘草 9g，大枣 9g，当归 12g，白芍 30g，牡丹皮 12g，补骨脂 10g，肉豆蔻 10g，干姜 10g，赤芍 12g，桃仁 10g，红花 10g，生龙骨 30g，生牡蛎 30g。

二诊（2020 年 8 月 5 日）：患者述眼前黑影减轻，睡眠明显好转，时有眼干，腹部怕凉明显改善，上方加枸杞子 15g，菟丝子 15g。患者未再就诊。

按：观前医之治，多用补肾活血行气之法，看似治之有法，实不中病机。本病患者证属上热下寒，故变法而治之，以清上以敛降相火，温下以暖肾水为治，使水升而火清，火降而水暖，阴阳相抱，故诸证得解，此皆从仲景之法。玻璃体浑浊之治，即可温升肝血使清阳得升而治愈，又可敛降相火使浊阴得降而收功，临床当辨其病因而治。少阳居人体之半表半里，与诸孔窍相通，所以应用小柴胡汤治疗眼病有很多的变法，有的医生善用小柴胡，而被人戏称为“小柴胡大夫”。本案以小柴胡变化合二神丸、桃红四物而收功。

六、扁平苔癣

王某，男，66岁，部队退休干部，2020年4月1日前来初诊。患者有扁平苔癣史，曾赴北京多家医院就诊无效。右侧口腔黏膜脱落，吃饭时疼痛难忍，刷牙时稍触就疼痛，上半身汗出，以两侧腋窝为甚，下半身无汗，手及膝盖特别怕凉，大便黏滞不爽，开始有便，以后便不出来，脉右寸关大。

诊断：扁平苔癣，证属上热下寒，治以清上温下。

处方：温脾丸化裁。当归12g，吴茱萸15g，黄连12g，桂枝9g，黄柏10g，附子12g，干姜10g，神曲10g，细辛5g，大黄15g，麦芽12g，桔梗10g，麦冬12g，半夏12g。中药免煎颗粒5剂，每次1包，每日2次，开水冲服。

二诊（2020年4月7日）：服药后，口腔症状改善不明显，刷牙时仍有疼痛感，不敢触碰，感觉上半身出汗较前变少，活动后不觉疲乏，大便全较前稍顺畅，脉右寸关大。上方加五味子，以加强敛降相火之功。

处方：当归12g，吴茱萸15g，黄连12g，桂枝9g，黄柏10g，附子12g，干姜10g，神曲10g，细辛9g，大黄15g，麦芽12g，桔梗10g，麦冬12g，半夏12g，五味子12g。中药汤剂7剂，每次1包，水煎服，每日2次。

三诊（2020年4月14日）：口腔疼痛感症状较前减轻，全身变得轻松，无乏力感，大便顺畅不黏滞，脉右寸关大，上方加肉桂、连翘、龙骨、牡蛎，以清上而下敛相火。

处方：当归12g，吴茱萸15g，黄连12g，桂枝9g，黄柏10g，附子12g，干姜10g，神曲10g，细辛9g，大黄15g，麦芽12g，桔梗10g，麦冬12g，半夏12g，五味子12g，肉桂1g，连翘12g，龙骨30g，牡蛎30g。中药汤剂7剂，每次1包，水煎服，每日2次。

四诊（2020年4月21日）：口腔刷牙时疼痛感明显减轻，刷牙时感触碰口腔壁。

处方：当归12g，吴茱萸15g，黄连12g，桂枝9g，黄柏10g，附子12g，干姜10g，神曲10g，细辛9g，大黄15g，麦芽12g，桔梗10g，麦冬30g，半夏12g，五味子12g，肉桂5g，连翘12g，龙骨30g，牡蛎30g，白芍12g。中药汤剂7剂，每次1包，水煎服，每日2次。

五诊（2020年4月28日）：家人述患者口腔疼痛明显减轻，要求继续服药治疗。

上方再进 7 剂。

按：治疗本病，医者多以清上而治之，只顾口腔局部疾病而一味清上，开始有效，很快就无效。观其脉证，其证当属上热下寒可知，以《备急千金要方》温脾丸化裁，仿乌梅丸阖厥阴死门之法，而变开太阴生门之法。张大昌先生对温脾丸推崇有加：脾胃是用，主在消化。消者，以除糟秽也；化者，蒸其清精上升以为营卫也。中焦乃阴阳交混之处，治中部方极难撰定，唯《千金要方》温脾丸堪备职耳。可见，明白其证治机制，临床才能运用自如。中医治病的整体性当自始至终，只注重局部而不注重整体是盲目而片面的，多数是无效的治疗。

七、白内障初期

孙某，女，79 岁，2018 年 12 月 17 日初诊。患者自述双眼视物模糊不清，平时自觉头脑混沌不清，手足心热，不怕冷，心烦，易发火，不愿听别人说话。既往患糖尿病、脑梗死史 10 多年。曾就诊过中医，服用中药 14 剂无效。

前医处方：黄芪 30g，山茱萸 15g，枸杞子 15g，覆盆子 15g，菟丝子 15g，丹参 15g，天麻 12g，钩藤 12g，水蛭 9g，砂仁 6g，红参 15g。

眼科检查：视力右眼 0.25、左眼 0.3。双眼晶体皮质轻度浑浊，眼底未见明显异常。舌质红，少苔，脉右关大。

诊断：白内障（双眼）初发期、糖尿病、脑梗死。证属相火不降，以敛降右路相火为治，兼补肾水。

处方：地魄汤加味。半夏 12g，麦冬 15g，白芍 9g，玄参 15g，煅牡蛎 12g，炙甘草 6g，五味子 9g，三七 10g，女贞子 20g，墨旱莲 20g。

二诊（2018 年 12 月 26 日）：自觉症状减轻，看东西较前清晰，视力右眼 0.4、左眼 0.6。原方 7 剂。

三诊（2019 年 1 月 7 日）：患者吃药后，自述以前头脑不清，现在较前明显改善。患者补述：以前有便秘，大便干，现在通畅。视力右眼 0.4、左眼 0.6，舌质仍红，脉右关较前缓和，上方再服 7 剂。

按：患者既往有高血压、脑梗死病史，最初就诊时前医不予辨证，而是根据常规思维模式，给予补肾温通治疗，与证相反，犹如火上浇油，所以患者服用药物无效而症状反剧。本证患者手足心热，不怕冷，心烦，易发火，不愿听别人说话，舌质红，脉右关大，属相火上炎无疑，当以敛降相火为主，方以黄元御地魄汤化裁。实践证明，患者服药后症状明显改善，相火潜降于肾水之中，诸症悉减。

八、虹膜炎伴有湿疹

孙某，男，61岁，2018年8月13日初诊。既往有反复发作的虹膜炎病史，曾住院治疗，出院后右眼病情又发作，自觉右眼红痛，视物模糊。患者右手皮肤脱屑暴皮，曾在皮肤科治疗多年不愈，具体诊治不详，患者述其右手在冬天特别怕冷怕风，不敢伸手，平素易生口疮，腹部怕凉，大便稀，脉左关弦减。眼科检查：右眼混合性充血，角膜后羊脂状角膜后沉着物（+）。

处方：乌梅45g，人参10g，黄柏9g，当归12g，黑顺片9g，细辛6g，黄连16g，桂枝6g，蜀椒5g，干姜10g，鸡内金15g，连翘12g。中药免煎颗粒7剂。

二诊（2018年9月6日）：眼部症状减轻，角膜后羊脂状角膜后沉着物较前减少，手部光滑如初，无脱皮脱屑。

处方：乌梅45g，人参10g，黄柏9g，当归12g，黑顺片9g，细辛6g，黄连16g，桂枝6g，蜀椒5g，干姜10g，鸡内金15g，连翘12g，赤小豆20g，牡丹皮9g。免煎颗粒7剂。

按：本案表现为上热下寒证，当属厥阴病，治疗以清上温下。本案奇就奇在患者多年的右手暴皮、脱屑之症在不经意之间而愈。思其原因，厥阴主气主时为阴阳之气转换交接之时，手之三阴与三阳，足之三阴与三阳均在手足交接，乌梅丸治疗厥阴病，枢转中轴，清上而温下，交通水火，手足得温而气血充足，手部皮肤愈合如初。

九、干眼症

王某，女，49岁，2019年1月22日初诊。患者眼部干涩不适，颜面皮色通红，面部发热，火烧火燎，喜凉风，冬天晚上睡觉时要开窗户透凉风，面部才觉舒服，以前性格开朗，现在听到别人说话就烦躁，特别想哭，心里委屈，足部特别怕凉，睡眠差，夜间3时左右易醒，曾诊为过敏性湿疹、自主神经功能紊乱、绝经期和女性更年期状态、耳鸣、不寐，不停服用药物治疗1年多，赴北京、河北等外地大医院就诊，均无效。

诊断：干眼症。证属寒热错杂，上热而下寒，当从厥阴治之。

处方：乌梅丸加味。乌梅45g，人参10g，黄柏9g，当归5g，黑顺片6g，细辛、黄连各16g，桂枝6g，花椒5g，连翘10g，干姜12g，火麻仁20g。5剂。

二诊（2019年1月29日）：面部发热较前减轻许多，红脸变浅。

处方：乌梅45g，人参10g，黄柏9g，当归5g，黑顺片6g，细辛6g，黄连16g，桂枝6g，花椒5g，连翘10g，干姜12g，麦冬20g，牡丹皮12g，炒栀子10g，淡豆豉10g，玫瑰花10g。

三诊（2019年2月3日）：服药后，自觉症状明显好转，心情变舒畅，红脸明显减轻。患者述前天晚上用中药泡足后，面部红痒有反复，夜间睡觉需开窗吹凉风才舒服，服药后感觉恶心。

处方：乌梅45g，人参10g，黄柏9g，当归5g，黑顺片6g，细辛6g，黄连16g，桂枝6g，花椒6g，连翘10g，干姜12g，麦冬20g，牡丹皮12g，炒栀子10g，鸡内金10g，玫瑰花10g。

按：此证当属厥阴病乌梅丸证无疑，厥阴病的治疗在于寒热并治，清上而温下，枢转中土，升降水火，寓意深长。

在此讨论一下乌梅丸的话题。李士懋老师认为厥阴病是肝阳馁弱所致，肝阳是人体的权阳，非根本之肾阳元阳虚弱所致，蛔厥之脏寒是脏厥的轻证，并无本质的区别，这是很有见解的。这与黄元御从六气厥阴风木为病的解读厥阴病是一样的。

对乌梅丸方证的分析，赛教授喜欢从五行象思维的角度来认识。乌梅丸组方结构严谨，内含中医治病的法式图，包含一气周流的思想，其药物组成与木、火、土、金、水五个时相和方位相应。这是中医之大道所在。其他对治寒热错杂的方证也多在此框架基础上展开。掌握了中医治病的法式图，我们就能以不变应万变。

在东方木位，以乌梅、当归补肝体助肝用，以复厥阴木静而风恬之性，恢复其疏畅条达敷布阳气之功，乌梅原方三百枚，用苦酒即醋浸一宿而蒸之五斗米下，以养土气，足见仲景达土而升木之妙用；也有从天三生木的角度来解读，三百枚是三的百倍，将其生木作用放大，力量大而无比。

在中央土位，以蜀椒、干姜对治太阴湿土，温补中土，补土燥湿，以对治厥阴病土湿不能生长木气之因，使中土之气左旋而带动右转，脾升而胃降；以丑临春之时，就是水寒土湿之时，以火生土，以温燥土湿。川椒一定要用开瓣的，不能用闭死的，因为开瓣的川椒像肺的两叶，代表宣发的气机，能使肺及中焦的气机宣畅，以助中土运转，川椒又有补火生土之象。

在南方火位，以黄连、肉桂对治少阴君火，以及外显上逆之相火，以黄连清君相之火，加肉桂而又有引火下行之义，相火降而暖肾水，有纳气归肾之法。明代医家韩懋所悟的“交泰丸”可能从此而悟出。交泰丸取肉桂一钱以应“天一”之数，取黄连六钱以应“地六”之数，意在天一生水，地六成之。一改否卦为泰，名曰“交泰丸”。

在北方水位，以附子、黄柏对治太阳寒水，用附子温肾水，用黄柏泻相火而坚阴，以复癸水蛰藏之性。郑钦安的潜阳封髓丹可能就是从此悟出来的，使相火潜藏于肾水之中而得以滋养生息，补充其消耗不足，坎中之阳充足才能开启，肾水才能温升以上济心火。

在西方金位，以人参、细辛对治阳明燥金，以补肺气，使气机通降，助肺金之敛，胃土之降。

诸药合用，共奏暖水温土，条达木气，枢转中气，敛降相火之功，使水升火降，坎离交姤，龙虎回环而不病。

关于乌梅丸的临床应用，古今中医大家多有发挥，可以变化应用治疗很多的疾病，谓“千古奇方乌梅丸”一点也不为过。了解乌梅丸治病的机制之所在，对于理解寒热错杂症的治疗是非常有帮助的。

王禹增

个人简介

王禹增，男，1963年生，毕业于山东中医药大学中医系，本科学历，学士学位，现为德州市中医院骨伤科主任、省级重点专科学科带头人，主任医师，中共党员。王禹增教授师承于中国中医科学院首席研究员、第一批国家级非物质文化遗产“清宫正骨”流派传承人孙树椿教授和安徽中医药大学龙砂医学流派传承人顾植山教授。

王禹增教授现任山东中西医结合学会骨科专业委员会副主任委员、山东省中医药学会骨伤基础与内治专业委员会副主任委员、德州市中医药学会骨伤专业委员会主任委员、山东省名中医药专家传承工作室指导老师和山东省五级中医药师承教育项目指导老师，获全国优秀中医临床人才、山东省名中医药专家、山东省高层次优秀中医临床人才和德州市名中医药专家等称号。

学术见解

椎动脉型颈椎病的主要临床表现为眩晕、头痛、耳鸣、听力减退、视力异常、平衡障碍等征象。西医学认为其发病机制十分复杂，国内外学者对此有较多研究，但仍不明确。中医将其纳入“眩晕”范畴，对其发病机制的认识也有多种观点，浅析如下。

一、从肝肾立论

中医学虽无椎动脉型颈椎病之病名，但其主要症状最早散见于《黄帝内经》，并对本病的病因、病机做了较多的论述，认为眩晕与肝肾有关。《素问·至真要大论》有“诸风掉眩，皆属于肝”之说，《灵枢·海论》有“髓海不足，则脑转耳鸣，胫酸眩冒”等记载。肝主筋藏血，肾主骨生髓。肝肾精血充足，则耳聪目明。人到中年，肝血肾精衰少，骨髓化源不足，筋骨渐弱，清窍也得不到充分滋养，为眩晕的发生提供了相应的病理基础。若肝肾阴亏，水不涵木，阴不维阳，阳亢于上，肝风内动，上扰清窍，则更易引发眩晕。胡永文等、龚艳等以补益肝肾、平肝息风为主治疗椎动脉型颈椎病获良效。陈建鸿通过对 200 例患者的观察发现，尽管本病的病因、病机表现各异，但总以肝肾亏虚、经脉失养为本。有的表现为肝肾阴亏，有的表现为肾阳不足。林一峰等即认为本病是由督脉气衰、阳气不振所致。肾中元阳亏损，则督脉之经气衰减。督阳不振，温煦无力，如遇风寒湿邪乘虚而入，内外相搏，痹阻督脉，必致眩晕、头项疼痛。正如《杂病源流犀烛》说："年老伛偻者甚多，皆督脉虚而精髓不充之故。"同是肝肾亏虚，而由于地域的原因，又会表现出不同的病理特点。在南方，气候炎热、风寒湿气少而温热或湿热之邪多，刁志光发现若非历尽辛劳且房劳过度，风寒湿邪不易痹着；而温热湿热之邪则易耗气伤阴，导致虚阳上浮，筋脉失于濡养，呈现"阳常有余，阴常不足"的特点；同时根据长期的临床观察，发现伴有颈肩部肌肉僵硬者，眩晕症状往往较重，即常兼有肝风内动之象。

二、从气血立论

施杞等认为，不论在脏腑、经络，或在皮内、筋骨都离不开气血；气血之于形体，无处不到。血行失度，经脉之气不及贯通，是引起颈椎病的主要原因。张运国等选择椎动脉型颈椎病患者 120 例，根据中医学审证求因的理论，对其临床表现进行了分析，认为椎动脉型颈椎病的主要病理机制在于"血瘀"。气属阳，主动，主温煦；血属阴，主静，主濡润。气是推动血液循脉运行及脏腑功能活动的动力，气行则血行，气止则血止。长期伏案工作，颈部劳损，或颈部外伤，均可致局部气滞血瘀，筋脉失养，引发临床症状。若素体虚弱，或年老体虚，或久病伤气，气虚无力，推动无权，导致气虚血瘀，即所谓"因虚致瘀说"。血瘀阻滞经络，血虚也可使清窍失养。从"脉弗荣则筋急"这一理论出发，结合临床观察，认为气血亏虚是其主要病机，"筋急之源，由血脉不荣筋之故也"，并以补气养血为主要治疗原则，治疗 58 例椎动脉型颈椎病获良效。沈源彬通过对大量的临床资料进行总结研究，最后发现气虚血瘀、气血亏虚两种原因均可引发椎动脉型颈椎病。

三、从痰湿立论

痰湿既是脾运化水湿的功能失调后所产生的一种病理产物，又是新的致病因素。中医学把痰分为"有形之痰"和"无形之痰"，引起颈椎病的是"无形之痰"。《丹溪心法·头眩》有"无痰不作眩"之说。吴股等认为椎动脉型颈椎病是由于痰湿中阻。而辛本忠等及杨万波等通过临床反复观察体会，根据"痰瘀互结"理论，以为本病为痰瘀内阻，经隧不利，清阳不升，浊阴不降，气血不能上荣于清窍，脑海失养为其主要病机。熊韬则在息风化痰剂半夏白术天麻汤的基础上加入活血化瘀中药，对痰湿阻络型椎动脉型颈椎病进行试验观察治疗，并与单纯采用半夏白术天麻汤治疗的病例对照，同时用经颅多普勒超声（TCD）检测，显示两组治疗后，后动脉、左右动脉（BA、LVA、RVA）的血流速度。治疗 3 周后，结果显示血流速度均较治疗前明显提高，且治疗组较对照组更为显著（$P < 0.05$）。结果表明，痰湿阻络型椎动脉型颈椎病的病机特点应为痰瘀阻络，风痰上扰。

四、椎动脉型颈椎病的中医病机特点

在椎动脉型颈椎病发病机制中，其病理虽有多种，但基本病理变化不外虚实两端。肝肾不足、气血亏虚所致的眩晕多属虚证；因痰凝血瘀、风湿内侵和局部劳损所致的眩晕多属实证。本病的病位在头颈项，其病变脏腑与肝、脾、肾三脏最为密切。肝属风木，性喜条达，主升主动，肝肾亏虚，水不涵木，阴不制阳，阳亢于上，则发为眩晕。脾为气血生化之源，脾气虚弱，运化失常，则气血化生不足，或水湿内停，痰浊中阻，均可发为眩晕。肾为先天之本，主骨生髓，肾精不足，髓海失养，也可引发眩晕。

在椎动脉型颈椎病发病过程中，各种病理变化之间不是单一的，也不是一成不变的，而是相互兼夹和相互转化的。如脾气不足、气血亏虚所致的眩晕，由于脾虚生湿，往往兼有痰浊中阻，二者相互影响使病情更为复杂。再如肾阴不足，久之可以转化为肾阳不足或阴阳两虚之证。

此外，不论何种原因导致的椎动脉型颈椎病，久病入络，大都夹有瘀血，表现在症状上，往往兼有颈部筋肉的痉挛，这也是椎动脉型颈椎病所致眩晕与其他疾病所致眩晕不同的病理特点。在治疗上，内服药需添加活血化瘀之剂，同时采用针灸、推拿和理疗等局部治疗才能取得好的疗效。

总之，椎动脉型颈椎病中医病机特点可以概况为：虚实夹杂，虚在气血肝肾，实在痰瘀风湿。

特色技术

在 30 多年的临床实践中，王禹增教授勤求古训，博采众长，中西兼收，以西促中，逐渐形成了自己的诊疗风格，概括为：“处理三个关系，重视三个功能，注重一个运用”。即手术治疗与中医（保守）治疗的关系，整体治疗与局部治疗的关系，药物治疗与非药物治疗的关系；重视脾肾补益功能、少阳枢机功能和血水协调功能在骨科疾病治疗中的应用；注重五运六气理论在中医临床的运用。

一、手术治疗与中药（保守）治疗的关系

王禹增教授认为，手术治疗与中药（保守）治疗的关系既是对立的，又是统一的。二者不能偏废，更不能相互代替。要严格把握好手术适应证和禁忌证。

二、整体治疗与局部治疗的关系

有些疾病，如术后切口不愈合，貌似局部的病症，其实与患者的整体情况有极大的关系，必须从整体着手，调理阴阳，方能取得满意的疗效。

三、药物治疗与非药物治疗的关系

骨伤科所诊治的疾病，主要是运动系统的疾病，具有明显的生物力学特点。筋出槽骨错缝往往相伴而行，手法的应用能使这类疾病手都病除，效果立竿见影；随后的中药应用，能增强远期效果，避免复发。药物治疗与非药物治疗的结合，能使二者的优势相得益彰。

四、重视脾肾功能在骨病治疗中的作用

肾主骨生髓，为先天之本，脾为气血生化之源，脾肾功能正常与否往往是疾病发生、发展与转归的关键所在。在骨伤杂病的治疗中，重视脾肾功能的调整，培先天、补后天，取得了满意的疗效。

五、重视少阳枢机功能的调节作用

少阳主生发，少阳经位于半表半里，其经脉上循头颈，下至足踝，骨病中的颈肩痛、腰腿痛可通过调节少阳枢机而达到止痛的目的。

六、重视血水协调功能的作用

“血不利则为水”是张仲景在《金匮要略·水气病脉证并治第十四》中提出的重要的学术思想。长久以来，这一学术思想广泛指导着妇科的临床实践。通过读经典，做临床，对这一学术思想略有感悟，将其应用到骨科领域，取得了良好的临床疗效。

七、注重五运六气理论在中医临床的运用

五运六气学说充分反映了中医学理论体系中“天人相应”的整体观思想，是《黄帝内经》理论体系的重要组成部分。作为龙砂派弟子，临证之时“必先岁气，勿伐天和”，这是基本的要求。不仅用于时病，也一样可以应用于诊治杂病和骨病。

临床经验

一、颈托配合中药治疗气虚血瘀型椎动脉型颈椎病

西医学认为，椎动脉型颈椎病是由于颈椎退行性变、颈椎生物力学失衡等原因刺激或压迫椎动脉，引起椎动脉痉挛，致使脑干和迷路供血不足，产生以眩晕等为主要表现的一系列临床症状。通过文献综述和临床观察，王禹增教授认为其中医发病机制为气虚血瘀，用颈托配合中药益气活血定眩汤（自拟方）治疗气虚血瘀型椎动脉型颈椎病，实现了较好的疗效。

二、用血水协调功能的作用治疗骨科疾病

“血不利则为水”是张仲景的重要学术思想，将这一学术思想应用到骨科领域，对于由“血”病“水”的治疗，最直接的方法即是化瘀以行水，仲景的大黄甘遂汤，桂枝茯苓丸即为此而设。在肢体创伤或术后患者肢体肿胀疾病的治疗方面取得了良好的临床疗效。

三、注重脉诊在判断骨科疾病性质中的应用

作为一名骨科医生，王禹增教授注重脉诊在判断骨科疾病性质中的应用。如中老年人膝关节疼痛确以脾肾阳虚、寒湿内停居多，然而有的患者脉弦细数，重按无力，又兼舌质淡，苔薄腻，脉证合参可知，此证绝非单纯的阳虚寒湿证，实乃由肝肾不足，虚火上炎，枢机不利，水湿内停，久而化热，气滞血瘀所致。治疗当清上温下，攻补兼施。

验案验例

一、备化汤治疗足病五则

备化汤（木瓜、茯苓、牛膝、炮附子、干地黄、覆盆子、生姜、甘草）出自陈无择《三因极一病证方论》，为丑未之年按太阴湿土司天、太阳寒水在泉的运气特点而设立的一张名方。王教授虽从医30余年，但自认作为一名骨科医生对此方了解甚少。自2014年投师于安徽中医药大学教授、龙砂医学流派代表性传承人顾植山老师门下，有幸侍诊于恩师左右，得师言传身教，才有初窥门径之感。顾老师讲，运气方的运用并不局限在内科，各科疾病均可使用。王教授从事于骨科临床，遂于去年乙未年将备化汤试用于骨科诸病症，并按老师的要求，运用名方特别是初次使用时，尽量原方使用，少做或不做加减，这样可更好地观察疗效。今将临证时用备化汤原方治疗自以为疗效较好的五则病案记述如下，以求正于同道。

案1：跟痛

王某，女，52岁，2015年3月3日初诊。患者因左足跟部疼痛3天就诊。患者为中年女性，体型较胖。3天前的上午无明显诱因突然出现左足跟部外侧疼痛，起初以为鞋子里有东西硌脚，脱鞋仔细检查未发现任何异物，也没有远足及受伤史，在某院就诊，拍片、化验等检查未见明显异常，给予云南白药气雾剂、醋氯芬酸缓释片等应用，当天疼痛稍有好转。然第二天疼痛依然，且有加剧之势，以致行走困难，遂求治于中医。刻下：疼痛位于外踝直下方，跟骨的外侧面接近足底缘，即腓骨肌下支持带止点的部位，外观不红不肿，皮温不高，有1cm×2cm的明显压痛区，触摸时皮下组织有肿胀感，腰、髋检体未见阳性体征，患者除平日稍有怕凉之外，否认有其他病史。舌质淡，苔薄白，脉沉弦。

诊断：跟痛症。考虑到2015年为乙未之岁，太阴湿土司天、太阳寒水在泉。又时值初之气，厥阴加临厥阴，依正方备化汤原方，给予温阳祛寒，逐湿通络。

处方：炮附子（先煎）10g，宣木瓜15g，云茯苓10g，川牛膝15g，生地黄20g，覆盆子15g，淡干姜6g，炙甘草6g，7剂。每日1剂，水煎400mL，早晚各温服200mL。

二诊（2015年3月10日）：跟部疼痛基本消失，原压痛区及皮下组织的肿胀感未再检出，已能正常行走上下班，照上方给3剂以巩固疗效。

案2：右跗部疼痛

马某，女，29岁，2015年3月19日初诊。患者因右跗部疼痛1个月就诊。无外伤史，曾在当地拍片示副舟骨，经服用止痛药物效果不明显，当地县医院拟手术治疗。患者考虑到手术风险等因素，愿到市级医院治疗，遂由家人陪同来我院准备手术。刻下：右足跗部内侧肿胀，压痛明显，腰、髋、膝未见明显异常，舌质淡，苔薄腻，脉沉弱。

诊断：此证当属寒湿阻络，遂劝患者暂缓手术，可试用中药治疗。

治疗：考虑到此证与上病在时象和证象有相似之处，也给予与备化汤原方10剂（方药同前）。

二诊（2015年4月2日）：患者服上方后，右跗部疼痛已减大半，跗部内侧肿胀、压痛消失，能胜任一般的家务劳动，对中药治疗的效果出乎意料，不再考虑手术，再取原方10剂，继续服用，以巩固疗效。

案3：足裂

刘某，男，45岁，2015年11月11日初诊。患者足跟处皲裂、疼痛、出血近10年，冬季常涂抹凡士林等外用药后，再用塑料袋包裹，行走时足跟疼痛难忍，甚为不便。小腿湿冷，四季在室内需穿棉拖鞋。曾尝试中西药内服、外用等多种方法，效果不理想。刻下：双足跟处皲裂，裂口周围皮肤粗糙、增厚、发硬，裂口深处渗血，舌淡青，苔白滑，脉沉弱。

治疗：备化汤原方10剂（方药同前）。

二诊（2015年11月21日）：服药后疼痛、怕冷明显缓解，足裂处像脱了一层皮，小的裂口已经愈合，大的裂口已不再出血，小腿渐暖，湿冷减轻，以前稍着凉即犯的鼻炎也得到了缓解。效不更方，原方再给10剂。

案4：左踝肿痛

肖某，女，14岁，在校中学生，2016年3月5日初诊。患者于2014年夏季运动后出现左踝疼痛，休息后缓解，以后断断续续，每于运动后复发，2015年后逐渐加重，稍动即痛，不能正常行走，影响日常生活。患者曾于2015年2月26日在本院就诊拍片，除足弓稍平外，未见骨质异常，接诊医师考虑扁平足，给予活血止痛药物，效果不理想。因临近中考，需加测体育考分，平时根本无法正常训练，遂急求治于中医。刻下：左踝肿胀，内踝后侧压痛明显，舌淡嫩苔薄腻，脉沉弱。

诊断：2015年德州最低温度降至零下19℃，是1981年以来最冷，一些树木被冻死。今虽至丙寅初之气，但天气仍寒。以往德州3月平均温度是1～13℃，天气寒冷，今年更甚，气象表明乙未年太阳寒水的影响仍在。

治疗：备化汤原方10剂（方药同前）。

二诊（2016年3月19日）：药后显效，病去大半，内踝后侧仅存轻度压痛，行走时疼痛基本消失，已能进行间断的体育训练。原方再给10剂。2016年5月13日电话随访，肿痛完全消失，已顺利通过中考体育测试。

案5：右踝肿痛

王某，男，40岁，2016年3月5日初诊。患者自2015年秋季右足踝前外侧无明显诱因出现行走时疼痛，在邯郸某医院就诊，拍片未见骨质及结构异常，给予云南白药等外用，效果不理想。患者平素血糖高，饮酒，不吸烟，曾考虑血糖因素，在内分泌科治疗，但血糖降至正常后，也未见疼痛好转。2016年2月21日患者在威海病情加重，遂于当地就诊拍片，仍未见骨质及结构异常，嘱其休息观察，未做其他处理。2016年3月5日来我院就诊。行MR平扫示：右足距骨周围关节积液。刻下：舌质淡，苔薄腻，脉弦滑。

诊断：考虑到与上述病例相似的因素，也给予备化汤原方（方药同前），上方连用20剂。

二诊（2016年4月5日）：足痛完全消失，已能正常行走，生活、工作未再受到影响。后来，患者要求继续服用一段时间中药，并非踝肿痛复发，而是因为当初服药期间，感觉稍加生活干预，血糖即能降至正常，且身心舒服，浑身有力，比起单纯服用降糖药，效果要好得多。

［**体会**］

中医学家方药中先生曾指出，五运六气学说是中医理论的基础和渊源，古代医家多结合运气学说来诠释和治疗疾病，虽也“造成一些医家按图所骥，滥讲运气的流弊”，但也不能因噎废食，全盘否定运气学说的重要理论价值。

龙砂医家缪问认为："丑未之岁，阴专其令，阳气退避，民病腹胀，胕肿，痞逆，拘急，其为寒湿合邪可知。夫寒则太阳之气不行，湿则太阴之气不运。"对此类病患宜用备化汤。

备化汤方中"君以附子大热之品，通行上下，逐湿祛寒。但阴极则阳为所抑，湿中之火亦能逼血上行，佐以地黄凉沸腾之势，并以制辛烈之雄。茯苓、覆盆子，一渗一敛。牛膝、木瓜，通利关节。加辛温之生姜，兼疏地黄之腻膈。甘温之甘草，并缓附子之妨阴，谓非有制之师耶？"

2015适逢乙未之年，笔者所居之地，春雨早致，天气湿冷，案1、案2足踇疼痛，病关节不利，筋脉拘急。正合"阴专其令""寒湿合邪"之象。遂投备化汤而用之，竟一举收桴鼓之效，确出乎医患双方之料。

顾老认为，临床见湿、寒为病，症见关节疼痛、拘挛、筋脉痿弱，腰痛，痹症宿疾症状加重，水肿，脘胀，胸胁不舒，畏寒，舌淡苔薄，脉见沉濡等象者，均可选用该方。

《素问·至真要大论》曰："时有常位而气无必也。"顾植山教授认为，把五运六气看作六十干支的简单循环周期，仅据天干地支就去推算某年某时的气候和疾病，这样的机械推算显然是不科学的，是违背《黄帝内经》运气学说精神的。基于运气病机理论运用运气方，必须做到"因时识宜、随机达变"，唯此方能圆机活法，受用临床。案4、案5，时间虽已进入丙寅年，气候特点却仍现乙未之象，故仍可运用备化汤。

案3稍有特别之处，不仅疼痛，更有皲裂。若按笔者以前的临证思维，当使用滋润之剂。自从跟师顾老以后，学着用运气思维，讲究天人合一，见病更见人，大胆使用备化汤，收效完全出乎预料。

二、大柴胡汤临床应用

大柴胡汤是柴胡剂群的重要方剂之一，由柴胡、黄芩、半夏、枳实、芍药、大黄、生姜、大枣组成，在《伤寒论》原文中用来治疗少阳阳明合病，症见往来寒热，胸胁苦满，呕不止，郁郁微烦，心下痞硬，或心下满痛，大便不解或协热下利，舌苔黄，脉弦数有力（相当于西医学的急性胰腺炎、急性胆囊炎、胆石症、胃及十二指肠溃疡等属少阳阳明合病者）。在临床实践中，如果辨证准确，加减得当，也可以用来治疗骨科的疑难杂症。

案 1：腰椎间盘突出症

段某，男，48 岁，干部，2013 年 1 月 10 日初诊。患者诉右下肢疼痛 1 个月，加重 7 天，曾在某院就诊，行 MIR 检查，诊为腰椎间盘突出症，拟行手术治疗，因患者惧怕手术，遂用日本产治疗坐骨神经疼痛的胶囊保守治疗，开始 1 个月效果尚可，而后不知何因又逐渐加重。询其每夜间 12 时许即上半身汗出如洗，需更换睡衣才能入睡，右下肢疼痛自此始逐渐加重，夜间甚于白天，以致难以入眠，每晚需服用“曲马多”2 片，方能忍痛入眠，感觉双腿如放水中，以右侧为重，小便黄，大便干。见其左侧卧位在床，面色潮红，头部汗出，痛苦面容，翻身困难。察其腰部平直，右侧肌群紧张，$L_4 \sim L_5$ 棘间隙右侧压痛明显，直腿抬高实验左 80°（－）、右 30°（+），膝腱反射左（++）、右（++），右小腿外侧针刺觉减退，皮肤发凉，舌质淡，苔黄腻稍干，诊其左脉沉数，右脉弦数。MIR 检查报告示：腰椎退行性变，$L_4 \sim L_5$ 椎间盘突出。

诊断：此乃由少阳相火内郁阳明，下劫肾水所致，久而化燥，成上寒下热之证，但温则助其火，只清则损其阳，正虚邪恋已成胶着之势。证属少阳阳明肾阳三阳合病，上热下寒。法当和解少阳，内泻热结，温肾壮腰，佐以通络止痛。

处方：大柴胡汤合四逆汤加减。柴胡 20g，黄芩 10g，白芍 20g，薏苡仁 20g，干姜 6g，枳壳 10g，大枣 4 枚，生大黄 10g，制附子（先煎）10g，川牛膝 10g，独活 10g。7 剂，水煎 400mL，早晚各分服 200mL，每日 1 剂，注意双下肢保暖。

二诊（2013 年 1 月 17 日）：右下肢疼痛稍有减轻，服中药以来未再服用止痛药，仍诉夜间 12 时前后加重，但出汗减少，舌质淡，苔黄稍腻，大便日行 1 次，诊其左脉沉数，右脉弦数。药已中的，上方 7 剂继用。

三诊（2013 年 1 月 24 日）：右下肢疼痛减轻，右下肢外侧压迫感明显，已能下床活动，出汗增多，舌质淡，苔黄干，诊其左右脉均数。考虑乃有阴虚生内热之嫌，上方加生地黄 30g，7 剂继用。

四诊（2013 年 1 月 31 日）：以上病症无明显变化，思量半天，不知所以至此？又与患者进一步交谈方知：患者平素好吃熏猪头肉，得病以来，无心美食，近几日疼痛减轻后，又用美食自我慰劳，以补前亏。熏肉本为温热之品，佐料多为温燥之剂，久食多用则化燥生热，遂将生地黄用量改为 20g 以养阴，用生石膏 30g，黄连 6g

直折其热，合上药7剂，并嘱其宜清淡饮食。

五诊（2013年2月8日）：疼痛明显减轻，汗出明显减少，双下肢寒凉感消失，已能上半天班，上方加7剂继用，配合腰背肌功能锻炼。

六诊（2013年2月16日）：疼痛、汗出基本消失，右下肢臀部仅留少许紧束感，大小便正常，已能全日上班，直腿抬高实验左80°（-）、右70°（-），舌淡嫩，苔薄白，脉缓。热势已挫，上方去生石膏、黄连、生地黄，加炒白术10g，7剂以巩固疗效。嘱其注意腰背部保暖，不宜长时间坐位，宜时常进行腰背肌功能锻炼。

按：足少阳之脉下行至环跳，沿大腿外侧、膝关节外缘，行于腓骨前面，直下至腓骨下端，浅出外踝之前，沿足背行出于足第四趾外侧端窍阴穴。本案右下肢疼痛恰为足少阳经所过之处。足少阳以甲木而化气于相火，顺则下蛰而温肾水，横则内郁而薄阳明，故少阳之经，最易病火，进而内燥阳明，下劫肾水，终成上热下寒之证，使经筋失养，疼痛不休。若按常法但温则助其火，只清则损其阳，首尾难顾，何以建功？国难思良将，疑难想仲景。经方大柴胡汤可解少阳阳明之急，四逆汤可补肾阳之虚，两方相合，则少阳可疏，阳明可泄，肾阳可温，上下通调，经脉通畅，经筋得养，则痛止筋柔。另，治疗期间的饮食禁忌、服装穿戴、功能锻炼也不容忽视，逆之则效不彰。

案2：痛风性膝关节炎

刘某，男，66岁，退休干部，2012年12月13日初诊。患者右膝关节疼痛1个月，曾在某院就诊，经DR拍片、MRI平扫等检查，诊为膝关节退行性骨关节病，行针灸、理疗、中药、封闭及关节腔内注射等治疗，效不显，痛不减，伸无力，已不能正常下地行走，十分痛苦。询其有糖尿病、痛风病史多年，目前每日服用降糖药，未对高血尿酸症进行系统治疗，血糖控制良好，血尿酸高于正常值，下肢冷，夜尿多，大便干，心烦躁，每夜靠止痛药和安眠药勉强入眠。察其右膝关节水肿，内、外侧压痛明显，皮温稍高，浮髌征（+），不能完全伸直。前医所用中药多为补肾健脾祛湿等温燥之剂，血常规、心电图未见异常，舌质淡，苔薄腻。诊其脉弦细数，重按无力。

诊断：痛风性膝关节炎，属中医"痹病"范畴。观总体脉证，四诊合参，此乃上热下寒、虚实夹杂之证。热在虚火上扰，寒在肾阳虚衰；虚在肝肾亏虚，实在湿阻络瘀。病及肝肾心脾，恐一方一法，难以胜任。当用合方，合而围之，聚而歼之。举大柴胡汤、四逆汤、三妙丸及交泰丸合方加减，共建清虚火、补肝肾、祛湿热、通经脉、消肿痛之功。

处方：柴胡 20g，白芍 20g，干姜 6g，枳壳 10g，川牛膝 15g，制大黄 10g，炙甘草 6g，制附子（先煎）10g，生地黄 20g，苍术 15g，薏苡仁 20g，茯苓 20g，金银花 20g，连翘 20g，红花 10g，独活 10g，黄连 6g，肉桂 6g。7 剂，水煎 400mL，早晚各温服 200mL，每日 1 剂，注意休息禁食腥辣之品。

二诊（2012 年 12 月 20 日）：右膝疼痛、肿胀明显减轻，服中药以来未再服用止痛药，心烦、便秘也明显缓解，能自行步入门诊，仍诉夜尿多，舌质淡，苔薄腻，脉较前和缓有力。上热渐清，下焦气化及固摄仍显不足，上方金银花改为 10g，连翘改为 10g，去黄连，加缩泉丸并用。

处方：柴胡 20g，白芍 20g，干姜 6g，枳壳 10g，川牛膝 15g，制大黄 10g，炙甘草 6g，制附子（先煎）10g，生地黄 20g，苍术 15g，薏苡仁 20g，茯苓 20g，金银花 10g，连翘 10g，红花 10g，独活 10g，益智仁 15g，乌药 10g，肉桂 6g。10 剂，水煎 400mL，早晚各温服 200mL，每日 1 剂，禁食腥辣之品。

三诊（2012 年 12 月 31 日）：右膝肿胀全消，稍有疼痛，已能短距离正常行走，其间乘车到外地访友 1 次，夜尿由原来的每夜 4 ~ 5 次减少为 1 ~ 2 次，睡眠质量也大为改观，舌质淡，苔薄腻，脉和缓稍数。其间曾劝患者复查血尿酸，其借故拒绝。上方以淫羊藿、桂枝易肉桂、附子，减其温燥之性，去金银花、连翘，减柴胡、生地黄、白芍用量，加黄芩、白术、清半夏以加大清利湿热之功。

处方：柴胡 10g，白芍 10g，干姜 6g，枳壳 10g，川牛膝 15g，制大黄 10g，炙甘草 6g，淫羊藿 10g，桂枝 10g，生地黄 10g，苍术 15g，薏苡仁 20g，茯苓 20g，红花 10g，独活 10g，益智仁 15g，乌药 10g，黄芩 10g，白术 10g，清半夏 10g。10 剂，水煎 400mL，早晚各温服 200mL，每日 1 剂以巩固疗效，禁食腥辣之品。

按：本案患者肝肾不足，虚火上炎，枢机不利，水湿内停，久而化热，气滞血瘀，终成坎下离上，虚实夹杂之证：右膝肿痛，怕冷无力，夜尿频数，心烦失眠，大便秘结，舌苔薄腻，脉弦细数。治疗亦当法随证变：清上温下，攻补兼施。大柴胡汤和解少阳，通下里实，健脾祛湿；四逆汤温阳散寒；三妙丸中以薏苡仁易黄柏清热利湿消肿；交泰丸清心火，温肾阳，交通心肾。诸方合用，使虚火得清，肝肾得补，湿热得除，经脉得通，疼痛肿胀安有不除之理？

案3：跟腱周围炎

马某，男，38岁，鞋商，2012年12月4日初诊。患者右跟腱周围疼痛6个月，曾在某院就诊，经拍片、化验等检查，未见明显异常，应用中西药物口服、理疗、封闭、针刀等治疗，未有明显疗效，疼痛休息后减轻，行走后及阴雨天加重，患处怕冷，因疼痛剧烈，现每次只能行走20m左右，即得停下休息。询其嗜酒，好肉食，口苦，头晕，白日易打盹，夜间眠不实，大便黏腻难下，有高血压病史，血压150/100mmHg，每日服用降压药。察其形体肥胖，国字形脸，面色潮红，右足跟腱处皮色红，轻度肿胀，跟腱周围压痛，小腿肌肉较对侧僵硬、萎缩，舌质淡稍青，苔黄腻，诊其左脉滑数，右脉弦数。

诊断：此乃由少阳枢机不利，湿热下注所致，诊为跟腱周围炎。治当和枢机、清湿热、泻阳明、通经脉。

处方：大柴胡汤合三妙丸加减。柴胡20g，黄芩15g，白芍10g，薏苡仁30g，干姜6g，枳壳10g，制大黄10g，清半夏10g，川牛膝15g，苍术15g，白茅根15g。7剂，水煎400mL，早晚各分服200mL，每日1剂，注意休息，少食油腻，忌酒。

二诊（2012年12月12日）：右跟腱周围疼痛稍有减轻，口苦减轻，大便较前通畅，舌质淡，苔黄腻，脉滑数。药已中的，上方14剂继用。

三诊（2012年12月28日）：右跟腱周围疼痛减轻，已能连续行走500m左右，纳眠可，白天精神可，口干，舌质淡，苔黄稍腻干，脉缓稍滑。考虑湿热渐祛，有伤阴之势，上方去苍术、白茅根，加生地黄15g，14剂继用。

四诊（2013年1月12日）：疼痛明显减轻，已能连续行走1000m左右，大便日2～3次，血压130/90mmHg，患处皮色正常，肿胀已消，稍有压痛，舌质淡，苔薄腻稍黄，脉缓稍滑，热像已消，湿邪尚留，上方减柴胡、大黄、黄芩、生地黄用量。

处方：柴胡10g，黄芩10g，白芍10g，薏苡仁30g，干姜6g，枳壳10g，制大黄5g，清半夏10g，川牛膝15g，生地黄10g。7剂，水煎400mL，早晚各分服200mL，每日1剂。注意休息，少食油腻，忌酒。

五诊（2013年1月19日）：疼痛基本消失，患处无肿胀，无压痛，连续行走1500m左右时有痛感，稍作休息后很快消失，可继续行走，上方10剂继用以善后。

按：跟腱周围炎貌似由劳损引起，实则与整体状况密切相关。本案即是在劳损的基础上，又兼有湿热侵蕴，致经气不利而成，久则瘀血阻络，毒热内聚，以致缠绵难愈。大柴胡汤合三妙丸加减疏利气机，清泻湿热，使瘀血行则血自活，湿热泻则毒自除。对本病的治疗必须从调整机体的整体状况入手，外病内治，配合饮食调养，适当休息，才有望获得满意的疗效。

［**体会**］

大柴胡汤是古代治疗宿食病的专方，有止痛、除胀、通便、降逆和清热的功效，适用上腹部以按之满痛为特征的疾病的治疗。王禹增教授之所以将其用于骨科疾病的治疗是基于对大柴胡汤组方特点的再认识。

大柴胡汤有柴胡、白芍、黄芩、大黄、枳壳、半夏、生姜、大枣八味药组成，一般认为是小柴胡汤和大承气汤的合方，即可疏利肝胆之气滞，又可荡涤肠胃之积热。而王教授认为本方是四逆散、半夏泻心汤和小承气汤的合方，具有疏肝解郁、祛湿健脾、寒热平调、解毒消瘀的功效，可用于肝郁脾虚、水湿留滞所致的具有寒热错杂特点的肌肉、关节的疼痛、肿胀。应用时以痰湿体质，大便干，舌红苔黄腻，脉弦，或滑或数为要点。

正如仝小林教授所说：经方新用不仅是对经方的继承，也是对经方运用的创新，应用时抓住辨证之主线，参照西医学疾病的病因病理，使辨症、辨证、辨病三者结合，能最大限度地发展和发挥经方功效，使其更适用于现代疾病的诊治，才是经方经久不衰的关键之处。

杨毅

个人简介

杨毅，男，1963年生，1986年毕业于山东中医药大学，同年分配至山东中医药大学附属医院外科工作，1997—2000年为第二批全国老中医药专家姜兆俊学术经验继承人，2011—2014年任国家中医药管理局全国名老中医传承工作室建设项目“姜兆俊名老中医传承工作室”负责人，2012—2015年荣获国家中医药管理局“第三批全国优秀中医临床人才”称号，现任山东中医药大学附属医院乳腺甲状腺外科主任医师、教授、硕士研究生导师，兼任中国中西医结合学会疡科专业委员会副主任委员，中国中医药研究促进会乳腺病专业委员会常务委员，世界中医药学会联合会乳腺病专业委员会理事，世界中医药学会联合会肿瘤经方治疗研究专业委员会委员。杨毅教授参加工作30多年来，一直致力于中医及中西医结合治疗乳腺、甲状腺疾病及外科感染的临床、教学和科研工作，坚持不断地吸收和掌握本学科最新的国内外先进理论和技术，能够完成各种类型乳腺、甲状腺手术及围手术期中西医结合治疗，能充分发挥中医中药在治疗乳腺、甲状腺及外科感染等疾病中的重要作用，具有扎实的理论基础和丰富的临床经验，尤其对“辨病论治”原则在中医外科中应用及对乳腺增生病、亚急性甲状腺炎等疾病的病因病机的认识都有自己独特的观点。杨毅教授擅长治疗急性乳腺炎、浆细胞性乳腺炎、乳房结核、乳腺增生、男性乳房发育症、单纯性甲状腺肿、甲状腺瘤、亚急性甲状腺炎、慢性淋巴细胞性甲状腺炎以及各种外科感染等疾病，以“益气养血、滋阴解毒”法则治疗乳腺癌，充分发挥了中医中药在乳腺癌综合治疗中扶助正气、增强抗癌能力和增效减毒、保证放化疗顺利进行的作用，改善了乳腺癌患者近期的生存质量，并提高了患者的远期生存率。杨毅教授在省级以上核心期刊发表《论中医外科辨病论治》《外科临证应用清热法浅析》等医学论文30余篇，主编或参编《姜兆俊医学文集》《中医外科经验集》《外科病中医外治法》和《中西医结合疮疡病诊疗学》等多部学术著作，主持、参与多项国家自然科学基金和省部级科研课题，1998年参与“乳宁霜外用治疗乳腺增生病临床与实验研究”获山东省科学技术进步奖二等奖。

学术见解

一、坚持辨病论治在中医外科疾病治疗中的主导地位，辨病和辨证相结合

疾病是机体对病因刺激的应答反应，是症和证的综合，一般包括致病因素、病理性质、主要症状和体征、演变规律及预后转归等。辨病就是辨识具体的疾病，认识和掌握疾病的本质和变化规律和与之相关疾病的鉴别诊断，它注重从贯穿疾病始终的根本矛盾上认识病情，是准确进行辨证论治的前提。辨病论治就是针对疾病的基本病理变化确定基本治法，适以针对性专方专药治疗，其治疗模式为基本病机+基本治则+基本方药/专方专药。

中医外科对疾病的认识由来已久，商代开始有外科病名的记载，周代外科医生“掌肿疡、溃疡、金疡、折疡之祝药刮杀之齐”。《黄帝内经》《伤寒杂病论》开创了中医外科辨病论治的雏形。其后历代外科文献基本上都是按科类病，以病为纲，辨证论治，并出现了专论某一类疾病的专著；而且有专病专方专药记载，如肉瘤用海藻玉壶汤、乳痈用瓜蒌牛蒡汤、黄药子专治瘿病等，其意义在于消除疾病的主要病理变化，达到治病求本的目的。清代高锦庭《疡科心得集》说：“凡治痈肿，先辨虚实阴阳。经曰：诸痛为实，诸痒为虚，诸痈为阳，诸疽为阴。又当辨其是疖、是痈、是发、是疔等证，然后施治，庶不至于差谬。”可见，中医外科历代医家都强调自身的辨病论治，都是力求先“辨病”，然后针对各个病的不同阶段进行辨证论治。正如徐灵胎在《兰台轨范》中指出的那样：“欲治病者，必先识病之名，能识病之名，而后求其病所由生，知其所由生，又当辨其所生之因各不同，而病状所由异，然后考虑其治之法，一病必有主方，一病必有主药。”

中医外科学研究对象是以人体外部或局部症状为主要临床表现的疾病，即“凡是疾病生于人的体表能够用肉眼可以直接诊察到的，有局部症状可凭的，如痈……都属于外科治疗范围。”在病变局部有明确症状和体征，其形态、色泽、范围等各有特点，目察即可辨别，有很强的定性、定量和可检测性，避免了抽象性和主观性。因此，几乎所有中医外科疾病的诊治，无论从外科学专著还是临床实践看都是辨病辨证相结合。经过几千年的积累和历代医家不断总结，中医外科对各种疾病的本质及发生发展规律都有了较深刻的认识，对每一种疾病的病因病机、临床表现、诊断

与鉴别诊断、治疗和预后的各个方面都有了详尽的了解，其中的宝贵经验至今在临床上发挥着重要作用，这是中医外科不同于其他学科之处，也是中医外科辨病论治的优势所在。

辨病论治与辨证论治一样，都是中医学的重要组成部分和基本特点，对临床实践有着重要的和规范性的指导作用。诊断时先辨病后辨证，治疗时以病为纲，据病立法，拟定专方专药，然后结合寒热虚实辨证加减用药，实现辨病论治与辨证论治的结合。相对于辨证论治，辨病论治更注重疾病的整体性和主要矛盾及自身发生发展规律，注意总结疾病的辨治规律，探索疾病演变过程中的突出表现，并且具有针对性的治疗方法，它有着辨证论治无法代替的诊治方法。辨病论治"同病同治""异病异治"，有是病用是药，是"其常"；辨证论治"同病异治""异病同治"，有是证用是药，是"其变"。无常而求变，有时会舍本求末。

根据中医外科疾病的特点，在临床实践中辨病论治和辨证论治结合方式主要有两种。

（一）以固定方加减论治（专方专病）

该法是针对某病的病因病机固定一方为基础，再根据具体病情辨证论治，通治一病。主要适用于外科肿瘤性疾病和某些疾病，其核心和关键就是要谨守病机，详察变化，辨病与辨证相结合。

对乳腺增生的治疗，目前国内多从肝气郁结和冲任失调进行分型辨证论治。在本病发生发展过程中，主要与肝、脾、肾三脏功能失调有关，其中与肝、肾二脏关系最为密切。肝郁肾虚同为乳腺增生的发病根本，在发病学上占主导地位，早期以肝郁为主，后期以肾虚为主；而由肝郁肾虚导致的气滞、血瘀、痰凝则为发病之标。治疗时根据这一基本病因病机，首先进行辨病论治，然后根据疾病发展过程中不同阶段的具体变化进行辨证论治。临床上以疏肝补肾、理气活血、化痰散结为基本治疗原则，拟定基本方：柴胡、香附、夏枯草、淫羊藿、鹿角霜、三棱、莪术、海藻、昆布、浙贝母、生牡蛎。在此基础上根据病情变化随证加减。①对乳痛症患者，当以疏肝理气止痛为主，选加青皮、陈皮、橘叶、延胡索、川楝子、白芍等。②肾阳虚明显者，可选加巴戟天、肉苁蓉、仙茅等温阳补虚。若乳房疼痛遇寒加重，肿块较硬，日久难消，同时伴明显阳虚寒凝表现，如畏寒肢冷、腰膝酸软或冷痛、舌质淡胖、苔白、脉沉细等，采用王洪绪"阳和通腠，温补气血"原则，用阳和汤加减，药用熟地黄、麻黄、鹿角胶、白芥子等以温阳散结，与上述药物联合应用，可显著提高疗效。③有肾阴虚者，酌加天冬、枸杞子、何首乌等药。④经前乳房肿胀明显，证属脾虚湿盛者，可加茯苓、白术、泽泻、泽兰、益母草等。⑤经前乳房疼痛严重者，加山慈菇、延胡索、川楝子、枳壳等。⑥乳房肿块难消者，加穿山甲、僵蚕、土贝母。⑦乳头溢清水样或黄色液体者，加麦芽、生山楂、神曲、薏苡仁；若溢血性液体，加墨旱莲、花蕊石、白茅根、生地榆、三七粉等。

（二）分期论治

根据外科疾病发病过程中不同时期、不同阶段的病机变化特点进行辨证论治。主要适用于外科各种感染性疾病。此种方式的关键是病机辨证，重在详察各阶级的病理变化，从而确定相应的治疗原则。乳痈基本病机为肝郁胃热、乳汁郁滞，则基本治则为疏肝清热、通乳消肿，以瓜蒌牛蒡汤为基本方，这一治疗原则适用于所有乳痈患者及不同发展阶段；同时根据乳痈发生发展的过程，在临床实践中将其分为六期进行辨病辨证论治。①郁滞期：多见于初发阶段，病机为肝气郁结，乳汁郁积，气血凝滞。治则为疏肝解郁，通乳和营，解毒消肿。②化热期：病机为肝郁化火，胃热壅滞。治则为疏肝清热，通乳消肿。以上两期以瓜蒌牛蒡汤加减。③脓始成期：病机为热毒炽盛，脓将成或部分成脓。治则为清热解毒，活血消肿，托脓消散。④脓成熟期：病机为热盛肉腐，脓已成熟。治则为清热解毒，透脓托毒。以上两期以瓜蒌牛蒡汤合透脓散加减。⑤溃破早期，脓腐组织较多者，以清热解毒、透脓排脓为主，上方加天花粉、白芷、桔梗、败酱草等药物。⑥溃破后期：多见于溃后早期，病机为脓毒外泄，正气损伤，余毒未尽所导致的正虚毒恋，治则为益气和营，清热托毒；见气血两虚诸证者，治则为补气养血。

患者，女，27岁，因“左乳红肿疼痛10天”就诊。患者产后哺乳25天，平素乳汁分泌较多。10天前左乳变硬潮红，伴恶寒发热37.6℃，在外院给予抗生素治疗无效，体温升高，伴左乳肿胀疼痛，咳嗽，无痰，流涕，口干，便干。查体：体温39℃，急性病容，左乳肿胀，内上象限皮色潮红，皮温明显增高，内可及一约4cm×3cm肿块，压痛明显，中央按之软，有波动感，周围质硬韧，腋窝淋巴结肿大压痛，苔薄黄，脉弦数。根据患者发病在哺乳期，左乳红肿热痛及全身炎性反应，首先诊断为乳痈。我们知道，本病多发于哺乳期女性，肝郁胃热、乳汁郁滞是基本病因病理，临床上通常分为郁乳期、成脓期、溃后期三期，治疗以疏肝清热、通乳消肿为基本法则，根据不同时期，需配合托毒透脓或补益气血法。外治法，郁乳期可用金黄膏等外敷，中期宜切开引流，后期宜提脓祛腐、生肌收口。郁乳期预后较好，中、后期若处理不当，则易形成乳漏及“传囊”之变。以上为病名确立后，我们对乳痈本质和发生发展规律的认识，它使得我们在诊疗过程中对病情发展和转归有了一个概括性的了解，对可能出现的并发症有所准备并加以预防。然后再根据现阶段临床表现进行辨证论治，使治疗方法更加具体。因患者发病以后持续高热不退，乳房局部按之软，有波动感，周围较硬，辨证为成脓期早期，证属热胜成脓，治宜清热解毒、托里透脓，方用透脓散合瓜蒌牛蒡汤加减，外敷以金黄膏，使热毒得清，脓肿吸收消散，预后较好。

二、积极探索外科阴证/半阴半阳证疾病的中医治疗策略，以气阴两虚、热毒蕴结为主要病机，以益气养阴、清热解毒为主要治则

近年来，随着人们生活卫生健康状况的不断改善和抗生素的广泛应用，外科急性感染性疾病的发病率有所降低，而慢性及亚急性炎症的发病率则有所升高，尤其是一些过去发病率比较低或罕见的疾病，如亚急性甲状腺炎、慢性淋巴细胞性甲状腺炎、浆细胞性乳腺炎和肉芽肿性乳腺炎等疾病，发病率不断升高，成为临床常见病和多发病，对此类疾病的治疗方法和效果尚不令人满意，为临床工作带来一定的困扰。

根据病程，外科感染性疾病可分为急性、慢性及亚急性炎症三类。这三类疾病在发病原因、临床表现及治疗预后等各方面有很大的不同，应予以区别对待。急性感染性疾病大多是由于细菌感染所致，发病急、变化快，临床表现明显，初期病变部位具有明显的红肿热痛，成脓后红肿更加明显，按之有波动感，伴有明显的发热等全身表现，预后良好。而慢性及亚急性炎症不同，概括地说，它们发病原因各异，为非细菌感染性，发病慢、变化慢，局部红热征象不明显，仅有肿胀疼痛，没有发热等全身表现，常反复发作，缠绵难愈，预后不佳。

亚急性甲状腺炎多认为与病毒感染或自身免疫反应有关，临床主要表现为甲状腺肿大、疼痛和压痛，在急性期红细胞沉降率明显增快，细胞学检查甲状腺组织中有大量巨细胞浸润和肉芽肿形成。桥本甲状腺炎为甲状腺炎中最常见的临床类型，现在认为是一种自身免疫性炎症，最突出的临床表现为甲状腺不同程度弥漫性肿大，质地韧硬有弹性，无疼痛或压痛，血清甲状腺球蛋白抗体和（或）过氧化物酶抗体阳性。浆细胞性乳腺炎和肉芽肿性乳腺炎均属于非哺乳期乳腺炎，前者发病基础是乳腺导管阻塞和激素的异常刺激，基本病理改变是导管扩张及其周围炎，产生大量浆细胞浸润，后者现在大多数学者认为是一种器官特异性自身免疫性疾病，二者临床表现为慢性炎症过程，可急性发作，早期以乳房肿块为主，炎症不明显，中期合

并细菌感染时才出现乳房局部红肿热痛及化脓溃破，表现为急性炎症表现，后期溃破后形成瘘管或溃疡，又出现慢性炎症表现。

随着临床上外科慢性及亚急性炎症发病率不断增高，给临床治疗带来一定困难，单纯应用抗生素并不十分合适，只有在合并细菌感染时出现急性感染征象，这时应用抗生素才能取得良好效果。急性炎症与慢性及亚急性炎症由于病因不同（细菌感染和非细菌感染），导致临床表现各异，治疗原则自然也就不同。对此类疾病的治疗最重要的是应当根据不同疾病、不同病因病机选择适当的治疗方法。

上述疾病在中医外科文献中没有类似记载，根据其临床表现可归入“瘿痈”“乳痈”等范畴，现代中医外科学对这些疾病目前也没有统一认识和规范性治疗方案，文献资料也多为临床治疗经验的总结。因此，深入探讨和准确认识疾病的病因病机，不断完善和规范治则方药，对上述疾病的治疗有重要的指导意义。

中医外科学认为，外科疾病的产生是各种致病因素侵犯人体后导致正邪相争、阴阳失调而造成的，阴阳失调是外科疾病发生、发展的根本病因。因此，阴阳辨证是中医外科疾病的辨证总纲。《素问·阴阳应象大论》说：“善诊者，察色按脉，先别阴阳。”张山雷《疡科纲要·论阴证阳证》曰：“疡科辨证，首重阴阳。”对既往临床上没有遇到或中医文献没有记载的疾病，首先进行阴阳辨证，辨清其阴阳属性，在治疗和预后判断上就不会发生原则性错误。故《疡医大全·论阴阳法》说：“凡诊视痈疽施治，必须先审阴阳，乃医道之纲领。阴阳无谬，治焉有差！医道虽繁，可以一言蔽之，曰阴阳而已。”依据阴阳辨证，中医外科疾病可分为阳证、阴证和半阴半阳证。

急性炎症多发病急、病程短，初期即可出现局部红肿热痛，成脓后更加明显，溃后脓出黄稠，愈合顺利，可伴有恶寒发热、头身痛、口渴纳呆、大便干、小便赤、舌红苔黄、脉滑数等全身症状。中医辨证当属阳证疮疡。

慢性及亚急性炎症，起病比较缓慢，病程相对偏长，患者初期多以肿胀疼痛来就诊，皮色不变，皮温正常，不化脓或成脓后红肿热痛也不明显，溃后不易愈合；发病初期一般无明显全身症状，中后期常有低热、盗汗、手足心热或神疲、自汗、乏力、舌红少苔、脉细数等阴虚内热或气阴两虚的症状，预后较差。中医辨证当属阴证或半阴半阳证。具体讲，亚急性甲状腺炎为半阴半阳证；慢性淋巴细胞性甲状腺炎为阴证；而浆细胞性乳腺炎和肉芽肿性乳腺炎阴阳划分有些复杂，在临床不同时期分属不同阴阳属性，早期（肿块期）属阴证、中期（感染期）属阳证、后期（溃后期）属阴证。也就是说，浆细胞性乳腺炎和肉芽肿性乳腺炎的阴阳属性不是固定不变的，而是随病情的发展变化而转变的。因此，临床上疮疡阴阳辨证，还要注意用动态发展的观念看疮疡阴阳的变化，才能把握疾病的本质，做出正确诊断。

半阴半阳证最早见于宋代陈自明《外科精要·痈疽序论卷》：“若微肿微痛，似溃不溃，时出清脓者，为半阴半阳。”《医宗金鉴》曰：“凡痈疽，似阳不甚焮热肿痛，似阴不甚木硬平陷，此属半阴半阳之险证。”现在一般认为临证中凡不属典型阴证或阳证的，即介于二者之间表现的，称为半阴半阳证。

在中医外科范畴内，阳证和阴证疾病本质上的区别是正气虚弱与否。相对于阳证，阴证疮疡存在着不同程度的正气虚弱，主要表现为气虚或气阴两虚，气虚无力托毒外出；阴血虚无以化脓，毒邪不能随脓外出，均可导致邪毒滞留于体内，旁窜深溃，变生他证；阴虚不能制阳，虚热内生，部分患者全身表现出阴虚内热的症状。由于正气虚弱，正邪相争无力，故无论在初期还是酿脓期局部表现都不明显；正气虚弱，毒邪扩散，致使脓毒旁窜深溃，缠绵难愈，容易反复发作。因此慢性及亚急性炎症的基本病机为气阴两虚、热毒蕴结。《外科正宗·卷一·痈疽半阴半阳症歌第五》曰：“投方应病方为妙，阴转为阳渐可调。心真造化，尔命坚牢。逢之任是神仙手，半死余生定莫逃。”即调治此证应争取从阴转阳，治疗中若阳证渐增，则预后尚佳；如阴证渐增，则属难治。而从阴转阳的关键是纠正机体内部的正气虚弱。因此在外科阴证或半阴半阳证的治疗过程中应当紧紧抓住这个纲领，以益气养阴、解毒散结作为基本治疗原则，其中滋阴清热解毒法则贯穿于治疗的始终。方药以青蒿鳖甲汤为主方，并根据病情不同发展阶段辨证加减用药。益气药可选黄芪、党参、太子参、白术、茯苓等；滋阴清热药可选用知母、玄参、鳖甲、生地黄、地骨皮、银柴胡、胡黄连等；实热证明显者，可联合应用普济消毒饮、柴胡清肝汤等，即疾病中属半阳部分用普济消毒饮、柴胡清肝汤治疗；半阴部分用青蒿鳖甲汤治疗。

青蒿鳖甲汤出自《温病条辨》，有养阴透热之功。其所治病证基本病机为邪气深伏于阴分，阴虚而生内热，以夜热早凉、热退无汗、舌红少苔、脉细数为临床特征。邪热伏于阴分，非清透不能外达：阴亏无以作汗，非滋补无以恢复。故吴瑭立本方之旨，在于使伏于阴分之邪热透于阳分而解。方中青蒿芳香清热透络，引邪外出，鳖甲直入阴分，滋阴退热，有“入络搜邪”之效，两药相合，滋阴清热，内清外透，共为君药；生地黄、知母清热养阴，助鳖甲以滋阴退虚；牡丹皮之用，有一举两得之功，既可内清血中之伏热，又可外透阴分之伏邪，养阴不留邪，祛邪而不伤正，共成滋阴清热、透邪外出之功。该方透热外出之意，与中医外科学脓肿期透脓托毒外出的治则是相通的。现代药理研究认为，青蒿能调节免疫功能，有一定的降温、消炎、抑菌等作用；知母具有显著的解热、抗炎作用；牡丹皮也有一定的抗过敏、解热、抗肿瘤作用；生地黄具有调节免疫、抗肿瘤、保护胃黏膜、抗衰老等药理作用；鳖甲有抑制结缔组织增生，增加血浆蛋白的作用，并能提高机体免疫力，延长抗体存在时间。

亚急性甲状腺炎、慢性淋巴细胞性甲状腺炎、浆细胞性乳腺炎和肉芽肿性乳腺炎等虽然是不同疾病，但从病程上分属于慢性及亚急性炎症，中医辨证属于阴证或半阴半阳证，在病因病机上有一定的共同性，即气阴两虚、热毒蕴结。按照中医学“同病异治、异病同治”的原则，滋阴清热解毒法作为一个基本治则均可适用于这一类疾病，并能取得较好疗效。

三、充分发挥中医药“扶正”疗法在乳腺癌治疗中的重要作用，以“益气养血、滋阴解毒”为主要法则

近几十年来，乳腺癌发病率逐年上升，已成为女性发病率最高的恶性肿瘤之一，严重威胁着广大女性的身心健康。西医学治疗乳腺癌的原则和方法可以说是日新月异，不断有新的理论、治疗方法和药物应用于临床，目前主要的治疗方式是以手术为主的综合治疗，包括手术、化疗、放疗、内分泌治疗、靶向治疗及免疫治疗等。随着治疗效果的不断提高，在治疗过程中不可避免地带来一些并发症和副作用，影响治疗效果并给患者带来一定的烦恼。近年来，医学界对着中医中药治疗乳腺癌的实验研究和临床研究不断深入，对其作用机制和有效方药不断探索，导致中医中药对乳腺癌的治疗效果不断提高，尤其在综合治疗中发挥了越来越大的作用。其重要性得到了医学界的一致认可。对于中医中药治疗乳腺癌，有下列几个关键问题一定要明确并落实到临床治疗中去。

（一）乳腺癌的核心病机是正虚邪盛

中医中药治疗乳腺癌要想取得好的疗效，首先必须从中医学的角度明确其病因病机，尤其是贯穿疾病始终的核心病机，这是保证治疗效果的前提。中医学的病因不外乎外因和内因两种，随着社会的进步和生活条件的改善，外感因素导致的疾病越来越少，尤其是乳腺癌这样的疾病，由于外感六淫致病的微乎其微，但外来伤害如放射性损伤有一定致病作用。在临床上我们更加重视内伤因素的致病作用，包括情志内伤、饮食不节和房事损伤。随着生活节奏的加快和各种压力的增大，情志内伤在乳腺癌的发病中的作用越来越重要，从中医角度讲，这往往是乳房疾病包括乳腺癌最初的致病因素和发病机制。情志内伤，肝郁气滞，逐渐导致痰凝血瘀，最终

形成乳房肿块。乳腺癌是激素依赖性癌症，其发病与内分泌功能紊乱密切相关，而内分泌功能紊乱往往与肾虚包括肾阴虚和肾阳虚有关，调理肾脏阴阳紊乱往往是中医中药治疗的一个重要原则。在日常生活中，我们所吃的食物或保健品有时能产生激素样作用，对乳腺癌的发生也有促进作用，应注意避免。

乳腺癌发病应该是多种因素长时间综合作用的结果，上述外感内伤各种致病因素侵犯人体后，导致经络阻隔、气血凝滞和脏腑功能紊乱，气滞痰凝血瘀结聚于乳络，最终郁久成毒，化生癌毒，导致乳腺癌的发生，故痰瘀毒结是乳腺癌核心病机之一，是邪盛的表现。同时乳腺癌的发生还与机体的正气虚弱密切相关。中医学认为，疾病的发生发展是人体自身的抗病能力与致病邪气相互斗争的过程，正邪相争的结果决定了疾病的发生发展和转归。《素问·刺法论》曰："正气存内，邪不可干，邪之所凑，其气必虚。"《医宗必读》言："积之成者，正气不足，而后邪气踞之。"也正是由于正气虚弱，不能及时消除致病因素，致使毒邪长期停留于体内，导致肿瘤的复发和转移，危及患者生命。因此，正气虚弱是导致乳腺癌发生最重要的机制。

综上所述，乳腺癌的核心病机是正虚邪盛，以正虚占主导地位。

（二）中医药治疗的优势是扶正，兼顾祛邪，以益气养血、滋阴解毒为主要治则

根据上述对乳腺癌病因病机的分析，中医中药治疗乳腺癌总的原则是扶正祛邪，以扶正为主，兼以祛邪。通过扶正，改善全身脏腑功能紊乱和机体内环境，提高机体免疫能力，提高机体自身的抵抗能力和抗癌能力，从而达到治疗乳腺癌的目的。同时根据痰凝血瘀、郁久成毒的机制，配以化痰散瘀、清热解毒的药物以达到祛邪的目的。临床治疗过程中，要根据不同患者、不同时期进行辨病和辨证论治，扶正与祛邪既要分清主次，又要同时兼顾。扶正祛邪的治疗原则应该贯穿于乳腺癌治疗的始终。

根据乳腺癌患者在临床上的表现，正气虚弱主要表现为气血两虚或气阴两虚，表现为面色苍白、头晕目眩、口干舌燥、口淡纳呆、神疲乏力、少气懒言、自汗，动则加重、消瘦、干咳、潮热盗汗、五心烦热、腰膝酸软、舌淡胖有齿痕、苔薄白少津、脉细弱等，尤其是在围手术期或围化疗期患者，上述症状更加明显。因此中医中药治疗乳腺癌"扶正"以益气养血滋阴为主，益气养血以八珍汤或十全大补汤为主方，养阴应以滋补肝肾之阴为主，以六味地黄汤或二至丸为主方，有心阴虚的加用炙甘草汤。

（三）中医药治疗乳腺癌的基本模式和治疗目的

随着乳腺癌规范性综合治疗在临床上的广泛开展，绝大部分患者都经过了手术、化疗、放疗、靶向治疗和内分泌治疗等西医学治疗，其中部分患者也进行了中医中药治疗。因此，目前中医中药治疗乳腺癌的模式可分为两种：一种是以中医中药治疗为主，这部分患者主要是年老体弱或重要脏器有器质性病变，不能耐受手术、放化疗等西医学治疗。此类患者特点是由于肿瘤并未切除，邪气未祛，邪盛与正虚同时存在。此时的治疗原则应该是扶正与祛邪并重，在益气养血滋阴扶正的基础上，可配伍清热解毒药和软坚散结药物，或现代药理研究证实有抗癌作用的中药，如半枝莲、半边莲、白花蛇舌草、山慈菇、猫爪草、莪术、薏苡仁等，以达到抑制或杀伤肿瘤细胞的目的。长期应用此类药物应注意顾护胃气，防止胃气或正气的进一步损伤。另一种模式是中西医结合治疗模式，也是目前临床上绝大多数乳腺癌患者的治疗方式，中医中药治疗作为一种治疗手段参与到乳腺癌综合治疗中，在其中发挥出重要作用。不管是围手术期、化疗期、放疗期、靶向治疗期，甚至时间更长的内分泌治疗期，中医中药都可以全程参与治疗。其治疗目的有二：一是近期治疗以增效减毒为目的，即在扶正治疗的基础上，根据西医学不同治疗方法所带来的并发症或副作用进行辨证论治，减轻患者痛苦，改善患者生存质量。如手术后以清热解毒、活血化瘀、利湿消肿为原则减少伤口感染、皮下积液发生率，出现上肢淋巴水肿者可与补阳还五汤；化疗后出现恶心呕吐者，给予半夏、竹茹、旋覆花、赭石等；放疗后出现放射性肺炎干咳者，给予百合固金汤；内分泌治疗出现类更年期综合征者，给予二仙汤加减治疗。这是中医学“急则治其标”原则的体现。二是远期治疗以提高生存率为目的，此时患者经过手术、化疗、放疗等治疗后，局部或全身的肿瘤细胞得到了一定杀伤或控制，而上述一系列治疗在抑制肿瘤细胞的同时，不可避免地进一步损伤机体正气，使虚者更虚，患者更容易出现复发和转移。故乳腺癌患者在手术、放化疗、靶向治疗等结束后的中医中药治疗以扶正为主，扶助正气，祛邪外出，减少复发转移，达到延长生存期的目的。它体现了中医学“缓则治其本”的原则。

验案验例

一、急性乳腺炎

申某，女，26岁，1998年4月23日初诊。患者产后哺乳3个月，乳汁分泌较多，无明显诱因于2天前出现发热，体温39.1℃，在外院给予抗生素及对症处理，病情未见好转，第2天出现左乳疼痛发胀，可触及硬块，伴发热，恶寒，头痛，纳减，二便尚可。查体：体温38.8℃，急性病容，左乳肿胀，皮色尚可，皮温高，外上象限可触及一约5cm×3cm肿块，质韧，压痛明显，无波动感，边界不清，左腋窝淋巴结肿大压痛，舌红苔薄黄，脉弦数。

诊断：西医诊断为急性乳腺炎（郁乳期）；中医诊断为乳痈（肝郁胃热，乳汁郁滞）。治以疏肝清热，和营通乳，消肿散结。

处方：金银花、蒲公英各30g，连翘、瓜蒌各15g，黄芩、夏枯草、赤芍、漏芦、王不留行、天花粉各12g，柴胡、青皮、陈皮、浙贝母、牛蒡子各9g，生甘草6g，穿山甲3g。水煎服，每日1剂。并用大青膏外敷。

服药3剂后体温降至38℃，乳房胀痛减轻，肿块较前缩小，压痛局限，腋窝淋巴结压痛，乳汁分泌通畅，大便稀。上方去黄芩、瓜蒌、漏芦，加紫苏梗、僵蚕各9g，橘核12g，生牡蛎15g。

连用6剂后，体温正常，肿块消失，有多个小结节，质韧，无压痛，腋窝淋巴结（–），上方加龙胆6g，穿山甲改6g，继服6剂后痊愈。

按：急性乳腺炎是哺乳期女性最常见的急性化脓性炎症，属中医学“乳痈”范畴，属阳证外科疾病。此病例为“乳痈”初期（郁乳期），基本病机为肝郁胃热，乳汁郁积。据此治疗基本原则为疏肝清热、通乳消肿，方用瓜蒌牛蒡汤加减。方中用柴胡、青皮、陈皮等疏肝理气；金银花、蒲公英、连翘、黄芩、天花粉等清热解毒；漏芦、王不留行、穿山甲等通乳消肿；瓜蒌、牛蒡子、浙贝母等化痰散结，用药后热毒得清，肝郁得散，乳汁疏通，自然肿消痛减，逐渐愈合。配合我院自制大青膏外敷患处，内治与外治相结合使治疗效果更好。“乳痈”是单纯中医药治疗效果较好的外科疾病之一，早期治疗得当，可解除绝大多数患者的痛苦，并可免除应用抗生素带来的弊端。

二、肉芽肿性乳腺炎

陈某，女，32岁，因“左乳肿块2个月”于2008年10月31日急症入院。患者于2个月前左乳出现鸡卵大小肿块，伴轻度疼痛，低热，37.3℃，在外院给予理疗后病情加重，肿块增大至拳头大小，皮肤出现红肿热痛，体温升高达38℃，曾用抗生素和中药治疗未见明显好转。数天前左乳肿块处跳痛明显，皮肤发红隆起，无发热，纳少，大便稀。患者为已婚、经产、哺乳妇女，无乳房外伤史，无服用雌激素史，无流产史。入院查体：左乳乳头内陷，外上象限及乳头乳晕部皮色红，皮温高，表皮薄起，按之有波动感，乳房内可及一约 10cm×8cm×4cm 肿块，占据外上和外下两个象限，向内到达乳晕内侧，质韧硬，压痛，表面不平，边界不清，活动差，腋窝淋巴结肿大压痛。舌红苔黄厚，脉弦滑。血常规：白细胞 $11\times10^9/L$，中性粒细胞 $8.2\times10^9/L$，中性粒细胞 74.8%；乳房 B 超示：左乳肿块内有低回声区。

诊断：中医诊断为乳痈（热盛肉腐）；西医诊断为左乳肉芽肿性乳腺炎并蜂窝织炎。

入院后即在局麻下行左乳脓肿切开引流术，于左乳晕外缘旁和外上象限近腋窝波动感最明显处各做一 3cm 弧形切口，引流出少许脓液和坏死组织，腔壁为炎性肉芽组织，质韧，脓腔向深部及皮下组织延伸，两个脓腔各不相通。术后应用抗生素预防细菌感染，中药清热解毒、透脓托毒。

处方：透脓散加减。柴胡 9g，金银花 30g，蒲公英 30g，虎杖 12g，当归 15g，生黄芪 15g，穿山甲珠 9g，皂角刺 9g，白芷 9g，天花粉 12g，全蝎 6g，炒白术 15g，甘草 3g。

3 天后患者出现低热，手足心热，给予养阴清热、透脓托毒、化痰散结。

处方：黄芪 30g，蒲公英 15g，桔梗 15g，皂角刺 9g，穿山甲珠 9g，天花粉 15g，白芷 9g，柴胡 9g，虎杖 12g，浙贝母 9g，茯苓 15g，泽兰 9g，土茯苓 30g，青蒿 15g，知母 9g，鳖甲（先煎）15g，甘草 3g。

术后每日清创换药，乳晕外侧和外上象限创腔扩创后相通，外下象限局部又有脓肿形成，沿原乳晕旁切开向外下延长切开约 3cm，见皮下有少量脓液及坏死组织，切口处皮下组织感染坏死，周围组织质硬发红。即行扩创引流术，三腔贯通。取脓液送脓培养，切取少许组织送病理检查。加用香丹注射液 20mL 静脉滴注，参芪注射液 250mL 静脉滴注。

经上述处理后，患者病情逐渐好转，但仍有低热、手足心热，左乳炎症范围缩小，皮色皮温接近正常，三创腔贯通，脓腐已脱，无明显脓液及坏死组织，肉芽较红，周围组织无红肿发硬。复查血常规：白细胞 $8.7\times10^9/L$，中性粒细胞 $6.1\times10^9/L$，中性粒细胞 74%。脓培养无细菌生长，病理为肉芽肿性乳腺炎并小脓肿形成。

2008年11月14日：患者病情明显好转，左乳皮肤急性蜂窝织炎得到有效控制，乳房内炎性肿块与周围组织有较明显分界，即在硬膜外麻醉下行左乳腺体大部切除术。切除皮肤引流切口呈横向弧形切口，探查炎症侵及乳房外上、外下和乳头内侧大部分腺体，腺体内有广泛肉芽肿样变及多发小脓肿，乳头后大导管扩张，内含黄色脂质样物，原引流口附近皮下组织坏死变硬。在皮肤和后间隙间沿炎块边缘切除大部分腺体至正常组织，切缘送快速冰冻切片证实无肉芽肿样变，同时切除坏死变硬的部分皮下组织，内置橡胶引流管一根，加压包扎。术后患者继续出现低热，两切口间皮肤红肿，少许淡红色渗出，皮缘内可见脂肪液化。予中药益气养阴、清热利湿、行气活血。

处方：柴胡15g，黄芩9g，赤芍15g，天花粉12g，知母12g，玄参15g，秦艽12g，虎杖15g，当归15g，生黄芪15g，泽兰15g，防己9g，青蒿9g，生地黄15g，土茯苓30g，生甘草6g。

患者病情逐渐好转，切口大部愈合顺利，仅外上切口部分有脂肪液化渗出，肉芽灰暗，无脓腐组织，给予大黄油纱布引流。口服血府逐瘀胶囊、西黄丸。

处方：柴胡15g，黄芩9g，夏枯草15g，知母12g，玄参15g，浙贝母9g，丹参15g，赤芍15g，当归15g，生黄芪30g，秦艽12g，虎杖15g，生地黄15g，鳖甲（先煎）15g，防己9g，甘草6g。

2008年12月1日：切口Ⅱ/甲愈合，周围无红肿，拆线出院。继续服用上述中药2个月，口服西黄丸。随访半年无复发。

按：肉芽肿性乳腺炎是近年来出现的乳腺慢性化脓性疾病，多见于非哺乳期，临床表现为突然出现乳房部较大肿块，疼痛或不痛，红热不显，中后期可出现红肿溃脓，反复发作，经久不愈，造成乳房外形较大损伤。此病中医古典文献没用相应记载，可归于“乳痈”范畴。根据其临床表现中医辨证为阴证/半阴半阳证，基本病机为气阴两虚、热毒蕴结，基本治则为益气养阴、清热解毒，方用柴胡清肝汤合青蒿鳖甲汤加减。尽管肉芽肿性乳腺炎临床变化多变，且有初期、成脓期和溃后期反复变化，但益气滋阴清热的原则不能变，应贯穿于治疗的始终。这是辨病论治的需要，同时根据不同时期变化，内治法可配合透脓托毒、清热排脓等方法。外治法可给予外敷药物、切开排脓和生肌收口等方法作用局部，通过辨病与辨证相结合、扶正与祛邪相结合、内治与外治相结合，才能使得肉芽肿性乳腺炎这种复杂疾病得以痊愈。

三、亚急性甲状腺炎

刘某，女，48岁，2016年6月26日初诊。患者颈前部疼痛2个月于发病前有上呼吸道感染史。1个月前出现颈前部疼痛连及耳枕部。半个月前出现午后低热，37.6℃，口干不欲饮，多汗，盗汗，手足心热，乏力，纳差，二便可。在外院治疗后未见好转。查体：颈前双侧甲状腺弥漫性肿大（Ⅲ度），质韧硬，压痛，表面不光滑，随吞咽上下移动，咽部充血，苔白，脉沉细。

诊断：亚急性甲状腺炎（急性期），证属肝胃热毒、阴虚内热，治为疏肝清热、滋阴解毒散结。

处方：柴胡12g，黄芩12g，夏枯草12g，青蒿12g，鳖甲9g，玄参12g，生牡蛎30g，浮小麦15g，龙胆9g，虎杖12g，板蓝根18g，牛蒡子9g，僵蚕9g，雷公藤9g，山慈菇9g，赤芍12g。水煎服，每日1剂。

服药10剂后颈前部疼痛明显减轻，午后发热37.1℃，汗出减少，但因劳累、着急致病情反复较前加重，体温38.1℃，红细胞沉降率148mm/h。即以上方柴胡改15g，玄参改15g，加地骨皮30g，秦艽12g，贯众9g。

继服6剂后颈前疼痛减轻，体温降至正常，仍有汗多、口渴、手足心热，再服6剂诸症消失，红细胞沉降率降至正常。口服散结片1周，患者痊愈，未复发。

按：亚急性甲状腺炎是由病毒感染引起的甲状腺自身免疫性疾病，临床表现主要是甲状腺肿大疼痛，红细胞沉降率（ESR）明显升高。中医学可归于“瘿痈”范畴，中医辨证为半阴半阳证，基本病机为肝胃热毒、阴虚内热，治则为疏肝清热、滋阴解毒散结，方用柴胡清肝汤合青蒿鳖甲汤加减，即用柴胡清肝汤清解半阳之邪，青蒿鳖甲汤透发半阴之邪。此外，按中医外科部位辨证，此病属发于人体上部疮疡，病因中兼有风温风热之邪，故要加上板蓝根、牛蒡子、僵蚕等疏风清热。诸药合用，既能清解发于内部实热和虚热，又能疏散外感风温风热，热毒得清，自然诸证消失。

刘 政

个人简介

刘政，男，1973年生，九三学社成员，医学博士，博士研究生导师，主任医师，国家中医药管理局全国名老中医侯玉芬传承工作室负责人，1994年7月自山东中医药大学毕业后分配至济南市中医医院，从事外科工作；1999年7月自山东中医药大学中医外科学硕士毕业后，分配至山东中医药大学附属医院周围血管病科工作，现任山东中医药大学附属医院周围血管病科副主任。刘政教授师承国医大师尚德俊教授、全国名老中医迟景勋教授、全国名老中医侯玉芬教授和全国名老中医陈柏楠教授，是国家中医药管理局第四批全国中医临床优秀人才、山东省齐鲁卫生与健康领军人才、山东省第三批高层次优秀中医临床人才、山东中医药大学“123人才”、山东中医药大学附属医院首届“青年名中医”，兼任中华中医药学会周围血管病分会常务委员，中国中西医结合学会周围血管疾病专业委员会委员、淋巴疾病专家委员会副主任委员、静脉血栓栓塞性疾病专家委员会副主任委员兼秘书、下肢动脉重建学组委员，世界中医药学会联合会外科专业委员会常务理事，中国中医药信息研究会名医学术传承信息化分会常务理事，中国医师协会腔内血管学专业委员会主髂动脉疾病专家委员会委员，山东中医药学会周围血管疾病专业委员会秘书等。

刘政教授在临床诊疗中以中医辨证论治为主，坚持无创诊断、微创治疗的理念，结合血管腔内介入、微创手术等中西医结合整体疗法治疗周围血管疾病，尤其擅长下肢深静脉血栓形成、糖尿病足、下肢静脉曲张、血栓闭塞性脉管炎、闭塞性动脉硬化症、小腿溃疡、肢体淋巴水肿及血管炎等疾病诊治。周围血管疾病属于血瘀证，脉络瘀阻是其主要病机特点，刘政教授通过“读经典”“跟名师”，在继承前辈经验的基础上形成“重视扶正，祛瘀通脉”的临证特色，率先在济南市开展了“经皮腔内药涂球囊扩张成形术”（2016年6月24日）治疗下肢动脉硬化闭塞症、“经皮腔内膝下动脉斑块旋切术”（2020年4月9日）治疗糖尿病足等新技术，完成山东中医药大学附属医院首例“全程彩超引导下下腔静脉滤器植入术”（2017年11月17日）。

刘政教授从事周围血管疾病临床、教学、科研20余年，主要围绕着中医治疗的优势病种，即股肿病（下肢深静脉血栓形成）、脱疽病（糖尿病肢体动脉闭塞症、闭塞性动脉硬化症）开展了深入研究，取得了一定成绩。

在他主持和参与的下肢深静脉血栓形成（DVT）课题研究中，他提出了细胞黏附分子和炎症因子介导的血管内皮炎症反应在DVT中起关键作用，清热利湿、活血化瘀中药（消栓通脉颗粒）针对DVT的复杂发病机制，通过多环节发挥作用，具有多靶点的针对性。他的研究成果“深静脉血栓形成大鼠内皮NF-κB、黏附分子表达规律及中药干预研究（JB2013-3-206-R01）”获得山东省科技进步奖三等奖、“消栓通脉颗粒剂对下肢深静脉血栓形成干预机制的研究（JB2007-3-122-6）”获得山东省科技进步奖三等奖及中国中西医结合学会科技二等奖、“炎症因子促深静脉血栓形成分子机制及中医药干预作用的研究（JB2010-3-250-1）”获得山东省科技进步奖三等奖。刘政教授参与股肿病中医指南制定和规范化治疗方案的临床研究，研究成果“下肢深静脉血栓形成血瘀湿阻证规范化治疗方案的研究”获得山东中医药科学技术二等奖及山东医学科技三等奖；参与“孤立性小腿深静脉血栓形成的临床特点及中医药干预效果研究”，研究成果获得山东中医药科学技术三等奖；参与中国中西医结合学会周围血管疾病专业委员会关于《下肢深静脉血栓形成诊断及疗效标准（2015年修订稿）》的执笔；参与糖尿病肢体动脉闭塞症发病机制及中药干预、中医辨证规律的临床研究工作，“糖尿病肢体动脉闭塞症血管内皮相关张力因素变化规律及中医药干预研究（JB2008-3-254-5）”和“糖尿病肢体动脉闭塞症中医证候辨证规律研究（JB2011-3-248-3）”分别获得山东省科技进步奖三等奖。

刘政教授参与了国医大师尚德俊学术思想及临证研究的工作，“尚德俊学术思想及临证研究”获得中华中医药学会科学技术奖三等奖、山东中医药科学技术二等奖、山东软科学优秀成果三等奖等。

作为受国家中医药管理局资助的全国名老中医侯玉芬传承工作室的负责人，刘政教授承担了山东省中医药科技发展计划项目资助课题，首次系统总结了名老中医侯玉芬学术思想和临证经验，“侯玉芬名老中医药专家学术思想传承研究（Z-2016-1-3-53-1）”获得山东中医药科技成果三等奖，为名老中医学术思想和临证经验的传承进行了有益的探索。

刘政教授主持和参与省、国家级课题10余项，获中国中西医结合学会二等奖1项、山东省科技进步三等奖5项、厅局级二等奖3项、三等奖5项等，主编《中西医结合静脉血栓栓塞性疾病诊疗手册》《名老中医侯玉芬临证辑要》《深静脉血栓形成诊断和治疗》等学术专著5部，副主编（译）2部，参编6部，发表学术论文40余篇。

学术见解

一、从“脾”论治肢体淋巴水肿

肢体淋巴水肿是由于淋巴回流障碍导致淋巴液在皮下组织持续积聚，甚则引起纤维组织增生的一种慢性进展性疾病。早期以肢体水肿为主，晚期以组织纤维化、脂肪沉积和炎症等增生性病变为特征，多见于下肢。据统计，全世界约有2亿人罹患淋巴水肿。根据有无获得性发病因素，肢体淋巴水肿分为原发性淋巴水肿和继发性淋巴水肿。肿瘤手术、炎症、放射性治疗、外伤、肿瘤转移等是我国继发性淋巴水肿的常见发病因素。随着恶性肿瘤发病率的不断攀升，继发性淋巴水肿的发病率也日益升高。淋巴水肿给患者生理和心理造成了严重影响，已成为世界性的严重问题。

目前，西医治疗肢体淋巴水肿早期以综合消肿治疗、空气波压力治疗、远红外辐射治疗、药物治疗（利尿药、马栗树籽提取物片等）、显微外科淋巴管－静脉吻合术等为主，象皮肿期则采用Charles术、脂肪抽吸等姑息治疗。由于受限于显微手术的操作技巧、手术指征和并发症等原因，手术治疗在临床中应用受限。因此，药物治疗成为肢体淋巴水肿临床研究的热点。

（一）脾虚湿阻是肢体淋巴水肿的主要病机

中医学无肢体淋巴水肿病名，根据其临床特征判断其属于中医学“水肿”“皮水病”“溢饮”“尰病”“大脚风”“脚气”“沙木腏”“象皮腿”等病范畴。如《金匮要略》载：“皮水，其脉亦浮，外证胕肿，按之没指”“皮水为病，四肢肿”“饮水流行，归于四肢，当汗出而不汗出，身体疼重，谓之溢饮”。《诸病源候论》曰：“尰病者，自膝以下至踝及趾俱肿是也，皆由气血虚弱，风邪伤之，经络否涩而成也。”王孟英《潜斋医话》记载：“水乡农人，常患脚肿之病，俗名大脚风”“大脚风……伤络寒凝，气血阻痹，风湿热杂合之邪不能出而发为本病”。

刘政教授认为，肢体淋巴水肿多系患者先天禀赋不足或者年老、瘤岩、外伤、术后等正气亏虚，脾失运化，水湿内生，湿遏气阻，气血滞塞不通；或寒湿、湿热之邪侵袭，留注下肢，气血运行不畅，水湿泛溢肌肤而发病。病积久难愈，正气益伤，痰浊内生，痰瘀互结，经络阻塞，肌肤失养，故发肌肤粗糙、坚硬等症。总之，本病属本虚标实证。脾虚湿阻是肢体淋巴水肿的主要病机，“湿”“虚（气虚或阳虚）”“瘀”是肢体淋巴水肿的主要病机特点。

（二）从“脾”论治肢体淋巴水肿的体会

《素问·经脉别论》曰：“饮入于胃，游溢精气，上输于脾，脾气散精，上归于肺，通调水道，下输膀胱，水精四布，五经并行，合于四时五脏阴阳，揆度以为常也。”

生理状态下，人体的水液代谢主要与肺、脾、肾、三焦和膀胱的功能密切相关。肺主宣发肃降，通调水道；脾主运化水湿；肾主水，司开合；三焦为水液运行的通道；膀胱为州都之官，水液气化出焉。

若因感受外邪，饮食失调，或劳倦过度等，使肺失宣降通调，脾失健运，肾失开合，膀胱气化失常，就会导致水湿内停，泛滥肌肤，发生水肿。

《灵枢·水胀》对水肿做了详细的描述，其载：“水始起也，目窠上微肿，如新卧起之状，其颈脉动，时咳，阴股间寒，足胫肿，腹乃大，其水已成矣。以手按其腹，随手而起，如裹水之状，此其候也。”关于水肿的发病原因，《素问·水热穴论》指出：“故其本在肾，其末在肺。”《素问·至真要大论》又指出：“诸湿肿满，皆属于脾。”由此可见，在《黄帝内经》时代，中医已对水肿病有了较明确的认识。刘政教授认为，肢体水肿与脾的功能关系最为密切，这是因为“四肢皆禀气于胃，而不得至经，必因于脾，乃得禀也”（《素问·太阴阳明论》），“诸湿肿满，皆属于脾”（《素问·至真要大论》）。《金匮要略·水气病脉证并治第十四》载：“脾水者，其腹大，四肢苦重，津液不生，但苦少气，小便难。”朱丹溪《丹溪心法·水肿》云：“水肿因脾虚不能制水，水渍妄行，当以参术补脾，使脾气得实，则自健运，自能升降，运动其枢机，则水自行。”陈实功在《外科正宗》中也指出“湿肿者，皆脾气受伤之病”。清代李用粹在《证治汇补·水肿》中归纳总结了前世医家关于水肿的治法，认为治疗水肿的大法是“宜调中健脾，脾气实，自能升降运行，则水湿自除，此治其本也”。

刘教授认为，脾喜燥恶湿，脾主升清，脾虚则升降失司，水湿之邪溢于四肢肌肤，故肢体水肿。在临床实践中，从“脾”论治肢体淋巴水肿，取得不错疗效。

1. 湿热下注证

症状：下肢水肿，按之凹陷，皮肤潮红或暗红，发热，疼痛和压痛，苔薄黄腻，脉滑数等。

治则：清热利湿，活血通络，升清降浊。

处方： 茵陈四妙汤。茵陈30g，赤小豆30g，薏苡仁30g，麸炒苍术12g，黄柏12g，泽泻15g，川牛膝15g，炒僵蚕12g。

方药分析： 茵陈四妙汤是刘教授临床经验方。方中茵陈味苦，性微寒，入脾、胃、肝、胆经，苦能燥湿，寒能清热，功擅清热除湿。如《本草正义》载："茵陈，味淡利水，乃治脾胃二家湿热之专药……盖行水最捷，故凡下焦湿热瘙痒及足胫跗肿、湿疮流水，并皆治之。"僵蚕味辛咸，性平，《本草经疏》认为其"气味俱薄，浮而升，阳也，入足厥阴、手太阴、少阳经"，有祛风止痉、化痰通络之效。《本草纲目》载："散风痰结核，瘰疬，头风，风虫齿痛，皮肤风疮，丹毒作痒……一切金疮，疔肿风痔。"茵陈、僵蚕清热利湿通络共为君药。赤小豆甘酸偏凉，性善下行，有清热利湿，行血消肿之功。正如《药性论》载："能消热毒痈肿，散恶血不尽、烦满，治水肿皮肌胀满……通气，健脾胃。"陈士铎在《本草新编》中指出："赤小豆专利下身之水。"苍术辛苦，性温，有健脾燥湿之功。正如《珍珠囊》载："能健胃安脾，诸湿肿非此不能除。"黄柏味苦，性寒，功专清热燥湿，泻火解毒，尤擅清下焦湿热。薏苡仁味甘、淡，性凉，有健脾渗湿、除痹清热之效。《食疗本草》认为其"去干湿脚气"。以上四味共为臣药，助茵陈、僵蚕清热利湿活血之功。泽泻利水渗湿，有降浊之功为佐药。僵蚕与泽泻，一升一降，调畅气机，使清阳上升、浊阴下降。川牛膝活血利尿，引药下行，直达下焦为使药。诸药合用，共奏清热利湿、活血通络、升清降浊之功。

若患肢皮肤发红、灼热、肿胀明显，可酌加金银花、蒲公英、赤芍。若局部皮肤片状潮红，有水疱，伴高热或寒战，加紫花地丁、板蓝根、水牛角、赤芍等以清热解毒、凉血散瘀。若患者肿胀明显，伴乏力，加黄芪、桑枝、皂角刺以益气通络消肿。

2. 气虚湿阻证

症状： 下肢水肿，皮色如常，按之凹陷，伴倦怠乏力，汗出，纳呆。舌暗苔白，脉沉细。

治则： 益气利水，活血通络。

处方： 防己茯苓汤加僵蚕、皂角刺、桑枝等。防己15g，茯苓30g，黄芪30g，桂枝15g，甘草9g。

方药分析： 防己茯苓汤出自张仲景《金匮要略·水气病脉证并治第十四》："皮水为病，四肢肿，水气在皮肤中，四肢聂聂动者，防己茯苓汤主之。"清代医家尤在泾认为："防己、茯苓善驱水气，桂枝得茯苓，则不发表而反行水，且合黄芪、甘草助表中之气，以行防己、茯苓之力也。”刘教授在临床实践中重用黄芪，加党参、白术以健脾益气消肿，加僵蚕、皂角刺、桑枝以活血通络。

若患者有少腹下坠感、泄泻，则加柴胡、升麻助黄芪以益气升提。若汗出明显，可加防风。

3. 寒湿阻络证

症状：肢体肿胀，皮色不变，按之凹陷，走路时有沉重感觉，伴形寒肢冷，苔白腻，脉沉濡。

治则：温阳散寒，活血利水。

处方：真武汤加王不留行、益母草、桑枝、黄芪等。附子（炮）9g，茯苓 15g，白术 15g，白芍 15g，生姜 9g。

方药分析：真武汤出自《伤寒论》：“太阳病，发汗，汗出不解，其人仍发热，心下悸，头眩，身瞤动，振振欲擗地者，真武汤主之。”“少阴病，二三日不已，至四五日，腹痛，小便不利，四肢沉重疼痛，自下利者，此为有水气。其人或咳，或小便利，或下利，或呕者，真武汤主之。”方中附子，味辛甘性热，为君药，有温肾助阳，以化气行水，兼暖脾土，以温运水湿之功。茯苓利水渗湿，使水邪从小便祛，白术健脾燥湿，二者共为臣药。佐以温散之生姜，既助附子温阳散寒，又合茯苓、白术宣散水湿。白芍亦为佐药，其义有四：一者利小便以行水气，《神农本草经》言其能“利小便”；二者柔肝缓急以止腹痛；三者敛阴舒筋以解筋肉瞤动；四者可防止附子燥热伤阴，以利于久服缓治。加王不留行、益母草、桑枝以活血通络。加黄芪以益气消肿。

若伴咳者，加干姜、细辛、五味子敛肺止咳；若下利甚者，去芍药，加干姜以助温里散寒；若呕者，加重生姜用量、吴茱萸以助温胃止呕。

4. 痰瘀互结证

症状：下肢肿胀，皮肤厚硬，粗糙，按之无凹陷，舌质淡暗或有瘀斑，苔薄白，脉弦涩或沉涩。

治则：软坚散结，活血通络。

处方：二陈汤和桃红四物汤加减。半夏 10g，陈皮 10g，茯苓 10g，甘草 6，桃仁 10g，红花 12g，当归 12，赤芍 15g，生地黄 15g，川芎 10g。

方药分析：二陈汤出自《太平惠民和剂局方》，为治痰通剂，具有燥湿化痰之功。桃红四物汤始见于《医宗金鉴》，有活血化瘀之效。在上方基础上配伍牡蛎、海藻以软坚散结；车前子、槟榔、泽兰利水消肿。

若伴有胸胁胀痛，可加柴胡、枳壳、郁金等以疏肝理气；若面色少华，乏力，加黄芪、党参等益气养血。

同时服用四虫片，每次5～10片，每日3次，以活血破瘀。

验案验例

一、青蛇毒

张某，女，88岁，2019年1月18日初诊。主诉：左小腿索条状肿块红肿疼痛3天。6年前患者左下肢出现青筋迂曲扩张。半年前，左小腿胫前曲张静脉处皮肤破溃，经治疗愈合。3天前，左小腿膝下内侧出现索条状肿块，皮肤红肿、疼痛，伴右侧肋间疼痛为甚，心烦易怒，纳眠可，二便调，舌红苔薄黄腻，脉弦。高血压病史2年余，冠状动脉粥样硬化性心脏病病史1年，胆囊炎病史。

查体：左下肢浅静脉迂曲扩张，局部呈瘤样变，左小腿膝下内侧皮肤红肿，皮温高，触及索条状肿块，长约2cm，压痛，胫前凹陷性水肿，腓肠肌松软，霍夫曼征（－），尼霍夫征（－），右下肢皮色皮温可。双侧足背动脉（＋）。下肢静脉彩超示：左下肢静脉曲张、左大隐静脉血栓性浅静脉炎、左小腿深静脉血栓形成。

诊断：先天静脉薄弱，血壅于下，筋脉横解，加之少阳受邪，经腑枢机不利。足少阳胆与足厥阴肝相表里，肝失疏泄，气滞血瘀，筋脉瘀阻。治以和解少阳，活血化瘀。

处方：

（1）小柴胡汤加减。柴胡9g，黄芩12g，清半夏9g，干姜6g，党参15g，当归15g，延胡索15g，炒地龙15g，川芎15g，赤芍15g，甘草6g。水煎300mL，温服分2次，每日1剂。

（2）地奥司明，每次2粒，每日3次，口服。

（3）大青膏局部外敷。

二诊（2019年1月25日）：服中药7剂后，患者左下肢硬结疼痛明显减轻，肿块缩小，皮肤暗红，轻度压痛，下肢仍轻度肿胀，右胁肋部疼痛明显减轻，偶有刺痛，纳眠可，二便调，舌淡红，苔白，脉涩。效不更方，上药继服。

三诊（2019年2月1日）：服中药7剂后，患者左下肢硬结疼痛消失，肿块缩小，皮色正常，无压痛，右胁肋部疼痛消失，无心烦，纳眠可，二便调，舌淡红，苔白，脉涩。枢机运转，余邪（瘀血）未清。治以活血化瘀。

处方：血府逐瘀胶囊，每次6粒，每日2次，口服。

按：下肢青蛇毒多系湿热毒邪入侵，流注下肢，以致筋脉气血瘀滞，阻塞不畅，治宜清热利湿、活血化瘀，常选用四妙散合四物汤等加减。但本案另辟蹊径，未循常规，取得满意疗效。《伤寒论》96条："伤寒五六日中风，往来寒热，胸胁苦满，嘿嘿不欲饮食，心烦喜呕，或胸中烦而不呕，或渴，或腹中痛，或胁下痞硬，或心下悸、小便不利，或不渴，身有微热，或咳者，小柴胡汤主之。"指出了小柴胡汤证的四大主症，七个或然症。37条："设胸胁满痛，与小柴胡汤。"此患者伴有右侧肋间疼痛为甚，心烦易怒，系少阳受邪，经腑枢机不利。足少阳胆与足厥阴肝相表里，肝失疏泄，气滞血瘀，筋脉瘀阻，故有青筋肿块。因此，治宜和解少阳、活血化瘀，方选小柴胡汤加减，体现了《伤寒论》101条："伤寒中风，有柴胡证，但见一证便是，不必悉具"之旨。

二、脱疽

任某，女，80岁，2018年5月4日初诊。主诉：左足凉、麻、痛半年，破溃3个月。半年前，患者左下肢出现发凉、怕冷、麻木、疼痛，行走200m后左足疼痛，被迫止步，休息后可继续行走。3个月前，患者左足背破溃。半个月前就诊于山东某医院，口服阿司匹林、贝前列素钠、阿托伐他汀治疗。现患者左下肢麻木、怕冷、疼痛，夜间加重，胸闷，气短，进食后腹胀，呃逆，眠差，小便可，大便不成形。舌淡苔白，脉涩。既往冠心病30年。

查体：左下肢皮色白，皮温低，水肿，左足背破溃、结痂，胫前、足背轻度凹陷性水肿，腓肠肌松软，无挤压痛左足泛红试验（+），肢体位置试验（+），结果如下。

	足背A	胫后A
左	−	−
右	+	+

诊断：患者脾气不健，肾阳不足，痰浊内生，气血运行不畅，气滞血瘀，经脉

痹阻，四末失养而发病。

治则： 健脾益气，温经活血，降逆止呕。

处方：

（1）黄芪桂枝五物汤合生脉饮加减。黄芪 45g，桂枝 12g，白芍 15g，党参 30g，麦冬 30g，五味子 15g，炒白术 15g，柴胡 12g，枳壳 15g，延胡索 9g，川芎 15g，当归 15g，炒地龙 15g，半夏 9g，竹茹 15g，鸡内金 9g，炙甘草 6g。水煎 300mL，温服分 2 次，每日 1 剂。

（2）消脱止，每次 4 粒，每日 3 次，口服以消肿。

（3）安步乐克，每次 1 粒，每日 3 次，口服以抗血小板。

二诊（2018 年 5 月 11 日）： 服药 7 剂后，胸闷气短消失。现患者左下肢发凉、怕冷，疼痛较前减轻，间歇性跛行，跛距 50m，左下肢疼痛，影响睡眠，进食后腹胀，呃逆较前减轻，眠差，大便稀，小便可，舌暗苔白，脉涩。查体：左下肢皮色暗，皮温低，皮肤干燥，脱屑，营养障碍征（+），左足皮肤皲裂，皮温低，泛红试验（+），恢复时间 7s，足背 A（–），胫后 A（–）。

处方：

（1）效不更方，上方改黄芪 60g。水煎 300mL，温服分 2 次，每日 1 剂。

（2）消脱止，每日 3 次，每次 4 粒，口服。

（3）安步乐克，每次 1 粒，每日 3 次，口服。

三诊（2018 年 5 月 25 日）： 患者左下肢发凉、怕冷较前减轻，自觉左踝紧韧，偶有疼痛，间歇性跛行，跛距 100m，纳食后易呃逆，眠可，二便调，舌红苔白，脉涩。

处方：

（1）效不更方，上方去鸡内金，改半夏 12g，加陈皮 9g 以理气醒脾，降逆止呕。黄芪 60g，桂枝 12g，白芍 15g，党参 30g，麦冬 30g，五味子 15g，炒白术 15g，柴胡 12g，枳壳 15g，延胡索 9g，川芎 15g，当归 15g，炒地龙 15g，半夏 12g，竹茹 15g，陈皮 9g，炙甘草 6g。水煎 300mL，温服分 2 次，每日 1 剂。

（2）安步乐克，每次 1 粒，每日 3 次，口服。

按： 综合脉证，四诊合参，属中医学“脱疽”范畴。《灵枢·痈疽》：“发于足趾，名脱痈，其状赤黑，死不治；不赤黑，不死。不衰，急斩之，不则死矣。”此患者年事已高，病机复杂，乃脾气不健，肾阳不足，痰浊内生，气血运行不畅，气滞血瘀，经脉痹阻，四末失养而发病。

《素问·逆调论》载："荣气虚，则不仁，卫气虚，则不用，荣卫俱虚，则不仁，且不用。"《金匮要略》曰："血痹阴阳俱微，寸口关上微，尺中小紧，外证身体不仁，如风痹状，黄芪桂枝五物汤主之。"故取健脾益气、温经活血法以治本，方选黄芪桂枝五物汤。合生脉散以益气复脉、养阴生津；柴胡、枳壳、半夏、竹茹化痰降逆止呕，调畅气机；延胡索、川芎、当归理气活血，地龙通络止痛。诸药合用，标本兼治，扶正祛邪，体现了"间者并行，甚者独行"（《素问·标本病传论》）的治疗法则。

三、大脚风

孙某，男，60岁，2019年12月3日初诊。主诉双下肢水肿1年余，加重2个月。患者长期从事站立工作。1多年前，患者双小腿出现水肿，晨轻暮重，未予重视。2个月前，患者双小腿及足背水肿明显加重，按之陷指，站立后加重，平卧后减轻，但不消失，偶有小腿痉挛，无发热，纳眠可，小便调，大便黏，质稀。舌红苔薄黄腻，脉濡滑。

查体：双下肢浅静脉迂曲、扩张，双侧膝以下粗肿，皮色略红，皮肤厚韧，足背、胫前呈凹陷性水肿，足背动脉（+），胫后动脉（+）。

诊断：筋瘤日久，加之久站，耗伤气血，血壅于下，损伤血脉，脉络瘀滞，郁久化生湿热，湿热下注。治以清热利湿，行气通络，佐以益气。

处方：茵陈四妙汤加减。茵陈30g，赤小豆24g，黄柏12g，牛膝15g，苍术12g，薏苡仁30g，僵蚕12g，泽泻15g，黄芪30g，当归15g。水煎300mL，温服分2次，每日1剂。

二诊（2019年12月10日）：服药7剂后，现患者双小腿基本不肿，双足踝及足背略水肿，大便正常，足趾麻木，二便调，舌红，根部苔薄黄，脉濡。证属脾虚湿盛，脉络瘀滞。治以利水消肿，活血通络。

处方：防己茯苓汤加减。黄芪60g，防己15g，茯苓30g，党参24g，白术15g，桂枝12g，茵陈30g，泽泻15g，僵蚕10g，当归15g，乌梢蛇12g，甘草6g。水煎300mL，温服分2次，每日1剂。

嘱穿医用弹力袜。

三诊（2019年12月21日）：服上药14剂后，患者双下肢基本不肿，久站有沉胀感，足趾麻木消失，纳眠可，二便调，舌红，苔白，脉缓。

嘱穿医用弹力袜以控制下肢静脉曲张。

按：下肢淋巴水肿属中医学“大脚风”“皮水”“尰病”等范畴。患者素有筋瘤，加之久站，耗伤气血，血壅于下，损伤血脉，脉络瘀滞，郁久化生湿热，湿热下注而发病。故治宜清热利湿，行气通络，佐以益气，方选茵陈四妙汤加减。茵陈四妙汤是刘兵教授自创方，其中茵陈、僵蚕清热利湿通络共为君药；赤小豆清热利湿、行血消肿，苍术健脾燥湿，黄柏清热燥湿，薏苡仁健脾渗湿，以上四味共为臣药，助茵陈、僵蚕清热利湿活血之功。泽泻利水渗湿，有降浊之功为佐药。僵蚕与泽泻，一升一降，调畅气机，使清阳上升、浊阴下降。川牛膝活血利尿，引药下行，直达下焦为使药。诸药合用，共奏清热利湿，活血通络，升清降浊之功。加黄芪以益气消肿，当归助僵蚕活血。

二诊时患者足趾麻木，系气虚，加之湿邪阻络所致，故选用防己茯苓汤加减。防己茯苓汤出自《金匮要略》，治疗“四肢肿，水气在皮肤中，四肢聂聂动者”之皮水。加茵陈、泽泻助防己以清热利水消肿，党参助黄芪健脾益气，当归、僵蚕、乌梢蛇以活血通络。

本案治疗也体现了《素问·汤液醪醴论》关于水肿病治则的论述，即“平治于权衡，去菀陈莝……以复其形。”

第三部分　妇　科

刘金星

个人简介

刘金星，男，1965年生，汉族，山东省临沂市蒙阴县人。山东中医药大学附属医院妇科专业教授，主任医师，医学博士，博士研究生导师。

刘金星教授1991年毕业于湖北中医药大学，获中医妇科学硕士学位，师从黄绳武教授及毛美蓉教授；1996年毕业于成都中医药大学，获中医妇科学博士学位，师从国医大师刘敏如教授。1991年7月至1993年9月就职于济南市中医医院妇科，1996年7月至今在山东中医药大学附属医院妇科任职，从事中医妇科学临床、教学与科研工作。

刘金星教授为山东省名中医药专家，全国优秀中医临床人才，山东省高层次优秀中医临床人才（学科带头人），山东中医药大学第四批中青年学术骨干，山东省中医妇科质量控制中心主任，中华中医药学会民间传统诊疗技术与验方整理研究分会副主任委员，中国中医药研究促进会骨质疏松分会副主任委员，中华中医药学会妇科分会常务委员，山东中医药学会妇科专业委员会副主任委员，山东省医学会计划生育分会副主任委员，山东省疼痛研究会妇产科委员会副主任委员，世界中医药学会联合会妇科专业委员会理事。

刘金星教授获省市科技进步奖9项，中华中医药学会科学技术奖学术著作奖一等奖1项，主持完成国家自然科学基金课题1项、省自然科学基金课题1项，作为第二负责人完成国家“十一五”科技支撑计划项目1项，参与完成国家“十一五”科技支撑计划项目1项；出版著作2部，参编著作13部，其中分别担任了全国中医院校本科统编教材人民卫生出版社《中医妇科学》及中国中医药出版社《中西医结合妇产科学》副主编，发表论文60余篇。

学术见解

一、知常达变，融会贯通

刘教授在临证过程中强调“知常达变，融会贯通”。“知常达变”是指在认识事物时通过对一般规律的掌握，进而理解事物的特殊性，从而达到全面认识事物的目的。“常”指辨证治疗的常规性思维方法，即常规常法。“变”指辨证治疗的变法思维，其实质是指辨证治疗的思路、方法、内容诸方面的无序性、非规律性。

在临床上，刘教授强调不可因循守旧，要圆机活法，知常达变，师古而不泥古。师古，是先学习，不可不知其说；不泥古，是重取舍，不可尽依其说，要明其理而活用其法以符真义。临证时，师其法而不泥其方，知常达变，融会贯通，方能取得良好的疗效。

二、临证注重燮理阴阳

燮：调和；理：理顺。指调和、理顺阴阳，使之和谐平衡，各归其位。

张景岳曰：“善补阳者，必于阴中求阳，则阳得阴助而生化无穷；善补阴者，必于阳中求阴，则阴得阳升而泉源不竭。”根据阴阳互根的原理，临床治疗阴虚证时，在滋阴剂中适当佐以补阳药，即所谓“阳中求阴”。治疗阳虚证时，在助阳剂中适当佐以滋阴药，即所谓“阴中求阳”。若阴虚一味补阴，阳虚一味补阳，不知阴阳互根互生之理，实则未明阴阳之大义。

张景岳亦曰：“善治精者，能使精中生气。善治气者，能使气中生精。”益气有助于补精，因为气可化精；补精有助于益气，因为精可化气。实际上也是阴阳互根互生之义。重视人体阴阳精气互根的关系，重视阴阳相济，在临床上具有重要的实际意义。

三、调经助孕重视补肾

肾藏精，主生殖，为先天之本，元气之根。“胞络者，系于肾”“冲任之本在肾”。《素问·上古天真论》云：“女子七岁，肾气盛，齿更发长；二七而天癸至，任脉通，太冲脉盛，月事以时下，故有子；三七，肾气平均，故真牙生而长极；四七，筋骨坚，发长极，身体盛壮；五七，阳明脉衰，面始焦，发始堕；六七,三阳脉衰于上，面皆焦，发始白；七七，任脉虚，太冲脉衰少，天癸竭，地道不通，故形坏而无子也。”月经的产生以肾为主导,《傅青主女科》亦谓“经水出诸肾”。所以对妇科疾病的治疗,尤其是月经病和排卵障碍性疾病所致不孕症的治疗,刘教授首重补肾。肾藏元阴元阳,补肾填精之法中当灵活运用阴中求阳、阳中求阴二法。

四、中西汇通,灵活运用

中医学独特的思维、理论和诊疗体系,与西医学理论体系有着明显的区别。从天人相应、整体观、一体观等方面讲,中医讲求辨病、辨证结合的个体化诊疗模式具有独特的先进性。然而,我们应当认识到西医学诊察技术和手段的先进性,而这些技术手段完全可以作为中医望闻问切四诊的延伸。临证时,当以中医为体,西医为辅助,兼收并蓄,取长补短。

五、象法天地,顺应周期

刘完素在《素问病机气宜保命集·妇人胎产论》中讲:“妇人童幼天癸未行之间,皆属少阴;天癸既行,皆从厥阴论之;天癸既竭,乃属太阴经也。”指出女性不同生理阶段有其各自的特点。青春期女性的月经病多因先天肾气不足,生殖轴不健全所致;育龄期女性则多因生活、工作诸事繁杂,情绪异常,肝气失于畅达,气机失调,调经时当注意调畅气机,疏肝养血;绝经后女性,肾气虚衰,脏腑俱虚,治疗绝经前后诸症时,在平衡肾中阴阳的同时当注意调补后天脾胃以助先天。

同一患者,因处于月经周期的不同阶段,机体阴阳消长、气血盈亏也各有不同。诊治妇科疾病时需参考患者不同生理时期,结合辨证,多角度分析病症。整个月经周期是一个阴阳消长转化的过程,注意调整阴阳,和顺气血,使经血如期而至,卵泡发育、排出正常。经后期以阴长为主,经间期则是阴长至极向阳转化的时期,随着时间推移,阳气渐充,经血来潮,阳气随之下泄,新的周期复始。行经期以活血调经为主。经后期因经血来潮,血海空虚,也是阴分的恢复和滋长以助物质基础的阶段,故经后期滋阴养血;根据阳生阴长、独阴不长的理论,应与助阳相结合,在补阴的方剂中应适当加淫羊藿、巴戟天等补阳药,以阳中求阴。经间期是阴阳交替、重阴转阳的关键时期,调治的重点在于调气活血,而调气重点是调理肝气,常用枳壳、香附、青皮之类,以助肝之用。经前期以阳长为主,阴转化为阳后,基础体温上升,呈双相者,可认为是阳长为主的证据。高温相偏前偏高者,多与阴虚有关。高温相缓慢上升或高温相偏后、偏短者,大都属阳虚。治疗时,注意补阴补阳有所侧重。高温相不稳定,则属阳虚或脾肾阳虚,治疗应以补脾肾为主,促使胞宫温暖,月经按期而至。

六、熟读经典，深谙中药性味

辨证用药，明晰性味、归经、功能、禁忌，不可堆砌药物，处方不可杂糅。处方时不能追求新奇，但求辨证精准、医理明通、配伍得当。遣方用药经验独到，临床疗效常出人意料，结合临床，总结出一些经验用药。

1. 海螵蛸、茜草　海螵蛸，性咸、涩，微温，归肝、肾经，善收敛止血。《神农本草经》曰："主女子赤白漏下经汁，血闭，阴蚀肿痛，寒热癥瘕，无子。"《本草纲目》载其："厥阴血分药也，其味咸而走血也，故血枯、血瘕、经闭、崩带、下痢、疳疾，厥阴本病也……厥阴属肝，肝主血，故诸血病皆治之。"《本草经疏》记载："乌贼鱼骨，味咸，气微温无毒，入足厥阴、少阴经。厥阴为藏血之脏，女人以血为主，虚则漏下赤白，或经汁血闭，寒热癥瘕……女子肝伤，则血枯无孕；咸温入肝肾，通血脉而祛寒湿，则诸证除，精血足，令人有子也。"茜草，性苦、寒，入肝经，有凉血化瘀止血，通经之用。《神农本草经》谓之可"补中"，《本草纲目》记载，其"气温行滞，味酸入肝而咸走血，手足厥阴血分之药也，专于行血活血。"海螵蛸专事敛涩止血，守而不走，易导致血液瘀滞不通，茜草活血通经，无涩滞之虞，二者合用，一守一走，可用于崩中、月经过多疾病的治疗，止血不留瘀。

2. 益母草、马齿苋　益母草，性辛、苦，微寒，入心、肝、膀胱经。《本草备要》载：其"通行瘀血，生新血。味辛苦寒。入手、足厥阴。消水行血，去瘀生新，调经解毒。"《本草正》言：其"性滑而利。"《本草汇言》曰："益母草，行血养血，行血而不伤新血，养血而不滞瘀血，诚为血家之圣药也。"《本草求真》称其为胎前胎后要剂。马齿苋，性酸、寒，入肝经血分，有清热凉血、收敛止血之效。《滇南本草》载："益气，清暑热，宽中下气，润肠，消积滞，杀虫，疗疮红肿疼痛。"《本草纲目》载："散血消肿，利肠滑胎，解毒通淋，治产后虚汗。"二者合用，可用于人工流产后祛瘀生新，促进子宫复旧。

3. 霜桑叶　性味，甘苦寒。《神农本草经》谓："气味苦甘寒，有小毒，主寒热出汗。"《本草经疏》曰："能主阴虚寒热，及因内热出汗。"《本草备要》曰："末服，止盗汗。"朱丹溪曰："经霜桑叶研末，米饮服，止盗汗。"《得配本草》曰："去风热，利关节，疏肝，止汗。"《本草备要》记载医案云："严州有僧，每就枕，汗出遍身，比旦，衣被皆透，二十年不能疗。监寺教采带露桑叶，焙干为末，空心，米饮下二钱，数日而愈。"其性收敛而降，并非发散而升，实为敛汗之品，而非发汗之药。正如《本草崇原》所说："桑叶是止盗汗之药，非发汗药。"傅山对该药的认识和应用颇具巧思，用以治疗年老血崩，谓之"滋肾之阴，又有收敛之妙耳"。黄绳武认为，言桑叶有"滋肾收敛"之妙，须采集经霜而叶尚青绿者为佳。霜桑叶可清敛降润肺金，下滋肾水，用治围绝经期见盗汗、自汗明显者收效显著。

4. 白芍　性微寒，味苦酸，有补血、敛阴、柔肝安脾、缓急止痛、平抑肝阳之功。白芍乃肝脾二经血分药，苦泄酸敛，长于柔肝泻木，补脾和营，敛阴缓痛。临床应用颇为广泛，常与甘草、柴胡、枳壳、熟地黄、当归等药物配伍使用，治疗肝脾两脏相关疾病。李时珍认为白芍益脾，能于土中泻木。蒋溶指出阴虚阳亢者则用白芍，取其收阴和阳以补之。张山雷："《本经》芍药，虽未分别赤白，二者各有所主。然寻绎其主治诸病，一为补血养肝脾真阴，而收摄脾气之散乱，肝气之恣横，则白芍也；一为逐血导瘀，破积泄降，则赤芍也。"成无己谓白补而赤泻，白收而赤散。故益阴养血，滋润肝脾，皆用白芍；活血行滞，宣化疡毒，皆用赤芍。白芍可解肝郁，平气逆，散郁火，起平肝之用，多囊卵巢综合征患者症见毛发旺盛、痤疮明显、恶热者，肝经火热之象，可酌情使用大剂量白芍。需注意的是，大剂量使用白芍时部分患者会有泄泻之虞。

5. 防风　性辛、甘，微温，入膀胱、肝、脾经，有升清燥湿之效。防风质松而润，为风药之润剂，治风之通用药，又可胜湿、止痉。李东垣认为："防风，治一身尽痛，随所引而至，乃风药中润剂也……钱仲阳泻黄散中倍用防风者，乃于土中泻木也。"《本草汇言》指出，其与白术合用，可用治脾风。防风具有升散之性，常与白术、白芍配伍使用，辛能散肝郁，香能疏脾气，其可胜湿助止泻之功，为脾经引经之药，临证时用防风治疗肠易激综合征疗效显著。

特色技术

一、中医综合疗法治疗盆腔炎性疾病后遗症

盆腔炎性疾病后遗症临证存在气滞血瘀、湿热瘀结、寒凝血瘀、气虚血瘀等多种证候类型，多发于育龄期女性。此期女性以肝经之病为基础。经过多年临证经验及临床研究发现，该病临床以气滞血瘀证多见，自拟逍遥舒坤汤治之，收效颇佳。对于盆腔炎性疾病后遗症所致不孕症者，以中医综合疗法治之，予中药口服、灌肠以及下腹部中药封包治疗，收效显著。

二、排卵障碍性月经病的治疗当从补肾填精着手

肾为先天之本，天癸之源，冲任之本，气血之根，与胞宫相系，为五脏之本。从月经的发生方面立论，认为排卵障碍性月经病的主要病机是肾中精气不足，治疗当以补肾填精为大法，并贯穿月经周期治疗的始终。肾气为一身之气的根本，藏元阴元阳，临证用药注意阳中求阴。排卵期为重阴转阳、月经期为重阳转阴之时，此二期之初当配以活血。女子以血为用，性情常易怫郁，治疗时又当兼顾养血疏肝。

三、从引火归原立论，治疗妇科顽疾

肾为先天之本，内藏元阴元阳，系水火之源，阴阳之根，是许多疑难病久治不愈的重要因素。补肾法也是中医妇科重要的治疗大法之一，引火归原用之于妇科顽症，用之确切，疗效立竿见影，用之不当，犹火上浇油，临证当细辨病机。“肾火妄浮”之火，既有阴虚的一面，又有阳虚的一面。治疗上，若片面滋阴而不顾阳，或大剂温阳而不养阴，则妄浮之火非但不能平息，反见愈演愈烈之势。临证常用的引火归原的药物，多以桂、附为主，然亦不拘于此。临床多以二仙汤为底加减化裁应用治疗，收效显著。

四、以瘀、痰立论，论治妇科痛症

女子之生，有余于气，不足于血，女子情志易于失调而致病，气机不畅，血液、水液代谢失于常度，瘀血、痰湿内生，日久痰瘀互结，阻滞冲任经络，不通则痛是妇科痛症常见的病因病机。常见月经量的异常，痛经进行性加重，多影响妊娠，当瘀痰并治。所谓病去如抽丝，治疗当徐徐图之，用药当久，不可操之过急。

临床经验

一、补肾填精法促排卵

无排卵可导致多种妇科疾病，如不孕症、月经稀发、闭经等，是妇科生殖内分泌领域最常见的病变。

肾主生殖，藏精气而潜相火，与女性的经、带、胎、产密切相关。肾为天癸之源，冲任之根，为“肾—天癸—冲任—胞宫轴”的启动点。肾主生殖的功能是以肾所藏之精为物质基础的。肾中先天之精即“人始生，先成精”“生之来，谓之精”“两

精相搏，合而成形，常先身生，是谓精”的“精”。它禀受于父母，与生俱来，是构成胚胎发育的原始物质，尤与肾所主的生殖功能关系最为密切。若肾精不足，则肾所主的生殖功能就会发生异常。从这些认识出发结合无排卵疾病的临床表现，刘教授认为“肾精不足是功能性无排卵的中医学基本病机”，从而以填补肾精为治法组成补肾养精汤，治疗相关疾病，并取得了良好的疗效。

二、疏肝理气、化瘀止痛法治疗慢性盆腔炎

慢性盆腔炎是最常见的妇科疾病之一，高发于育龄期妇女，具有病程长、复发率高的特点。慢性盆腔炎临床表现主要以少腹痛为主，足厥阴肝经络阴器，抵少腹，少腹属肝，为肝经循行之处，可见本病的病位与肝经密切相关。“痛”为气血运行不畅的表现。肝主疏泄，又主藏血，气血的正常运行有赖于肝气的条达疏畅，气滞则血瘀，血瘀气亦不畅，且女子性易怫郁，最易肝失疏泄而为病。因此慢性盆腔炎病变与肝经、肝脏关系最为密切，其病机特点是气滞血瘀，胞脉受阻，故治以疏肝理气、化瘀止痛法，立方逍遥舒坤汤，取得了满意的临床疗效。

三、化瘀消痰、软坚散结法治疗子宫内膜异位症

子宫内膜异位症属中医学“癥瘕”“痛经”等疾病范畴，其临床表现以血瘀证候为主，活血化瘀为治疗本病的有效方法。但我们发现，单用活血化瘀法治疗本病对改善临床症状效果较好，而对改善局部体征效果却不满意，疗效也不持久。通过临床观察，发现本病患者除有血瘀的证候外，往往夹有痰湿的表现。卵巢巧克力囊肿黏稠糊状内容物，中医学也认为是瘀血夹痰之象。因此刘教授认为子宫内膜异位症其病机为痰瘀互凝，聚结成癥，在治疗上除活血化瘀之外，还须消痰，消痰有利于化瘀，二者相辅相成，并据此拟方“化瘀消癥汤”治疗本病，在临床上取得了满意疗效。

验案验例

一、妇人腹痛

孟某，女，41岁，2015年3月10日初诊。主诉：小腹绞痛3年。患者2009年行经腹子宫次全切术，近3年来每月中下旬小腹疼痛，持续3天，服用布洛芬后疼痛缓解。平素带下量可，无外阴瘙痒，无异

味。G2P1L1A1，药流1次，顺产1子。平素纳眠二便正常。舌淡红，略暗，苔白，脉弦细。行妇科彩超示子宫次全切术后，宫颈左后方包块（5.8cm×4.9cm，非均质性），左侧卵巢部分性囊肿（1.7cm×0.4cm）。妇科检查：外阴：已婚已产式，未见异常；阴道：畅，未见异常分泌物；宫颈：光滑，宫颈上方扪及大小约6cm包块，质地硬，与宫颈关系密切；附件：左侧轻压痛，右侧未及异常。

诊断：病属妇人腹痛，证属气滞血瘀。

处方：逍遥舒坤汤。柴胡12g，炒白芍12g，当归12g，赤芍15g，麸炒枳壳12g，盐小茴香6g，北败酱草18g，大血藤30g，路路通12g，醋香附12g，炒王不留行15g，茯苓15g，醋延胡索18g，皂角刺15g，麸炒白术15g，醋没药6g，醋乳香6g。6剂。

二诊（2015年3月17日）：服药后无明显小腹疼痛，自觉腰部隐痛，下肢沉重。女性肿瘤系列：CA125 66.05U/mL，余均未见异常。

处方：化瘀消癥汤加减。炒桃仁12g，红花12g，醋三棱12g，醋莪术12g，土鳖虫9g，烫水蛭6g，醋香附12g，麸炒枳壳12g，川牛膝15g，醋鸡内金15g，玄参30g，麸炒山药18g，盐荔枝核12g，盐橘核12g，盐小茴香6g，半枝莲18g，白花蛇舌草18g，石楠叶12g。12剂。

三诊（2015年4月21日）：服药后小腹无明显疼痛，无腰痛。复予上方7剂继服。

后期回访，患者2015年11月17日妇科彩超提示宫颈左后方包块较前缩小，大小为4cm×3.8cm，边界清。偶有腹痛，自行服用上方数剂可缓。

按：本案为妇人腹痛，证属气滞血瘀。患者行经腹子宫次全切术，术后出现周期性小腹疼痛，每月中下旬疼痛数日自止，月月如期，妇科彩超提示盆腔包块，仅CA125升高，提示为子宫内膜异位囊肿可能性大。系胞脉胞络为金刃所伤，瘀血内生，阻滞冲任，“气为血之帅，血为气之母”，血瘀日久影响气机运行，引起气机阻滞，气滞、血瘀交互影响，经脉阻滞。患者六七之年，虽切除子宫，但卵巢定期排卵，黄体萎缩后，相当于月经期，冲任气血变化剧烈，不通则痛，故而周期性小腹疼痛；卵泡期之后冲任气血趋于平和，故而腹痛可自行消失。治宜理气化瘀。故初诊时处以逍遥舒坤汤疏肝理气，化瘀止痛。该方以逍遥散为基础方加减而成，方以清芳流动之柴胡为君药，行疏肝行气解郁、调畅气机之功。赤芍、当归、白芍共为臣药，与柴胡同用，取逍遥散之意，补肝体而助肝用。佐药有白术、醋香附、路路通、败酱草、大血藤、醋延胡索等，既能健运脾气，活血通络以防瘀热之变，又能助君药疏肝畅气促血行。诸药合用，辛开苦降，气血同治，共奏疏肝理气、活血化瘀、通络止痛之功。疼痛消失后，处以化瘀消癥汤，理气化瘀、消癥散结，治疗子宫内膜异位囊肿。方中红花、桃仁、三棱、莪术活血行气祛瘀，消冲脉之瘀血，土鳖虫、水蛭、鸡内金、玄参、半枝莲通经络，散结聚，气为血帅，气行则血行，血瘀则气滞，加香附、枳壳理气行滞以助血行，山药健脾益气，防化瘀散结药物耗伤正气。积数月之力及诸药之功，瘀滞渐消，腹痛愈，癥瘕渐散。

二、青春期功能失调性子宫出血

明某，女，15岁，2017年9月11日初诊。主诉：月经淋漓20余天方净3年。患者12岁月经初潮，初潮至今月经欠规律，30天一行，12～20余天方净，量可，色红，偶有血块，月经4～5天时量较多，日用卫生巾7～8片，透1/2，余日量少，偶有经行小腹疼痛难忍。曾服用短效口服避孕药治疗，停药后即恢复如旧。平素带下无异常，体型略胖，情绪偶有不稳定。末次月经：2017年8月6日，1个月方净。前次月经2017年7月12日，14天净。否认性生活史。2017年8月1日妇科彩超检查示右侧附件区多发囊肿（6.3cm×5.7cm×5.4cm），内膜1.2cm。2017年9月5日妇科彩超示双侧卵巢囊肿，右侧6.5cm×5.4cm×5.4cm，左侧2.2cm×2.0cm×1.4cm，内膜1.0cm。

诊断：崩漏。

处方：补肾养精汤加减。熟地黄12g，川芎9g，白芍12g，当归12g，覆盆子9g，枸杞子12g，菟丝子18g，制五味子9g，盐车前子6g，党参15g，盐知母12g，炙淫羊藿12g，川牛膝15g，麸炒枳壳12g，醋香附12g，益母草30g。7剂。

二诊（2017年10月9日）：末次月经2017年9月23日，5天净，月经3～4天量多，日用卫生巾3～4片，全透，月经第1天腹痛甚。2017年10月6日（月经第14天）妇科彩超示右侧附件区囊性包块，大小6.2cm×5.4cm×5.3cm，内膜1.2cm。

处方：助阳通络饮。柴胡12g，白芍12g，陈皮12g，青皮12g，醋三棱12g，醋莪术12g，麸炒枳壳12g，醋香附12g，路路通12g，地龙12g，炒王不留行15g，皂角刺15g，赤芍15g，盐知母15g，淫羊藿15g，生地黄15g。7剂，加补肾养精汤7剂。

三诊（2017年11月20日）：前次月经2017年10月19日，5天净。末次月经

2017年11月16日，月经第5天，未净，月经2～3天量略多，较平素少，日用卫生巾1片，透1/2，色红，无血块，无痛经，来诊时量少。处以补肾养精汤加三棱12g，莪术12g，7剂，加温阳活血汤7剂。

处方：红花12g，炒桃仁12g，熟地黄12g，川芎12g，当归12g，白芍12g，盐知母15g，淫羊藿15g，益母草30g，麸炒枳壳12g，醋香附12g，川牛膝15g，土鳖虫9g，醋莪术12g，醋三棱12g。

此后继续按照月经周期疗法服药3个月，月经规律如常。

嘱其平素规律作息，调节情绪，防复发。

按：本案为崩漏，证属肾虚证，兼肝郁痰湿，西医为青春期异常子宫出血。患者初潮至今月经紊乱，周期规律，经期长短不定，诊为本病。“经本于肾”“经水出诸肾”，青春期少女出现本病，病本在肾，先天肾气不足，天癸乏源，冲任失固，血海失于统摄，故而经血日久不能自净。肝肾乙癸同源，肾中精气虚弱，肝阴不足，肝阳偏亢，故而时有情绪不稳定；肾主水，肾虚水液代谢异常，痰湿不化，可见体型略胖。崩漏的治疗当分期论治，出血期当塞流澄源以止血，非出血期当澄源复旧防复发。患者来诊时月经停闭月余，此时治疗当补肾活血促月经来潮；此后仿中医人工周期疗法思路，根据患者所处月经周期的不同时期予以相应治疗。该治疗以补肾调经贯穿始终，肾气盛，天癸有源，冲任血海冲盛，月经方可如常；并根据其经间期、经前期的不同时点辅以活血通络药物，促进肾中阴阳转化。如此治疗3个月，患者肾中精气充盛，月经恢复正常。

三、痛经

房某，27岁，2019年6月3日初诊。主诉：经行小腹坠痛10余年。患者月经6～7天/26天，量色正常，月经2～3天量多，日用卫生巾4片，透2/3，有血块，经行1～2天小腹坠痛明显，喜暖恶寒，得温痛减，伴腹泻，严重时需服用布洛芬等止痛药。平素白带正常，G0。前次月经2019年5月1日，情况如常，末次月经2019年5月26日，情况如常。2019年5月18日妇科彩超示子宫内膜1.33cm；左侧卵巢黄体囊肿，盆腔积液。

诊断：痛经。

处方：补肾养精汤。熟地黄12g，川芎9g，白芍12g，当归12g，覆盆子9g，枸杞子 12g，菟丝子 18g，制五味子 9g，盐车前子 6g，党参 15g，盐知母 12g，炙淫羊藿 12g，川牛膝 15g，麸炒枳壳 12g，醋香附 12g，益母草 15g。7 剂。

二诊（2019 年 6 月 11 日）：服药后无明显不适，处以温阳活血汤 6 剂，加补肾养精汤改益母草 30g，7 剂。

三诊（2019 年 7 月 4 日）：末次月经 2019 年 6 月 22 日，痛经较平素减轻，仍有小腹下坠感。当日妇科彩超示子宫内膜 0.94cm，右侧卵巢见卵泡 1.87cm×1.59cm。处以助阳通络饮加减。柴胡 12g，白芍 12g，陈皮 12g，青皮 12g，醋三棱 12g，醋莪术 12g，麸炒枳壳 30g，醋香附 12g，路路通 12g，地龙 12g，炒王不留行 30g，皂角刺 15g，赤芍 15g，盐知母 15g，淫羊藿 30g，生地黄 15g。7 剂。

四诊（2019 年 7 月 11 日）：月经第 20 天，无明显不适。复处以补肾养精汤加减，7 剂。

五诊（2019 年 7 月 25 日）：末次月经 2019 年 7 月 17 日，经量色等如常，经行无腹痛腹坠。

此后继续用药治疗 2 个月，注意避寒温，痛经未再现。

按：本案为原发性痛经。患者经血有血块，提示瘀血内阻。经行腹痛十余年，病程日久耗伤人体正气，辨证为肾虚血瘀。喜暖恶寒，得温痛减，提示偏于阳虚。患者初诊时正值经后期，冲任气血空虚，予补肾养精汤以补肾养血，益精调气，本方以四物汤、五子衍宗丸、二仙汤为基础调补肾中精血为主，辅以香附、川牛膝、益母草、炒枳壳等理气活血之品，补中有行，补而不滞；后于经间期分别予以温阳活血汤、助阳通络饮，于阴阳转化之际，予温阳活血行气之品激发兴奋肾阳，疏通冲任血气，促进瘀血消散；经期前复予补肾养精汤补肾养血为主，然改益母草 30g 活血调经加强疏通冲任气血之力。

四、经断前后诸症、月经后期

周某，42 岁，2017 年 2 月 1 日因妊娠后发现胚胎停育来诊，建议住院行药物流产，患者拒绝，回当地行无痛人工流产术。术后 26 天（2017 年 3 月 7 日）计划妊娠前调理再次来诊。既往月经后延，30～90 余天一行，6 天净，量色质正常，经行无明显不适。2016 年 10 月 11 日当地医院查女性内分泌示促卵泡激素 75.69U/L，黄体生成素 31.92U/L，雌二醇 32.94pmol/L，催乳素 10.18ng/mL。来诊时乏力、腰酸，轻微烦躁，头目胀痛，畏寒，手足凉，时有耳鸣，纳眠二便正常。

诊断：经断前后诸症、月经后期。

处方：补肾养精汤。熟地黄 12g，川芎 9g，白芍 12g，当归 12g，覆盆子 9g，枸杞子 12g，菟丝子 18g，制五味子 9g，盐车前子 6g，党参 15g，盐知母 12g，炙淫羊藿 12g，川牛膝 15g，麸炒枳壳 12g，醋香附 12g，益母草 15g。12 剂。

二诊（2017 年 3 月 21 日）：月经未行，仍有腰酸，偶有小腹右侧疼痛，烘热汗出，烦躁易怒，纳可，眠差易醒，醒后难再入睡，二便正常。

处方：补肾安坤汤加减。盐黄柏 30g，盐知母 30g，炙淫羊藿 12g，酒仙茅 9g，制巴戟天 12g，熟地黄 12g，当归 12g，酒女贞子 15g，麸炒枳壳 12g，醋香附 12g，盐续断 15g，生地黄 30g，五味子 15g，桑叶 15g，秦艽 30g。18 剂。

三诊（2017 年 4 月 11 日）：月经未行，烘热汗出明显减轻，偶有烦躁，纳眠二便正常。处以上方去秦艽，加地骨皮 30g。10 剂继服。

四诊（2017 年 5 月 22 日）：月经未行，服药后大便稀，日 3 ~ 4 行，仍偶烘热汗出，汗出时腰腹部发凉，烦躁，时有耳鸣，阴中干涩，偶有腰酸，眠欠佳。上方加沙参 30g，制半夏 15g，夏枯草 12g。14 剂。

五诊（2017 年 6 月 13 日）：服药后诸症明显减轻，偶有烘热汗出，时有疲乏感，纳眠二便调。嘱上方久服。

于 2017 年 8 月 8 日月经来潮，量色质可。2017 年 8 月 10 日于当地复查妇科内分泌：促卵泡激素 24.19U/L，黄体生成素 3.98U/L，雌二醇 73.2pmol/L，催乳素 37.3nmol/L。此后患者继服上方，月经 2 个月左右一行，烘热汗出、阴中干涩诸症愈。

按：本案属围绝经期月经失调。《内经》曰："七七，任脉虚，太冲脉衰少，天癸竭，地道不通，故形坏而无子也。"女子在七七之年前后诸脏空虚，冲任衰，天癸竭，出现月经将断而至停闭为生理现象。该患者年方六七，月经后延已久，激素水平提示卵巢功能衰竭，处于七七之年的生理状态，因体质、情绪、疾病等原因导致体内阴阳失衡而见本病。肾气虚衰为主要病机，心肝肾失调为其基本病理变化，肾气虚衰，肾中阴阳失衡，心肾不交，水不涵木，导致精血不足，阴阳失调，心神失养，肝阳偏亢，故见月经后延，腰酸，烘热汗出，烦躁易怒，失眠等症。治宜调补肾中阴阳，引火归原为主。方中二仙汤温补肾阳，熟地黄、女贞子、生地黄、桑叶滋补肾阴，五味子、桑叶补肾宁心，滋阴敛汗，枳壳、香附行气疏肝。全方共奏滋阴潜阳、补肾宁心之功，久服则肾中阴阳平衡，气血平衡，诸症消失，月经渐复。

五、子宫内膜异位症

侯某，36岁，2019年3月19日初诊。患者经行小腹疼痛20余年，加重1个月。平素月经7天/30天，量中，有血块，月经1～6天小腹疼痛，痛甚时有恶心呕吐，腹泻，畏寒肢冷，乏力汗出。否认性生活史，平素白带正常，纳可，入睡难，易醒，二便正常。末次月经2019年3月13日。2019年3月某查体中心妇科彩超提示左附件区两个类圆形无回声区，大者2.5cm×2.2cm，透声差，子宫及右侧附件未见异常。

诊断：痛经（子宫内膜异位症）。

处方：化瘀消癥汤。红花12g，炒桃仁12g，醋莪术12g，醋三棱12g，土鳖虫9g，烫水蛭6g，醋香附12g，麸炒枳壳12g，川牛膝15g，醋鸡内金15g，玄参30g，麸炒山药18g，盐荔枝核12g，盐橘核12g，盐小茴香6g，白花蛇舌草18g，半枝莲18g。6剂。

二诊（2019年4月15日）：末次月经2019年4月11日，量可，月经第3天量多，日用卫生巾4片多，透1/2，小血块，量多时小腹绞痛剧烈，伴恶心呕吐两次，胃痛。现月经第5天，未净，自觉平素乏力，易出虚汗，入睡仍难，余无不适。经净后处以补肾养精汤加减。

处方：熟地黄12g，川芎9g，白芍12g，当归12g，覆盆子9g，枸杞子12g，菟丝子18g，制五味子9g，盐车前子6g，党参15g，盐知母12g，炙淫羊藿12g，川牛膝15g，麸炒枳壳12g，醋香附12g，益母草15g，炙黄芪30g，三棱12g，莪术12g。7剂。加化瘀消癥汤7剂。

三诊（2019年5月6日）：月经第22天，无不适。

处方：经舒饮加减。熟地黄12g，当归12，川芎9g，炒白芍30g，甘草12g，川牛膝15g，醋香附12g，醋延胡索18g，盐小茴香6g，醋五灵脂12g，蒲黄12g，麸炒枳壳12g，醋没药6g，醋乳香6g。10剂。

四诊（2019年7月2日）：末次月经2019年6月13日，量可，仅月经第1天小腹坠痛明显，伴轻微恶心呕吐，自汗乏力。平素偶有腰酸。行妇科彩超示子宫内膜1.38cm，左侧卵巢囊肿，考虑巧克力囊肿大小4.7cm×3.6cm。处以化瘀消癥汤加经舒饮加减。

处方：熟地黄12g，当归12g，川芎9g，炒白芍30g，甘草12g，川牛膝15g，醋香附 12g，醋延胡索 18g，盐小茴香 6g，醋五灵脂 12g，蒲黄 12g，麸炒枳壳 12g，醋没药 6g，醋乳香 6g，白附子 6g，僵蚕 9g，蜈蚣 2 条。10 剂。

五诊（2019年7月25日）：末次月经2019年7月11日，月经1～2天小腹下坠感，乏力，余无不适。经后左下腹胀痛数日。处以助阳通络饮 7 剂，加化瘀消癥汤 7 剂。

六诊（2019 年 8 月 19 日）：末次月经 2019 年 8 月 15 日，少许血块，月经 1～3 天小腹轻微下坠，余无不适。经净后处以补肾养精汤加枳壳 30g，7 剂，加化瘀消癥汤加炙黄芪 15g，7 剂。

此方案继续治疗 1 个月余，经行腹痛已愈，偶有经行小腹下坠。于 2019 年 10 月 7 日复查妇科彩超示左侧卵巢囊性包块，考虑巧克力囊肿（大小 4.0cm × 2.3cm）。

按：本案为气虚血瘀型痛经，因于器质性病变，为子宫内膜异位症所致，虚实夹杂。瘀血阻滞冲任胞宫，不通则痛；痛经二十余年，病程长，耗伤正气，又兼气虚，治疗的关键是化瘀消癥。益气、行气、化瘀、消癥以治其本，止痛减轻疼痛以治其标。女性月经四个时期阴阳气血周期性变化，经后期冲任气血平和，胞宫空虚，以扶正治本为主，兼以祛瘀，不宜妄行攻伐以防伤正，在补肾养精汤益肾养血基础上，加以炙黄芪补气健脾，莪术、三棱化瘀行气，消癥散结以祛瘀；经间期阴阳转化，予助阳通络饮温阳行气激发兴奋肾阳，疏通冲任血气，促进瘀血消散；经后期此时冲任气血充盛，下行聚于血海，此时当以消癥为主，予化瘀消癥汤活血散结，缓消癥块，改善冲任血海瘀滞状态。方中红花、桃仁、三棱、莪术活血行气祛瘀，消冲脉之瘀血，土鳖虫、水蛭、鸡内金、玄参、半枝莲通经络，散结聚，气为血帅，气行则血行，血瘀则气滞，加香附、枳壳理气行滞以助血行，山药健脾益气，扶正以祛邪，防攻伐太过耗伤正气。经期前后气血变化急骤，邪气乘时而作，不通则痛，当活血止痛，予经舒饮加减治疗，方中四物汤养血调血，芍药、甘草药对缓解止痛，蒲黄、五灵脂化瘀止痛，小茴香温经止痛，并辅以香附、延胡索、乳香、没药等行气以活血止痛。调整治疗数月，冲任血海瘀血得散，正气充盛，故痛经愈。

六、卵巢早衰

案 1：患者，38 岁，职员，2012 年 1 月 10 日初诊。患者因卵巢早衰于外院治疗效果不佳来诊，述月经依靠药物来潮 2 年，2010 年 3 月于外院诊断为卵巢早衰，先后服用克龄蒙、补佳乐及中药治疗效果不佳。来诊时烘热汗出，手足心发热。舌淡苔薄白，脉细弱。G4P1L1A3。纳可，眠欠佳，二便调。末次月经 2011 年 11 月 30 日（口服补佳乐 + 地屈孕酮来潮）。2010 年 4 月，雌二醇 88.9pmol/L。2011 年 9 月 20 日外院检查示雌二醇 <67.16pmol/L、促卵泡激素 56U/L、黄体生成素 19U/L，黄体酮 1.45nmol/L，T0.42nmol/L，催乳素 5.77 μg/L。

诊断：卵巢早衰。

处方：补肾安坤汤加减。淫羊藿 12g，仙茅 9g，巴戟天 12g，当归 12g，盐知母 30g，炒黄柏 30g，炒香附 12g，枳壳 12g，女贞子 12g，炒续断 12g，熟地黄 12g。7 剂。

二诊（2012 年 1 月 18 日）：患者自觉烘热汗出较前明显减轻，仍偶有手足心发热。纳可眠欠佳，二便调。上方继服 18 剂。

三诊（2012 年 2 月 8 日）：患者自觉烘热汗出、手足心发热消失，睡眠较前改善。上方中加炒杜仲 15g，12 剂。

四诊（2012年2月25日）：末次月经2012年2月10日，2天净，量少，色鲜红，有少量血块。上方继服18剂。

五诊（2012年3月15日）：末次月经2012年3月5日来潮，7天净，量可，色红，有少量血块。上方继服12剂。

六诊（2012 年 4 月 5 日）：月经 30 天未来潮，尿人绒毛膜促性腺激素（HCG）（+）。中药改为补肾安胎饮。

按：患者年不足六七，月经不能自行来潮，结合激素水平，诊为卵巢早衰；烘热汗出、手脚心热、眠差，结合舌脉，为肾阴阳两虚证。患者 38 岁，正值壮年，然肾中精气早衰，阴阳平衡失调，出现经断前后诸症。治疗当补肾填精，阴阳双补。方中淫羊藿、仙茅、巴戟天、续断温补肾阳，熟地黄、女贞子补肾育阴，盐知母、炒黄柏滋肾坚阴，当归、熟地黄养血和血，加香附、枳壳理气疏肝，调畅气血。全方共奏滋阴潜阳，补肾养血之功。久服则肾中精气渐复，阴阳趋于平衡，诸症痊愈，月经如常，排卵恢复，故而能孕。

案 2：韩某，28 岁，2011 年 5 月 17 日初诊。主诉：月经量减少半年，月经后延 1 次。既往月经规律，近半年月经量较前减少 1/3。末次月经 2011 年 3 月 21 日（7 天净）。1 周前于妇幼保健院查尿 HCG（－），查妇科彩超示：子宫内膜 0.6cm。来诊时服用克龄蒙。平素伴烘热汗出，烦躁易怒。G0（未避孕，否认近 4 个月性生活史）。纳可，眠差易醒，二便调。2011年5月5日激素示：促卵泡激素91.27U/L；黄体生成素46.84U/L；雌二醇<18.3pmol/L；2011年4月28日抗缪勒管激素0.255nmol/L。

诊断：卵巢早衰。

处方：补肾安坤汤加味。酒仙茅9g，炙淫羊藿、制巴戟天、当归、熟地黄各12g，盐知母、盐黄柏各30g，酒女贞子、盐续断各15g，醋香附、麸炒枳壳各12g，益母草18g，清半夏12g，夏枯草9g，炒酸枣仁30g。14剂。

二诊（2011年5月29日）：服药烘热汗出较前减轻，眠差易醒，伴见乳胀。服用克龄蒙第18天。

处方：通络饮加味。炒白芍、柴胡、青皮、陈皮各12g，炒王不留行15g，路路通、醋香附各12g，皂角刺15g，地龙、醋三棱、醋莪术、麸炒枳壳、清半夏各12g，夏枯草9g，炒酸枣仁、珍珠母各30g，合欢皮12g。6剂。

三诊（2011年6月7日）：末次月经2011年6月4日来潮，量较少，色质可。烘热汗出、心烦失眠缓解。

处方：补肾养精汤加味。熟地黄、当归、白芍各12g，川芎9g，菟丝子18g，枸杞子12g，覆盆子、制五味子各9g，盐车前子6g，川牛膝15g，醋香附、麸炒枳壳各12g，党参15g，炙淫羊藿、盐知母各12g，益母草15g。6剂。

后患者定期复诊，月经后期中药予上方稍做调整，月经前期予活血汤加味（熟地黄、当归、川芎、炒桃仁、红花、醋三棱、醋莪术各12g，土鳖虫9g，川牛膝15g，乌药9g，醋香附、麸炒枳壳各12g，益母草15g）。患者月经基本维持5～6天/1～2个月，量色可，2011年11月复诊时要求计划妊娠，故嘱患者行基础体温测定，定期监测排卵，予口服氯米芬促排卵。2012年1月至6月患者停药，复诊自诉月经3个月未潮，烘热汗出明显。故复用补肾安坤汤加味调理。今整理病案发现，因患者间断服药，服中药调理期间卵泡监测尚可，最大卵泡2.53cm×2.71cm；未服药期间测卵泡最大1.5cm×1.3cm，发育较差，欠成熟。排卵期后用药为补肾养精汤加味配合口服黄体酮胶囊、补佳乐改善黄体功能。2013年11月12日患者自测尿HCG（+），当日查血示：β-HCG 41.24U/L，雌二醇1028.46pmol/L，黄体酮68.82nmol/L。患者要求先行保胎治疗，后患者于停经35天月经来潮，诊为生化妊娠。2014—2017年患者间断复诊，自诉于2014年生化妊娠1次（具体不详）。月经周期基本稳定，5～6天/30～40天，量色可，定期行卵泡监测，中药以补肾安坤汤、补肾养精汤、活血汤加味周期性调理，偶服膏方，雌孕激素序贯治疗。2016年11月3日女性内分泌（经期第 3 天）示：促卵泡激素 11.35U/L；黄体生成素 3.27U/L；雌二醇 64.53pmol/L。较 2011 年明显改善。2017 年 11 月 27 日患者自测尿 HCG（+），查血示：β-HCG639.2U/L，雌二醇 1159.49pmol/L，黄体酮 114.85nmol/L。住院保胎治疗，处以补肾安胎饮及西医黄体支持治疗。后定期随访，告知于 2018 年 8 月顺产 1 女，体健。母女平安。

按：患者 28 岁，出现月经后延、量少，结合激素水平，考虑卵巢早衰。《内经》云："女子……四七，筋骨坚，发长极，身体盛壮……七七，任脉虚，太冲脉衰少，天癸竭，地道不通，故形坏而无子也。"患者年方四七，本是肾中精气充盛，脏腑气血充沛之时，而有七七之年肾气虚衰、冲任衰弱的表现，治疗当补养先天肾气、温养冲任为主。患者来诊时烘热汗出、烦躁易怒等肾中阴阳失衡表现明显，予补肾安坤汤加味以阴阳双补，养血疏肝，兼以清心安神以助眠。患者有生育要求，待诸症缓解后，当治本调经，改善卵巢功能以助孕。根据月经周期阴阳气血消长、转化节律和气血盈亏变化规律，采用中医周期疗法予以治疗。经后期冲任血海空虚，以补肾养精汤加味补肾填精，理气养血促卵子发育。该方由四物汤、五子衍宗丸及二仙汤加减而成。方中四物汤养血，五子衍宗丸补肾益精，使精血互生；淫羊藿补肾温阳，取其阳中求阴之功，以增强补肾填精之效；炒知母泻火坚阴，与淫羊藿相配，以制约淫羊藿温热之性，取淫羊藿阳中求阴之功而不助虚热。全方共奏补肾填精之效。经间期，卵子成熟，为重阴转阳期，此时当行气活血化瘀疏通冲任气血，使之施泻而促排卵，予通络饮加味疏肝行气，化瘀通络；排卵后即经前期，此时阴充阳长，复当补肾养精以改善黄体功能；若未受孕，则予活血汤加味活血调经，推动气血运行，促使月经来潮。患者坚持治疗，月经趋于正常，然肾气不足，故连续两次孕后发生暗产。《女科经纶·引女科集略》说："女之肾脉系于胎，是母之真气，子之所赖也。"再次妊娠后以补肾安胎药物继续治疗，肾气盛，胎元固，故足月妊娠分娩。

七、产后恶露不绝（胎盘植入）

孙某，34 岁，2014 年 5 月 29 日初诊。主诉：顺产后 2 个月，阴道少量出血未净。患者 2 个月前顺产，产后阴道不规则流血。2021 年 5 月 22 日于当地医院行刮宫术。2014 年 5 月 29 日于某省级医院就诊，诊为胎盘植入。自觉小腹隐痛，阴道少量褐色分泌物，余无不适。既往月经规律，无痛经。G3P2L2A1。纳眠及二便正常。

诊断：产后恶露不绝（胎盘植入）。

处方：丹参 30g，赤芍 15g，桃仁 12g，红花 12g，三棱 12g，莪术 12g，土鳖虫 9g，川牛膝 15g，制香附 12g，枳壳 12g，紫草 30g，蜈蚣 2 条，全蝎 6g，天花粉 15g，山药 28g。6 剂。

二诊（2014 年 6 月 10 日）：服药后于 2014 年 6 月 6 日排出手指大小组织物，次日小腹剧痛难忍，随即排出鸡蛋大小组织后腹痛渐缓，2014 年 6 月 8 日之后阴道出血自净。来诊时无明显不适。妇科彩超示胎盘植入治疗后，宫腔积液，子宫内膜 0.5cm。处以上方加桂枝 12g，大黄 6g，炙黄芪 30g，12 剂。

后期随访，患者于外院复查妇科彩超未见明显异常。产后 4 个月月经复潮，期量色质均正常。

按：本案为瘀血内阻型产后恶露不绝。《灵枢》云："有所堕胎，恶血留内，血脉阻滞……"植入性胎盘患者瘀血瘀滞胞宫，瘀阻冲任，旧血不去，新血难安。《傅青主女科》记载："治法须行血以祛瘀，活血以止痛，则血止而愈矣。"植入性胎盘患者冲任损伤，气血凝滞，胎盘难下，残留宫腔，胞络受损，淋漓下血，治疗应以祛瘀之法，兼以通络散结。丹参、赤芍、桃仁、红花活血化瘀，三棱、莪术消冲任之瘀血，土鳖虫软坚散结、祛瘀生新，蜈蚣、全蝎、紫草破血通络消癥，天花粉清热生津，防瘀久化热，气行则血行，加香附、枳壳理气行滞。《黄帝内经》"在下者，引而竭之"之法，在攻逐的同时从渗利入手，加川牛膝引血下行。产后多虚，攻逐祛瘀之品易伤正，加山药健脾益气，扶正培元。积诸药之药力而收全功，癥瘕得祛、残胞得落。

马宏博

个人简介

马宏博，女，1974年生，汉族，山东省聊城市高唐县人，中共党员，山东第一医科大学附属省立医院中医科主任医师，现为山东中医药大学博士研究生导师。1997年7月马宏博毕业于山东中医学院中医系，1997年9月—2000年7月师从李嘉璞教授攻读伤寒论专业硕士学位，2000年9月—2003年7月师从全国著名中医学家姜良铎教授攻读中医内科专业博士学位，2003年至今在山东省立医院中医科工作，从事中医内科、妇科的临床、教学与科研工作，工作后又先后师从于李克勤、司国民、丁书文、刘金星等国内知名中医药专家。

马宏博教授是第四批全国优秀中医临床人才，第五批全国老中医药专家学术经验继承人，中华中医药学会肺系病分会委员，中华中医药学会乳腺病分会委员，中华中医药学会脾胃病分会委员，山东中医药学会经方研究专业委员会副主任委员，山东中西医结合学会妇产科专业委员会常务委员，山东中医药学会妇科专业委员会委员，山东省中医药学会伤寒论专业委员会委员，国家自然基金评审专家，《国际中医中药杂志》《山东医药》《中国医药导报》等期刊审稿专家，李克勤全国名中医传承工作室主要传承人，齐鲁伤寒流派传承工作室传承人。

近年来，马宏博教授作为课题负责人承担国家自然基金课题1项，山东省自然基金课题1项，山东省中医药科技发展计划课题1项，参与国家自然科学基金项目3项。她的博士研究课题“排毒养颜胶囊的研制”获云南省科技进步奖二等奖。马宏博教授于2012年获山东省科技进步奖二等奖（第二位），2010年、2012年参与的课题分别荣获山东中医药科学技术奖三等奖2项，在SCI及国家级核心期刊发表学术论文40余篇，主编、副主编及参编著作7部，获实用新型发明专利1项。

学术见解

多囊卵巢综合征是常见女性生殖内分泌疾病，治疗颇为棘手。现今诸多医家认为多囊卵巢综合征伴胰岛素抵抗的主要中医病机特点是肾、肝、脾三脏功能失调，虚实错杂，导致肾—天癸—冲任—胞宫生殖轴功能失常，但马宏博教授看来如果只是肾、肝、脾三脏功能失调并不尽完善，还应有三焦功能失调在内，且从广义上讲，肾、肝、脾三脏本身也隶属于三焦。对此，马宏博教授认为多囊卵巢综合征伴胰岛素抵抗的中医主要病机为肾、肝、脾、三焦功能失调，痰瘀热毒内蕴。肝、脾、肾、三焦功能失调为本，痰瘀热毒内蕴为标，系本虚标实证，临证标实表现居多。

一、肾、肝、脾、三焦功能失调为本

（一）肾虚

肾藏精，主生殖，为冲任之本。肾气的盛衰决定着天癸的至与竭。《傅青主女科》提道："经原非血，乃天一之水，出自肾中。"而"天一之水"即天癸，肾气充盛，则气血调和，天癸才能应时泌至，促进女性的经、孕、产、育。先天禀赋不足或后天伤及肾气，导致肾气亏损，冲任失养或不畅，即发生月经后期，甚则经闭不行，无以摄精而发为不孕。

（二）脾虚

多囊卵巢综合征患者多为痰湿之体，有肥胖表现，且往往伴有胰岛素抵抗其发生与中医的脾胃功能失调密切相关，多责之于痰湿。"五脏之病，虽俱能生痰，然无由乎脾肾，盖脾主湿，湿动则为痰；肾主水，水泛亦有痰，故痰之化无不在脾，而痰之本无不在肾。"若先天肾阳之精气匮乏，命门火衰，脾土无以温煦，致脾阳不振，水液输布失常留于体内，加之肾阳虚不能蒸腾下焦津液，日久水湿积聚成痰，湿痰重浊黏滞，易下注冲任，流注于胞脉之间，致月经不调，难以成孕。妇人过食肥甘厚味，也可致脾气受损，水湿难化，聚而成痰，痰湿内蕴，壅塞于皮腠则日渐肥胖，阻于胞宫胞脉以致冲任不调，经闭不行，经血不调，难以受孕，而成顽疾。

（三）肝郁

"女子以肝为先天"，月经的正常来潮有赖于肝的疏泄功能，气机条达疏畅，则气血运行正常，血可以定期下注冲任，月水能按时来潮。肝气郁滞则气机不利，血行不畅，血海不能按时满溢，发为月经后期或闭经。《万氏女科·卷之一》云："忧愁思虑，恼怒怨恨，气郁血滞而经不行。"《济阴纲目·卷之三》也提道："凡妇人无

子，多因七情所伤，致使血衰气盛，经水不调……不能受孕。”均说明肝脏疏泄功能失常可导致月经异常及不孕。

（四）三焦

三焦主持一身诸气，总司全身气机及其气化功能，是元气升降出入的场所，气血津液运行全身的通道。正如《难经》曰：“三焦者，水谷之道路，气之所终始也。”《中藏经》曰：“三焦者……总领五脏六腑、营卫经络、内外左右上下之气也。”三焦功能正常，则内外左右上下皆通，可“周身灌体，和内调外，荣左养右，导上宣下”。人体所需三大营养物质糖、蛋白质、脂肪，系由水谷精微通过机体气化代谢过程所化生，属中医学“元气”，为“精、血、津、液”的范畴，乃元气之阴气。气血津液的正常运行是三焦气化功能正常的体现，也表明肺、脾、肝、肾以及膀胱水液代谢功能正常。如果三焦气化失常，气血、津液化生不足及升降出入失常，可变生湿、痰、瘀、浊毒等诸邪。

有人提出“玄府”调控“肾—天癸—冲任—胞宫”的月经生殖轴，而作为六腑之一的三焦与刘完素之“玄府”虽名称不同，而其内涵有不少共同之处。因此，马宏博教授认为“肾—天癸—冲任—胞宫轴”的功能，也可归属“三焦”功能范畴，也即调畅“三焦”可调控“肾—天癸—冲任—胞宫”的月经生殖轴，从而可以通过调畅三焦来治疗诸多妇科疾病。

二、痰瘀热毒互结为发病之标

痰湿、瘀血是肾虚、肝郁、脾虚、三焦气化不利导致的痰湿积聚，阻滞经络，与瘀血相结，使气血运行不畅，血海不能按时满溢，导致月经异常；痰瘀互结于胞中，结而成块，日久形成癥瘕，临床上表现为卵巢包膜增厚，卵巢增大，排卵障碍。本病病程较长，顽痰瘀血日久化生湿热，耗伤津液，又可导致消瘅。

在20世纪初，丁书文老先生提出了“心系疾病的热毒学说”，冠心病、高血脂、高血压等代谢性疾病在病理机制上均存在慢性炎症反应机制，揭示了炎症因子与“热毒”之间的相关性。丁老采用清热解毒法治疗上述诸病，取得了显著的临床疗效。马宏博教授2018年拜师丁书文老师，聆听并学习丁老的学术思想，感悟颇深。结合自身专业，思考多囊卵巢综合征的发病机制。多囊卵巢综合征作为代谢性疾病，同样也存在着慢性炎症反应的病理机制，也就会有毒邪致病的病机存在。由此马宏博教授借鉴丁老“热毒”理论，结合多年诊治多囊卵巢综合征的经验，提出“热毒”亦为多囊卵巢综合征伴胰岛素抵抗的发病要因，现代生活方式、环境、饮食结构的改变造成人体脏腑功能失调，尤其是肝脾肾三焦功能失调，津液输布失常，凝聚成痰浊，日久壅滞气机，血脉凝涩成瘀，痰瘀蕴结不解，久郁化热成毒，形成痰、瘀、热、毒相互交结的病理状态。“痰、瘀、热、毒”均为“内生之毒”“内生之毒”与西医学提出的多囊卵巢综合征患者体内低度慢性炎症状态、胰岛素抵抗、高雄激素血症、卵巢间质血管化等不谋而合。

三、调畅三焦、清热化痰祛瘀解毒，兼顾肝脾肾——加味黄连温胆汤

由于多囊卵巢综合征胰岛素抵抗型的中医病机涉及多个脏腑的功能失调，虚实寒热错杂，气血阴阳冲任俱有亏虚，证型复杂，因此应从整体出发辨证施治。中医治疗主要从痰、瘀、热、毒之标实着手，以调畅三焦、清热化痰祛瘀解毒为主，兼顾肝脾肾功能。治疗常选用加味黄连温胆汤治疗，加味黄连温胆汤由黄连温胆汤合少腹逐瘀汤加减而来，其组方思路如下，清代医家叶天士在《温热论》中提出湿热证治疗大法——“分消走泄”，并以温胆汤通调三焦，畅达气机，使湿热之邪分消走泄。湿热与痰热相似，治疗思路相通，故借鉴之。西医学研究表明，黄连生药具有改善胰岛素抵抗的作用，可以与二甲双胍相媲美，却没有二甲双胍的不良反应。温胆汤加黄连即为黄连温胆汤。少腹逐瘀汤为王清任《医林改错》所载，具有活血祛瘀之功，用于少腹血瘀诸证，有抗炎、镇痛、解痉、抗凝血等药理作用，有学者观察到该方联合黄体酮、炔雌醇环丙孕酮片可改善多囊卵巢综合征内分泌和卵巢储备功能，治疗多囊卵巢综合征致不孕症有一定效果，故合用之。所以，加味黄连温胆汤可以调理三焦、分消走泄，清热化痰祛瘀解毒，以纠正痰热瘀毒内蕴的炎症状态，待炎症状态改善后再促排卵治疗可提高排卵率，避免卵巢过度刺激，显示出独特优势。马宏博教授基于三焦痰热瘀毒蕴结的研究思路，观察了黄连温胆汤合少腹逐瘀汤加减治疗痰瘀互结证多囊卵巢综合征致排卵障碍的临床疗效及对慢性炎症状态的影响。临床研究表明，加味黄连温胆汤可改善多囊卵巢综合征痰瘀互结证患者的排卵障碍，并能调节胰岛素抵抗和慢性炎症状态，为临床妊娠创造了条件。

特色技术

龙砂开阖六气针法的运用

马宏博教授在全国优秀中医临床人才项目培训时首次接触到了龙砂医学流派的

“开阖六气针法”，对此针法的奇异疗效产生了浓厚的兴趣，反复揣摩，并将此针法引入到痛经、促排及血管紧张性偏头痛、高血压、眩晕等疾病的治疗中，针药并用，收效颇佳。

龙砂开阖六气针法系陕西省宝鸡市中医医院王凯军教授在龙砂医学流派代表性传承人顾植山教授发掘的三阴三阳开阖枢理论指导下创制的一种针法。王教授发现，在全身随处可作开阖枢太极图，于是根据三阴三阳病机，在相应部位进行针刺，取得了理想疗效。该疗法充分运用五运六气六经思维模式，执简驭繁，操作简便，易学易用，疗效可靠，且起效迅捷，临床应用范围广，可用于内、外、妇、儿等各科疾病，经临床反复验证，可重复性极强。龙砂开阖六气针法不同于一般的常规针刺方法，它没有特定的选穴及补泻手法。

具体定位：该针法在开阖枢理论指导下，在全身随处均可作开阖枢太极图，人身无处不太极，即在人体以任意一点为中心均可作出一个三阴三阳开阖变化的圆，在实践应用中尤以头顶部最为常用且简便、易于操作，另外较常用的还有腹部、骶部（火针多用）、病灶局部等。

医患体位：“圣人南面而立”，故医患均取面南位是天人相应最理想状态。太极是个圆运动，以医者为主体看到的永远是左升右降。总体原则遵循腹为阴，背为阳即可。

针刺部位选取原则：一般根据医者取得患者的主要象态和次要象态，针刺2～3个部位。另根据顾氏开阖枢理论，六经欲解时是判断病机的重要依据，也可根据六经欲解时针刺。有时还会予引经针，通过中心点指向病机所指向的部位称引经针，起到引经助力的作用。马宏博教授的体会是针刺部位的选取原则和处方用药一样需辨证论治。

针刺方向及手法：因阴阳开阖枢两两相对，太阳和太阴两开相通，少阳和少阴两枢相通，阳明和厥阴两阖相通，故针刺方向朝向正反都能取效，但以顺时针为多。具体操作是面向患者针刺区域，顺时针方向，将针灸针与皮肤成30°角刺入皮肤，深度2cm左右，没有刻意应用补泻手法。其他注意事项同于一般针灸者。

以痛经病为例，在痛经发作时，予针刺阳明、少阴、太阳位，以温阳益肾平冲任，并配以辨证施治之中药，效如桴鼓。马宏博教授还针刺多例高血压、眩晕患者，收效显著，一般选取头部厥阴、少阳、少阴位。

在下一步的工作中，马宏博教授将继续探索龙砂开阖六气针的适应证，针药并用，以期更好地提高临床疗效。

临床经验

马宏博教授具有扎实的中医药理论功底和良好的技术素质，善于继承历代医家的学术经验，又善于汲取现代科学尤其是西医学的一些理论和方法，博采众长而不偏执一端，处方求精练，灵活加减，师古而不泥古。临床上，她擅用经方治疗各种妇、内科疾病，并擅长中西医结合治疗妇科疾病如不孕不育、复发性流产、试管婴儿的中医辅助治疗、月经失调、围绝经期综合征、痛经、乳腺增生、浆细胞性（肉芽肿性）乳腺炎、胎盘绒毛植入、异位妊娠等以及肺系病、脾胃病等，疗效显著，很多外埠患者慕名前来就诊。

马宏博教授诊治妇科疾病遵从"顺经调周"思路，临证明辨阴阳寒热虚实，推崇《黄帝内经》"阴阳"理论，女子阴血易虚，阳常不足，重视"滋阴"，亦不忘"温阳"，强调二者不可偏废，主张调畅气血，灵活运用活血化瘀。女子之病宜调补肝脾肾，强调以肾为先，重在调肝。马宏博教授推崇衷中参西，重视现代科学检测手段，合理运用西医西药速效之长，补中医中药治本缓慢之短，以提高临床疗效。

一、围绝经期综合征诊治经验

女性的生理特点（经、带、胎、乳）决定了女性一生特别需要阴血的滋养，临床上更年期病理变化以肝肾阴虚居多，总属阴虚阳亢，阴阳不交。马宏博教授治疗该病以滋补肝肾之阴为主，兼顾潜阳、安神、活血、清虚热。常以李东垣之当归六黄汤合吴鞠通之青蒿鳖甲汤加减治疗本病，处方为黄芪、当归、生地黄、黄柏、黄芩、青蒿、鳖甲、地骨皮、牡丹皮、赤芍、牛膝、浮小麦、香附、知母、山茱萸、炙甘草等。当归六黄汤出自《兰室秘藏》，具有滋阴泻火、固表止汗之功，用于阴虚火旺之盗汗。方中生地黄，滋阴凉血清热，熟地黄味厚，质黏腻，碍胃且助湿，容易导致脾胃运化失常，故去之，黄芩、黄连、黄柏清泄上、中、下三焦虚火。青蒿鳖甲汤出自《温病条辨·下焦篇》："夜热早凉，热退无汗，热自阴来者，青蒿鳖甲汤主之。"该方养阴与清热并重，适用于阴虚火旺者。地骨皮、知母均入阴分，而清伏热于里；青蒿具辛散之功，能宣内伏之热而出于表，牡丹皮凉血透热，助青蒿以透泄阴分之伏热；更以鳖甲滋阴潜阳，补益肝肾。当归六黄汤、青蒿鳖甲汤二方合用，一治汗出，一治潮热，对于潮热汗出为主症的围绝经期综合征尤为适宜。再加山茱萸、怀牛膝滋补肝肾之阴，浮小麦、山茱萸养心安神止汗，香附疏肝理气。以上诸药共奏滋阴清热安神之功，临证应用效如桴鼓。临证时还常加用二至丸以滋养肝肾之阴；对于心悸明显者，加重炙甘草的用量，取炙甘草汤之意；睡眠不佳者，则加用酸枣仁、远志、珍珠母、首乌藤，以滋阴柔肝安神。

阴虚内热型的围绝经期综合征患者临床上多见，但也有一部分患者的表现以阳虚为主，治疗又当阴阳双补，可用右归丸加减，或加用温补肾阳之淫羊藿、仙茅、巴戟天等温而不燥的药物，应尽量少用附子、肉桂等过于温燥之品，以免劫灼肝肾之阴。

二、崩漏诊治经验

崩漏是妇科常见病，也是疑难急重病症。《素问·阴阳别论》提道“阴虚阳搏谓之崩”，这是崩漏最早的病机阐述。崩漏的病因病机主要是虚（肾虚、脾虚）热、瘀邪损伤冲任，不能制约经血，以致经血非时妄行。由于崩漏失血耗气，病程日久，导致气血、阴阳俱虚。又崩漏日久，离经之血为瘀血。故本病的发生常互为因果，气血同病，多脏受累，虚实错杂。

崩漏的主证是出血，故辨证时当根据出血的量、色、质变化，参合舌脉及证候，辨其虚、实、寒、热。一般而言，崩漏虚证多而实证少，热证多而寒证少。且即使是火，亦是虚火，非实火可比。崩与漏亦不相同，久崩多虚，久漏多瘀。此外，患者的年龄亦是辨证的重要参考，如青春期崩漏，多肾虚或血热；育龄期崩漏，多肝郁或血热；更年期崩漏，则多肝肾亏损或脾气虚弱。生育期及更年期崩漏，又多夹血瘀。

马宏博教授师承山东省名中医李克勤教授，并结合历代医家之经验，认为本病治疗思路如下：一是分时期用药，急时塞流治其标，缓时澄源、复旧治其本；二是始终围绕肝脾肾论治；三是根据不同年龄阶段遣方用药治本。崩漏的治疗大法，即首先当控制出血，之后则须调整周期。古人虽概括为塞流、澄源、复旧三个治疗步骤，但我们不宜拘泥于此初、中、末三个阶段的划分，而是要灵活处理。塞流，即针对病因予以止血，止血塞流虽是急则治标之法，但止血并非一味固涩，而是针对出血原因辨明寒热虚实进行止血，或清或温，或补或泻，或清温并用，或补泻兼施，总之辨证审因论治；澄源，即根据辨证原则探求疾病根源；复旧，即从根本上调整月经周期，以恢复其按期排卵的生理常态。具体治法如下。

1. 塞流　塞流是崩漏出血治疗的首务，古人采用辨证止血塞流之法，如今我们可借助B超检查先确定子宫内膜厚薄，再根据子宫内膜厚薄，来辨清用“止”法还是“通”法，此处之“通”为“通因通用”，是为了更好地“塞流”。若内膜偏薄，则可予滋阴养血止血，崩漏患者阴血必然丢失严重，故气阴两伤者居多，此时应遵崇《傅青主女科》“止崩之药不可独用，必须于补阴之中行止崩之法”的理论，采用滋阴养血止血法，拟滋阴止血方，方药组成为：生地黄、麦冬、地骨皮、玄参、党参、黄芪、地榆炭、马齿苋、仙鹤草、白术、升麻、墨旱莲、土茯苓。方中生地黄、麦冬、玄参，滋阴增液，补水之味，水盛而火自平，体现了“补阴之中行止崩之法”的理论；因“有形之血不能速生，无形之气所当急固”，党参、黄芪，补气摄血，升阳固本；白术健脾资血之源又统血归经；地骨皮清虚热，仙鹤草有收缩子宫的作用，止血而不留瘀；墨旱莲、马齿苋、地榆炭，滋阴凉血止血；升麻，升阳举陷，加强参、芪的升提作用，并能清热解毒；土茯苓清热利湿解毒，防治流血时间过长引起的感染，体现治未病的思想。若子宫内膜偏厚（大于0.7cm），有时单纯止血难以奏效，就需更换思路，“通因通用”，改“止”为“通”。“塞流”不应被狭义地理解为见血止血，它应既包括“止”法，也包括“通”法。结合患者以往的月经周期，顺应月经规律，予理气活血通经，促使子宫内膜脱落，必要时可加用黄体酮。常用血府逐瘀汤加减，疏肝健脾，活血化瘀通经。待子宫内膜基本脱落，阴道出血停止后，再进入澄源、复旧。

2. 澄源、复旧　不同年龄阶段，其治则也不尽相同。青春期崩漏血止后的调周期，重在治肾；生育期重在治肝肾；更年期止血善后，重在脾胃。对于更年期崩漏，尤须重视子宫内膜的病理检查，避免漏诊子宫内膜癌。青春期和生育期治疗都须补肾，其治当分阴阳，肾阳虚者，见面色晦暗，畏寒肢冷，腰腿酸软，小便清长或夜尿多，舌淡或胖有齿印，苔薄白或白润，脉沉细或沉迟无力，治以温肾活血促卵，金匮肾气丸加减。偏肾阴虚者，可见形体偏瘦，面色潮红，咽干口燥，头晕耳鸣，腰膝酸软，五心烦热，夜寐不安，舌红少苔或有裂纹，脉细数。予滋肾益气，固冲调经，方选左归丸加减。青春期非生殖年龄，不强调一定要有排卵，而是让机体在自然状态下适当地辅以补肾调周期中药治疗，逐渐健全排卵功能以防止复发。生育期患者治疗时须注意肝气的调节。围绝经期重在调整因崩漏所致的气血虚弱，防止崩漏复发以及预防子宫内膜癌变，并不强调要恢复排卵和建立正常的月经周期，治以补脾调养气血为主，方用八珍汤或人参养荣汤加减以补益气血。从患者健康安全的角度，可以定期予以孕激素撤退，以更好地保护子宫内膜。

三、粉刺性乳痈诊治经验

浆细胞性乳腺炎属非哺乳期乳腺炎，目前发病率呈明显上升趋势。该病具有治疗难、病程长、痛苦多的特点，甚至有些患者最终行大部分乳腺切除或全乳腺切除手术，因此对患者造成了巨大创伤，且术后易复发，糖皮质激素及抗结核治疗效果也不尽理想，且不良反应大。

此病归属于中医学“粉刺性乳痈”范畴，《丹溪心法·痈疽》云：“乳房，阳明所经，乳头，厥阴所属。”从经络循行部位来看，乳房与肝胃二经密切相关。乳腺是个“情绪器官”，情志郁怒，日久气滞血瘀痰凝，郁久化热，热盛肉腐，酿生痈毒；过食肥甘厚味，酿生湿热，蕴久成毒，均可发为痈。故本病与痰、热、瘀、毒密切相关，热痰瘀互结，痰瘀生毒，毒生痰瘀，痰瘀毒邪蕴久化热，病机演变复杂，多与“肝脾气机升降失调”有关。先天性乳管发育异常、乳头内陷者，则局部气血运行欠畅，更易气血壅塞不通而发病。

马宏博教授治疗本病采用分期辨治，分初期、脓肿期和慢性包块（或瘘管）期，从肝脾论治。

1. 初期　一般以包块为主，又分红肿包块型和单纯包块型，红肿包块型多以乳房红肿疼痛为主，红肿部位多位于乳晕区及其周边，边界不清，质韧，活动度小，多数与皮肤粘连，发热或不发热，心烦易怒，大便偏干，尿黄，舌质红，苔黄腻，脉弦滑略数。血常规白细胞计数多不升高，中药治以清热化痰、解毒散结，以瓜蒌牛蒡汤加减治疗。临证依据病情进行加减，乳房红肿明显，加牡丹皮、赤芍，清热凉血、散瘀止痛；疼痛明显，加金铃子散以活血行气止痛；心烦易怒，加郁金、香附以疏肝理气；乳房结块明显，则加莪术、夏枯草、浙贝母、橘核、王不留行、三棱等，以清肝化痰散结；热毒炽盛，红肿明显伴发热，则加蒲公英、漏芦，甚则合五味消毒饮，加重清热解毒之力。单纯包块型表现为乳房包块略硬，伴轻微疼痛，局部微红无热，一般不伴有明显的全身症状，治以疏肝清热、理气散结，以自拟疏肝散结汤治之，药物有柴胡、莪术、橘核、赤芍、牡丹皮、郁金、香附、漏芦、皂角刺、王不留行、蒲公英、路路通、浙贝母等。肿块日久难消，可加用猫爪草、穿山甲等。穿山甲是国家野生保护动物制品，应用时需用替代品。因本病病期较长，需注重健固脾胃以防寒凉药物过多损伤胃气。

2. 脓肿期　初期若未能治愈，肿块将进一步增大，并化腐成脓，进入脓肿期。脓肿期表现为肿块已化脓，局部按压有波动感，红肿焮痛，或身热凛寒，有时脓肿可自溃，苔薄白或黄，脉数有力。治以清热化痰，透脓解毒，以瓜蒌牛蒡汤合仙方活命饮加减治疗。

3. 慢性包块（或瘘管）期　临床表现为乳房肿块一个或多个，大小不一，病期不一，红肿疼痛不明显，质较硬，稍触痛，或见脓肿切开或溃破后瘢痕，舌淡红，苔白，脉弦滑。此期需明辨阴阳气血，外科“消、托、补”三法结合，做到消中有托，托中有消，补中有托，补中有清，消补兼施，当温则温，当寒则寒，内外结合，扶正祛邪兼顾，调整机体阴阳气血平衡，治以疏肝活血，化痰散结，兼以益气，予自拟疏肝散结汤配以益气温阳之品如黄芪、党参等加减治疗。久病气虚及阳，窦道口久不愈合，滋水清稀，量少而无味，无明显坏死组织或异物排出，可酌情去掉清热解毒之品，可用少许温阳散结药物，促进肿块吸收，或可与阳和汤联用。当然临证时不可过分拘泥于疾病分期，应知常达变，随证施治。

四、试管婴儿的中医辅助治疗经验

李克勤教授对于体外受精—胚胎移植的中医药辅助治疗，经验颇丰。马宏博教授总结经验，结合临床，逐渐形成了自己的体外受精—胚胎移植中医辅助治疗方案。中药辅助体外受精—胚胎移植主要从移植前、移植后两个时段着手。①移植前：改善体质，为移植创造条件，包括改善卵子质量、盆腔环境、子宫内膜容受性，调节免疫状态、调畅情志等。②移植后：补肾健脾，益气活血，改善子宫内膜容受性，提高移植成功率。对于移植成功后常见的绒毛膜下出血，治以补肾益气健脾或清热养阴安胎，预防流产，提高抱婴率。

（一）移植前——预培其损

1. 改善卵子质量　体外受精—胚胎移植成功的关键是高质量的卵子。中医药在改善卵子质量上有明显的优势。肾藏精，为生殖之本，卵子的生长发育与肾的功能密切相关。肾精为卵子的物质基础，肾阳的温煦，天癸的滋养是卵子生长的必要条件。针对卵子质量较差的情况，多采用益肾填精、调补气血之法，自拟益肾七子汤加减治疗。处方：黄精、酒山茱萸、枸杞子、女贞子、沙苑子、五味子、覆盆子、菟丝子、当归、炒白芍、牡丹皮、丹参、香附、石斛、黄芪，本方系在四二五合方基础上加用了益气、疏肝、活血之力。偏肾阳虚的患者，可加淫羊藿、巴戟天、紫石英，甚则附子、干姜、花椒等；瘀血明显，可加桃仁、红花；气虚明显还可加黄芪、党参。偏肾阴虚的患者，可加生地黄、玄参、麦冬、龟甲、续断、桑寄生、阿胶、鹿角胶等。

2. 改善子宫内膜容受性　优质的土壤才便于种子生根发芽。子宫内膜的容受性决定孕卵能否着床及生长，子宫内膜的容受性在体外受精—胚胎移植失败的因素中占到 60%。马宏博教授主张临证详分阴阳虚实寒热，辨证与辨病相结合。

常用改善子宫内膜容受性方法，一是滋阴养血法，一是温经活血法。依据整体辨证及局部微观辨证分别应用。一般子宫内膜偏薄及血运较差者，主要采用滋阴养血法，应用四物汤和六味地黄丸加减，四物汤养血活血，六味地黄丸乃滋阴补肾第一方，也可加用二至丸滋补肝肾之阴。阴血亏虚严重者，可加鳖甲、阿胶、鹿角霜、龟甲等血肉有情之品。温经活血法常用于子宫内膜异位症以及平素冲任虚寒的患者，治疗予温补命门之火，养益精气，使火旺而精不伤，阳回而血亦沛，如春风化雨，万物资生，常用《金匮要略》温经汤合肾气丸或艾附暖宫丸加味治疗，益气温阳补虚，助血运行，使成功妊娠率大幅提高。

3. 纠正盆腔炎症状态　盆腔炎症状态可影响胚胎移植成功率，多由经期产后余血未净，或摄生不慎，姿食肥甘厚味，感受湿热之邪，湿热之邪阻滞体内，阻碍气血运行，致瘀血留滞体内，湿热之邪与瘀血相搏结，闭阻冲任胞脉，不能摄精成孕。临床针对盆腔炎症状态反复体外受精失败患者，予治以清热利湿、活血消癥，以薏苡附子败酱散合栀子柏皮汤加减。

4. 调整免疫状态　体外受精—胚胎移植患者中不乏抗心磷脂抗体阳性复发性流产患者，其中医体质类型以血瘀质和阴虚质居多，本病应予补肾调冲、活血化瘀，自拟益肾七子汤加减，并加强活血之力。补肾中药具有类似内分泌激素调节和免疫调节的作用，可调节下丘脑—垂体—卵巢轴功能，增强巨噬细胞的吞噬作用，增强免疫力；活血药可调节免疫因子的分泌，修复人体免疫缺陷，改善体内血液高凝状态，“预培其损”，提高体外受精—胚胎移植的抱婴率。

5. 调畅情志　体外受精—胚胎移植患者常常伴有情志不畅、焦虑等，情绪的变化可波及内分泌。肝气郁结，疏泄失常，血气不和，冲任不能相资，以致不能摄精成孕；或者盼子心切，烦躁焦虑，肝郁不疏，冲任失和，血海蓄溢失常，引起月经不调，久而不孕。在调整卵子质量及子宫内膜状态等的同时，治以疏肝解郁、调畅气机，往往事半功倍。对于情志变化明显的患者，先予调肝畅情志，方选逍遥散或柴胡疏肝散加减。

（二）移植后——固护胎元

中医认为“移植前后”是阳长期，基础体温测量呈高温相变化，阳气鼓动，万物生发，阳长的目的在于温养子宫，为受孕提供孕育环境和条件。阳长则阴消，阴消为了阳长。肾气充足，天癸蓄至，任通冲盛，胚胎在胞宫内种植，全赖肾以系之，气以载之，血以养之，冲任固之。在此阶段宜补肾健脾、益气活血，方选毓麟珠方加减。菟丝子、杜仲、鹿角霜、桑寄生、续断补肾养肝益精；党参、白术、茯苓、甘草健脾补气；熟地黄、川芎、当归、白芍、阿胶补血养肝，固冲任；川椒、艾叶补命门之火，温煦胞宫，暖督助阳；“气载胎，血养胎，肾系胎”，诸药相合而达温养先天肾气以生精，培补后天脾气以化气血，调摄冲任，暖宫助孕之效。

经体外受精—胚胎移植治疗所获得的妊娠出现绒毛膜下出血的情况常有发生，阴虚内热、迫血妄行者有之，脾肾亏耗、气虚不摄者有之，临证阴虚有热者居多。脾肾亏耗，气虚不摄治以毓麟珠方加减；阴虚内热，迫血妄行，则治以清热养阴安胎，自拟苎麻安胎方加减。苎麻安胎方是由《傅青主女科》之“两地汤”加减，配以补肾、益气、养血、止血之品。生地黄、玄参、麦冬，滋阴补肾，水盛而火自平，滋阴通便，改善盆腔循环，有助积血消散；生地黄、黄芩、地骨皮、苎麻根清热凉血安胎；菟丝子、桑寄生、续断补肾固胎，为寿胎丸中主药；当归、芍药补肝养血，合川芎能疏气血之滞，乃取《金匮要略》“当归芍药散”之意；茯苓行水泄热，有助于积血消散；黄芪、党参益气安胎；地榆炭化瘀止血；香附疏肝理气，有助于瘀血吸收，新血归经，胎安而能正常发育。

综上所述，马宏博教授从医20余年，在继承历代医家关于妇科及内科疾病丰富诊治经验的基础上，注重读经典，拜名师，借鉴流派经验，勤于临床，善于思考，逐渐形成了自己诊疗特色，更好地为患者健康保驾护航。

验案验例

一、雷公藤致不孕

王某，女，24岁（孕0，产0），已婚，2018年7月11日初诊。患者因“婚后同居1年未避孕而未孕，闭经5个月”就诊。2010年因患“系膜增生性肾小球肾炎”，曾口服雷公藤多苷治疗2年，2012—2017年停药，其间复查肝功能、肾功能、尿常规均无明显异常，患者在服用雷公藤多苷片之前月经规律，月经周期为7天/28～30天，服用雷公藤多苷片6个月后，月经周期为2～4天/1～2个月，患者并未在意，未寻求治疗。后于2017年5月因劳累致系膜增生性肾小球肾炎复发，继续服用雷公藤多苷片每日0.8mg/kg，连续用药半年余，出现月经停闭。为求生育来我处就诊。症见闭经5个月，情绪焦虑，五心烦热，潮热盗汗，夜寐欠安，口干咽燥，二便正常，舌红，苔薄，脉弦略沉。辅助检查：尿常规示尿蛋白轻微升高，肝肾功能大致正常。男方精液常规大致正常。经阴道超声检查示子宫大小 3.5cm×2.7cm×3.4cm，子宫内膜厚度 0.4cm，双侧卵巢体积缩小。

血清激素水平：促卵泡激素 95.38U/L，促黄体生成素 65.18U/L，雌二醇 131.76pmol/L，抗缪勒管激素 0.915nmol/L，促甲状腺激素 1.38U/L。

诊断：中医诊断为闭经（肾虚肝郁，郁而化火）；西医诊断为卵巢早衰、系膜增生性肾小球肾炎。给予雌二醇片雌二醇地屈孕酮片复合包装（芬吗通）（1mg/10mg）联合中药益肾七子汤方案治疗。

处方：熟地黄 15g，酒山茱萸 10g，枸杞子 15g，女贞子 12g，沙苑子 15g，五味子 6g，车前子 6g，覆盆子 10g，菟丝子 24g，淫羊藿 24g，续断 15g，桑寄生 15g，鹿角霜 10g，当归 12g，赤芍 15g，牡丹皮 10g，丹参 15g，香附 12g，牛膝 15g，黄芪 20g，水煎服，每日 1 剂。治疗 3 个月经周期。并嘱监测基础体温。

2018 年 11 月，上述方案治疗 3 个月经周期后，监测患者基础体温呈双相。月经第 3 天血清激素水平如下：促卵泡激素 2.66U/L；促黄体生成素 10.25U/L；雌二醇 162.72pmol/L。后继予芬吗通联合中药益肾七子汤方案治疗 2 个月经周期，于 2019 年 2 月 3 日检测尿妊娠试验阳性，遂测黄体酮 18.73nmol/L；HCG 561.60U/L。后因胃部不适行无痛胃镜后出现阴道出血而生化妊娠。2019 年 3 月 11 日月经复潮，月经第 3 天激素水平：促卵泡激素 8.02U/L；促黄体生成素 6.54U/L；雌二醇 158.26pmol/L。遂停用芬吗通，中药继服，2019 年 5 月 28 日血清激素水平如下：HCG 165.8U/L；黄体酮 >126.8nmol/L；雌二醇 911.34pmol/L；促甲状腺激素 2.19U/L。2020 年 2 月 15 日患者顺利经阴分娩一健康女婴。随访患者，尿常规及 24 小时尿蛋白定量均在正常范围。其女儿体健，肾功能及尿常规未见明显异常。

按：患者正值三七、四七身体盛壮之际，本应任通冲盛、月经正常，无奈因病服药伤肾而致阴精过早虚衰，天癸过早匮源。治疗以滋补肝肾、益气养血为主，予益肾七子汤益肾填精、补血养肝、调理冲脉。闭经治疗，忌盲目通利下血，不但经不行反更伤血，使虚者更虚。正如《景岳全书·妇人规》所言：“欲其不枯，无如养营；欲以通之，无如充之。但使雪消则春水自来，血盈则经脉自至，源泉混混，又孰有能阻之者……专以桃仁、红花之类，通利为事。”本案中药汤剂配合西药芬吗通双管齐下，力挽沉疴。该病疗程长、显效慢，需持之以恒，必获佳效。

二、输卵管性不孕

王某，女，38 岁，2018 年 2 月 25 日初诊。结婚 8 年，未避孕未孕。

患者经来尚准，量较多，夹小血块，色红，痛经。2015年8月行腹腔镜卵巢囊肿剥离术、子宫内膜异位症电灼术，子宫输卵管造影（HSG）示：双侧输卵管通而不畅。2017年“试管婴儿”未成功。平素常感畏冷，小腹发凉，隐痛，行经时腰酸腿软。末次月经2月23日，未净。基础体温不典型双相，黄体期短；舌质淡暗，边尖暗红，苔白厚腻，脉细软。月经史：初潮14岁，7天/27～28天，量偏多，痛经。男方精液无异常。

诊断：西医诊断为输卵管阻塞性不孕；中医诊断为不孕。证属冲任虚寒、瘀血阻络，当治以调补冲任、逐瘀通管。

处方：温经汤加减。当归12g，川芎10g，肉桂6g，牡丹皮15g，赤芍15g，党参20g，莪术15g，蒲黄15g，延胡索20g，附片6g，小茴香6g，菟丝子24g，桑寄生15g，续断15g，路路通12g，王不留行10g。12剂，水煎服，每日2次。

二诊（2018年3月18日）：末次月经2月23日，基础体温测量上升6天（最高36.7℃），时感畏寒，尿频，神疲，舌边尖暗红，苔白，脉细软。

处方：毓麟珠方加减。当归12g，川芎10g，熟地黄12g，黄芪30g，白芍15g，党参20g，菟丝子24g，桑寄生15g，续断15g，茯苓15g，白术12g。7剂，水煎服，每日2次。

三诊（2018年4月8日）：末次月经3月25日，经期6天，基础体温尚未升高，小腹胀时作，舌淡，边尖红，苔白，脉弦细数。

处方：当归12g，川芎10g，肉桂6g，牡丹皮15g，赤芍15g，党参20g，莪术15g，蒲黄15g，路路通12g，通草6g，小茴香6g，附子6g，干姜3g，紫石英30g，菟丝子24g，桑寄生15g，续断15g。12剂，水煎服，每日2次。

后嘱患者交替应用以下两方3个月经周期后试孕。

方1（经前7天始服）：当归12g，川芎10g，肉桂6g，牡丹皮15g，赤芍15g，莪术15g，蒲黄15g，延胡索20g，小茴香6g，艾叶12g，乌药12g，益母草30g，香附12g，路路通12g，通草3g，王不留行10g，桃仁10g，红花10g。水煎服，每日2次。

方2（经净后服）：当归12g，川芎10g，肉桂6g，牡丹皮15g，白芍15g，党参20g，莪术15g，蒲黄15g，王不留行10g，路路通12g，小茴香6g，淫羊藿15g，紫石英30g，菟丝子24g，桑寄生15g，续断15g。水煎服，每日2次。

试孕周期经净后服方2，经间期后服用毓麟珠方加减。2018年12月28日电话随访已孕56天。

按：输卵管阻塞性不孕占不孕症的30%～35%，治疗颇为棘手。《丹溪心法》云："气血充沛，五脏安和，经脉通畅，冲任充盛，经孕如常；气血虚衰，则冲任衰少，胎孕难成。"络道阻塞或不畅，确需疏通，然不通者，血瘀气滞有之，湿热蕴结有之，气阳虚鼓动无力亦非少数。西医学证实，输卵管正常、有规律的蠕动是精、卵运行结合成孕的必要条件。气阳虚则胞经蠕动乏力，造成不畅，甚则阻塞不通。此类患者基础体温每每爬行上升或波动不稳，多症见神疲乏力，畏冷，腰酸肢软，舌淡嫩、苔薄白，脉沉细软。故用药多用温通益气活血，以使冲任通畅。临证应不囿于输卵管阻塞这一局部检查诊断，而是考虑整体病机和患者的体质状况进行辨证论治。结合国医大师夏桂成创制的中医补肾调周疗法，在经前期以温通活血、通利冲任使经来顺畅；经期采用活血理气通经；经净后至经间期采用温肾活血；经间期补肾疏冲促孕。如此形成治疗输卵管阻塞性不孕症的调周式治疗方法。

三、脏躁

张某，女，50岁，2017年12月1日初诊。患者已婚，育有1子，停经1年余，心烦、多汗2年余。末次月经2016年8月。症见心烦易怒，烘热汗出，耳鸣，乏力，偶有腰膝酸软，口干，纳可，失眠多梦，二便调，察其舌红，苔少，脉细数。

诊断：绝经前后诸症，此为肝肾阴虚、水不济火所致，法当滋阴养血、清热疏肝。

处方：自拟更年汤加减。生地黄15g，酒山茱萸10g，香附12g，牡丹皮15g，地骨皮15g，醋鳖甲12g，青蒿15g，女贞子12g，墨旱莲15g，牛膝12g，浮小麦30g，黄芪30g，栀子10g。水煎服，每日1剂。

二诊（2017年12月14日）：患者药后心烦及汗出缓解，乏力减轻，腰膝酸软，仍口干，双目干涩，视物模糊，纳可，眠差不能入睡，夜间多梦，舌红，苔薄白，脉细弱。前方加枸杞子10g，石斛15g，酸枣仁24g，珍珠母30g。嘱其勿食辛辣。

三诊（2017年12月28日）：患者服药后心烦不宁、潮热汗出、多梦等不适均明显减轻，活动后轻微乏力，偶有腰膝酸软，纳可，眠改善，二便调，舌红，苔薄，脉细。嘱其佳蓉片口服以巩固疗效，并酌情添加钙剂以预防骨质疏松症。

2个月后随访，患者无明显心烦不宁、潮热汗出等症状，夜间睡眠可，情绪较平稳，能够正常参加社会活动。

按：女性在经过经、带、胎、产后，阴血易亏，经断前后，天癸渐竭，经血衰少，肝肾之阴亏虚，遂致经断前后诸症发生。治疗本病滋阴为主，兼顾潜阳、活血、清虚热。本案方用当归六黄汤合青蒿鳖甲汤加减，收效颇佳。临床上阴虚内热型的围绝经期综合征患者多见，但也有一部分患者表现以阳虚为主，治疗又当阴阳双补，可与上方中减少清热药物，加用温补肾阳之淫羊藿、仙茅、巴戟天等温而不燥之品。中药治疗围绝经期综合征避免了激素替代疗法的副作用，患者乐于接受，效果明显，不失为最佳选择。

四、高血压（龙砂开阖六气针）

陈某，女，66岁，系住院患者，2020年7月18日初诊。2020年7月15日患者因“血压不稳定，伴头晕、头胀1个月”入院。高血压病史15年，口服降压药控制尚可，2019年4月曾出现反复夜间血压升高，经口服中药后，症状渐缓解。既往冠心病病史15年，主动脉瓣置换术病史10年，心房颤动病史5年，现口服华法林。近1个月来，血压控制不良，每至晚19～22时血压升高，可达180～200/100～110mmHg，伴有全头胀痛，胸闷气短心悸，活动后明显。需服用硝苯地平片，血压方能下降。舌红，苔白，脉结代。

诊断：中医诊断为眩晕（阴虚阳亢证）；西医诊断为高血压病（3级，很高危）、冠心病，心房颤动；主动脉瓣膜置换术后。入院后查心脏B超：射血分数60%。予银杏达莫注射液静滴及硝酸异山梨酯注射液（异舒吉）静脉微量泵入。中药天麻钩藤饮加减治疗。

处方：天麻12g，钩藤15g，夏枯草15g，川牛膝15g，丹参15g，郁金15g，首乌藤15g，赤芍15g，炒蒺藜15g，菊花15g，石斛15g，黄芩15g，珍珠母30g，浮小麦30g，杜仲15g。水煎服，每日1剂。

7月17日7时30分，患者测血压175/90mmHg，头痛，值班医生予硝苯地平片1片口服，后血压下降。7月18日正值马宏博教授值班，下午7时30分患者再次出现头胀头晕，测血压180/110mmHg，舌略暗，少许齿痕，苔薄，脉结代。思忖患者疾病发作具有时相性，可用龙砂开阖六气针法一试，遂根据六气开阖枢图在头顶分布取位：针刺头部厥阴一针，少阳一针，少阴一针，加一针百会透厥阴，留针半小时，后患者述头汗出，起针后血压184/96mmHg，嘱休息，半小时后复测血压164/94mmHg，患者大喜，并述今日血压升高未服降压药，血压未升反降，实属意外。又半小时后复测血压164/86mmHg，因与晨起血压持平，故未再予硝苯地平片口服，患者安然入睡。

二诊（2020年7月19日）：晨起血压150/70mmHg，述头部较前轻松，仍脉结代，再行开阖六气针，针刺头部厥阴一针，少阳一针，少阴一针，太阴一针，加一针百会透厥阴，留针半小时。继予中药天麻钩藤饮加减。下午测血压144/83mmHg，夜间血压未再升高。

三诊（2020年7月20日）：晨起血压126/77mmHg，脉仍结代，予针刺头部厥阴一针，少阳一针，少阴三针，太阴一针，加一针百会透少阴，留针半小时。下午血压124/65mmHg。

四诊（2020年7月21日）：晨起血压133/77mmHg，脉结代明显好转，能有短暂脉律规整，自觉气力增加，继予针刺头部厥阴一针，少阳一针，少阴三针，太阴一针，加一针百会透少阴，留针半小时。下午血压117/65mmHg。

后至患者2020年7月28日出院，血压一直平稳，无明显心悸胸闷等，测血压117/78mmHg。

按：本案患者头晕、头胀、脉弦、血压高等，根据证候分析病属厥阴少阳；活动后胸闷气短，有瓣膜置换病史，为手少阴心经之症；加之患者66岁，肾阴亦虚，且少阳枢转太阴，与少阴共司开阖出入之机，抓少阴少阳两枢可调全身气化出入。故一诊予针刺厥阴、少阳、少阴位，引针厥阴。《伤寒论》230条："上焦得通，津液得下，胃气因和，身濈然汗出而解。"此为诠释小柴胡汤作用机制，小柴胡汤为少阳枢转之剂，患者针后见汗出，正是枢机得利，针已中病之征。又考虑患者病发于夜间20时，为太阴欲解时，故次日加用太阴位针刺，后患者既往心房颤动，胸闷心悸，脉结代，予少阴位三针，并引针少阴。四诊见患者脉结代明显好转，脉律基本规整，自觉气力增加，血压已正常。开阖枢理论"太阴、太阳为开，少阴、少阳为枢，厥阴、阳明为阖"，本案从少阴、少阳枢解，竟能使血压速降并将心房颤动得以纠正，足可见此针法之神奇。

第四部分　儿　科

崔文成

个人简介

崔文成，男，1962年生，医学硕士，师从徐国仟教授，第二批全国老中医药专家刘清贞主任中医师学术经验继承人，山东省事业单位专业技术二级岗位，主任中医师，济南市中医医院儿科主任，山东省首批中医药重点学科中医儿科学学科带头人，山东省第四批中医药重点专科儿科带头人，山东中医药大学兼职教授、硕士研究生导师，济南中医药学会儿科专业委员会主任委员，山东中医药学会儿科专业委员会副主任委员，中华中医药学会儿科分会常务委员，山东省健康科普专家，荣获首批全国优秀中医临床人才（2007年），山东省名中医药专家（2013年），最美健康守护者（市级最美医生2016年），国医杰出精英奖（2018年），崔文成山东省名老中医药专家传承工作室建设项目专家（2019年）等。

学术见解

毒邪是个病因概念。以人体为界，可分为“外毒”“内毒”两类。“外毒”包括：①化学致病物（药毒、毒品、各种污染、秽毒等）；②物理致病物（跌仆损伤等意外伤害，水、火、雷、电等自然灾害，气候、气温变化，噪声、电磁波、超声波、射线辐射对人体的干扰等）；③生物致病物（温病毒邪、疫疠之毒、虫兽毒等）。“内毒”包括：①饮食变毒（酒毒、食积化毒、粪毒、糖毒、脂毒等）；②水液成毒（水毒、湿毒、痰毒、尿毒、浊毒等）；③诸气生毒（火毒、热毒等）；④血瘀生毒（瘀毒、出血、癥瘕等）。毒邪在发病中起着主导作用。没有毒，相应的疾病就不会发生。正气不足是发病的内在根据。伏毒是毒邪内伏于人体，人体正气尚可耐受制约毒邪，有的人“终生带毒”“带毒生存”。发病与否，取决于毒邪的强弱和正气的盛衰及其相互作用的结果。防治毒邪可概括为治毒与扶正两个方面。应治毒以解决主要矛盾。治“毒”法的选用又主要根据“毒邪”的致病特点、病理变化而定。

外毒以避之、解之为主，使正气免遭损伤；内毒以排之、解之、耐之为主，增强或调节机体清除毒邪的能力，以达到祛除“毒”因，治愈毒病，使“五脏元真通畅，人即安和”的目的。

病毒性心肌炎是由各种病毒引起的心肌局限性或弥漫性的急性、亚急性或慢性炎症病变，近年来已成为儿童常见的心脏疾病。

一、从毒论治学说

儿童病毒性心肌炎从毒论治的新学说，基本病因为毒邪（包括各种病毒）。毒邪侵心有三途：①犯肺侵心，常继发于呼吸道疾病之后；②犯脾胃侵心，常继发于肠道疾病之后；③犯血脉侵心，常无前驱症状，而直接出现心脏证候。

发病的主要诱因有过度疲劳、反复感染、发热、缺氧、营养不良、接受类固醇或放射治疗等。从感染上病毒到出现心肌炎症状的时间，为伏毒（潜伏）期。基本病机是毒伤气阴。毒邪侵心，耗气伤阴，造成心体受损，心用失常而发病。

二、临床诊疗经验

在治法上须扶正与除毒兼顾，核心是处理好除毒与扶正的关系。

（一）据正气与毒邪斗争的趋势，分为三期

1. 急性期　邪胜正衰，病趋恶化，治疗重在祛毒宁心。

2. 恢复期　正胜邪却，则病趋好转和痊愈，治疗重在扶正养心。

3. 迁延期　正邪相争、势均力敌，则病情时轻时重，迁延缠绵，宜扶正祛毒兼顾。

（二）据病因、病位，分为三型

1. 温热毒邪犯肺传心　发病为温热温病心肌炎，治疗常用银翘散、生脉散、芩连二陈汤加减。

2. 湿热毒邪犯脾侵心　发病为湿热温病心肌炎，治疗常用新加香薷饮、平胃散、甘露消毒汤、菖蒲郁金汤、王氏清暑益气汤加减。

3. 伏毒攻心　暴发急重症，出现心脏证候，发病为伏毒温病心肌炎，随症治之。

三、善太息的鉴别与治疗经验

将善太息分为肝胆郁热、心气不足、痰阻气机等证型进行鉴别而施治。心肌炎时善太息，是宗气不足的表现，治宜补气养心，常用方如生脉散、保元汤加减。

四、经方治疗儿童心肌炎体悟

1. 炙甘草汤又名复脉汤，是治疗心律失常的底方，宜守方百日以上方可见功。

2. 橘皮竹茹汤重用生甘草补虚宁心清胃，甘缓止呕，可治心源性呕吐。

3. 葶苈大枣泻肺汤合防己黄芪汤加减，可治水气凌心、心气不足之心悸（心肌心包炎）。

五、参连正心片治疗儿童心肌炎的临床研究

经对《温热经纬·薛生白湿热病篇》后王孟英所定清暑益气法进行分析，保留其中的西洋参甘益气阴、黄连寒除毒邪，结合指导老师刘清贞主任中医师的临床用药经验和自己的心得体会，化裁而成参连正心方（按西洋参：黄连：紫草：甘松 = 1.5：1.0：0.25：0.25，根据儿童的年龄、体重、病情酌定用量），又经改进，由医院制剂室制成“参连正心片”，经临床研究，确有疗效。

特色技术

消瘰止痛颗粒治疗肠系膜淋巴结炎湿热壅滞证

（一）肠系膜淋巴结炎的中医病名

肠系膜淋巴结炎系非特异性炎症，是引起小儿腹痛的原因之一，常易反复发作，近年来发病有升高趋势。肠系膜淋巴结炎因其病位在腹部，有淋巴结肿大，故相当于中医学的“瘰疬”范畴。

本病多发生在 3 ~ 14 岁，以 5 ~ 8 岁多见，好发于冬春季节。常在上呼吸道感染、中耳炎、扁桃体炎、高热时伴腹痛，或继发于肠道炎症后。典型症状为发热、腹痛、恶心、呕吐，有时伴便秘或腹泻。腹痛的性质不固定，可表现为隐痛或痉挛性疼痛。腹痛可在任何部位。因回肠系膜具有活动性，压痛点可随患儿体位改变而变化，腹痛位置不固定。因病变主要侵袭末端回肠的一组淋巴结，故在右下腹痛较常见。压痛部位多靠近中线或偏右，少有反跳痛及腹肌紧张。偶可在右下腹部扪及小结节样肿物，为肿大的肠系膜淋巴结。病理表现为淋巴结的增生、水肿、充血。起病后白细胞可正常或轻度增高。《超声医学》诊断标准：临床疑诊本病患儿，应行腹部高频彩超检查，可证实右下腹或脐周有单个或多个肿大淋巴结；彩色多普勒血流显像（CDFI）显示淋巴结内血流明显增多。

（二）肠系膜淋巴结炎的中医病因病机

内因责之小儿形气未充、肺脾肾虚、卫外不固、易于感触毒邪，诱因责之恣食生冷、肥甘、油腻之品及少食蔬菜、易聚湿生痰，外因责之毒邪侵袭。发病是诸多因素综合作用的结果。病机是毒壅气滞，痰湿交阻，结于腹部，不通则痛，不荣则痛。本病病因尚不完全清楚，多为病毒感染。发病机制可能是由于小儿机体免疫系统活跃，免疫功能旺盛，机体发育不完善，因呼吸道或消化道细菌、病毒经血液循环或淋巴系侵及肠系膜，也可能是通过细菌移位或炎症介质移位到淋巴引流相对应的肠系膜淋巴结口，尤其是回肠末端系膜淋巴结易发生急性炎症。

小儿肠系膜淋巴结炎临床表现多为腹痛、呕吐等胃肠道疾病症状，病位在脾胃而脾胃多湿；小儿体属纯阳，感邪后易于化热，故小儿肠系膜淋巴结炎中医辨证以湿热蕴结较为常见。症见脐周腹痛拒按，脘闷不舒，咽红，烦渴引饮，小便短赤，大便秘结或溏滞不爽，舌红苔黄腻，脉滑数。腹部彩超检查见多发肿大淋巴结。病机是毒壅气滞，湿热交阻，不通则痛。

（三）消瘰止痛颗粒是对消瘰丸的继承发展

清代程国彭《医学心悟》卷四之消瘰丸：玄参、牡蛎、贝母各 120g，共为末，炼蜜为丸，如梧桐子大。功效：清热滋阴，化痰散结。该方是治疗温热伤阴、痰火凝结之瘰疬痰核的良方。方中贝母以浙贝母为佳。浙贝母苦辛微寒，善消痰散结，且兼开郁清热，为君药。牡蛎味咸微寒，可助贝母软坚散结，兼能潜阳益阴，为臣药。玄参苦甘咸寒，既可滋肺肾之阴，又可清降虚火，使液充火降则痰无由生，其咸能软坚也助君臣散结消瘰，为佐药。药少力专，炼蜜为丸，药力缓和，清热润燥消痰而不伤正。用药以咸寒清润为特点，具有清热养阴、润燥化痰、软坚散结之功用。

消瘰丸：牡蛎 300g，生黄芪 120g，三棱 60g，莪术 60g，血竭 30g，生乳香 30g，生没药 30g，龙胆 60g，玄参 90g，浙贝母 60g，上药十味，共为细末，蜜丸，梧桐子大。每服 9g，用海带 15g，洗净切丝，煎汤送下，日再服。《医学衷中参西录》消瘰丸是治疗气虚血滞、痰火蕴结之瘰疬的良方。方中重用牡蛎、海带，以消痰软坚为主药；辅以黄芪、三棱、莪术开胃健脾，使脾胃强壮，运化药力，以达病所，三棱、莪术又善开郁散结；佐以血竭、乳香、没药，以通气活血，使气血毫无滞碍，瘰疬自易消散；而犹恐少阳之火炽盛，加龙胆直入肝胆以泻之，玄参、贝母清肃肺金以镇之。且贝母之性，善于疗郁结利痰涎，兼主恶疮。玄参之性，《名医别录》谓其散颈下核，《开宝本草》调其主鼠瘘，二药皆善消瘰疬。用药以补气活血为特点，具有通气活血、开郁散结、消痰软坚之功用。

消瘰止痛颗粒：以解毒燥湿清热散结为治法，为临床治疗儿童急性肠系膜淋巴结炎湿热蕴结证提供的一种新中药制剂。方药组成：牡蛎 30g，浙贝母 10g，夏枯草 10g，连翘 10g，黄连 3g，醋延胡索 10g，木香 6g，砂仁 3g，炒白芍 10g，生姜 3g，大枣 10g，炙甘草 3g。取中药配方颗粒，每日 1 剂，开水冲 100mL，分 3 次以上温服，7 天为 1 个疗程。方中君以牡蛎，咸平微寒，化痰、软坚、散结。臣以浙贝母，苦寒，清热、化痰、散结；夏枯草、连翘、黄连清热燥湿，泻火解毒，消肿散结。佐以延胡索、木香、砂仁、炒白芍活血行气止痛；使以生姜、大枣、甘草，不仅能强健脾胃，运化药力，以达病所，更能有效防止病情反复发作。消瘰止痛颗粒是治疗湿热壅滞、痰火蕴结之腹痛瘰疬的良方。因湿热蕴结故不用咸寒滋润之玄参以防助湿，用药以燥湿清热为特点，具有散结燥湿、清热解毒、行气止痛、强健脾胃之功用。

消瘰止痛颗粒是治疗肠系膜淋巴结炎湿热蕴结证的有效方剂，值得临床推广和应用。山东省中医药研究院对消瘰止痛颗粒进行了急性毒性试验和药效学实验。急性毒性试验结论：消瘰止痛颗粒急性毒性实验未显示明显毒性作用，预期推荐用药剂量安全。药效学实验结论：消瘰止痛颗粒具有明显的抗炎作用。

临床经验

“肺咳”是一种独立的疾病，病名始于《素问·咳论》。“咳嗽”既有症状的含义，也有病名的含义。历代医家将“肺咳”或误认作咳嗽症状，或误认作咳嗽病名，众说纷纭。《素问·咳论》提出了治疗咳的针刺取穴总原则，“治脏者治其俞，治腑者治其合，浮肿者治其经”，后世治疗肺咳方药众多，亦见仁见智。有鉴如此，兹对“肺咳”从病名、病因、病机、治法、方药等方面进行探讨，以期提高临床疗效。

一、肺咳病名界定与辨析

（一）肺咳病名界定

“肺咳”病名始见于《素问·咳论》，是五脏咳之一。现为《中医临床诊疗术语—疾病部分》（GB/T16751.1—1997）标准病名。

（二）《素问·咳论》对“咳”有五脏咳、六腑咳之分

咳，病位在肺，肺气失于宣降，气逆而咳。如《素问·宣明五气》云：“五气所病……肺为咳。”《素问·厥论》言：“手太阴厥逆，虚满而咳，善呕沫，治主病者。”

《灵枢·胀论》曰："肺胀者，虚满而喘咳。"《素问·咳论》有专篇论述："五脏六腑皆令人咳，非独肺也。"

1. 五脏咳　五脏咳是根据五脏经脉所过部位出现的症状而命名的，而六腑咳则包括脏腑本身的病变。五脏咳分为肺咳、心咳、肝咳、脾咳、肾咳。《素问·咳论》指出："五脏各以其时受病，非其时，各传以与之。"即五脏主五时，肝旺于春，心旺于夏，脾旺于长夏，肺旺于秋，肾旺于冬，当五脏所主之时受邪，则五脏自病，由五脏传之于肺，则为咳。

2. 六腑咳　六腑咳分为胃咳、胆咳、大肠咳、小肠咳、膀胱咳、三焦咳。《素问·咳论》云："五脏之久咳，乃移于六腑。"即五脏久咳不已，传于六腑为六腑咳，六腑咳的特点与本腑的功能有关，如胃气以通降为顺，胃气上逆则呕。胆为清静之腑，内藏胆汁，故胆气逆则呕胆汁。大肠为传导之腑，咳则传导失职，气不收摄，则二便不固。小肠为受盛之腑，受胃中之饮食精微，分别清浊而传送于大肠，故咳久则小肠气奔而失气。膀胱为州都之腑，内存小便，故咳久则膀胱之气不固而遗尿。三焦为水谷之通路，原气之别使，久咳三焦气虚，原气不足不能温脾助胃气，故水谷精微运化失职，则不欲饮食而腹满。

3. 五脏咳六腑咳的传变次序　从《素问·咳论》所载五脏咳、六腑咳的证候来看，五脏咳为咳嗽剧烈的初期阶段，而六腑咳则是咳嗽日久不愈出现了如"咳而呕""咳而遗矢""咳而遗溺"等证候，且大多有虚象。可见，六腑咳在病程上比五脏咳长，故传变次序上是先五脏后六腑。

（三）肺咳病名的辨析

1. 咳与嗽的区别与联系　金代刘完素《素问病机气宜保命集·咳嗽论》首次将咳、嗽分开，并明确定义："咳谓无痰而有声，肺气伤而不清也；嗽是无声而有痰，脾湿动而为痰也。咳嗽谓有痰而有声，盖因伤于肺气，动于脾湿，咳而为嗽也。"咳嗽是中医以证候命名的病名。

2. 肺咳的证候　《素问·咳论》云："肺咳之状，咳而喘息有音，甚则唾血""多涕唾而面浮肿气逆"。《诸病源候论·咳嗽病诸候》言："七曰肺咳。咳而引颈项而唾涎沫是也。"唾血乃邪气壅肺，肺气上逆，损伤肺络所致。唾血者，随咳而出，其病在肺，与呕血不同。现在临证可见患儿剧咳时有毛细血管破裂而见眼周、面部皮下细小出血点者。

肺咳属于咳而不属于嗽。东汉张仲景《伤寒论》中为咳，《金匮要略》中为咳嗽上气，痰饮咳嗽。咳而喘息有音，当属哮病。哮病主要表现为喉中哮鸣有声，呼吸气促困难，甚则喘息不能平卧，发作与缓解均迅速。相当于现代的咳喘类疾病，如哮喘、喘息性支气管炎、咳嗽变异性哮喘等。儿童咳嗽变异性哮喘的中医病名为肺咳、咳嗽上气。

二、肺咳的病因是伏饮与肺寒

（一）内因是“伏饮”

先天禀赋薄弱，后天肾脾肺虚，三焦气化不及而饮伏于肺，形成“伏饮”。肺脾肾阳虚体质是内因。先天禀赋薄弱，后天肾脾肺虚，三焦气化不及而饮伏于肺，形成“伏饮”，也就是激素水平低下，体液代谢失常，导致呼吸道黏膜水肿。儿童肺脏娇嫩，脾常不足，肾常虚。若肺脾肾三脏功能失调，三焦气化不及则致水液代谢失常。肺通调水道失常，宣发肃降不及，水津失于输布，凝而为饮，内伏于肺；脾为后天之本，寒饮不化是脾失健运；肾为先天之本，肾阳为一身阳气之根，命门之火不足，则三焦气化不利，不能温煦蒸化水液，使水湿聚而为饮。即所谓：痰之本，水也，源于肾；痰之动，湿也，主于脾；痰之末，饮也，贮于肺。

（二）外因是“肺寒”

天人之际是皮肤与黏膜。气寒、形寒、寒饮伤肺而致“肺寒”，“夫肺为华盖，口鼻相通，息之出入，气之升降，必由之路，故专主气。经曰：形寒饮冷则伤肺，由儿衣太薄及冷饮之类伤于寒也”。

1. 天气寒冷致咳　肺气通于天，天气寒冷，寒邪可以直接从气道吸入肺系伤阳气。就是呼吸道黏膜受到冷空气刺激以后，会发生痉挛、渗出等病理变化而致咳。

2. 形寒寒饮致咳　形寒即衣被单薄，则外寒从皮毛内入伤肺。寒饮即饮食生冷，寒气直接从胃循经脉上行至肺而遏抑肺气，则形成肺寒，因《灵枢·经脉》云：“肺手太阴之脉，起于中焦，下络大肠，环循胃口，上膈属肺”“形寒寒饮则伤肺”。这是指皮肤、消化道黏膜受到寒冷刺激以后，会间接导致呼吸道发生痉挛、渗出等病理变化而致咳。

3. 伏饮与肺寒可互为因果　阳虚易受外寒，气寒、形寒、寒饮伤肺而“肺寒”；肺寒初则阻遏阳气，久则耗伤阳气，导致阳虚，三焦气化不及而饮伏于肺，形成“伏饮”。

（三）肺咳的表现

肺寒咳嗽，是因小儿本来肺气素虚，加以起居不慎，如感受寒冷，或喜食生冷之类的食物，如酸奶、冰激凌、雪糕等，以致寒邪伤肺，肺气不宣，发生咳嗽。其主要症状，是咳嗽不已，面色发白或泛青，鼻流清涕，喉有痰声，痰多清稀，舌苔薄白质淡。风寒袭肺，水饮内伏，主要症状是打喷嚏、流清涕、干咳、咽喉痒、胸闷、夜间咳嗽重，睡眠不安，听诊双肺呼吸音粗，舌淡红、苔白腻，脉浮。

三、肺咳的病机

（一）以其时受病，秋季多发肺咳

《素问·宣明五气》云："五气所病……肺为咳。"《素问·咳论》言："皮毛先受邪气，邪气以从其合也，五脏各以其时受病，非其时各传以与之。"故《难经》云："形寒饮冷则伤肺，使气上而不下，逆而不收，冲壅咽膈，淫淫如痒，习习如梗，是令咳也。"

（二）外内合邪，两寒相感气逆而发肺咳

外内合邪，两寒相感，中外皆伤，气逆而上行，则发为肺咳。《灵枢·邪气脏腑病形》云："形寒寒饮则伤肺，以其两寒相感，中外皆伤，故气逆而上行。"《素问·咳论》曰："皮毛者，肺之合也，皮毛先受邪气，邪气以从其合也。其寒饮食入胃，从肺脉上至于肺，则肺寒。肺寒则外内合邪，因而客之，则为肺咳。"因此，内外合邪是"形寒寒饮"伤肺的条件，肺气虚弱是"形寒寒饮"伤肺的关键。

《素问·咳论》言："此皆聚于胃，关于肺，使人多涕唾而面浮肿气逆也。"历代注家对此多有不同认识，如杨上善认为此指六腑咳而言；王冰认为此指久咳不已，上中二焦受病的病机；吴崑认为此两句是承"三焦咳状"而言；而张介宾注云："此下总结诸咳之证，而并及其治也。诸咳皆聚于胃，关于肺者，以胃为五脏六腑之本，肺为皮毛之合。如上文所云皮毛先受邪气，及寒饮食入胃者，皆肺胃之候也。阳明之脉起于鼻，会于面，出于口，故使人多涕唾而面浮肿。肺为脏腑之盖而主气，故令人咳而气逆。"

以上诸说，张介宾所注更符合临床实际，指出了咳的主要病因在于外寒及寒饮，病机关键在于肺胃失调，突出了咳与肺胃的密切关系。

"聚于胃，关于肺"是总结诸咳的，提示治疗咳嗽当调治肺胃，如张仲景在治饮的方剂中，多用干姜、细辛、五味子、半夏，体现了治咳重视肺胃之旨。

（三）五脏六腑皆令肺咳

由于脏腑相关，表里相合，故肺咳可影响五脏、六腑；五脏六腑有病亦可涉及于肺而为咳，"五脏六腑皆令人咳，非独肺也"。五脏各在一定的时令受病而后传肺脏，如"乘春肝先受邪，乘夏心先受邪，乘秋肺先受邪，乘至阴脾先受邪，乘冬肾

先受邪”，五脏受邪而后传肺致咳嗽。各脏咳又传六腑，而六腑又可传五脏，以及脏间横传，皆可致咳。

四、肺咳的治法是益肺化饮，散寒止咳

人体水液代谢是以肾脏为主，由胃、脾、肺、膀胱等脏腑共同协作完成的复杂过程，《素问·经脉别论》言：“饮入于胃，游溢精气，上输于脾，脾气散精，上归于肺，通调水道，下输膀胱，水精四布，五经并行，合于四时五脏阴阳，揆度以为常也。”三焦是水谷精气、津液出入的通道，有“总司人体气化”的功能，使水液从皮肤排出则为汗，从尿道排出则为尿，从肠道排出则为粪，从口鼻呼出则为“汽”，还有涕、泪、涎、唾等。人体水液的正常代谢状态，呈现为“上焦如雾，中焦如沤，下焦如渎”，三焦气化依赖于肺脾肾三脏功能的相互协调。肺主通调水道，为水之上源；脾胃为后天之本，乃水谷之海，主运化水谷精微，为水之中源；肾主一身水液，主气化，为水之下源。《圣济总录》曰：“人之有形，借水饮以滋养……三焦调适……则能宣通水液，行入于经，化而为血，灌溉周身。三焦气涩，脉道闭塞，则水饮停滞，不得宣行，聚成痰饮，为病多端……善疗此者，要以宣通气脉为先，则水饮无所凝滞。”《小儿药证直诀》云：“此肺气不足，复有寒邪，即使喘满，当补肺脾，勿服凉药。”《医贯·咳嗽论》言：“盖肺为清虚之府，一物不容，毫毛必咳。又肺为娇脏，畏热畏寒。火刑金故嗽，水冷金寒亦嗽。故咳嗽者，必责之肺，而治之之法，不在于肺，而在于脾。不专在脾，而反归重于肾。盖脾者肺之母，肾者肺之子，故虚则补其母，虚则补其子也。”

现代医者也认为“治喘之法，不只在于肺肾，亦在于脾”。宣通肺气由内而至外，通调水道由脾至肺，故用药虽主要不在止咳而咳可止，正为治本之法。

1. 益肺　益者溢也，使动用法，使肺溢。“益肺”就是要达到助肺布精而熏肤充身泽毛，若雾露之溉的状态。

2. 化饮　化是气化，“化饮”，就是使饮化。化饮是清除障碍物，就是要达到温复气化而祛除伏饮。

3. 益肺化饮，散寒止咳　益肺化饮，须恢复三焦气化；恢复三焦气化，须起肾阳，温脾阳。恢复三焦气化是系统工程，最终目的就是要达到温复气化而祛除伏饮，助肺主气布精而熏肤充身泽毛，若雾露之溉的状态，收到寒祛而咳止的疗效。因肺为娇脏，不耐寒热，温之则肺热叶焦，故不称“温肺”，“再有叮咛，凡咳嗽初起，切不可误用寒凉及滋阴之药，闭其肺窍，为害不小。俱以辛散为先着，俟痰应之后，

渐加滋阴则得矣”。

肺为娇脏，既恶寒喜温，又畏火喜清，过寒则伤阳，过热则损阴。小儿病理变化“易寒易热”，故运用辛甘发散之品宜缓不宜峻，若能注意调节药性的寒热温凉，庶无偏倚之弊。

小儿阴阳稚弱，易虚易实，故方药必须紧随邪正之进退而转换，方能切合病机之演变而获良效。

五、肺咳方药

（一）清半夏是治疗肺咳的主药

《金匮要略·痰饮咳嗽病脉证治》曰：“病痰饮者，当以温药和之。”半夏辛散温燥有毒，主入脾胃兼入肺，能行水湿，降逆气，而善祛脾胃湿痰。水湿祛则脾健而痰涎自消，逆气降则胃和而痞满呕吐自止，故为燥湿化饮，降逆止呕，消痞散结之良药。古人将半夏毒性归纳为“戟人咽”“生令人吐”“熟令人下”，故用半夏时应经过严格炮制。主要成品有生半夏、清半夏、姜半夏、法半夏、竹沥半夏和半夏曲。

清半夏是治疗肺咳的主药，长于化饮，以燥湿为主，功能燥湿化饮、降逆止呕、消痞散结。治湿痰冷饮，呕吐，反胃，咳喘痰多，胸膈胀满，痰厥头痛，头晕不眠。

用半夏燥湿化饮降逆治疗喘咳的方剂众多。

小青龙汤在《伤寒论》治外寒内饮证，无外寒也可用。在《金匮要略·痰饮咳嗽病脉证治》治肺寒气逆证，是“半夏”加麻黄、桂枝、干姜、细辛、五味子、白芍、炙甘草。

《金匮要略·肺痿肺痈咳嗽上气病脉证治》言：“咳而上气，喉中水鸡声，射干麻黄汤主之。”射干麻黄汤治内饮重外寒轻证，是“半夏”加射干、麻黄、紫菀、款冬花、生姜、细辛、五味子、大枣。加射干是针对郁热。

《金匮要略·肺痿肺痈咳嗽上气病脉证治》曰：“火逆上气，咽喉不利，止逆下气者，麦门冬汤主之。”“半夏”一升加麦冬、人参、甘草、粳米、大枣。麦冬用量多达七升，在大量麦冬的制约下，半夏温燥之性被抑而降逆之功犹存，既降肺胃之逆气，又不致燥伤阴津。半夏温散宣通，开胃行津，又可减轻麦冬滋腻之性，使其补而不滞。两药相合，润燥并用，相反相成，是本方配伍之精妙所在。

《金匮要略·肺痿肺痈咳嗽上气病脉证治》言：“肺胀，咳而上气，烦躁而喘，脉浮者，心下有水气，小青龙加石膏汤主之。”治外感痰喘夹热之寒包热证，即小青龙汤加石膏二两，是“半夏”加麻黄、桂枝、干姜、细辛、五味子、白芍、炙甘草、石膏。

咳而脉浮者，厚朴麻黄汤主之。是“半夏”加麻黄、厚朴、杏仁、干姜、细辛、五味子、小麦、石膏。本证特点，一是喘甚，二是满甚，以厚朴、麻黄为主药，因厚朴宽胸利气，降胃气上逆消满，石膏辛凉宣泄肺中郁热以除烦，小麦养心神，敛心气，全方旨在散饮降逆，止咳平喘。

咳而上气，此为肺胀，其人喘，目如脱状，脉浮大者，越婢加半夏汤主之。是“半夏”加麻黄、甘草、生姜、大枣、石膏。

泽漆汤是半夏加黄芩、泽漆、紫参、桂枝等，可以看成小柴胡汤去柴胡、大枣，加泽漆、紫参、白前、桂枝，生姜加“二两”成为“五两”。

寒饮犯肺兼少阳证，是半夏加干姜、五味子内化寒饮，柴胡、黄芩、甘草（炙）和解少阳。《伤寒论》96条：“……或咳者，小柴胡汤主之……若咳者，去人参、大枣、生姜，加五味子半升、干姜二两。”用的是“柴胡半斤，黄芩三两，半夏半升（洗），五味子半升，干姜二两，甘草（炙）三两”。

《圣济总录》卷六十五肺寒汤主治“肺胃虚寒，咳嗽痰盛，呀呷有声，呕吐停饮，咽喉干痛，上气喘满，面目虚浮，自汗恶风，语声嘶破，背寒中冷，心下悸动，哕逆恶心，全不入食。是半夏加干姜、细辛、五味子、款冬花、紫菀、甘草、桂枝、麻黄、杏仁、生姜、大枣”。药物组成：“款冬花二两，紫菀（去土）二两，甘草（炙）二两，桂枝（去粗皮）二两，麻黄（去节）二两，干姜（炮）二两，五味子二两，杏仁（汤浸，去皮尖，炒）二两，半夏（汤煮软，焙干）二两，细辛（去苗叶）一两。”制备方法：“上为粗末。”用法用量：“每服三钱匕，水一盏，生姜五片，大枣二枚（擘破），同煎至七分，去滓温服，不拘时候。”

（二）益肺化饮方

在中医学发展历史上，方剂经历了从无到有的发展过程，汉代医家张仲景保存了汉以前200余首优秀方剂。益肺化饮法是对张仲景辨证施治经验的继承。张仲景治肺中寒饮咳嗽大抵用“姜辛味夏”这个基础方，益肺化饮方是《金匮要略·痰饮咳嗽病脉证并治》桂苓五味甘草去桂加姜、辛夏汤方去茯苓加大枣而成。

益肺化饮组成：半夏6g，干姜3g，细辛3g，五味子6g，大枣10g，炙甘草3g。用水300mL，煮取100mL，分温3次以上口服，或保留灌肠。也可制成配方颗粒，用适量水冲调匀，分温3次以上口服，或保留灌肠。

（三）益肺化饮方方解

方中半夏止咳降逆，燥湿化饮为君；臣以干姜温中祛寒而蠲水邪；细辛内起肾阳以助肺化饮，外达肌表以散风寒；佐以五味子敛肺滋肾，配干姜温而不伤肺阴，配细辛辛散而亦敛肺，合甘草酸甘而护肺阴；大枣补脾益气，调和营卫，助干姜温脾以化水饮；使以甘草，既与干姜、细辛、半夏合用辛甘化阳以温化水饮，又与五味子合用酸甘化阴以防干姜、细辛、半夏温燥伤阴，还与大枣合用甘补中气以调和药性。诸药合用，起肾温脾而复三焦气化以内除伏饮、外散肺寒，助肺主气而熏肤充身泽毛，若雾露之溉，共奏益肺化饮、散寒止咳之功。

验案验例

一、麻麦蚣部莱菔方治疗哮咳风热食火阴伤证

麻麦蚣部莱菔方：蜜麻黄6g，生石膏24g，蜈蚣1g，夏枯草10g，金银花15g，连翘15g，板蓝根15g，酒黄芩10g，杏仁6g，蜜百部10g，麦冬10g，清半夏10g，石菖蒲10g，炒莱菔子10g，淡竹叶6g，生甘草10g。每日1剂，水煎，每2小时服1次，日服5～6次，或少量频服。

哮咳风热食火阴伤证：反复咳嗽痰少，或咽痒，或胸闷，或哮鸣，或鼻塞流浊黄涕，舌质红，苔厚，脉滑或数。

患儿咽痒、胸闷、咳嗽是小儿肺常不足，肝常有余，感受外邪后，木火刑金，肝气犯肺。反复迁延不愈，是气虚痰滞，体虚毒恋。鼻塞，流浊黄涕，为复感风热。舌红苔厚，乃是积滞胃热灼阴。《素问·咳论》认为，五脏六腑之咳皆“聚于胃，关于肺”，小儿饮食不知自节，易于食积，故肺胃常相兼为病。且“脾为生痰之源，肺为贮痰之器”，小儿脾常不足，失于健运，水液输布失常，则聚而生痰，停贮于肺，肺失清肃，上逆作咳。

治当疏风宣肺，平肝降逆，解毒护阴，顾护脾胃。麻麦蚣部莱菔方由麻杏石甘汤、银翘散、麦门冬汤、保和丸加蜈蚣等化裁而来。方中用君以麻黄宣肺止咳，辅以石膏辛凉疏清肺热；蜈蚣、夏枯草清肝息风止咳；金银花、连翘、板蓝根、黄芩清肺解毒；杏仁、麦冬、蜜百部护阴润肺止咳；半夏降气化痰；石菖蒲通窍化湿；炒莱菔子化积消痰。竹叶、甘草清热生津，泻火除烦。共奏宣肺平肝、解毒护阴、消积化痰、息风止咳之功。

刘某，女，7岁，2016年1月17日初诊。主诉：反复咳嗽1年，鼻塞、

流黄涕2周，鼻出血2次。患儿1年前出现反复干咳、清嗓，1个月前出现鼻塞、流黄涕，近2天有鼻出血2次，已用药于多家医院。现鼻塞、流黄涕、咳嗽晨重，痰少，无发热，纳眠如常，大便不稀。查体：咽红，双肺呼吸音粗，未闻及明显干、湿啰音，心率108次/分，舌质红，苔中厚，滑脉。血常规：正常（外院2016年1月1日）；胸片示支气管炎（外院2016年1月1日）；支原体抗体弱阳性（外院2016年1月1日）。

中医诊断：①哮咳（风热证）；②积滞（胃热灼阴证）；③鼻衄（血热证）。

西医诊断：①鼻咽炎；②喘息性支气管炎；③鼻出血；④支原体感染。治宜疏风清热，宣肺止咳，利咽通窍。

处方：麻麦蚣部莱菔方主之。蜜麻黄6g，生石膏24g，蜈蚣1g，地龙10g，夏枯草10g，金银花15g，连翘15g，板蓝根15g，酒黄芩10g，杏仁6g，蜜百部10g，麦冬10g，浙贝母10g，清半夏10g，石菖蒲10g，炒莱菔子10g，青果10g，淡竹叶6g，芦根10，生甘草10g。取免煎颗粒7剂，每日1剂，分4～6次水冲服。

二诊（2016年1月24日）：药后症状好转。现鼻塞轻，咽痒，偶咳，晨起有痰，纳眠可，二便调。咽红，双肺呼吸音粗，心率108次/分。上方去浙贝母、芦根、清半夏、蜜麻黄、杏仁、生石膏、淡竹叶，加沙参15g，酒白芍15g，继服7剂。

三诊（2016年1月31日）：药后，现无流涕，偶咳，咽痒减轻，自觉眼部灼热感，眼分泌物增多，二便调。咽红，双肺呼吸音粗，心率108次/分，口唇有血痂。

处方：①上方加菊花10g，生地黄10g，继服5剂。②平胃止嗽方：苍术10g，虎杖15g，姜厚朴10g，麦冬15g，清半夏10g，陈皮6g，白前10g，荆芥6g，桔梗6g，焦神曲10g，蒲公英15g，金银花10g，连翘10g，板蓝根15g，煅浮海石15g，炒芥子6g，桑叶10g，生甘草6g。3剂，水冲服，每日1剂，分4～6次服，继上方服。③黄连油，1支，外用。

2016年6月5日随诊：家长反映在此期间患儿健康状况良好，未曾发病。

按：哮证治肝。患儿初诊时内伤与外感悉具，予麻麦蚣部莱菔方一并治之。二诊时患儿肺热渐清，肺阴已伤，而胃热未清，故上方去麻黄、杏仁、浙贝母、半夏、石膏、芦根、竹叶，加沙参、酒白芍清肺养阴，养血生津。三诊时眼部灼热感，眼分泌物增多症状，口唇出现血痂。此乃积滞化热，扰动肝火。故加菊花清热明目，生地黄清热凉血、养阴生津。另拟平胃止嗽方继服，以燥湿运脾，行气和胃，巩固疗效。随诊时距三诊已近半年，患儿脾胃功能渐趋正常，形气渐充，机体抗病能力有所提高。由此可见顾护脾胃的重要性。

二、乌梅分水白术方治久泻虚实夹杂、寒热错杂证

乌梅分水白术方： 乌梅3g，花椒3g，干姜3g，炮附子3g，黄连3g，黄柏3g，白头翁6g，秦皮3g，当归3g，细辛2g，桂枝3g，人参3g，炒白术10g，茯苓10g，葛根10g，车前子10g。每日1剂，水煎，或取免煎颗粒，分4～6次温服。

久泻虚实夹杂、寒热错杂证： 长期腹泻，大便日数次，干稀不调，或有白冻，或饥不欲食，或心烦呕吐，或渴喜热饮，或腹痛时作，或四肢末端发凉，舌红，苔厚、或白或黄，脉沉或微。

乌梅丸治阳虚而火郁之虚实夹杂证，胃热肠寒或胃寒肠热之寒热错杂证，于《伤寒论》《金匮要略》中凡二见。

乌梅丸乃《伤寒论》厥阴篇之主方。厥阴病之表现，纷纭繁杂。郁火上冲，可头晕、头痛、目痛、耳鸣、口渴易饥、心中热痛；经络不通而胁肋胀痛、胸痛、腹痛、肢痛、四末冷凉；木不疏土而气上撞心、脘痞不食、呕吐、嗳气；肝为罢极之本，肝气虚则懈怠、困倦、萎靡不振；血虚肝亢则拘挛转筋、阴缩、抽痛；阳弱不升则下利；寒热错杂则厥热胜复或往来寒热；等等不一。

《伤寒论·辨厥阴病脉证并治》："伤寒，脉微而厥，至七八日肤冷，其人躁，无暂安时者，此为脏厥，非蛔厥也。蛔厥者，其人当吐蛔。令病者静而复时烦者，此为脏寒。蛔上扰入其膈，故烦，须臾复止；得食而呕又烦者，蛔闻食臭出，其人常自吐蛔。蛔厥者，乌梅丸主之。又主久利。"

《金匮要略·趺蹶手指臂肿转筋阴狐疝蛔虫病脉证治》："蛔厥者，当吐蛔，今病者静而复时烦，此为脏寒。蛔上入其膈，故烦。须臾复止，得食而呕，又烦者，蛔闻食复出，其人常自吐蛔。蛔厥者，乌梅丸主之。"

乌梅丸中桂、辛、椒、姜、附等温煦肝阳，以助升发；连、柏清其阳郁之热，寒热并用，燮理阴阳；人参补肝之气，当归补肝之体，乌梅敛肝之真气，不仅可驱蛔、治利，因恰合厥阴证之病机，应用极广。《方解别录·序》云："寒热并进，攻补兼投，正是无上神妙之处。后世医家未解其所以然，反谓繁杂而不足取法。"

乌梅分水白术方由乌梅丸、白术散、分水神丹等数方组成。方中君以乌梅酸敛阴津，和胃解渴，涩肠止泻。辅以蜀椒、干姜乃大建中汤之主药，大建中阳；肝肾乃相生关系，子寒未有母不寒者，母虚则补其母，故方含四逆，附子乃四逆汤之主药，补肾回阳；连、柏、参、姜，寓泻心汤之意，调其寒热而复中州斡旋之功，升

降之职；白头翁升散肠胃郁火、秦皮收敛走散之精气，有白头翁汤之意。因肝阳虚，阳运痹阻而肢厥，故佐以当归、桂枝、细辛，为归四逆汤主药，和血行气，通痹除厥；白术散的主药炒白术、茯苓健脾祛湿，葛根升阳止泻。使以分水神丹主药车前子清利水湿。乌梅分水白术方集数方之功于一身，敛阴津，扶气阳，调寒热，散郁火，通血痹，使阴阳和平，胃肠调和，共奏其效。

张某，男，3岁，2014年4月6日初诊。主诉：反复稀便2年。自出生后反复大便次数增多至今，曾就诊于省内外多家儿童医院、西医医院和中医医院，口服蒙脱石散、中药“四神丸”等治疗时症状能稍缓解，停用即反复。现大便日行7～8次，质稀，无黏液脓血，无泡沫。能食易吐，时有腹胀，小便如常，夜寐欠安，易哭吵闹。形瘦，唇红，舌质红，苔白中黄厚，指纹紫红，在风关。大便常规示：可见脂肪滴。

诊断：消化不良、久泻。证属虚实夹杂、寒热错杂，治以寒热并用，攻补兼施。

处方：乌梅分水白术方加减。乌梅3g，当归3g，细辛2g，花椒3g，肉桂1g，干姜3g，党参3g，炒白术10g，茯苓10g，白头翁6g，秦皮3g，黄连3g，黄柏3g，葛根10g，车前子10g。取免煎颗粒，3剂，每日1剂，水冲调，分6次温服。

2014年4月10日，其母来取药，诉服药后患儿大便次数减少，大便次数减少至日行3～4次。予上方加黑顺片3g，上调药量至白头翁10g，车前子15g。取3剂。

2个月后其母专程来济，非常感动地说药后大便渐至正常，未再复发。

按：久泻治肝。患儿反复稀便2年，可谓久泻，便稀无泡沫有脂肪滴是阳气不升，哭吵易吐是郁火上冲，能食形瘦是火热灼津，腹胀苔厚是木不疏土，证属厥阴。初诊时恐过用热药耗阴，故用乌梅分水白术方去人参、附子、桂枝，加党参、肉桂，用后大便仍日行3～4次，故其母再来取药时加用黑顺片（炮附子）以扶阳，调高车前子用量以利湿，加大白头翁用量以散郁火，使方证相应，阴阳和平，胃肠调和，收效满意。

三、龟甲地黄安神方治疗抽搐血虚肝旺证

龟甲地黄安神方：醋龟甲10g，石决明15g，生龙齿15g，熟地黄24g，白芍30g，阿胶6g，炙甘草15g，人参3g，麦冬15g，五味子6g，茯神15g，石菖蒲10g，远志

6g。每日1剂，水煎，分4～6次温服。

抽搐血虚肝旺证：反复抽搐，眨眼，清嗓，撮鼻，努嘴，烦躁，易急，睡眠不安，舌质红，苔黄或花剥，脉数或细。

抽搐总因风动，治肝为主。外风邪扰为主，内风正虚为要。邪毒所伤，害必归阴，五脏所伤，穷必及肾。抽搐反复者，多为正虚邪实，水不涵木，肝阳上亢，阴血不足，虚风内作。治当补泻兼施，标本同治。

龟甲地黄安神方由三甲复脉汤、生脉散、安神定志丸化裁而成。方中君以醋龟甲育阴潜阳，辅以石决明、生龙齿镇肝安神，熟地黄、白芍、阿胶、炙甘草滋阴养血，佐以人参、麦冬、五味子益气敛阴，使以茯神、石菖蒲、远志祛痰开窍安神。全方共奏育阴潜阳、镇肝安神、滋阴养血、祛痰开窍、息风止搐之功。

> 耿某，男，6岁，2014年8月31日初诊。主诉：反复眨眼、清嗓、抽搐3个月。病初发热、咳嗽、咽痛、心烦，在当地医院诊为“呼吸道感染，心肌酶谱异常”，经治疗后热退，出现清嗓阵咳痰少、反复眨眼、面肌抽搐，辗转多家医院治疗至今。患儿有偶尔夜间遗尿史。现反复眨眼，面肌抽搐，清嗓痰少，烦躁易急，睡眠不安，偶有遗尿，大便干。查体见咽红，扁桃体Ⅱ°肿大，双肺呼吸音粗，心率108次/分，腹无阳性体征，唇红，舌质红，苔根部厚黄、尖边中部花剥，脉细数。

诊断：抽搐，血虚肝旺；扁桃体炎，热毒；心肌酶谱异常，心血不足；遗尿，肾气不固。治宜镇肝止搐，养血安神，固肾益智。

处方：龟甲地黄安神方加减。醋龟甲10g，石决明15g，生龙齿15g，钩藤15g，首乌藤15g，菊花10g，熟地黄10g，炒酸枣仁15g，人参3g，麦冬15g，五味子6g，茯苓15g，茯神15g，柏子仁10g，盐益智仁10g，覆盆子10g，胆南星6g，石菖蒲10g，制远志6g。取免煎颗粒7剂，每日1剂，分4～6次温水冲服。

二诊（2014年9月7日）：服药后抽搐次数明显减少，偶有眨眼，清嗓，大便仍干，夜间遗尿，睡眠欠安，舌红苔少，脉细。患儿说药虽管用但难喝，问能不能甜一点。遂调整剂量，加炙甘草。

处方：醋龟甲10g，石决明30g，生龙齿30g，钩藤15g，首乌藤15g，菊花10g，熟地黄24g，炒酸枣仁30g，炙甘草15g，人参3g，麦冬15g，五味子6g，茯苓30g，茯神30g，柏子仁10g，盐益智仁10g，覆盆子15g，胆南星6g，石菖蒲10g，制远志6g。取免煎颗粒14剂，每日1剂，分4～6次温水冲服。

2015年元旦后，患儿家长回馈信息，说第二次药吃到第5剂就无抽搐、眨眼等症状，尿床次数少；药全服完，至今未再遗尿，当地医院复查心肌酶谱正常。

按：抽搐治肝为要。儿童抽动病因复杂，可归纳为精神习惯性、器质改变性两大类。前者以功能失常为主，后者以物质失衡为要，可互为因果。病位在脑（心），与肝密切相关，基本病机为肝心失调，病性风动，治肝为主。

精神－习惯性抽动的治疗以减少患儿焦虑、紧张的情绪为主，并消除可能有关的病因，配合转移注意力、心理疗法、药物疗法、合理教养等措施。器质改变性抽搐初期多为实证，继而实中夹虚，日久则由实转虚。治当补泻兼施，标本同治。

此例为温邪上受，逆传侵心，故见心烦、心肌酶谱异常；耗伤阴血，血不养肝，内风上扰，水不涵木、虚风内动，故现抽搐等症；清嗓有痰、睡眠不安是痰浊阻滞，夜间遗尿是肾气不固。治予龟甲地黄安神方加减以镇肝止搐，养血安神，固肾益智。二诊时加炙甘草，是《温病条辨》三甲复脉汤意。三甲复脉汤滋阴潜镇，治温邪深入下焦，热深厥甚，心中憺憺大动，甚或心胸疼痛，脉象细促者。以三甲复脉汤加减治疗抽搐、精神习惯性抽动，亦获佳效。

孙 娟

个人简介

孙娟，女，1967年生，1984—1990年就读于北京中医学院中医系，从事中医儿科临床工作30余年，现为济南市中医医院主任医师，山东中医药大学兼职教授，先后师承于全国知名学者孟宪兰教授、马融教授、李新民教授，为第三批全国名中医药专家孟宪兰教授的学术继承人，山东省名中医药专家，全国优秀中医临床人才，“孟宪兰全国名老中医药专家传承工作室”项目负责人，山东省高层次优秀中医临床人才，山东省五级中医药师承教育项目工作指导老师，济南市名中医“薪火传承231工程”指导老师，济南市医界女杰等。孙娟教授兼职中华中医药学会感染病分会第六届委员会常务委员，济南中西医结合学会儿科专业委员会主任委员，山东中西医结合儿科专业委员会委员等。

学术见解

明代医家万全在钱乙“脏腑虚实辨证”的基础上，继承朱丹溪“肝只是有余，脾只是不足”之余绪，提出“肝常有余，脾常不足”的观点。孙娟教授对这一学说进行了深入思考，临床中常用于指导小儿的养护和治疗，取得良好效果。其临床意义可概括为：顺其生理特点以养护，逆其病理特点以疗疾。

一、生理说及对小儿养护的指导意义——顺其生理特点以养护

（一）生理特点之“肝常有余”

“肝常有余”是小儿生理特点之一。《幼科发挥·五脏虚实补泻之法》曰：“肝常有余……此却是本脏之气也。盖肝乃少阳之气，儿之初生，如木方萌，及少阳生长之气，以渐而壮，故有余也。”《育婴家秘·五脏证治总论》云：“肝属木，旺于春，春乃少阳之气，万物之所资以发生者也。儿之初生曰芽儿者，谓如草木之芽，受气

初生，其气方盛，亦少阳之气，方长而未已，故曰肝有余。有余者，乃阳自然有余也。”万全正是根据自然界的春生规律，比类取象于小儿，小儿生机旺盛，犹如草木之芽，受气初生，其气方盛，阳气自然有余。小儿形体和智慧生长发育迅速，除了有先后天滋养外，更赖于肝主疏泄、调达气机的生发功能，这就是肝常有余的体现。

肝常有余，正常情况下，肝行少阳之职，有生发之功，具萌动之性，表现出勃勃生机，其养护要点为顺其“有余”之生生之气。正如《育婴家秘》云：“肝乃少阳之气，所以养生者也，肝无病固不可泻，以伐生气，亦不可补，以助长也。”对临床的指导意义，主要有形神养护两方面。

1. 养形宜数见风日，适度锻炼，薄衣顺时，防助阳生肝火。

养肝养生之法，应遵“夜卧早起，广步于庭，被发缓形”之经旨。具体于小儿，行为多动、喜欢跑跳正是小儿肝常有余生理的表现，宜顺其天性适度蹦跳玩耍及锻炼，不可压抑小儿好动的天性；小儿如日初出，草木方萌，宜多见风日从其生长之气，如少见风日则肝气不能正常生发，影响生长发育；小儿阳常有余，宜着薄衣，如重衣温暖，则易助阳而引动肝火，或因汗出而招风邪。所以《育婴家秘·鞠养以慎其疾》总结小儿养护之法道：“衾厚非为益，衣单正所宜，无风频见日，寒暑顺天时。”并详细介绍了数见风日及薄衣之法，即“天气和暖之时，宜抱向日中嬉戏，数见风日，则血凝易刚，肌肤坚实，可耐风寒，不致疾病……薄衣之法，当初秋习之，不可卒减其衣……如此则必耐寒，冬月但着两薄襦一复裳耳，若不忍其寒，适当略加耳，若爱而暖之，所以害之也。”

2. 养神宜调节情志，适时教育，避免惊恐，勿使恼怒，令肝气调达。

小儿天性天真活泼，如春日少阳之生气，故精神调理应顺其肝气，肝气条达，则气机调顺，生长顺利。如婴幼儿期以顺其情志、从其所欲为主，遵循经旨“生而勿杀，予而勿夺，赏而勿罚”；年纪稍长，当循循善诱进行道德品质教育，纠正不良行为，以养成开朗的性格、健全的心智、良好的品行。特别需要指出的是，小儿神气怯弱，性多执拗，易惊恐恼怒而伤肝，应尽力避免，以防引动心肝之火。《幼幼集成·啼哭证治》云：“盖小儿初生，性多执拗，凡有亲狎之人，玩弄之物，一时不见，其心不悦而哭，谓之拗哭，急与之，勿使怒伤肝气致病也。”《育婴家秘·鞠养以慎其疾》云：“小儿神气衰弱，忽见非常之物，或见未识之人……未有不动者也，皆成客忤惊痫之病。”实践中，前贤给我们提供了很多办法，如《备急千金要方·少小婴孺方》云：“故养小儿常慎惊，勿令闻大声；抱持之间，当安徐，勿令怖也；又天雷时，当塞儿耳，并作余细声以乱之也。”采用逐步锻炼胆量的积极方法：“凡养小儿，皆微惊以长血脉，但不欲大惊。”

（二）生理特点之“脾常不足”

《幼科发挥》曰：“肠胃脆薄，谷气未充，此脾所不足也。”《育婴家秘》云：“儿之初生，所饮食者乳耳，水谷未入，脾未用事，其气尚弱，故曰不足。”由于小儿脾气未充，消化力弱，而生长发育又非常迅速，对水谷营养的需求较大，脾气就相对不足，这就是生理上的“脾常不足”。这种“不足”非指正气亏虚，而是生长发育中形态和功能的相对不足，与成人的脾胃虚弱截然不同。

小儿饮食不能自节，寒温难于自调，适宜个体的喂养调护十分重要，当顺其脾常不足之生理特点，遵循“乳贵有时、食贵有节”的原则。《育婴家秘·鞠养以慎其疾》曰：“乳为血化美如饴，肉谷虽甘更乱真，到得后来能食日，莫教纵恣损脾阴。此言节其饮食之法也。”具体来讲，要根据不同年龄、不同体质特点循序渐进进行养护：如新生儿初离母腹，胃始用事，脾胃不健，哺乳要得当，尽量要母乳喂养，喂养的方法和时间要得当；婴儿添加辅食要遵循因人而异、由少到多、由稀到干、由细到粗、由一种到多种的原则；断奶后，要进行合理膳食调配，做到“五谷为养，五果为助，五畜为益，五菜为充，气味合而服之，以补精益气”。忌饮食太饱，忌生冷肥甘，忌营养过剩，忌五味太过。

（三）肝脾调和

生理上，“肝常有余”与“脾常不足”是一对矛盾的统一体。一方面，小儿生长发育迅速需要很多营养；另一方面，脾常不足，运化相对不足，所以要调理肝脾，使“肝常有余”与“脾常不足”达到动态平衡，小儿才能健康成长。

养护之法，首要调达肝气。《血证论》：“木之性主于疏泄，食气入胃，必赖肝木之气以疏泄之，而水谷乃化。”小儿脾未用事，谷气不足，而肝的有余之气有助于促进脾胃的功能活动。若肝气不疏，不足之脾必乏健运，生长发育就受到阻碍。其次要节饮食，尊“少火生气”之旨，食物宜用气味温和者，忌食辛辣生冷油腻厚味之品，《黄帝内经素问注证发微》云：“气味之温者，火之少也。用少火之品，则吾人之气渐尔生旺，而益壮矣。”目前一些家长常常忽略小儿“肝常有余、脾常不足”的特点，一味补充营养，使多余的湿食之气滞留脾胃，脾困胃呆，面黄、疲乏、厌食、神呆、抽搐诸症蜂起。所以饮食七分饱，保留三分饥，既可避免湿食积滞，又可调和肝脾。

二、病理说及对小儿疗疾的指导意义——逆其病理特点以疗疾

“肝常有余、脾常不足”亦为小儿病理特点，是对小儿患病易动肝风及多见脾胃

疾病特点的概括，从这一理论出发可以对许多儿科疾病辨证施治，对指导临床具有重要意义。

（一）病理特点之“肝常有余”

小儿脏腑娇嫩，形气未充，易受饮食、外邪、惊恐等因素影响。无论外感内伤，皆易触动有余之肝气，肝属木，木生风，病则化火生风。其病主要因肝气生发太过，阴阳之气不调，致肝气横逆、肝火上炎、肝阳上亢，出现高热动风等阳热证，这是疾病状态下的肝常有余。故有“五脏之中肝有余”“小儿有病则热，热则发痉，此与大人异也”的发病特点。

小儿肝常有余，多表现为急惊风。首先在外感热病中表现最为明显，如各种时行疾病，感受疫疠之邪，起病急骤，邪易深入，内陷心包则惊悸神昏，肝风内动则抽搐瘛疭，甚则火热炽盛，真阴内亏，柔不济刚，筋脉失养而惊搐神迷不已，以痢疾为例，成人发病多较缓和，小儿多发病急骤，初起即可有高热惊厥而无大便脓血，需做肛拭或灌肠查大便常规方可诊断，风温、春温、暑温、伏暑、大头瘟、烂喉痧等时行病皆易火极动风。即便是小儿普通感冒，亦有夹惊之特点，一时热甚风生，即陡然惊搐不已、抽掣神昏。其次，有的本是积滞病证，运化转输不利，一时阴阳平衡失调，猝然出现神志昏乱，惊掣抽搐之象。再次，暴受惊恐，惊则气乱，恐则气下，轻者神志不宁，重者心神失主，痰涎上壅，引动肝风，发为惊厥。以上均为肝常有余之象，所以治疗上有“肝则有泻无补”的论点。

临证选方用药应注重“肝常有余”的特点，在辨证论治的基础上及时准确地加用平肝柔肝之品，平肝以调其肝气，柔肝以护其肝体。如治小儿风热感冒，常佐以桑叶、菊花、蝉蜕等疏风清热平肝之品；风寒感冒，常佐以柴胡、防风、荆芥、薄荷等疏风解表平肝之品；肝经风热、惊风初起者，常用清热平肝之品，如钩藤、羚羊角、天麻、龙胆、夏枯草；急惊风重症，抽搐不止，常用重镇平肝息风止痉药，如全蝎、僵蚕、地龙、蜈蚣等虫类药物或石决明、珍珠等介壳矿石类药；特别值得注意的是，肝体阴而用阳，常需配伍柔肝平肝之品，如白芍为要药；如迁延时日，出现慢惊风、肝疳等症，常配伍生地黄、牡丹皮、鳖甲滋水涵木。具体用药慎用大苦大寒等攻伐之品，以保护小儿旺盛的生生之机，《温病条辨·解儿难》云：“夫苦寒药，儿科之大禁也……最伐生生之气。”

（二）病理特点之“脾常不足”

小儿神识未发，饥饱难知，一旦喂养不当，饮食失节，或突然改变饮食习惯，超越脾胃的耐受能力，或气候突然变化而感邪，都会出现脾运不健，不能升清降浊及化生精微，而发生呕吐、泄泻、积滞、厌食、疳证等脾系疾病。脾为中土，以生万物，脾胃功能失常可导致百病蜂起。

《育婴家秘》云："脾土主湿，湿伤则为肿，为胀，为黄，为吐泻不止……脾主肉，脾虚则瘦，大肉折。脾主味，脾虚则不喜食，脾热则食不作肌肤，伤于食则成积，积久则成癖。脾主津液，脾热则口干饮水，虚则津液不生而成疳也。"常见的脾系疾病，其治疗以健脾为主，应顺应脾主运化，喜燥恶湿，脾升胃降的特点，临床多选用党参、太子参、茯苓、白术、山药等平补之品。如脾运不佳，加醒脾行气药，如陈皮、砂仁；食积不化，加消食导滞药，如山楂、神曲、麦芽、鸡内金；脾虚生湿，加健脾化湿药，如薏苡仁、白扁豆。

脾系疾病以外的疾病，亦多与"脾常不足"有关。一则因生克制化理论，一则因"脾旺则四季不受邪"。所以无论小儿何病，一定要顾及"脾常不足"的特点。《幼科发挥·原病论》曰："脾胃虚弱，百病蜂起。故调理脾胃者，医中之王道也，节戒饮食者，医家之良方也。""人以脾胃为本，所当调理，小儿脾常不足，尤不可不调也。"用药上不可过于峻猛，切忌攻伐太过，时时注意顾护脾胃之气。《幼科发挥》强调："以治病为主，慎勿犯其胃气""调理但取其平，补泻无过其剂，尤忌巴牛，勿多金石，辛热走气以耗阴，苦寒败阳而损胃"。

（三）肝脾相兼为病

"肝常有余、脾常不足"的动态平衡被打破，即呈现"肝有余"和"脾不足"的病态。可为肝木横克脾土，也可为土虚木亢，治疗多采用扶土抑木法。

儿科病有土虚木亢特点者比比皆是，扶土抑木法广泛用于治疗儿科各系统疾病，如哮喘、反复呼吸道感染、腹泻、疳证、胆汁反流性胃炎、抽动秽语综合征、癫痫等。试举几例以说明之。

治疗小儿抽动秽语综合征常从肝脾论治。抽动属风，多责之于肝，即所谓"诸风掉眩，皆属于肝"；秽语多责之脾虚生痰，痰阻清窍。土虚木乘，肝阳化风则抽动频作。宜扶土抑木，临床常用药：陈皮、半夏、茯苓、竹茹、太子参、炒白术、钩藤、白芍、石决明、炙甘草等。

治肠系膜淋巴结炎之腹痛，急性期多从肝脾论治。脾主大腹，脾虚生湿酿痰，致生腹部痰核；肝主筋，肝气不畅，而致腹部痉挛。宜调理肝脾，临床常用药：陈皮、半夏、茯苓、浙贝母、柴胡、延胡索、白芍、炙甘草等。

再如高热惊厥缓解期防治，宜"见肝之病，知肝传脾，当先实脾"，以调理肝脾为治。孙娟教授常用健脾平肝豁痰法，临床常用药：党参（太子参）、白术、茯苓、僵蚕、蝉蜕、钩藤、柴胡、白芍、生麦芽、陈皮、半夏、胆南星、炙甘草，常制成膏方，服用较长时间，可以达到高热惊厥不再发作的疗效。

特色技术

外感湿热病（简称湿热病）是小儿常见的外感热病。湿热病多因湿热相合而致病，以湿阻气机、阳气不通为主要病机特点，治疗以通阳祛湿为宗旨，临床中常采用“化湿以开上，燥湿以畅中，利湿以渗下”的分消走泄通阳法，给湿以出路，则气机通畅，阳气自通，湿热分道而解。此外运脾醒胃法、理气行滞法也常配合运用。以上是我们治疗湿热病的常规思路，但在具体临床实践中，有辨证处方得当而治疗无效的情况，孙娟教授结合中医津液理论，验之临床，提出“益胃通阳法”治疗湿热病，作为通阳诸法的有益补充。

一、益胃通阳法治疗湿热病的理论依据

“益胃”一词出自叶天士《温热论》第五条：“若其邪始终在气分流连者，可冀其战汗透邪，法宜益胃，令邪与汗并，热达腠开，邪从汗出。”这句话所言的“益胃法”即是用甘寒清养之品，益胃生津，以解胃中之燥热干涩，以俟津液盛，汗源充，则气机通畅而作战汗。战后正气祛邪外达，腠理开泄，则邪随汗解。关于具体的益胃方法，陈光淞之按语言：“益胃之法，如《温病条辨》中之雪梨浆、五汁饮、桂枝白虎等方，均可采用；热盛者食西瓜；战时饮米汤、白水。所谓令邪与汗并，热达腠开，得通泄也。”由此可以看出，所言益胃法是针对温热病。温热病热盛伤津，层次有浅深轻重不同，轻者单纯伤津，可采用瓜果鲜汁、米汤、白开水等流质易吸收饮食以益胃生津，伤津较重者可采用甘寒清热生津法，如临床常用的生津药葛根、芦根、天花粉、白茅根，常用的方剂如沙参麦冬汤、益胃汤等，热重可用白虎汤等，再重者由津及液，方言阴虚，可用养阴药。所以温热病“益胃法”几乎等同于益胃生津法，病情严重者可升级为养阴法。

而湿热病不同于温热病，它的病机重点为湿热胶滞，阳气不通，津液不能正常输布排泄，水反为湿，谷反为滞，湿郁热蒸，疾病难愈；且湿滞脾胃，脾困胃呆，饮食药物常常难进，即使辨证处方得当，许多时候难以达到理想的疗效。针对湿热病湿邪阻遏、津液不能正常布散、阳气郁滞的病机，可采用益胃法通阳。《灵枢·五癃津液别》云：“津液各走其道，故三焦出气，以温肌肉，充皮肤，为其津；其流而

不行者，为液。”所以湿热病的津液问题主要涉及津的布散不周，此时的益胃法是充津以布津，使津行其道，发挥其正常的滋润濡养、充养血脉、通行阳气的功能，即如王孟英认为的“益胃者，在其疏瀹其枢机，灌溉汤水，俾邪气松达与汗偕行”。《类经·藏象类》注曰：“津液本为同类，然亦有阴阳之分。盖津者，液之清者也；液者，津之浊者也。津为汗而走腠理，故为阳；液注骨而补脑髓，故属阴。”所以津为阴中之阳，补津可以充津，充津可以通阳，通阳可以宣气，宣气可以化湿，达到气机宣通、阳气伸展、湿邪消散的目的。

温热病、湿热病的益胃法，名虽同，而实有异。前者病机为津伤及阴，治疗以生津为主，兼及阴液；后者病机为津失布展、阳气不通，治疗以充津布津宣气化湿。

需要特别强调的是：益胃通阳法非补养胃气法，因有湿故不可补；非增液法及滋阴法，因病位未涉及阴液。

二、益胃通阳法治疗湿热病的具体措施

关于津液的生成、输布及排泄，《素问·经脉别论》云：“饮入于胃，游溢精气，上输于脾，脾气散精，上归于肺，通调水道，下输膀胱，水精四布，五经并行……”《灵枢·决气》云：“腠理发泄，汗出溱溱，是谓津。”《灵枢·五癃津液别》又云：“津液各走其道，故三焦出气，以温肌肉，充皮肤，为其津。”所以津的布展需要胃的游溢精气、肺的通调、脾的散精、三焦的出气，腠理开泄是通道，汗液是津的表现形式。所以，益胃通阳充津之法必须多途径灌溉汤液以资汗源，调理脾胃以助生成，调理肺脾以助布散。具体实施方法如下。

1. 温米汤、温水频服法　米汤及白开水少量多次温服，既能保护脾胃，也能达到灌溉汤液以充津的效果。津得温则通，有利于津正常功能的发挥，故生冷如果汁等不宜多用。

2. 静脉滴注法　用现代的补液之法，使血管之津快速补充，既灌溉汤液，又使汗出有源，这是在中医理论指导下的用药，可视为“中药”。

3. 中药保留灌肠法　予 37 ~ 40℃中药保留灌肠，一则通过肠道吸收，避免损伤脾胃；一则药液温和透入肠黏膜，亦增汗源。

4. 皮肤温水擦浴法　温水擦浴，使腠理开泄，津气布散，肺气通达，助邪外出。

5. 中药擦浴或浴足法　和温水擦浴的作用原理一致，加上中药本身的作用，可以达到更好的效果。

6. 小儿推拿法　可用补脾土、摩腹、捏脊、按揉足三里等措施，调理脾胃的斡旋

功能，使脾升胃降，津气展放，气机调达。

临床经验

一、从痰瘀论治小儿肠系膜淋巴结炎缓解期

肠系膜淋巴结炎从临床来分析，可分为急性期和缓解期。急性期可见发热、咽痛、腹痛或恶心、呕吐等症状；中医治疗当先治其原发病，四诊合参而随证治之，如为乳蛾，先治其乳蛾；吐泻则先治其吐泻；伤食则消食导滞。经过 1 周左右的时间则进入缓解期，缓解期一般发热、咽痛、咳嗽、呕吐、腹泻等症状消失，但腹痛仍不规则发生，且持续时间较长，且若再遇外感及饮食不节等诱因，腹痛可反复发作，迁延不愈，患儿深为所苦。所以缓解期的治疗甚为重要。孙娟教授经过多年的临床实践，发现本期辨治有较强的规律可循。此期多虚实夹杂，病机为痰瘀互阻于脾胃，表现为由痰致瘀、痰重于瘀，治疗以化痰理气、活血化瘀为大法，方以加味二陈汤加减，常分为以下几型。

（一）热痰留腑证

此证多见于阳盛或阴虚体质的患儿，外感寒邪从阳化热，或温邪从风热陷入，经过有效治疗，热邪炼液成痰，聚于胃腑。气机不通，血凝成瘀，不通则痛，病位在胃肠，胃以统肠，偏实者多属胃实。其病机特点是热痰留腑，气机阻滞，气血运行不畅，经脉痹阻，不通则痛。

临床表现：阵发性腹痛，脐周为主，可自行缓解，痛时剧烈，可伴发热，咽痛，咳嗽，大便偏干，小便黄，舌质红，苔黄，脉弦数。治以化痰开结、清热化瘀、行气止痛。

处方：腹痛方一。清半夏、陈皮、连翘、蒲公英、浙贝母、白芍、延胡索、炙甘草。方中清半夏（温燥之性次于法半夏）辛散温通，化痰散结消痞，为治痰要药，擅治痰阻气郁之痰核瘰疬，故为君药；陈皮理气健脾化痰，浙贝母化痰散结二药助半夏化痰，连翘、蒲公英苦寒清热解毒消肿散结，配合半夏清化热痰，同时制约半夏的温燥之性，共为臣药；白芍、延胡索化瘀理气止痛为佐药；炙甘草调和诸药为使。全方药物寒温并用、痰瘀同调，切合热痰留腹的病机。

临证加减：热毒重者，加金银花、紫花地丁；咽部肿痛者，加玄参、桔梗、僵蚕；腹痛明显者，加海螵蛸；气滞重者，加柴胡、郁金、川楝子；腹部触及包块者，

加三棱、莪术。

（二）湿痰滞脾证

此证多见于脾气脾阳不足或痰湿体质患儿，虽从湿热陷入，亦从阴化寒，或直接寒湿内侵，皆可湿困脾阳，温化失常，湿聚成痰，着于脾经，痰凝气滞，血络不畅，不通则痛，发为此病，病位在脾。其病机特点是湿痰滞脾，痰凝气滞，血络不畅，不通则痛。

临床表现：阵发性腹痛，脐周为主，可自行缓解，其腹痛隐隐，缠绵难愈，可伴有恶心呕吐，不思饮食，纳少，大便黏滞不爽，小便尚调，舌质淡红，苔白腻或白厚腻，脉弦滑。治以化痰燥湿、健脾理气、祛瘀止痛。

处方：腹痛方二。法半夏、陈皮、茯苓、木香、砂仁、川芎、延胡索、橘核。方中法半夏擅消湿痰，功能辛温开结、消肿止痛，可促进痰核肿块消散，为君药；陈皮理气健脾、和胃化痰，理脾肺之气为臣；茯苓、砂仁理气健脾化湿，木香、川芎、延胡索理气止痛化瘀，橘核理气化痰散结共为佐药。本方药偏温燥，尤其要注意观察舌苔，腻苔消失，中病即止。

临证加减：湿盛者，加薏苡仁、白扁豆、苍术；脾虚者，加白术；不思饮食，加焦山楂、神曲、炒麦芽；腹部触及包块者，加夏枯草、浙贝母、海藻、昆布。

（三）食积停滞证

小儿脾常不足，运化力弱，乳食不知自节，故易伤食；如过食油腻厚味，或强进饮食、临卧多食或误食变质不洁之物，皆可致食积痰滞，瘀积胃肠，气机壅塞，不通则痛。其病机特点是食积痰滞，瘀积胃肠，气机不通。

临床表现：阵发性腹痛，脐周为主，不思饮食，嗳腐吞酸，或时有呕吐，吐物酸腐，矢气频作，粪便臭秽，舌质红，苔厚腻，脉沉滑。治以消食化积、行气止痛。

处方：腹痛方三。山楂、神曲、莱菔子、半夏、陈皮、茯苓、连翘、延胡索。方中山楂能消一切饮食积滞，尤善消肉食油腻之积，为君药；神曲消食健脾，莱菔子下气消积，长于消谷面之积，共为臣药；半夏、陈皮行气消积，和胃止呕，茯苓渗湿健脾、和中止泻；连翘清热散结；延胡索行气活血止痛共为佐药。此方为保和丸加味，保和丸为消食化积主方，主治食积停滞之证，《成方便读》解此方“积郁之凝，必有痰滞，故以二陈化痰而行气”，山楂、延胡索皆可化瘀。所以本方很好地顾及了痰瘀病机。

临证加减：食积蕴郁化热者，加忍冬藤、黄连、竹茹清热泻火；大便秘结者，加大黄、槟榔通腑导滞；腹胀严重者，加枳实、厚朴行气消胀。

（四）脾虚失运证

此证型多见于缓解期后期，即以上三种情况经治疗后，腹痛缓解。此时邪气（包括痰瘀）已祛大半，脾胃气虚为主，表现为脾胃虚弱，纳化失常，一遇诱因，亦可生痰生湿，引起腹痛绵绵。病机特点是脾胃气虚，纳化失常。

临床表现：或无腹痛，或有腹痛绵绵，按之则舒，温之则痛缓，大便偏稀，小便调，舌质淡苔白，脉弱。治以健脾益气，运脾化痰。

处方：健脾和胃方。半夏、陈皮、茯苓、炒白术、山药、焦麦芽、炙甘草。方中山药、白术、茯苓健脾益气，健脾以杜生痰之源，为君药；半夏燥湿化痰，陈皮理气健脾共为臣药；焦麦芽健胃消食为佐药；甘草调和诸药为使。此方从脾胃根本治疗，可有效预防复发，服药时间多为 1 ~ 3 周；脾胃气足，则气行血亦行，故不必加活血化瘀药；服药时可加适量红糖，仿小建中汤用饴糖之义，温胃暖脾，取“病痰饮者，当以温药和之”之义。

临证加减：脾虚甚者，加党参、太子参；食欲不振者，加焦神曲、焦谷芽；腹部结节大而较多者，加浙贝母、夏枯草、赤芍。

以上四方皆为加减二陈汤。二陈汤为治湿痰之主方。本病用此方之取其化痰之效，但因证型不同，故予以加减化裁，以求追本溯源，治病求本。热痰留腑证，因有热象，故方中加用连翘、蒲公英之品以清热，并可制约半夏的温燥之性；湿痰滞脾证，脾失运化，故方中加用砂仁、木香等芳香之品以醒脾和胃，脾胃运则湿痰化；食积停滞证，方中用山楂、神曲、莱菔子等消食化积之品为主药，以消体内积滞，积滞消则痰瘀化；脾虚失运证，方中用山药、白术健脾益气之品为主药，脾气健运，则痰失生源，诸症皆除。

综上所述，肠系膜淋巴结炎多由外感及饮食所伤而致，小儿脾常不足，虽体质各异，皆可形成痰核，聚于脾胃。正如《症因脉治·痰证》所言：“痰之为病，变化百出，皆内因七情，外感六气，中宫失清化之令，熏蒸结聚而成。”由于津血同源，可由痰致瘀，发生腹痛，甚至影响患儿的生活及学习。从痰瘀着手论治，运用加减二陈汤，可明显减轻患儿的病痛，提高患儿的生活质量，取得良好的社会效益。

二、扶正与祛邪同用防治小儿反复呼吸道感染

上呼吸道感染（包括急性咽炎、扁桃体炎、鼻炎、喉炎等）和下呼吸道感染（包括急性支气管炎、肺炎等），是现今儿科病中占首位的常见病及多发病，而其中相当一部分是反复呼吸道感染（简称复感儿）。复感患儿的急性发作期，病机以邪实

为主，治疗以祛邪为要，可根据患儿体质情况，采用辨证施治、对症治疗等中医药方法，可迅速解除发热、咽痛、咳喘等呼吸道感染相关症状，取得满意疗效。而怎样预防反复呼吸道感染，即如何做好复感儿缓解期（包括迁延期和恢复期）的治疗，这是临床研究的切入点和关键所在。

关于复感儿缓解期的治疗，教科书上多从虚论治，辨证上常分为卫表不固、肺脾气虚、肾虚骨弱三型进行论治。孙娟教授通过多年的临床研究揣摩，发现本病虽以虚为主，但常含有某些脏腑邪实的情况，治疗上不可单纯补虚，而应该扶正和祛邪同用。临床上许多复感患儿存在胃肠积热、痰邪内生、肺经伏热、脾胃伏热等邪气在内的病理机制，虚证夹杂，临床最常见表现为表虚内热、脾虚生痰、肺热未尽、脾胃伏热四型，运用复感Ⅰ号方、复感Ⅱ号方、复感Ⅲ号方、复感Ⅳ号方，取得了良好的疗效。

先略论补益方面：反复呼吸道感染与肺脾肾三脏重点相关，也和小儿“肺脏娇嫩”“脾常不足”“肾常虚”的病理特点密切联系。反复呼吸道感染属肺系疾病，肺主气司呼吸，主一身之表，是抵御外邪侵袭的藩篱。外邪侵入，肺为华盖则首当其冲，小儿素体肺脏娇嫩，肺虚而卫表不固而易为邪侵；脾乃后天之本，气血生化之源，脾旺则四季不受邪，反之，脾虚则抵抗力下降而易受邪，同时脾虚母不养子则肺受病；体虚儿反复呼吸道感染，则久病及肾，肾为元阳之根，主骨生髓，和人体免疫功能密切相关，肾虚亦加重肺、脾气虚，形成恶性循环。以上为人所共识，不再赘述，下面详谈祛邪方面。

关于“邪气”，有恢复期“因加而发”的“故邪”，有迁延期正虚邪恋的“余邪”。

故邪之论，首见于《灵枢·贼风》：“此皆尝有所伤于湿气，藏于血脉之中，分肉之间，久留而不去。若有所堕坠，恶血在内而不去，卒然喜怒不节，饮食不适，寒温不时，腠理闭而不同。其开而遇风寒，则血气凝结，与故邪相袭，则为寒痹。其有热则汗出，汗出则受风，虽不遇贼风邪气，必有因加而发焉。”这说明“故邪”藏于体内，经久不去，势必造成脏腑气血功能紊乱，为外邪的入侵提供了有利条件。一旦因调摄不慎，偶感外邪，内外相应，即可激发“故邪”肆虐为害。所以注意清除体内潜伏的“故邪”，实是预防小儿反复呼吸道感染的关键。具体的预防办法是寻找故邪，须根据患儿的体质类型不同参合四诊以得之。

余邪所指，《黄帝内经》称为“遗”，见于《素问·热论》：“帝曰：热病已愈，时有所遗者，何也？岐伯曰：诸遗者，热甚而强食之，故有所遗也。若此者，皆病已衰；而热有所藏，因其谷气相薄，两热相合，故有所遗也。帝曰：善。治遗奈何？岐伯曰：视其虚实，调其逆从，可使必已矣。帝曰：病热当何禁之？岐伯曰：病热少愈，食肉则复，多食则遗，此其禁也。”以热病推诸病，虽疾病表面上已经痊愈，但常有余邪不尽。其原因多为在疾病较重的时候强进饮食，饮食不化而生热，与残存的余热相薄，则两热相合，又重新发热，或当热势稍衰的时候，吃了肉食，病即复发；如果饮食过多，则出现余热不尽。这时候，要在顾护正气的情况下，祛邪务尽。

具体到小儿反复呼吸道感染的“邪气”，常包含以下三方面病理机制。

1. 胃肠积热　导致反复呼吸道感染的原因既有故邪也有新邪。小儿感冒易夹食滞，治疗之后，食积未得尽清，深伏于里，遇感则发；或小儿过食膏粱厚味，久居温室之中，每多胃肠积食，积食于内，正气消谷于内，则表卫空虚，一遇外邪，内外合邪，感而即发，故医家有曰“无内热无外感”很有道理，胃肠积热是复感儿发病的重要因素之一。

2. 痰邪内生　小儿感冒易夹痰，治疗之后，痰邪未得尽清，深伏于里，遇感则发；又因最常见的复感患儿是平素脾虚的小儿，脾为生痰之源，脾虚易生痰邪，一遇外感，更易发作。

3. 肺胃伏热　由于正气虚弱，外感以后，邪毒不能尽清；或治疗不彻底，内热停聚。这种内热多伏于肺胃，一旦受凉或疲劳后，新感易受，留邪内发，诸症又起。故而在临床上，常把由于正虚夹邪导致的复感儿分为以下四类。

（1）表虚内热型：此类小儿一般营养不缺乏，而多由于生活条件的改善或父母对子女的溺爱，过食肥甘厚味，肠胃积热内生而易致外感；或保护过度、衣着过暖汗出而表虚，动辄外感。临床表现为多汗，面赤唇红，或有口臭，手足心热，大便干结或臭，舌质红，苔薄黄或黄厚，脉滑，指纹紫滞。治宜固表益肺，清热导滞，以复感Ⅰ号方（玉屏风散合升降散加减）：黄芪、白术、防风、焦三仙、郁金、蝉蜕、僵蚕、胆南星、大黄、枳壳等。此方应在发现此类症状时及时应用，可事先配成丸剂或散剂，服用期限不定，中病即止。

（2）脾虚生痰型：痰有热痰、湿痰之分。以湿痰为例，此类小儿多由于先天不足或后天喂养不当所致，一般存在营养缺乏，常见于佝偻病、先天性心脏病、贫血的患儿。临床表现为多汗，面白虚胖或面黄少华，不思饮食，或有大便溏薄，舌质淡红，苔白，脉滑，指纹淡。治宜健脾益气祛痰，以复感Ⅱ号方（六君子汤加减）：陈皮、半夏、茯苓、山药、白术、薏苡仁、扁豆、炒麦芽、党参、炙甘草。此方可在平时长期使用，以期改善体质，预防外感。

如为热痰，往往患儿脾阴、肺阴不足，表现为痰黏难咳，上方去陈皮、半夏、党参之辛温燥热，加胆南星、天竺黄清化热痰，沙参、太子参、麦冬、天花粉、玉竹润燥化痰。

（3）肺热未尽型：此类小儿多见于反复咳嗽患儿的迁延期。临床表现为时有低热，尤日晡发热，两颊面红，咽红乳蛾肿大不消，大便偏干，舌质偏红，加停痰之征（咳嗽、咽部有痰、清嗓）。治宜清泻肺热，以复感Ⅲ号方（泻白散加减）：蜜桑白皮、地骨皮、黄芩、鱼腥草、瓜蒌、桔梗、清半夏、麦冬、川贝母、炙百部等。此方可根据病机阶段调整应用，以至症状消失。

（4）脾胃伏热型：此类小儿多见于某些反复发热患儿迁延期。临床表现为口臭，龈肿，纳呆，口渴引饮，小便黄，也可有停痰之征（咳嗽、咽部有痰、清嗓）。治宜以清解胃热为主，以复感Ⅳ号方（泻黄散加减）：藿香、生石膏、黄连、天花粉、知母、半夏、连翘、焦山楂等。此方亦可调整应用，以至痊愈。

综上所述，小儿反复呼吸道感染临床上确实存在着“故邪”和“余邪”等邪实的情况，治疗上不可一概补虚，而应根据实际情况扶正和祛邪同用，方可达到理想的效果。

验案验例

乙状结肠冗长虚秘

患者，女，8岁，2014年4月18日初诊。主诉大便秘结1年8个月，加重半年。患儿自2012年8月无明显诱因大便4～5日一行，最长10日1次大便，曾给予饮食调理、推拿按摩、贴肚脐、服用乳果糖、双歧杆菌及中药清热润肠、理气导滞通便等，症状稍有缓解，大便约3日1次。2013年10月再现4～5日1次大便，甚则10日1次，2014年3月11日就诊于青岛某医院，行钡灌肠检查：灌前腹平片示腹部肠管内气粪影较多，结肠扩张，未见气液平。常规插管顺利，注入稀释钡剂约700mL，钡到达肝曲，直肠及所显示结肠扩张，乙状结肠较长，拔管后未见排出钡剂。检查诊断：乙状结肠冗长，直肠及所显示结肠扩张。医生建议每日用开塞露，训练排便习惯，定期复查，认为根治办法是手术治疗，建议必要时手术。

家长希望能保守治疗，故求治于我处。现患儿大便先干而后软，4日内无便意，需用“开塞露”协助排便，食欲欠佳，无腹胀及腹痛，余无特殊不适。形体消瘦，面色晦暗，郁郁寡欢，心肺无明显异常，舌体偏瘦，舌质淡苔薄少，脉细弱。

诊断：中医诊断为便秘（脾气虚脾阴虚）；西医诊断为乙状结肠冗长症。四诊合参，辨为脾气虚脾阴虚之便秘证。脏腑娇嫩，禀赋不足，后天失调，偏食炙煿，因病而用燥热通利之品，皆耗气损阴伤津。法当健脾益气，养阴润下。

处方：补中益气汤、慎柔养真汤加减。升麻6g，柴胡6g，黄芪9g，生白术15g，当归9g，太子参9g，山药12g，火麻仁9g，郁李仁9g，炒枳实9g，炒杏仁9g，白芍12g，麦冬9g，鸡内金6g，炙甘草6g。免煎饮片，7剂，水冲服。嘱1剂分2～3次服完。饮食清淡，宜红薯、蔬菜等食物，忌油腻炙煿。适当户外活动、起居有时、定时排便。

二诊（2014年4月25日）：药后患儿未用开塞露，于第3天自行排便1次，第6天又自行排便1次，大便先干后软。家长喜出望外。查体同前。效不更方，继进14剂。

三诊（2014年5月11日）：服药后大便3～4日1次，有时仍需用开塞露。形体消瘦，面色偏暗，光泽欠佳，精神转佳，舌质红苔薄少，脉细弱。虑其阴虚为主，减升提补气之品，防其温燥生热伤阴，加强养阴润燥之力。上方去升麻、柴胡，加生地黄9g，石斛9g，取14剂，加芒硝（单包）9g另服。

四诊（2014年5月25日）：服上药第3天，家长来电述，服上药出现上课时大便解出而不自知。急嘱停用芒硝，余方继服，并告知其家长解除其便秘的思想负担，转移其注意力到其他方面，告知患儿中药为强身健体之用，服药后必会更加聪明漂亮。来诊时神情开朗，笑容满面，大便3日1次，舌体偏瘦，舌尖红苔薄少，脉细弱。宜健脾益气，养阴润下，兼顾心肾。

处方：升麻6g，黄芪9g，太子参9g，生白术15g，山药12g，郁李仁9g，生地黄9g，麦冬9g，白芍12g，炒枳实9g，炒杏仁9g，鸡内金6g，酒肉苁蓉9g，益智仁9g，柏子仁9g，14剂。

五诊（2014年6月8日）：现大便2～3日1次，2日1次为多，可以自行解大便，形体面色较前略有好转，精神好，舌体偏瘦，舌质淡红，苔薄少，脉细弱。上方微调，去枳实、杏仁，加陈皮9g，莲子12g，继进28剂。

六诊（2014年7月7日）：大便保持1～2日1次，2日1次为多，可自行大便，形体较前略胖，面色较红润，精神好，舌体偏瘦，舌质淡红，苔薄白略少，脉象有力。其后间断服用中药28剂，排便情况至今稳定。

按：便秘一证，总由大肠传导功能失常而致。究其根源，多责之于脾胃。结构上，胃肠相连，“大肠小肠皆属于胃”。功能上，脾胃是人体气机之枢纽，脾主升清，胃主降浊，脾主运化，胃主受纳。如脾胃健运，则“清阳出上窍，浊阴出下窍”，水谷清气上行，糟粕浊气下降，身体元气充沛，气机升降出入正常；若脾胃失健，清气不升，浊气不降，就可出现脾气不升、胃气不降的便秘证。如脾胃健运，则“清阳发腠理，浊阴走五脏；清阳实四肢，浊阴归六腑”，阳气精血津液各自发挥其正常功能，面色红润，精神饱满，形体健硕；否则面色不泽、形神俱病。《灵枢·口问》云：“中气不足，溲便为之变。”《脾胃论》云：“脾胃虚则九窍不通。”皆说明大便的病变和脾胃关系最为密切。

初诊之时，首辨虚实，《万氏家藏育婴秘诀·治大便》有言：“夫饮食之物，有入必有出也。苟大便不通，宜急下之，使旧谷去而新谷得入也。然有实秘者，有虚秘者，临病之时，最宜详审。”观此患儿病程较长，体质较弱，病情反复，粪质先干后软，曾用清热润肠通便或理气导滞通便之品效果差，且神志精神面色舌脉皆为虚象，断为虚秘无疑。次定病位，大便先干而后软，纳差，舌淡，脉弱为脾气虚；形瘦，面暗，苔少，脉细为脾阴虚。脾气虚则清阳不升、浊阴不降，大肠传导无力，脾阴虚则肠道津液不足，失润干涩，无以行舟。“气虚不能推送，阴虚不能濡润”，二者叠加更致便秘难愈。故辨为脾气虚脾阴虚之便秘证。法当健脾益气，养阴润下。方以补中益气汤、慎柔养真汤化裁治之。

补中益气汤为《内外伤辨惑论》方，功效补中益气、升阳举陷，常用于脾胃气虚，气虚发热，或气虚下陷久泻脱肛等症。孙娟教授在此治便秘取其补中益气、升清降浊之旨，用黄芪、太子参（未用人参或党参，用太子参益气养阴效果更佳，以下同理）、白术、甘草补气健脾，使后天生化有源；以升麻、柴胡协同黄芪升举清阳，恢复中焦升降之职，清升则阴浊降；用当归补血和营润肠。孙教授认为升麻可升阳明清气，柴胡可升少阳清气，用量宜小，中病即止，达到使气机斡旋之效即可。如同拉拉锁，欲使其拉下，很多时候，需稍微提一提，即可顺利拉开。

慎柔养真汤出自《慎柔五书·虚损门》，原方由人参、甘草、茯苓、白术、黄芪、山药、莲子、白芍、五味子、麦冬组成，是治疗脾阴虚的代表方剂。孙教授取太子参、甘草、白术、山药、白芍、麦冬等甘平甘凉、质地濡润之品，意在补而不燥，滋而不腻。未用茯苓，恐健脾渗湿以伤阴；未用五味子，恐其酸敛固涩。以上二方合用，更加火麻仁、郁李仁、杏仁润肠通便；枳实，理气导滞，鸡内金消食健脾。全方共奏益气健脾，养阴润下，升清降浊之效。

三诊时，辨脾阴虚为主，减少升提补气之品，防其温燥生热伤阴，加强养阴润燥之力，上方去升麻、柴胡之升提，加生地黄、石斛养阴润肠，方证相应。为图速效，加芒硝润燥软坚。然服药出现大便解出而不自知的现象。盖本为虚秘，芒硝虽润燥软坚，更泻热通便，实热便秘宜用之，虚秘断不可用，吾犯虚虚之诫矣！至为重要的是孙教授对“魄门亦为五脏使”（《素问·五脏别论》）有了更深的理解：魄门的启闭功能与心神的主宰、肝气的条达、脾气的升提、肺气的宣降、肾气的固摄有密切关系。心主神志，为君主之官。若心失主宰与统摄，指令不达，肠失君命，则大肠失司而发生便秘或便不自知。肾司二便，《兰室秘藏·大便结燥门》云：“肾主二便，主五液，津液盛则大便如常，若饥饱劳役，损伤胃气，及过食辛热厚味，则火邪伏于血中，耗散真阴，津液不足，故大便燥结。”肾阴不足，不能滋润，大便干结；肾气不足，关门不固，便不自知。故排便不能自知，和心肾关系尤为密切。治心，用柏子仁养心安神、润肠通便，麦冬清心养阴；治肾，用益智仁补肾虚，肉苁蓉补肾润肠通便，山药亦有补肾阴作用，临床用药可灵活加减，四诊时用药做了调整。另外，肝主疏泄，若七情失畅，肝失疏泄，气机不利，大便不畅；心主神志，心气郁结，累及魄门。所以心理调适亦十分重要，解除思想负担，保持心情愉悦，“病为本，工为标”，患儿自身的气机条达，可以扶助正气，助病痊愈。黄芪补肺健脾，有提壶揭盖之功，助肺气之宣降，利魄门之开合。

五诊、六诊，思其病程长，易反复，当固其本，从脾胃论治。去枳实、杏仁破气力大之品，加陈皮、莲子理气健脾，调和中州，不温不火，不燥不烈，守方守法，而获全效。

第五部分　针推康复

张永臣

个人简介

张永臣，男，1966年生，江苏省徐州市丰县人，医学博士、教授、博士研究生导师，“齐鲁针灸”课程负责人，国家中医药管理局中医药传承与创新“百千万”人才工程（岐黄工程）第四批全国中医临床优秀人才，华佗针灸研究所所长。1985年张永臣被保送进入南京中医药大学，1990年获医学学士学位；1995年、2007年分别获山东中医药大学医学硕士、医学博士学位，2002年北京大学公共卫生学院社会医学与卫生事业管理专业研究生课程班结业。曾任滕州市中医医院住院医师、枣庄市中医医院针灸科副主任、副院长，山东中医药大学针灸推拿学院经络腧穴学教研室副主任、主任、副院长和国际教育学院副院长。师从刘玉檀、国培、吴富东、单秋华、贾春生、赵吉平和王新陆教授学习针灸、妇科、内科和时病。

张永臣兼任教育部高等学校中医学类专业教学指导委员会核心课程“针灸学”课程联盟理事，世界中医药学会联合会中医药文献和流派研究专业委员会第一届理事会常务理事兼副会长、外治方法技术专业委员会第一届理事会常务理事、扁鹊医学与文化研究专业委员会第一届理事会常务理事、治未病专业委员会第一届理事会常务理事，世界针灸学会联合会教育工作委员会委员，中国针灸学会文献专业委员会委员，中华中医药学会学术流派传承分会第一届委员会常务委员，山东针灸学会三届理事会副秘书长、第四节理事会常务理事，山东老年医学会针灸专业委员会副主任委员和山东省疼痛研究会中医镇痛专业委员会副主任委员等职，担任《中国针灸》《山东中医杂志》《山东中医大学大学学报》《环球中医药》编委。

学术见解

张永臣教授在精研经典医籍和跟师的基础上，结合自身的临床实践经验，对“二便通调”和“脾肾并重、健脾益肾以固本”有所认识，现阐述如下。

一、二便通调

（一）调小便的机制

遗尿、癃闭、尿频、尿急和尿痛等病证的病位在膀胱，但与肾、三焦、膀胱、肺和脾密切相关。《素问·灵兰秘典论》云："肾者，作强之官，伎巧出焉。""三焦者，决渎之官，水道出焉。""膀胱者，州都之官，津液藏焉，气化则能出矣。"即阐述了肾、三焦、膀胱的生理功能。《灵枢·本输》云："三焦者，中渎之腑也，水道出焉，属膀胱，是孤之腑也，是六腑之所与合者。"阐述了三焦的生理功能及其与膀胱的关系。《灵枢·邪气脏腑病形》云："三焦病者，腹气满，小腹尤坚，不得小便，窘急，溢则为水，留则为胀。"《灵枢·四时气》云："小腹痛肿，不得小便，邪在三焦约。"阐述了三焦的病理。张仲景将"三焦"作为部位与症状相联系，即《伤寒论》云："小便色白者，以下焦虚有寒，不能制水，故令色白也。"华佗《中藏经·论三焦虚实寒热生死逆顺脉证之法》云："三焦者，人之三元之气也，号曰中清之腑，总领五脏六腑，荣卫经络，内外左右上下之气也。三焦通，则内外左右上下皆通也。其于周身灌体，和内调外，荣左养右，导上宣下，莫大于此者也。"这里具体阐述了三焦的功能，强调了三焦气的重要性，即"三焦通则内外左右上下皆通也"。津液的代谢与肺的通调水道、脾的运化功能相关，即《素问·经脉别论》云："饮入于胃，游溢精气，上输于脾，脾气散精，上归于肺，通调水道，下输膀胱，水精四布，五经并行。"可知，尿液之生成、排泄有赖于肾之气化、三焦的主气和主水道、膀胱的固摄和肺的通调水道、脾的运化功能。

（二）调大便的机制

泄泻、便秘和痢疾的病位在肠，但与脾、胃、肝、肾、肺等脏腑的功能密切相关。《素问·灵兰秘典论》云："脾胃者，仓廪之官，五味出焉。""大肠者，传导之官，变化出焉。""小肠者，受盛之官，化物出焉。"饮食物的受纳、水谷精微的吸收、食物残渣的排出与脾胃、大小肠和肾的功能有关。大便的正常排出，还与肺的肃降功能、肝的疏泄功能相关。《素问·灵兰秘典论》云："魄门亦为五脏使，水谷不得久藏。"肛门的开合、大便的排出与五脏功能相关。泄泻的病机是脾虚湿盛或脾中气不足，大小肠分清泌浊、传化功能失常。痢疾的病机是胃肠运化、传导失司，气血壅滞。便秘的病机是脏腑功能失调，肠腑壅塞不通或肠失濡润，大肠传导不利。

（三）二便通调五穴

遗尿、癃闭、尿频、尿急、尿痛与泄泻、便秘、痢疾均与脾胃、肺、肾的功能相关。在如厕时，二便的正常排出在时间上紧紧相连，要么先小便，接着大便而出；要么先大便，接着小便而出。张教授曾治疗一位腰椎手术后尿潴留的患者，经过针刺利尿的穴位，如阴陵泉、三阴交、水泉、涌泉等，尿即排出，但拔掉尿管后即复发，需要再次插尿管；反复多次，离不开尿管。经过思考后，张教授采用针刺增加通便的穴位，如支沟、温溜、承山，治疗 3 次即拔掉尿管，未再复发。经多次实践，张教授总结出“二便通调五穴”，即列缺、支沟、温溜、承山和太溪。

方义：列缺为肺之络穴，联通肺经和大肠经，又为八脉交会穴，通于任脉，任脉行于人体前正中线上，列缺益肺气以通调水道而调整小便的排泄功能，肃降肺气以调整大肠的传导功能。支沟为三焦经的经穴，调理三焦而通调二便。温溜为大肠经的郄穴，大肠经脉气深聚之处，可调理大肠的传导功能。承山为膀胱经的腧穴，可调整膀胱的固摄功能；而膀胱经别“别入肛中”，理气活血通便，擅于治疗便秘、泄泻、霍乱、痢疾、痔疮。太溪为肾经的原穴、输穴，《素问·水热穴论》云：“肾者，胃之关也。”《灵枢·本输》云：“大肠小肠，皆属于胃。”《素问·金匮真言论》云：“北方黑色，入通于肾，开窍于二阴。”肾和膀胱互为表里，故太溪有补益肾气、温煦肾阳、调理二便的功能，治疗二便异常的多种病证。

二、脾肾并重、健脾益肾以固本

（一）学术渊源

1. 对脾胃的认识　脾主运化，胃司受纳，胃为水谷、气血之海。《素问·灵兰秘典论》云：“脾胃者，仓禀之官，五味出焉。”张景岳《类经·十二官》注云：“脾主运化，胃司受纳，通主水谷，故皆为仓禀之官。”《灵枢·五味》云：“水谷皆入于胃，五脏六腑皆禀气于胃。”皆说明了脾胃化生气血，濡养全身脏腑，对人体生命和健康之重要性。汉代张仲景《金匮要略·脏腑经络先后病脉证治》云“四季脾王不受邪”，脾土健运则人体四季健康，即使有邪气也不易感受。元代罗天益《卫生宝鉴·劳倦所伤虚中有寒》云：“脾者土也，应中为中央，处四脏之中州。”明代周之干《周慎斋遗书·望色切脉》云：“夫脾不运则胃不升，脾胃之气不升不运，则阴不生而阳不舒，血不长而气不旺。故土为中州，贯乎四脏，而为阴阳气血之所赖者也。”清代沈金鳌《杂病源流犀烛·脾病源流》云：“脾统四脏，脾有病必波及之。四脏有病，亦必待养于脾。故脾气充，四脏皆赖煦育；脾气绝，四脏不能自生。”即脾胃为气血之源，通贯其余四脏，四脏赖于脾胃之气血温煦和濡养，在病理上也相互影响。

2. 对肾的认识　肾藏精，为先天之本。《素问·上古天真论》云："肾者主水，受五脏六腑之精而藏之。"即肾所藏之精包含先天之精（源于父母之生殖之精）和后天之精（源于后天五脏六腑所蕴化之精）。明代医家李中梓认为，先天之本在肾，即《医宗必读·肾为先天本，脾为后天本论》云："先天之本在肾。"肾藏精、主生殖，为人生命之源；元气亦藏于肾，为五脏六腑之本。故在临床上常用"培本固元"的治法，治疗虚劳、月经不调、宫寒不孕、精冷不育之肾精亏虚证。

3. 对脾肾关系的认识　宋代医家严用和重视肾阳对脾土的温煦作用，体现在病理和治疗上，如《重订严氏济生方·五脏门》所云："大抵不进饮食，以脾胃之药治之多不效者，亦有谓焉。人之有生，不善摄养，房劳过度，真阳衰虚，坎火不温，不能上蒸脾土，冲和失布，中州不运，是致饮食不进，胸膈痞塞，或不食而胀满，或已食而不消，大腑溏泄。此皆真火衰虚，不能蒸蕴脾土而然。古人云，补肾不如补脾。余谓：补脾不若补肾。肾气若壮，丹田火经上蒸脾土，脾土温和，中焦自治，膈开能食矣。"

金元医家李东垣重视脾胃之气与元气的关系，即脾胃为滋养元气之源泉。《脾胃论·脾胃虚实传变论》云："则元气之充足，皆由脾胃之气无所伤，而后能滋养元气。若胃气本弱，饮食自倍，则脾胃之气既伤，而元气亦不能充，而诸病之由生也。"明代医家薛己提出脾能生肾、脾肾并重的观点。《明医杂著注·补中益气汤注》云："人之一身，以脾胃为主。脾胃气实，则肺得其所养，肺气既盛，水自生焉；水升则火降，水火既济，而成天地交泰之令矣。"从五行相生的角度阐述温补土以生肾水的道理，即土生金、金生水，间接说明了脾肾的关系。在内科诸症中，其注重脾肾同治。如房事不节、饮食劳役、七情失宜等病证，可脾肾同补，用补中益气汤、八味丸。李中梓先后天并重，即"善为医者，必责根本"。脾与肾二者关系密切，相互资助，后天赖先天以生，而先天靠后天以养。即肾藏之精，赖脾之的水谷精气以培育和补养；脾之健运，赖肾阳之温煦和推动。《医宗必读·虚劳》云："脾具土德，脾安则土为金母，金实水源，且土不凌水，水安其位，故脾安则肾愈安也。肾兼水火，肾安则水不挟肝上犯而凌土湿，火能益土运行而化精微，故肾安则脾愈安也。"贾春生提出了针灸"补土培元"的学术思想，取中脘、双侧天枢、气海、关元，以固本培元、脾肾同治。本处方可针对多种疾病，尤其内伤类病变如失眠、胃脘痛、胁痛、中风失语等，以此五穴为基础，加配相关穴位治疗，取得了良好的疗效。此外，基于"邪之所凑，其气必虚"的认识，也可应用于外感病中，在外感病治疗中兼用本处方，既能扶助正气、祛除邪气，又可充实内元，防止邪气进一步侵害导致病症反复发作。

（二）腧穴配伍

在“脾肾并重，健脾益肾固本”学术思想指导下，腧穴处方取中脘、关元、太白、太溪四穴配伍，称为“健脾益肾四穴”。

中脘为胃之募穴，又为八会穴之腑会，长于理中焦之气，有健脾益气、降逆止呕、化湿和胃的功能。中脘是任脉与胃经的交会穴，可同时通调任脉、足阳明胃经两经的气血，故中脘调理中焦、健脾益气之补益、强壮后天之本的功能尤强。关元为小肠的募穴，长于益肾固元，有温补肾气、回阳救逆、调理冲任的功能。关元又是任脉和足三阴经的交会穴，可以通调任脉、足太阴脾经、足少阴肾经和足厥阴肝经的气血，故关元在补益肾气的同时，也可健脾益气，即先后天之气同补。太白为足太阴脾经的原穴、输穴，长于健脾和胃理中焦，有健脾益气、和胃止呕的功能。太溪为足少阴肾经的原穴、输穴，长于补肾益肾，有滋肾阴、壮元阳、理胞宫、退虚热的功能。中脘、关元位于腹部，为结、为标；太白、太溪位于四肢末端，为根、为本。中脘、关元配伍太白、太溪为根结、标本配伍。四穴配伍，可以脾肾同调，强后天、培先天，即共奏“健脾益肾，以固先后天之本”的功能。

（三）刺灸操作

1. 针刺　四穴针刺时施补法。进针得气后，重插轻提为补法，轻插重提为泻法。捻转补法的操作为：进针得气后，左转用力为补法，右转用力为泻法。中脘、关元在腹部，针刺深度要把握好，不宜过深，以免刺伤腹腔内脏腑。留针 20 ~ 30 分钟，留针期间注意安全，随着呼吸，针体可能会逐渐进入深层。太白、太溪位居足部，针刺感应强烈，提插操作痛感明显，故以捻转补法为宜。

2. 艾灸　中脘、关元位居上腹部和下腹部，适宜温灸。脾主升清，脾胃学说在功能上强调“升”的一面，中脘居中焦，可助脾胃化生气血；关元居下焦，可益元阳而助升清。艾灸中脘、关元，可起到温补中焦脾胃之气、培补下焦元气、回阳救逆的作用，脾肾同补、同调。艾灸时灸量亦大，瘢痕灸、温和灸均可。温和灸时可感到腹内胃肠蠕动增强，肠鸣音增大。胃脘部、腹部有温热舒适感。

3. 葱熨　中脘、关元尤其适宜葱熨法。取葱适量捣烂，在微波炉或者用其他方法加热后，以纱布包裹，在中脘、关元处顺时针、逆时针来回温熨 5 ~ 10 分钟，葱凉后可以再加热。本法大面积接触上腹部、下腹部，发挥葱的辛温通散功能，尤其可温补脾、胃、肾三脏阳气，鼓动人体生发之气，同时调理调理中下二焦。可知，葱熨中脘、关元有温补中气、培补下焦元气、回阳救逆和散寒止痛的功能。

（四）适应证

适用于虚证、虚实夹杂证，也可应用于老人保健延年、亚健康人群。

特色技术

一、补泻兼施治疗慢性前列腺炎技术

本技术是张永臣教授在研读经典理论的基础上，结合个人多年临床实践而总结出的治疗慢性前列腺炎的方案。本病属于中医学“精浊”“淋病”“血精”“白淫”等的范畴，是男性的常见病、多发病之一，以排尿刺激症状尿频、尿急、尿痛、尿道口滴白和生殖区隐痛、腰骶部、会阴部和睾丸坠胀为主要表现，症状复杂，病程较长，缠绵难愈，反复发作，并发症较多，老年患者常与前列腺增生症相伴。病因病机是湿热外邪侵袭下焦，蕴积膀胱，久而不祛，肾虚邪恋；或脾失健运，运化失常，湿热、湿浊内蕴，流注于下焦，郁结于精室；心神不安，欲动不旺，隐曲不得，或肝气郁滞，精液疏泄不利，致败精郁滞精室，蕴久酿成湿毒；肺气虚不能通调水道，肾气虚不能固摄津液，肾阳虚不能温煦精室，而致水液停滞膀胱，影响到精室，且久病入络，而发生精室瘀滞、增生。张永臣教授认为，本病病位在前列腺，与脾、肾、肝、心、肺及膀胱、睾丸、附睾等脏腑、器官相关；脾肾之虚是本，湿热外邪、湿浊、瘀毒阻滞精室是标，但本虚标实贯穿本病的整个过程。具体操作如下。

（一）选取腧穴

1. 针刺腧穴　第1组取三焦俞、肾俞、气海俞、大肠俞、关元俞、小肠俞、膀胱俞、委中、承山；第2组取头面部的百会，上肢的列缺、支沟、温溜，腹部的气海、关元、大赫、天枢、水道、归来，下肢的足三里、阳陵泉、三阴交、太溪、公孙、太冲。

2. 刺血腧穴　第1组取大敦、隐白，第2组取委中，第3组取次髎。

3. 拔罐腧穴　取膻中、中脘、关元、天枢、章门、肺俞、心俞、肝俞、脾俞、肾俞。

（二）操作方法

1. 针刺　先取俯卧位，针第1组腧穴；再仰卧位，针第2组腧穴。其中太冲直刺0.5～0.8寸，三焦俞、肾俞、气海、支沟、温溜、太溪和公孙直刺0.5～1寸，大肠

俞、关元和膀胱俞直刺0.8～1.2寸，小肠俞直刺0.8～1寸，委中、气海、关元、大赫、天枢、水道、归来、阳陵泉和三阴交直刺1～1.5寸，承山、足三里直刺1～2寸，百会平刺0.5～0.8寸，列缺斜刺0.5～0.8寸。

第1组腧穴的肾俞、三焦俞、关元俞、膀胱俞，施提插或捻转补法；委中、承山施捻转泻法。第2组腧穴的百会、列缺、温溜、气海、关元、大赫、太溪、公孙、太冲施捻转补法，支沟、天枢、水道、归来、足三里、阳陵泉、三阴交施提插或捻转泻法。在得气的基础上施展补泻手法，提插泻法即重插轻提6次，提插补法即重提轻插9次；捻转泻法即向右用力捻转6次，捻转补法即左用力捻转9次。腹部腧穴不留针，其余腧穴留针20分钟。

2. 刺血　取穴大敦、隐白、委中、次髎。三组交替使用，每周2次。刺血大敦、隐白时，先行按摩2分钟，再消毒，后以三棱针或一次性采血针点刺放血3～8滴。刺血委中时，观察委中及其周围，视其血络明显处，用一次性采血针点刺出血，然后拔罐。刺血次髎时，先用指揉法按摩1分钟，再用一次性采血针点刺出血，然后拔罐。

3. 拔罐　先腹部，后背腰部，闪火法拔罐，留罐3～5分钟，3～5日1次。

（三）治疗时间及疗程

针刺治疗每周2～3次，拔罐、刺血3～5日1次，1个月为1个疗程，至少治疗2个疗程。

（四）注意事项

腹部、腰骶部腧穴，应注意针刺安全，掌握好针刺深度。留针期间注意观察患者反应，避免晕针。

临床经验

一、针灸治疗阳痿

（一）阳痿的病因病机

阳痿的病位在宗筋，发病与五脏功能失调有关，病因为命门火衰、心脾两虚、惊恐伤肾、湿热下注四种。患者先天不足，或者嗜欲无度、强借药力行一时之欢，终致肾阳亏虚、命门火衰，心意兴而玉茎不能起。由于生活节奏加快，劳心、熬夜过度伤心耗血；或者工作压力、生活压力增大，思虑过度而伤脾均可致心脾两虚，气血不足，无以化精而宗筋失养，举而不坚，坚而不久。对房事心存恐惧感，或者正行房事，突然感受大惊、大恐，惊则气下，恐则伤肾而致房事之时，忆起惊恐之状，玉茎不能举起。过食肥甘厚腻（高脂饮食等饮食结构不合理）、过度饮酒（酗酒）、嗜食辛辣之品，或者熬夜加餐习惯而损伤脾胃，运化失司致湿热内蕴，熏蒸肝胆；或者心情抑郁、所愿不得而致肝失疏泄，肝气郁结，郁而化热均可湿热下注于宗筋，宗筋弛纵而房事不举。

（二）治疗方法

1. 针刺法　主穴腹部取曲骨、关元、大赫、气冲、肓俞、天枢，骶部取肾俞、次髎、合阳；股部内侧有脾经、肝经、肾经循行，每经取 3 穴，脾经取血海、箕门、箕上（箕门上 4 寸）、冲下（冲门下 3 寸），股部肝经取阴包、足五里、阴廉，股部肾经取股肾、股内、股后 3 穴（取穴方法：股骨内侧髁至耻骨联合上缘为 18 寸，三等分，自下而上依次为股肾、股内、股后），股部内侧三经的腧穴交替使用，每次选择一经的 3 穴；胫部取曲泉、阴陵泉、足三里、阳陵泉、公孙、太冲，交替使用。腹部、骶部、下肢腧穴均交替使用。针刺施《灵枢·五乱》“徐入徐出”之“导气法”，即均匀提插捻转，得气后留针 20 分钟。

配穴：命门火衰加命门，心脾两虚加心俞、脾俞，三穴均施捻转补法，左转用力重，捻转 9 次或 18 次；惊恐伤肾加大陵、内关，以麻窜感放散至手指尖为度；湿热下注脾胃湿热引起者加内庭，肝胆湿热引起者加行间、侠溪，均施捻转泻法，右转用力轻，捻转 6 次或 12 次。

2. 刺血法　取大敦、厉兑、足窍阴、隐白、至阴、涌泉，5 穴交替使用，每次选择一个腧穴，先行按摩片刻，再消毒，点刺出血 3 ~ 5 滴或血尽而止，最后干棉球按压。虚证、实证患者均适用，每周刺血 1 次。

3. 艾灸法　命门火衰者取气海、肾俞，每次选择一穴，温和灸，每次 20 分钟，灸气海时要求温热感到达阴茎，有勃起感。灸肾俞时要求温热感由腰部向四周及腹部扩散。心脾两虚者灸心俞、脾俞，四个腧穴，温和灸，每穴 5 分钟，使温热感有局部向胸腹部放散。每周 1 ~ 2 次。

4. 拔罐法　胸腹部中府、膻中、中脘、关元、天枢、章门、京门，背腰部肺俞、心俞、肝俞、脾俞、肾俞，闪火法拔罐，5 日 1 次。

5. 脐疗法　取药淫羊藿、肉苁蓉、肉桂各 4 等分，丁香、冰片各 1 等分，研末，调匀，瓶中密封保存，用时根据肚脐大小，取药末适量，白酒调和成糊状，白酒过敏者取醋调和成糊状，糊状不宜过稀，将糊状药末敷于肚脐，外以简易敷贴固定，每次敷药6～8小时，每周1～2次。适应于虚证、本虚标实证。

6. 足疗法　嘱咐患者平素每晚药物或者热水浴足，药物为伸筋草、透骨草、艾叶各30g，水适量，煎煮，每次泡15～20分钟。然后按摩足部，按揉法，施于太白、公孙、太冲、然骨、涌泉、足跟部；推法，施于太白、公孙、然骨；擦法，施于足心。

（三）方义

1. 选穴依据　以经络辨证和分部辨证为主，结合脏腑辨证。选穴原则为近部选穴、远部选穴和辨证选穴三种。因为宗筋的勃起与五脏功能密切相关，故采用俞募配穴法，应用拔罐法治疗。取六经之根穴大敦、隐白、厉兑、足窍阴、至阴、涌泉，此为根结配穴法，仅取根穴。这6个根穴又为井穴，本病与五脏功能失调相关，《灵枢·顺气一日分为四时》云："病在藏者，取之井。"故取足之三阴三阳经的井穴。

2. 杂合以治　本病采取"杂合以治"的治则，体现了中医综合治疗的特色。针刺贯穿于整个治疗过程，艾灸、刺血、拔罐、脐疗法和足疗法灵活应用，或单一应用一种方法，或者几种方法结合应用；或先用一种或几种方法，再用其他方法，可以提高疗效、缩短疗程、巩固疗效。

（1）应用针刺、刺血和按摩肚脐、足心和手心。结合根部井穴点刺出血，可以尽快疏通到达宗筋的经脉，使之尽快开窍，促使宗筋勃起。

（2）应用艾灸疗法。艾灸疗法偏于温补，以益肾固本。艾灸小腹部、腰部气海、志室后温热感即刻到达宗筋，多数患者即可勃起，易于使患者树立信心。

（3）应用俞募穴拔罐法。人体以五脏为中心，五脏与形体诸窍连成一个整体，俞募穴拔罐可以调整五脏的功能，以利于本病的恢复。

（4）对于虚证加用脐疗法。脐疗法可以疏通十二经脉、奇经八脉的经气，调整十二经脉、奇经八脉的气血，调整脏腑的功能，对全身多种疾病具有较好的疗效，虚证、本虚标实证多病程较长，且以虚为本，选用淫羊藿、肉苁蓉、肉桂等药研末，和针刺、艾灸结合使用，以提高补益肾精、固本培元的作用。

验案验例

一、失眠

孙某，50岁，银行职员，2018年10月16日初诊。主诉：失眠10年余，加重4个月。患者10年前因婚姻变化而引起，服用谷维素、地西泮、安神中成药等中西药物，效果不稳定。近4个月来，虽中西服药物仍不能入睡，每日仅仅睡眠2～3小时，多数时间时睡时醒。伴头晕、心悸、纳呆。刻下：形体适中，面色苍白，语声低微，精神萎靡不振，大便2日一行，小便自调，舌质淡苔薄白，脉细弱。

诊断：不寐。心脾两虚证，治宜宁心安神、健脾益气、益肾固本。

治疗：取神庭、本神、四神聪、神门、健脾益肾四穴（中脘、关元、太白、太溪）。神庭、本神、四神聪合称“三神穴”，为单秋华教授的调神组方。施捻转泻法，可以镇静安神。

方义：神门为心经输穴、原穴，针刺时麻窜感要求传至手指尖，施捻转泻法，可宁心安神。中脘、关元，针刺施补法，留针20分钟；起针后拔罐，留罐5分钟。太白、太溪，针刺施捻转补法，留针20分钟。隔日针刺1次，5日拔罐1次。嘱患者仍遵照西医的遗嘱服用西药，坚持针刺治疗。患者经过2周治疗，能每夜睡眠4小时左右，精神转好，头晕、心悸明显好转，饮食渐增。经过3个月的调理，患者精神好，面色红润，纳馨眠好，二便调，舌质淡红苔薄白，脉和缓有力。除偶遇情绪波动时需服助眠药外，已基本不需药物助眠。

按：失眠病因有多种，可由丁学习、工作压力，也可由于家庭情感因素，也可由于一些疾病引起，但究其本质则为阴阳失调、脏腑功能失调，治宜调和阴阳、调理脏腑。本病病位在心、脑，但与脾胃、肾等密切相关。本案辨证为心脾两虚证，宜补益心脾，但治疗上脾肾并重，注重补益中气、元气，在镇静宁心安神，取用脑部“三神穴”、上肢神门穴的同时，应用“健脾益肾以固先后天本”的中脘、关元、太白、太溪四穴，故虽为顽疾，但疗效仍然较好。

二、痞证

李某，女，72岁，退休公务员，2018年8月10日初诊。主诉：胃脘部痞满、胀满不适5个月余。患者5个月来饮冷后出现胃脘部痞满、胀满，偶尔恶心，中西药物治疗，时轻时重。刻下：形体偏瘦，面色神疲乏力，声低息短，胃脘痞满、恶心，头晕，眠差（时间4小时，易醒），纳少，大便薄而不成形，每日2次，夜尿2～3次。胃脘部不适与情志因相关，紧张、烦躁时加重。胃脘部切诊无压痛，按之则舒。舌淡胖有齿痕，苔薄白，脉细弱。

诊断：痞证。证属脾胃虚弱，治宜和胃降逆、健脾益气，同时培补元气。

治疗：取穴足三里、健脾益肾四穴（中脘、关元、太白、太溪），足三里提插泻法，可腹部感到肠蠕动加强。中脘、关元、太白、太溪捻转补法。每日针刺一次。中脘、关元，温熨法，每次10分钟。每周1次。

嘱患者畅情志，适量运动。每晚摩腹10分钟，以肚脐为中心，逐渐加大半径，腹部感到肠蠕动加强。治疗1周，痞满感、恶心明显减轻。治疗2周，痞满感、恶心消失，纳增，眠安，大便成形，大便每日1次，舌淡红，苔薄白，脉细。治疗4周诸症消失，半年后随访未复发。

按：《素问·太阴阳明论》云："饮食不节，起居不时者，阴受之。阴受之则入五脏，入五脏则䐜满闭塞。"《素问·异法方宜论》云："脏寒生满病。"《黄帝内经》认为痞满病因多为饮食不节、起居失常和外受寒邪。痞满病名最早见于《伤寒论》。《伤寒论·辨太阳病脉证并治下》云："若心下满而硬痛者，此为结胸也，大陷胸汤主之；但满而不痛者，此为痞，柴胡不中与之，宜半夏泻心汤。"指出了痞满与结胸的不同，痞满今多称为"痞证"，主要诊断依据为"心下满而不痛，按之则舒"，半夏泻心汤治疗。痞证病位在胃，与脾、肝、胆、肾等脏关系密切。本案为脾胃虚弱而致，取足阳明胃经之合穴、胃之下合穴足三里，施泻法以和胃降逆、泄浊除满，胃主降浊，功能以降为顺，以通为用，以泻为补。健脾益肾四穴针施补法，健脾益气、培补元气。中脘、关元温熨法，温和中焦、温补下焦。温补下焦利于中焦脾胃之受纳、降浊、运化功能。故胃脘部痞满不适、恶心、头晕等症状逐渐消失。若胃脘部痞满症状较重，可以用厉兑、隐涌泉，点刺出血，每周2次，除满效果明显，因为"肾为胃之关"。《难经·第六十八难》云："井主心下满。"若痞证为肝气郁结引起，轻者取支沟、阳陵泉，重者加取太冲和足临泣。支沟为三焦经经穴、阳陵泉为胆经合穴，二者配伍疏肝理气、通络解郁。足厥阴肝经之原穴太冲疏肝解郁，足少阳胆之输穴足临泣疏肝利胆。

三、肾虚腰痛

刘某，女，48岁，某局公务员，2018年2月20日初诊。主诉：腰部疼痛间作2个月余。患者2个月来因抱孩子时间较久出现腰痛，以腰两侧腰眼部为甚，俯仰、左右转体加重，无下肢症状。CT检查为$L_4 \sim L_5$椎间盘突出、腰椎退行性病变，曾经中西药物、针灸、膏药贴敷，疼痛减轻但一直未愈。刻下：形体适中，精神尚可，面色少华，语声较低，腰眼隐隐作痛，压痛不明显，按之则舒，兼见足跟酸痛，纳可，眠浅，易疲劳，二便可。舌淡胖边有齿痕，苔薄白，脉细弱。

诊断：腰痛。证属肾虚，治宜补肾益精、通络止痛，兼以健脾益气。

治法：取腰眼、昆仑、健脾益肾四穴（中脘、关元、太白、太溪），腰眼针刺提插泻法，昆仑针刺捻转泻法，腰部以中芝生物灯特定电磁波治疗仪（CQ-BS8）照射，隔日1次。关元、太溪、中脘、太白针刺捻转补法腰眼、中脘、关元，留罐法，每周1次。

食疗：当归生姜羊肉汤，当归60g，生姜150g，羊肉1500g，加水炖煮，去沫，小火慢炖，吃肉喝汤，每周1次。

嘱患者适当加强腰部锻炼，避免久劳、久坐，注意腰部保暖。治疗1次后，腰痛明显减轻。治疗4周，腰痛消失。继续治疗2周，巩固疗效。

按：《素问·脉要精微论》云："腰者，肾之府，转摇不能，肾将惫矣。"指出肾与腰部功能的密切关系。隋代巢元方《诸病源候论·腰背病诸候》云："肾主腰脚，肾经虚损，风冷乘之，故腰痛也。又，邪客于足少阴之络，令人腰痛引少腹，不可以仰息。""凡腰痛有五：一曰少阴，少阴肾也，十月万物阳气伤，是以腰痛。二曰风痹，风寒着腰，是以痛。三曰肾虚，役用伤肾，是以痛。四曰暨腰，坠堕伤腰，是以痛。五曰寝卧湿地，是以痛。"腰痛有肾虚、风寒、劳役、外伤、寒湿等病因。清代沈金鳌《杂病源流犀烛·腰脐病源流》云："腰痛，精气虚而邪客病也。""凡人精耗肾衰，则膀胱之气亦不能独足，故邪易侵犯，则肾虚其本也，风寒湿热、痰饮、气滞血瘀闪挫其标也。"即腰痛多为肾虚为本，而风、寒、湿、热、痰、瘀、外伤等为标。治疗腰痛当先辨别标本虚实。感受外邪、外伤则属实，宜祛邪通络、活血化瘀而止痛；久病、内伤致病属虚，宜补肾固本；而若虚实兼见，则应分清主次，标本兼顾。虚证、虚实夹杂证，则总宜补益肾精。

本案属肾虚腰痛，取腰眼、昆仑，通络止痛以治标。关元、太溪，可补益肾精以治本。中脘、太白，可健脾益气、补养气血，以气血充养肾精，后天培补先天。标本兼治，止痛快捷而巩固，加上食疗和锻炼，"杂合以治"，故收效较好。

四、阳痿

周某，男，45岁，高级蓝领，2018年11月20日初诊。主诉：阴茎勃起不坚、甚者不能勃起2年余。患者2年来先有早泄，逐渐勃起不坚，甚至不能勃起。曾经多医院中西医治疗，效果不理想，时好时差，症状逐渐加重。刻下：形体偏瘦，精神萎靡，面色白净，阴茎勃起障碍，不能和妻子完成性生活，但偶尔可自慰射精。四末不温，纳少，眠差，二便调。舌淡胖，齿痕明显，苔薄白，脉细弱。

诊断：阳痿。证属脾肾阳虚，治宜通络开窍、温补脾肾。

治疗：取大敦、隐白、大赫、中极、曲骨、水道、次髎、委中、健脾益肾四穴（中脘、关元、太白、太溪）。大赫、中极、曲骨、水道均向前阴方向针刺，导气法。中脘、关元、太白、太溪，捻转补法。中脘、关元，留罐法。关元，温熨法或者艾条灸法。大敦、隐白，点刺出血；次髎、委中，点刺放血加拔罐。大敦、隐白和次髎、委中，间断使用，不同时使用。针刺每周 2 ~ 3 次，艾灸、温熨法、刺血每周 1 次。

同时嘱患者调整心情，树立信心，多为家庭奉献，多关心、体贴妻子，加强夫妻感情交流。

经过 2 周治疗，患者晨起勃起明显改善。治疗 4 周，完成性生活 1 次，患者信心大增。嘱患者自我按摩足心，每日 1 次，每次 5 ~ 10 分钟。治疗 6 周，患者能够每周完成 1 次性生活。治疗 10 周，患者性生活正常。1 年后偶遇，窃问性功能，答曰一切正常。

按：阳痿之证，年轻者病因以情志、心理因素为多，年长者病因以肝肾亏虚为多，也有外感风寒、惊吓、湿热、肾虚而致者。辨证有虚证、实证、虚实夹杂证。治疗上首要通络开窍以治标，再疏肝解郁、安神定志、温散寒邪、清热祛湿、温补脾肾、补肝益肾以治本。本案夫妻感情尚和谐，辨证为脾肾阳虚。大敦、隐白，为肝经、脾经井穴，两经均循行到前阴、腹部，点刺出血，通络活血开窍。本病多为久病，久病多瘀，次髎、委中点刺放血加拔罐，活血化瘀、通络开窍功能较强。大赫、中极、曲骨、水道，为下腹部任脉、肾经、胃经腧穴，针刺方向为前阴，可通络开窍、直达病所，有的患者有阴茎即刻勃起感。关元温熨法、灸法，温暖下焦、培本固元，有的患者治疗时阴茎即能勃起或有勃起感。健脾益肾四穴（中脘、关元、太白、太溪），脾肾并重，先后天同补，扶助正气、增强患者体质。杂合以治，多疗程治疗，故疗效巩固。

贾红玲

个人简介

贾红玲，女，1969年生，江苏省徐州市丰县人，医学博士，主任医师（二级），博士研究生导师，山东中医药大学第二附属医院针灸科主任，第三批全国优秀中医临床人才，山东省有突出贡献的中青年专家，齐鲁卫生与健康领军人才，山东省名中医药专家，山东省五级中医药师承教育项目第五批指导老师。师从单秋华、田思胜、吴富东、刘玉檀、国培、赵吉平和贾春生教授，曾任山东省枣庄市中医医院针灸科主任，兼任山东省老年医学研究会常务理事兼针灸专业委员会主任委员、世界中医药学会联合会痧疗罐疗专业委员会副会长、中国针灸学会火针专业委员会常务委员、山东省医师协会中医医师分会针灸专业委员会副主任委员。

学术见解

针刺手法为治疗的一个重要环节，在经络辨证、脏腑病证的基础上，区为分虚证、实证，施以相应的补泻手法，起到扶助正气、祛除病邪的作用，使人体回到阴平阳秘的状态。但临床上因为气机逆乱而致的疾病，则不可实施补泻手法，而应实施导气法。现结合相关医籍，将贾教授对导气法的认识阐述如下。

一、《灵枢·五乱》论导气法

导气法见于《灵枢·五乱》，将气乱于心、肺、肠胃、臂胫、头的五种病证称为“五乱”，其发生乃由气机逆乱所致，而非邪气的亢盛或正气的不足所致，故不用补泻针法而另立导气法，以引导逆乱之气恢复常态。原文为“徐入徐出，谓之导气；补泻无形，谓之同精；是非有余不足也，乱气之相逆也”。第一句言其操作，“徐入徐出”中之入、出字，同样与徐疾补泻中的出、内意义相同，为进、退针。“徐入”是指针由浅徐缓地捻纳入深部，“徐出”是指针有深部徐缓地捻退至浅部，所不同者，徐疾补泻是以“徐内而疾出”“疾内而徐出”来划分补泻的，而导气法无疾徐之别，第二句言其意义，导气法的操作在进针、出针上无速度差异，不同于有速度差别的补泻法的操作形式，故谓之“补泻无形”，但导气之法可引导“逆乱之气”恢复到调和状态，这与补泻针法通过补正祛邪而使机体失调恢复到调和状态的意义是相同的，即导气法和补泻法异曲同工，故谓之“同精”。第三句言导气法的适应证为经脉之气自身运行出现逆乱之证候。

二、李东垣论导气法

李东垣为金元四大家之一，“补土派”之代表性医家，真定（今河北省正定县）人，曾在山东聊城、东平等地生活、行医12年，在大量的医疗实践活动的基础上，创立了“脾胃学说”，并将脾胃学说融汇于针灸中，在阐释了《灵枢·五乱》的基础上，设立了“同精导气法”与“导气同精法”。

李东垣在《脾胃论·胃气下溜五脏气皆乱其为病互相出见论》对“五乱”的病因病机、治法、针灸、中药都做了详尽的阐述，提出了针灸、药物相结合的疗法，不但采用《灵枢·五乱》的腧穴，明确了其他腧穴和针刺深浅，所提出的“同精导气”“导气同精”两种方法，既丰富了脾胃学说的内容，又发展了《黄帝内经》的学术思想。

（一）同精导气法

此法为针对“胃气下溜，五脏气皆乱”而设，即通过补益脾胃之阳气，取属土的五输穴，使全身气机归于本位，达到阴平阳秘的正常状态。如《脾胃论·胃气下溜五脏气皆乱其为病互相出见论》云：“气在于心者，取之手少阴、心主之输（神门、大陵）。”即心气逆乱者，取手少阴心经、手厥阴心包经的输穴（土）神门、大陵。又云：“气在于肺者，取之手太阴荥、足少阴输（鱼际并太渊输）。”即取肺气逆乱取手太阴肺经的荥穴（火）鱼际、输穴太渊（土），足少阴肾经的输穴太溪（土）。痿病起于肺，而变生于水湿，水终及于肾，故取肾经之输穴太溪，太溪属土，土健则水行，故取太溪土穴的目的在于“以导湿热”，不令湿土克肾水。又云：“因足太阴虚者，于募穴中导引之于血中”“胃虚而致太阴无所禀者，于足阳明胃之募穴中引导之”。胃气下溜而致脾气下陷，出现呕吐、泄泻等症状取足三里，足三里是土穴，也是合穴、下合穴，这属于常规取穴法。但李东垣认为，合穴、土穴足三里配伍胃的募穴中脘、脾的募穴章门，可以直接引导脾胃之气回归脏腑，募合同用，结合中药内服，调节胃肠功能的效果会更加显著，达到“同精导气，使复其本位”

的治疗目的。

（二）导气同精法

李东垣的“脾胃学说”很重视阳气的升发，脾胃为气机升降之枢纽，脾主升清，胃主降浊，一升一降，以应天地阴阳升降浮沉之理。如《脾胃论·天地阴阳生杀之理在升降浮沉之间论》云：“盖胃为水谷之海，饮食入胃，而精气先输脾归肺，上行春夏之令，以滋养周身，乃清气为天者也；升已而下输膀胱，行秋冬之令，为传化糟粕，转味而出，乃浊阴为地者也。”李东垣特别强调生长和升发的一面，只有谷气上升，脾气升发、扩散，元气才能充沛、饱满，人之生机才能体现出活跃的功能，阴火也才能潜藏；若谷气不升，脾胃之气不升反下流，致元气匮乏，生机减弱，阴火上冲而引起各种病证。因此，在治疗时制订了“导气同精法”，即“升阳气，泻阴火”，先从地中升举阳气，次泻阴火，结合中药内服，使伏于地中的阳气受鼓舞而上升。如李东垣治疗足臂厥证，《脾胃论·胃气下溜五脏气皆乱其为病互相出见论》云：“气在于臂足，取之先去血脉，后取其阳明、少阳之荥输（二间、三间深取之，内庭、陷谷深取之）。”痿病的基本病变是由于津气两虚，津不能濡养经脉，气不能温煦肌肉。津气来源于水谷之海之胃，脾胃为后天之本，故治法当健脾益胃、益气补津。李东垣基于上述认识，治疗痿病和厥证时，可先刺臂足部的血络，以通达经气，取手阳明之荥、输二间、三间，足阳明之荥、输内庭、陷谷，深刺之以激发阳气，使伏匿于地中的阳气上升，从而达到“升阳气，泻阴火”的目的。李东垣之意在于，阳经的荥穴、输穴为五行中的水、木，以水养纳阴火，以木升达正阳，共奏补益脾胃之气的功能，从而导气同精。为何需要深刺？因为“从阴深取，引而上之。上之者，出也、去也，皆阴火有余，阳气不足，伏匿于地中者”。穴位有深浅三层，浅层刺以祛阳邪，再深祛阴邪，深层刺可出谷气。深刺以达到出谷气、祛阴邪的目的，体现了李东垣补脾胃、实正气的思想。

可以看出，“同精导气法”与“导气同精法”均强调补益脾胃，强后天之本而平五脏，从而达到阴阳协同的目的，是李东垣对《黄帝内经》思想的发展，充实了其“脾胃学说”中的针灸部分。而“同精导气”强调的是补益脾胃阳气，使气机谨守其处，复其本位，多用于脏腑功能紊乱为主要表现的病证，多在阴阳经上直接选用属土的穴位及脾胃的俞穴、募穴。“导气同精”则强调补升脾胃阳气以平阴火，多用于肌肉筋骨为主要病位的病证，多取荥穴、输穴。二者穴位均强调深刺。

三、导气法的操作和适应证

如何实施“导气法”，古今仁者见仁，智者见智。不论如何操作，均要易于实施和推广应用。经过大量的临床实践，逐步探索出如下的操作：进针后，施以小幅度（0.3 寸）、低频率（60 次 / 分）的提插法，或者施以小角度（180° 以内）、低频率（60 次 / 分）的捻转，约 2 分钟，多能得气。如果再操作 2 分钟，针感（酸胀感为主）即更加明显，也可沿着一定的径路传导。如果需要获得较强的针感，可将腧穴分为天地两部或天人地三部，分层实施提插或捻转，每层操作 2 分钟。

导气法可用于肺气上逆之咳嗽、气喘，取鱼际、尺泽和肺俞；肝气上逆之头痛、头晕、嗳气、目红、颧部发红（血丝），取膻中、阳陵泉、太冲、行间和足临泣；胃气上逆之呃逆、恶心、呕吐，取膻中、内关、中脘和足三里；脾气下陷之泄泻，取百会、关元、气海、上巨虚和太白；中气下陷之脏器下垂（胃下垂、肾下垂、子宫下垂和直肠脱垂），取百会、中脘、天枢、关元、石门、脾俞、胃俞、肾俞、大肠俞、次髎、足三里、三阴交、公孙和太白；三焦之气上逆之耳聋、耳鸣，取角孙、耳门、听宫、听会、翳风、中渚、液门、养老、行间和足临泣；肾气下陷之遗精、遗尿，取关元、气海、中极、大赫、命门、志室、委中、太溪和昆仑。

综上所述，导气法适用于气机逆乱之证，针刺操作施以小幅度或小角度、低频率的提插或捻转法，可将腧穴分为天地两部或天人地三部分层操作。

特色技术

一、项七针技术

项七针技术源于全国名中医药专家指导老师单秋华教授治疗椎动脉型颈椎病的经验，从文献、临床疗效观察和机制探讨等方面进行了研究，在国家中医药管理局的资助下，制订了“项七针”的具体操作标准《中医治未病技术操作规范　项七针》。现已应用本技术治疗中风后遗症、老年痴呆症、卵巢早衰、高血压、颈源性头痛、脑鸣和前列腺增生等病证。

（一）腧穴

风府、风池、天柱和完骨。

（二）操作方法

患者取俯卧位，额头部位可垫一高 5cm 左右的小棉垫，充分暴露后枕部、项部

（建议选择有头洞的床具）；亦可取俯伏坐位。为避免患者出现疲劳或晕针，建议采取俯卧位。针刺前患者项肌放松，头微前倾，医者用押手拇指在各腧穴处按揉片刻，以令气散。

1. 天柱 采用单手进针，直刺，不可向内上方深刺；缓慢刺入 0.5 ~ 0.8 寸（针刺深度由患者颈围决定，深度与颈围之比不可超过 0.13），小幅度、低频率捻转使其得气，不可提插。

2. 风池 采用单手进针，向鼻尖方向缓慢刺入；针刺 0.8 ~ 1.2 寸（针刺深度由患者颈围决定，深度与颈围之比不可超过 0.14），小幅度、低频率捻转使其得气，不可提插。

3. 完骨 采用单手进针，直刺；缓慢刺入 0.5 ~ 0.8 寸（针刺深度由患者颈围决定，深度与颈围之比不可超过 0.13），小幅度、低频率捻转使其得气，不可提插。

4. 风府 采用单手进针，针尖向下颌方向缓慢刺入，均匀平和用力，针尖不可向上，以免刺入枕骨大孔，误伤延髓；针刺 0.5 ~ 1.0 寸（针刺深度由患者颈围决定，深度与颈围之比不可超过 0.14），小幅度、低频率捻转使其得气，不可提插。

进针过程中随时与患者交流，一旦患者痛感明显、有触电感或上下走窜针感立即停止进针并将针上提少许后留针。

（三）治疗时间及疗程

留针 20 分钟，留针期间可用特定电磁波治疗仪局部照射。每周治疗 3 次，12 次为 1 个疗程，至少治疗 2 个疗程。

（四）注意事项

治疗前充分与患者（尤其是初次接受针刺患者）沟通，消除其不必要的思想顾虑，如焦虑、紧张情绪；为避免晕针，患者宜采用俯卧位。

风府位于项部，应注意针刺安全，掌握好针刺深度，留针期间注意观察患者反应。

二、龙虎交战镇痛技术

龙虎交战镇痛针法是补泻兼施的一种复式针刺补泻法，有止痛、镇痛的作用。本法始见于明代医家徐凤《针灸大全》之《金针赋》，在《针灸聚英》《针灸问对》《针灸入门》和《针灸大成》中均有阐发。此针法可以治疗多种痛证，在文献、临床实践和针刺机制研究的基础上，对本法的安全性、具体操作加以规范，现介绍如下。

（一）操作方法

针刺补泻以提插、捻转补泻为准，结合九六补泻法。

1. 轻刺激量　进针得气后，先用力向左转 9 次，或重插轻提 9 次；再用力向右转 6 次，或轻插重提 6 次，此为 1 度。行 3～6 度。

2. 重刺激量　进针得气后，将穴位分为天、人、地三部，在天、人、地三部分别先用力向左转 9 次，或重插轻提 9 次；再用力向右转 6 次，或轻插重提 6 次，此为 1 度。行 3～6 度。

（二）常用穴位

穴位的选择以肌肉较丰厚处为原则。头颈部疼痛，可取太阳、下关、风池、合谷、内庭、太冲、曲池、中渚；胸腹部疼痛，取内关、中脘、膻中、梁丘、足三里、三阴交、太溪；腰背部疼痛，取曲垣、天宗、肾俞、大肠俞、腰眼、委中、昆仑、承山、人中；上肢疼痛，取肩髃、肩贞、臂臑、曲池、外关、条口、承山；下肢疼痛，取环跳、秩边、承扶、郄门、委中、阳陵泉、三阴交、承山、悬钟、梁丘、伏兔、丰隆；脏腑疼痛，以取募穴、下合穴、郄穴为主。一般以 3～5 穴为宜。

（三）病证举例

1. 头痛　头痛以头部疼痛为主要表现，外感和内伤均可导致头部经络闭阻不通、气血运行失畅或脑窍失养而致头痛。

取穴：太阳、阿是穴为主穴。少阳头痛，配合取足临泣、中渚；阳明头痛，配合取合谷、内庭；颠顶头痛，配合取太冲；太阳头痛，配合取昆仑、后溪。

操作：每次选主穴 2 个，配穴 2 个，轮流使用配穴。施捻转法为主。

2. 肩周炎　肩周炎是以肩部弥漫性疼痛伴功能障碍为主要症状的一种疾病，多因外伤劳损、筋脉失养，或肝肾亏虚、气血不足，不能濡养筋脉，或外感风寒湿邪，筋脉拘急不舒而发病。

取穴：阿是穴、肩髃、肩髎、曲池、条口透刺承山。

操作：每次选 2～3 个，轮流使用配穴。或单独选用条口透刺承山，针刺的同时活动肩部。

3. 腰腿痛　腰腿痛是以腰部和一侧或双侧下肢疼痛为主要表现的一种疾病，多与感受外邪、跌仆损伤或肝肾亏虚有关。

取穴：阿是穴、肾俞或腰夹脊穴、秩边为主穴。下肢后侧疼痛，配合取委中、承山；下肢外侧疼痛，配合取风市、阳陵泉、足临泣；下肢前面和足背疼痛，配合取足三里、冲阳；下肢内侧疼痛，配合取血海、三阴交。

操作：每次选主穴2个，配穴2个，轮流使用配穴。

4. 急性腰扭伤　腰部扭伤后出现一侧或双侧剧烈疼痛，活动受限，常保持一定的强迫姿势，能减少疼痛，多发生于青壮年，有腰部扭伤史。

取穴：阿是穴为主穴，配合手三里、后溪、腰痛穴。

操作：每次选主穴阿是穴，配穴2个，轮流使用。或者单独取用配穴1个，针刺时活动腰部。

5. 痛经　凡月经期间或者前、后发生下腹部的疼痛或不适，以致影响生活或工作者称为痛经。

取穴：三阴交、地机、次髎为主穴，配合血海、太冲、足三里。

操作：每次选主穴2个，配穴2个，轮流使用配穴。

6. 胃脘痛　胃脘痛是以上腹部疼痛为主要表现。

取穴：内关、中脘、足三里、太冲。

操作：捻转、提插补泻法均可。

（四）注意事项

1. 患者在过劳、过饥、精神紧张时，身体瘦弱、气血亏虚者，不宜施以本法。

2. 施本法时，医者应集中精力，谨情求全，切忌粗暴、浮躁、操之过急，以免出现意外。医者手法应熟练，不熟练者不宜施行本法，以免增加患者痛苦。

3. 施行本法时，医者要充分注意患者的体位，以不影响医者操作，患者感到舒适为原则，患者体位以卧位为宜，以免发生晕针。

4. 注意押手的作用。押手可以消除或缓解针刺破皮时的疼痛外，还能探测腧穴的气血状态，固定体位，并可促进得气。

5. 重要脏器和器官部位，如眼区、心区和接近肺、肝、胆、脾、肾等部位，以及重要大血管处都要禁用本法，头面肢端等肌肉较薄处，又颇敏感，故慎用或者不用。

临床经验

一、针灸治疗卵巢早衰

（一）卵巢早衰的病因病机

卵巢早衰是指发生于40岁以前的女性卵巢功能减退、衰竭的一种疾病，可见于中医学“月水先闭”“经水早断”“血枯”“血隔”“闭经”“绝子”“不孕”“经断前后诸症”“年未老经水断”等病证中。贾红玲教授在总结、分析古今医家对本病的诊疗经验的基础上，结合自身临床实践，认为中青年女性在生活、学习、经济和工作的压力下，生育年龄较晚，两胎间隔较长；过食寒凉、厚味而致脾胃损伤，再加上心理、代谢、病毒感染、物理因素、化学因素、环境因素、卵巢手术及化疗药物等因素，均可影响卵巢的功能。本病病位在胞宫，但与肾、肝、脾、心、肺五脏均有密切的关系；病因有外伤、寒邪外袭、七情郁结和饮食适宜等，病机为寒邪侵袭、肝郁气结、心脾血虚、脾肾阳虚等脏腑功能失调，终致痰瘀阻滞、经络不通、气血运行不畅，胞宫失养或瘀阻而发病。在辨证方面，早期多为实证，继则发展为虚证，但也有纯属虚证者（大失血后），久则为虚实夹杂证。本方案应用针刺结合艾灸、拔罐、脐疗和手足膏摩诸法，不但能够调动患者的积极性，而且见效快、疗效巩固。

（二）卵巢早衰的治疗方法

1. 针刺法　第一组腧穴：百会、风池、天柱、风府、完骨、昆仑；第二组腧穴：神门、大陵、人迎、膻中、中脘、气海、关元、肓俞、大赫、天枢、水道、归来、大横、腹结、子宫、足三里、阳陵泉、三阴交、公孙、太冲、大敦、隐白。两组腧穴轮流使用，第二组腧穴人迎、足三里、公孙、太溪、太冲每次必用，其他腧穴交替使用。

百会平刺 0.5 寸，施捻转补法；风池、天柱直刺 1 ~ 1.5 寸，施提插泻法；风府、完骨、昆仑直刺 0.5 寸，施捻转泻法；针刺神门时从尺侧腕屈肌的尺侧进针，直接透刺到大陵，施捻转邪法；针刺人迎时，左手拇指触及颈总动脉，轻轻向外推挤，右手持针顺左手指甲边缘垂直刺入，针体在颈总动脉内侧，针刺 1.2 寸左右，施捻转导气法，使针感向前胸放射为佳；膻中向腹部平刺约 1 寸，施导气法；中脘、气海、关元、肓俞、大赫、天枢、水道、归来、大横、腹结、子宫，直刺 1 ~ 1.5 寸，施捻转泻法；足三里直刺 2 寸，阳陵泉向下斜刺 1.5 寸，施提插泻法；三阴交、公孙、太溪、太冲直刺 1 寸，施捻转补法；至阴直刺 0.1 寸，不施行补泻法。在得气的基础上，方可施行针刺补泻法，补泻的刺激量均要求较小，施提插泻法即重插轻提 6 次，施提插补法即重提轻插 9 次；捻转泻法即右捻用力 6 次，捻转补法即左捻用力 9 次；捻转导气法，即进针后均匀捻转，得气后留针。对于虚实夹杂证，选取相关穴位，施平补平泻法，即先泻后补法。两组腧穴轮流使用，第二组腧穴人迎、子宫、足三里、公孙、太冲每次必用，其他腧穴交替使用；前两周每日针刺 1 次，之后隔日 1 次。腹部腧穴不留针，其余腧穴留针 20 分钟。

2. 艾灸法　腧穴取大敦、隐白。嘱患者阴历每月初一至初七自行艾条灸，每日1次，每次10～15分钟。灸后饮水500mL，稀粥调理。

3. 刺血拔罐法　腧穴取曲泽、次髎、委中，交替使用，每次选用一穴，先用指揉法按摩各穴位片刻，再点刺出血，然后拔罐。留罐3～5分钟，3～5日1次。

4. 拔罐法　腧穴取膻中、中脘、关元、天枢、章门、肺俞、心俞、肝俞、脾俞、肾俞、膀胱俞，腹部募穴，闪火法；背部闪罐法。均留罐3～5分钟，3～5日1次。

5. 脐疗法　用温肾暖脐膏（由肉苁蓉、淫羊藿、熟地黄、黄芪、艾叶、车前子、干姜等组成）涂于神阙及其周围，用特定电磁波治疗仪（TDP）灯照射20分钟，然后在肚脐及其周围实施摩法（顺时针、逆时针方向交替操作），按揉法、点按法10分钟。将脐窝内膏药固定，留置4小时。隔日治疗1次。

6. 手足按摩法　睡前按摩足心（涌泉）、手心（劳宫），可用按揉法、推法、搓法、擦法行10～15分钟，或以背部微出汗为度，3日1次。

（三）方义

1. 腧穴配伍

（1）根据脏腑辨证，取用神门、大陵、劳宫以宁心安神，阳陵泉、公孙、太冲以疏肝解郁，足三里、三阴交、公孙、中脘、章门以益气健脾、补益气血，太冲、太溪、三阴交以补益肝肾，取劳宫、涌泉以水火既济、交通心肾，膻中、中脘、关元、天枢、章门、肺俞、心俞、肝俞、脾俞、肾俞以调整多个脏腑功能。

（2）根据经络辨证，《灵枢·经脉》《灵枢·经筋》《素问·骨空论》记载，足三阴经、足阳明经、冲脉、督脉等均循行到小腹部、阴器，故取多个经脉的腧穴，如百会、太冲、太溪、足三里、公孙等；特别是足大趾为足厥阴、足太阴两经的起始处，足大趾与生殖关系密切，故取大敦、隐白。

（3）根据气街、四海、标本、根结理论取穴，取百会、风池、天柱、风府、完骨、大敦、隐白、至阴、涌泉以及五脏俞穴、募穴。

2. 操作方法　本病患者多病程较长，久则虚实夹杂，故针刺应该用先泻后补，即先泻其实，以疏风散寒、疏肝解郁、镇静安神、化痰祛痰、活血化瘀；后补其虚，以宁心安神、补益心脾、温补脾肾、补肝益肾。艾灸的作用主要是温补脾肾之阳，阳气旺盛则能温煦胞宫之力更强，利于月经来复和受孕。膻中、中脘、关元、天枢、章门、肺俞、心俞、肝俞、脾俞、肾俞为脏腑的募穴和俞穴，施以拔罐法能调整五脏及胃肠道的功能，使五脏功能调和、气血旺盛，使心主血、肺主气和朝百脉、肝主疏泄和藏血、脾主运化和摄血、肾主精的功能趋于正常，并使五脏和调，有助于胞宫气血充、痰瘀去而经血来潮或阴阳和合而受孕。将刺血和拔罐结合，可以提高活血化瘀的功能。《灵枢·邪客》有“肺心有邪，其气留于两肘”及“肾有邪，其气留于两腘”，故取曲泽、委中以调整心、肺、肾三脏的功能，起到镇静安神、宁心安神、益肺气、祛痰湿、活血化瘀的作用。

二、针灸治疗高血压

高血压病病位在脑，但和心、肝、脾、胃、肺、肾及目、耳等脏腑、器官的功能相关。血浊蒙蔽脑窍、髓海失养、经络痹阻是其病机。治疗上拟定益气健脾、理血化浊治本和镇静止眩、通络止痛治标的治法，运用近部选穴、远部选穴相结合的选穴原则，采取即刻降压、巩固疗效和自我按摩三个步骤，施治以针刺、刺血、拔罐和按摩四种治疗方法。针灸在即刻降压，改善眩晕、头痛、头昏脑涨等症状和远期疗效方面均有一定的优势，并能提高患者的生活质量。

（一）高血压的病因病机

高血压的病因有先天之精不足、情志不畅、饮食失节、劳逸失调，这些因素均可致脏腑功能失调，气机升降失常，清气不升，浊气不降或排泄不畅，沉积脉中或气血运行失常而致血浊。血浊有“易犯清窍、侵及脑神”的特点，而血浊产生后，血浊上蒙（扰）脑窍，或脑窍失养，或血浊痹阻脑窍、经络而发为本病，见头晕、目眩、头痛等主要症状，蒙蔽五官、五脏外窍也可见视、听、耳、语言方面症状，如视物模糊、耳鸣、耳聋、言语不利、唇舌麻木等症状，甚则见神疲、健忘、失眠、行动迟缓、筋骨乏力等症状。本病可分为虚证、实证两类，但由于血浊“其性黏滞、病程缠绵”的特点，故久则本虚标实、虚实兼夹。如《灵枢·海论》云：“脑为髓之海”“髓海不足，则脑转耳鸣，胫酸眩冒，目无所见，懈怠安卧”。《灵枢·口问》云：“上气不足，脑为之不满，耳为之苦鸣。”此为虚证，髓海不足、上气不足而致。《灵枢·五乱》云：“乱于头，则为厥逆，头重眩仆。”此为实证，气机逆乱而致。《诸病源候论·虚劳骨蒸候》云：“脑蒸，头眩闷热。”此为实证，为“食牛羊肉及肥腻”而致。《素问·生气通天论》云：“阳气者，大怒则形气绝，而血菀于上，使人薄厥。”宋代陈无择的《三因极一病证方论·眩晕证治》云：“喜怒忧思，致脏气不行，郁而生涎，涎结为饮，随气上厥，伏留阳经，亦令人眩晕呕吐，眉目疼痛，眼不得开，属内所因。”此为实证，情志不遂而致晕厥。又云：“或饮食饥饱，甜腻所伤，房劳过度，下虚上实。”《素问·五脏生成》云：“头痛巅疾，下虚上实，过在足少阴、巨阳，甚则入肾。徇蒙招尤，目冥耳聋，下实上虚，过在足少阳、厥阴，甚则入肝。”此为虚实兼夹。血浊贯穿于高血压病的始终，且是发病的主要因素。血浊蒙蔽脑窍、髓海失养、经络痹阻是本病的基本病机。病位在脑，但和心、肝、脾、胃、肺、肾及目、耳等脏腑、器官的功能相关。

（二）高血压的治疗方法

1. 即刻降压　采用刺血疗法三组处方：第1组为耳尖、印堂；第2组为肺俞、厥阴俞、心俞、督俞、膈俞；第3组为曲泽、委中（或取肘窝、腘窝部血络明显处）。三组处方均采用刺血疗法，交替使用。

具体操作：第1组处方先行按摩片刻，再用碘酒、二醇棉球相继消毒，后以三棱针点刺出血3～8滴。第2组处方穴位消毒后，以三棱针点刺每个腧穴3次，出现血珠后拔罐，留罐3～5分钟，出血8～10mL。第3组处方穴位消毒后，用三棱针或一次性采血针点刺曲泽、委中（或肘窝、腘窝部血络明显处）1～3次，出血后拔罐，留罐3～5分钟，出血4～6mL。三组处方交替使用，每5日治疗1次。

2. 巩固疗效　采用针刺疗法分为三组处方。第1组为局部取穴，取风池、天柱，施“导气法”，直刺1.0～1.5寸（同身寸），均匀捻转，酸胀感向项部、脑内扩散，留针20分钟。第2组取内关、公孙、曲池、足三里、阳陵泉，内关直刺0.5～1.0寸，以麻窜感向指端放射为度；曲池、公孙直刺0.5～1.0寸，捻转补法；足三里直刺1.5～2.5寸，捻转、提插泻法；阳陵泉向下斜刺1.5～1.7寸，捻转泻法。留针20分钟。第3组取中府、巨阙、期门、京门、章门、肺俞、心俞、肝俞、脾俞、肾俞，先取腹部募穴，后取俞穴，施以提插捻转法，虚补实泻，虚实夹杂者先泻后补，不留针，然后拔罐，留罐5分钟。三组处方均每隔3日治疗1次。

3. 自我按摩　作为辅助疗法，患者每晚睡前在家自行按摩，取手心（劳宫）、足心（涌泉），每晚泡足后，用按法、揉法、擦法5～10分钟，掌心、足心均会感到发热、发烫，自我按摩以背上有微汗出为度。

（三）方义

头面3穴、背部8穴、肘腘4穴，点刺出血以活血化浊。患者血压突然升高，或血压持续高时，或情绪激动不稳定时，“急则治其标”，速降血压，应用刺血疗法。耳尖（奇穴）、印堂（督脉腧穴）位居头部，降压、止痛效果迅捷。肺俞（肺之俞穴）、厥阴俞（心包之俞穴）、心俞（心之俞穴）益气化浊，膈俞（八会穴之血会）理血化浊、活血化瘀，可调整心、肺、肝的功能。《灵枢·五乱》云：“肺心有邪，其气留于两肘”“肾有邪，其气留于两腘”。曲泽（手厥阴 经之合穴）、委中（膀胱之下合穴、膀胱经之合穴）位居四肢肘腘，点刺出血加拔罐，出血量较大，既能即刻降压，又可调理气机、理血化浊，调整心、肺、膀胱和肾的功能，标本兼治。诸穴刺血，可即刻降压，起到镇静开窍、定晕止眩、通络止痛的作用，稳定患者的焦虑情绪，减少或者避免出现中风等他症。风池、天柱，施以导气法以理气化浊。脑为奇恒之府，《灵枢·气街》云：“故气在头者，止之于脑。”“所治者，头痛眩仆。”风池、天柱位居项部，为近部选穴。风池有疏风清热、平肝潜阳、通络止痛的功能，《通玄指要赋》云：“头晕目眩，要觅于风池。”天柱为膀胱经的腧穴，位居经脉出入于脑之部位，即《灵枢·经脉》所云之“从巅入络脑，还出别下项”的部位。《灵枢·寒热病》云：“暴挛痫眩，足不任身，取天柱。”《灵枢·厥病》云：“厥头痛，项先痛，腰脊为应，先取天柱，后取足太阳。”天柱有益髓止眩、通络止痛的功能。导气法见于《灵枢·五乱》，适应证为：“是非有余不足也，乱气之相逆也。”导气法可调理气机、理气化浊，尤其适用于气机不畅、气机逆乱而致血浊这一病机，故风池、天柱施以导气法，有清脑开窍、益髓化浊、定眩止痛的功能，为治疗眩晕、头痛的常用腧穴。

内关、公孙、曲池、足三里、阳陵泉五穴相须配伍，调畅中焦气机以健脾化浊、降逆化浊。内关为手厥阴心包经的络穴，也是通于阴维脉的八脉交会穴，主要有宽胸理气、安神开郁的功能；公孙为足太阴脾经的络穴，也是通于冲脉的八脉交会穴，主要有益气健脾、升举清阳的功能。二者配伍属于上下配穴法，有理气和胃、健脾化浊的功能，长于治疗胃心胸的病证。曲池为手阳明大肠经的合穴，主要有清热解表、调和气血、疏经通络的功能；足三里为胃的下合穴、足阳明胃经的合穴，主要有补中益气、健脾化浊、降逆和胃的功能；阳陵泉为胆的下合穴、足少阳胆经的合穴，主要有疏肝利胆、理气和胃的功能。曲池、足三里为阳明经穴，阳明经多气多血，两穴调理气血与肠胃的功能尤强，可促进浊气的肃降。曲池、阳陵泉对于水谷精微的吸收、食物残渣的排泄有很大的作用，二者配伍有和血降浊的功能，降压作用明显。曲池、足三里、阳陵泉分属大肠经、胃经、胆经均起于头面部，对于头痛、头晕、目眩、耳鸣等症状的改善较好。内关、公孙、曲池、足三里、阳陵泉五穴配伍能调和脾、胃、胆、肠的功能，意在“运脾调五脏、安中调气机”，脾胃在气机的升降出入中起着重要作用，故五穴为“相须配伍、重在脾胃”，有健脾化浊、降逆化浊的功能，使血的化生、运行、输布（代谢）趋于正常，免于血生成不足、蓄积过剩、运行不畅的弊病，为治本之法。正如《景岳全书·论治脾胃》云：“脾胃有病，自宜治脾，然脾为土脏，灌溉四旁，是以五脏中皆有脾气，而脾胃中亦皆有五脏之气，此其互为相使，有可分而不可分者在焉，故善治脾者，能调五脏，即所以治脾胃也。”

中府、巨阙、期门、京门、章门、肺俞、心俞、肝俞、脾俞、肾俞为俞募配穴法，是从整体观念出发，基于五脏在血的生成、运行中起着重要的作用。五脏俞募配穴加针刺、拔罐，可调整脏腑功能，利于血浊的祛除，也为治本之法。根据中医“象思维”，凡位于人体被称为“心”部位的腧穴，如手心、足心、眉心、心窝，多有宁心安神、醒脑开窍的作用。劳宫、涌泉位于手足心，劳宫为手厥阴经的荥穴，涌泉为足少阴经的井穴，且少阴根于涌泉，二者配伍，可以镇静安神、益髓止眩、交通心肾，治疗眩晕、晕厥、失眠、健忘、心悸、怔忡。

肝经循行到巅顶，手足厥阴经经气相接，故劳宫治疗（颠）头痛、头晕有经络基础。劳宫、涌泉位居四末，为根、为本，经气发源之处，按摩后能激发人体之十二经气，进一步调节人体气血运行，起到强心、益髓、化浊的功能。

验案验例

一、椎动脉型颈椎病

张某，女，56岁，教师，2013年4月1日初诊。主诉：头晕7个月余，加重1周。患者于2013年4月出现头晕伴颈项部不适，在社区医院做推拿治疗以及口服用药，效果不佳。1周前感头晕加重、双侧太阳穴胀痛，头转侧时眩晕加重，精神萎靡，失眠健忘，腰膝酸软，舌淡苔少，脉沉细。查体旋颈试验阳性，CT示：$C_3 \sim C_4$椎间盘突出并椎管狭窄。

诊断：西医诊断为椎动脉型颈椎病；中医诊断为眩晕（肾精不足型）。

针灸处方：风池（双）、天柱（双）、完骨（双）、风府。

操作方法：患者取俯卧位，医者双手消毒，穴位局部消毒后，采用0.30mm×40mm毫针针刺，风池穴向鼻尖方向斜刺0.8～1.2寸，天柱直刺0.5～0.8寸，完骨直刺0.5～0.8寸，风府穴向下颌方向斜刺0.5～1寸，进针后，小幅度、小角度、低频率的捻转，行1～2分钟，使患者局部胀麻感；得气后，先施捻转泻法6次，再施捻转补法9次，此为1度，施3度。留针20分钟。

第一次治疗后，患者感疼痛眩晕症状明显缓解。每日1次，5次为1个疗程，1个疗程后，患者头晕、头沉明显减轻，颈部活动度增加；2个疗程后患者头晕消失，颈部活动正常。

按： 椎动脉型颈椎病属中医学“眩晕”“头痛”“项强”等的范畴。其病机为本虚标实，本虚主要是肝肾亏虚、气血不足，脑髓、筋骨失养；标实主要是颈部经络（以手阳明、手太阳、手少阳、足太阳、足少阳等手足阳经为主）闭阻、气血运行不畅。《灵枢·大惑论》云：“邪中于项，因逢其身之虚，其入深，则随目系以入于脑，入脑则脑转，脑转则引目系急，目系急则眩以转矣。”指出其多由年老体虚、久坐劳伤、外邪侵袭、情志内伤等因素引起，导致髓海不足、筋脉失养，经络痹阻。《灵枢·口问》载：“上气不足，脑为之不满，耳为之苦倾，目为之眩。”《灵枢·海论》载：“脑为髓之海……髓海不足则脑转耳鸣，颈酸眩冒，目无所见，倦怠安卧。”指出髓海不足可致眩晕、头痛、耳鸣等病症。

患者为中老年女性，肾精亏虚，髓海不足，无以濡养于脑而发为眩晕，治当填精益髓、滋养肝肾。患者 $C_3 \sim C_4$ 椎间盘突出并椎管狭窄，压迫周围神经血管，使椎动脉血管收缩造成椎－基底动脉缺血，从而导致眩晕。

二、复视

王某，男，62岁，2018年8月12日初诊。主诉：复视2周。患者在无明显诱因情况下出现右眼转动不灵活，视力轻度下降，2天后并发复视。自用盐酸左氧氟沙星滴眼液后症状无明显改善，于外院检查颅脑MR未发现明显异常，眼部检查示右眼外直肌麻痹。予营养神经及活血化瘀等治疗后症状无明显改善。8月26日就诊于我科，患者无头晕、头痛、恶心、呕吐等症状，饮食可，精神可，二便调，舌暗红苔黄，脉细数。既往高血压病史6年，糖尿病病史10年，均在药物治疗下控制良好，无其他外伤手术及家族遗传病史。

针灸处方： 风池（双）、天柱（双）、完骨（双）、风府、右攒竹、太阳、合谷（双）、足三里（双）、太溪（双）、光明（双）。

操作方法： 患者先取俯卧位，医者双手消毒，穴位局部消毒后，采用0.30mm×40mm毫针针刺，风池穴向鼻尖方向斜刺0.8～1.2寸，天柱直刺0.5～0.8寸，完骨直刺0.5～0.8寸，风府穴向下颌方向斜刺0.5～1寸，行均匀快速小幅度捻转手法，使患者局部胀麻感。后留针20分钟后嘱患者取仰卧位，穴位局部消毒，取右攒竹、右太阳、合谷（双）、足三里（双）、太溪（双）。前两穴小幅度平补平泻，余穴用补法，留针 20 分钟，每日 1 次。督脉、膀胱经点刺后闪罐放血少量，隔日 1 次。治疗期间未服用其他药物。针刺 10 天后复视症状消失。

按：患者复视为右眼外直肌麻痹所致。眼外直肌可控制眼球向外转动，眼肌麻痹多由眼外伤、脑外伤、糖尿病、脑肿瘤等影响相应神经肌肉所致。患者平素肝肾亏虚，精血不足，目络失养。治以疏通经气，调气和血，通络明目。

中医学认为，此症由各种原因导致的气滞血瘀、经络不通所引起，是全身疾病的局部表现，是机体阴阳失衡、脏腑失调的局部反应。《审视瑶函》曰："视一为二症，此症为目视一物而为二物，乃光华耗衰，偏隔败坏矣，病在胆肾，胆肾真精不足，而阳光失其主倚，故错乱而渺视为二。"《灵枢·口问》云："目者，宗脉之所聚也，上液之道也。"其中足少阳胆经、足阳明胃经和足太阳膀胱经与"目"关系密切。

贾红玲教授运用气街、四海理论，阐述项七针配伍其他腧穴治疗复视。《灵枢·海论》提出："脑为髓之海，其输上在与其盖，下在风府。"即脑为髓海，位于头部。"脑为元神之府"，可见脑不仅是髓海，可以调控人体营卫气血，而且是元神之府，是主宰人体精与神的重要器官。《素问·五脏别论》认为脑为"奇恒之腑"。气街是经气运行的公共通道，能促进不同经络与脏腑之间的联系。《灵枢·卫气》提出："头气有街……气在头者，止之于脑。"头气街分布于头与脑之间，是作为奇恒之腑的脑与头部诸经络之间经气运行的共同通道。头气街理论的提出，扩大了局部经穴的主治范畴，位于头气街局部的穴位，不仅可以治疗本经病证，还可以治疗其他交经病证。四海是人体营卫气血产生、分化和汇聚的四个重要部位，通过对四海所在部位腧穴的刺激可以影响全身营卫气血的输布。气街四海理论着重于强调经络气血横向的联系与汇通，是对以纵向联系为主的经络系统及标本根结理论的补充。项七针位于颈项部，颈项部是头气街及髓海与胸气街、腹气街、胫气街及气海、血海、水谷之海产生关联的必经之路，且风池为胆经穴位，可疏导头面气血，加强眼区穴位的疏通经络作用。完骨穴为胆经穴位，胆经气血在此完全冷降为地部水液，此穴可宁神、祛风、疏导头面部水液。风府为督脉穴位，通行全身阳气，可清神志，通关开窍。《灵枢·经筋》载："太阳为目上纲，阳明为目下纲。"天柱为膀胱经穴位，膀胱经的阳热之气由此快速上传头之天部，此穴可祛风解表，舒筋活络，清利头目。针刺颈项部"项七针"，可有调节阴阳、活血通络、通经明目之功效。

攒竹为足太阳经穴，可疏调眼部气血。足三里为阳明经穴位，全身补益要穴，可调节气血运行，保持眼部气血充足。合谷穴精气旺盛，《四总穴歌》有"面口合谷收”之说，对头面部疾病有良好疗效。太阳为局部选穴，疏通眼部经络。太溪为肾之原穴，可补肾填精。光明为足少阳经之络穴，可养肝明目。督脉、膀胱经放血具有疏经活络，调节脏腑气血平衡的功效。《黄帝内经》提道“血实者决之”“菀陈则除之者，去血脉也”的刺血原则，说明刺络出血有疏通经络、调节脏腑气血的功能，可改善局部血液循环，促进人体新陈代谢，调节免疫功能，并能调节神经内分泌网络，改善血管功能，从而达到促进新陈代谢，治疗疾病的目的。诸穴合用，可祛除外邪，使眼部经络气血通畅，眼疾可愈。

井夫杰

个人简介

井夫杰，男，1971年生，主任医师，教授，医学博士，博士研究生导师，国家中医药管理局第四批全国中医临床优秀人才，山东省有突出贡献中青年专家，山东省中医院知名专家，山东中医药大学“123人才工程”入选者，1991年于山东中医学院先后学从张素芳教授、王国才教授、王道全教授、毕永升教授，1999年于浙江中医药大学、山东中医药大学、广西中医药大学及青岛大学附属医院先后师从詹红生教授、欧阳兵教授、王新陆教授、田常英教授、韦贵康教授、张素芳教授，学习小儿推拿、伤科推拿、中医医史文献及中医内科临证思路等。井夫杰教授现任山东中医药大学推拿学系主任兼推拿基础教研室主任，山东针灸学会小儿经络推拿专业委员会主任委员，中华中医药学会整脊分会常务委员，中华中医药学会推拿分会委员，中华中医药学会儿科分会委员，山东针灸学会常务理事，山东中医药学会整脊专业委员会副主任委员，中国中医药研究促进会手法医学专业委员会副主任委员，中国民族医药学会推拿分会常务理事，世界中医药学会联合会中医外治技术专业委员会常务理事，山东省疼痛研究会颈肩腰腿痛专业委员会副主任委员。

井夫杰教授临床擅长应用推拿防治儿科及伤科疾病，主持省部级及厅局级课题9项，参与国家、省部及厅局级课题6项，作为首位完成人，获山东省社会科学优秀成果奖二等奖1项，获山东省科技进步奖三等奖3项，获山东高等学校优秀科研成果奖二等奖4项，发表学术论文80余篇，发表SCI论文4篇，是山东省一流本科课程“推拿手法学”课程负责人，山东省研究生教育优质课程“小儿推拿学”课程负责人。主编《小儿推拿学》《小儿推拿入门》《推拿手法实训教程》《推拿学》等多部教材，参编中医药行业“十二五”“十三五”高等中医药院校规划教材10余部。

学术见解

井夫杰教授从事推拿30余年，特别是在推拿防治儿科疾病领域积累了一定的诊疗经验，初步形成自己的诊疗思路。

一、重视诊断

（一）四诊合参，尤重望诊、闻诊

《望诊遵经·叙》曰："非诊无以知其病，非诊无以知其所治也。"因此，推拿治疗儿科疾病之前首先要识病诊病，才能辨证立法施术。正如《厘正按摩要术·凡例》所曰："辨证宜先也……小儿辨证须觇神气，审形色，诊面，察眼、耳、唇、齿、鼻准，验舌苔，诊指纹，察手足，听声，按胸腹，询溲便，候脉。"儿科疾病的诊法应用，与大方脉科一样，应望、闻、问、切四诊合参，收集临床资料，用于诊断和辨证。自古儿科古称"哑科"，因小儿不会言语，稍大儿言不足信，难行"问"诊，又因切脉按诊易因小儿啼哭哭闹而受到影响，造成诊断困难，影响辨证施术用药。因此，在儿科疾病诊疗中，既强调四诊合参，又尤重望诊、闻诊的应用。

（二）强调辨证为先，圆机活法

清代张振鋆《厘正按摩要术·凡例》曰："辨证宜先也。"辨证精准是确定治则治法的前提，也是选穴施术的基础，更是取得临床疗效的关键。井夫杰教授在施术之前特别强调以辨证为先，圆机活法。通过收集四诊资料，四诊合参，运用八纲辨证、脏腑辨证、卫气营血辨证及六经辨证等辨证方法，明确病证诊断，既识病，又明证，最后辨证取穴施法。正如清代吴尚先《理瀹骈文》所曰："外治之理即内治之理……外治必如内治者，先求其本，本者何？明阴阳，识脏腑也。"

（三）病证结合，辨病施术

近代著名医家何廉臣融中西之说，创立了小儿六诊法：望、闻、问、切、按、检，强调在临床诊疗中，配合西医学检查对临床诊断的重要性。其云："除了中医四诊之外，囟额胸腹，按而知之；口腔温度，检而知之……临证断病，六诊兼施。"井教授亦特别强调西医学诊断法在儿科疾病诊断中的应用，避免误诊误治，以保证小儿推拿疗法的安全有效。推拿治疗之前，井教授除了重视中医辨病辨证外，也非常重视西医学诊断，以明确病位、病性，全面掌握病情，既可排除推拿禁忌证，避免误诊误治，必要时配合西医治疗，以提高疗效。如鼻后滴漏综合征是引起慢性咳嗽的重要原因之一，如果在临床对此病的病因病理认识不清，仅从肺辨治，可能疗效

欠佳；若识病准确，从鼻论治，就会取得非常好的临床疗效。因此，井教授要求学生必须具有较好的中西医理论功底，才能真正保证小儿推拿疗法的安全有效。

二、适应证广泛，强调排除禁忌证

井教授认为小儿推拿临床适应证非常广泛，不仅治疗脾胃病证及肺系病证具有较好的临床疗效，而且对某些传染病及疑难病症亦取得了很好的疗效。如推拿治疗感冒、发热、咳嗽、呕吐、腹泻、厌食、口疮、夜啼、惊风、脱肛、遗尿、尿潴留、汗症、斜颈等疗效显著。除此之外，推拿治疗轻中度肺炎喘嗽、麻疹、百日咳、遗尿、尿频、惊吓、眼疮、脑瘫、面瘫、湿疹、荨麻疹、风疹、脊柱侧弯、近视眼等疾病亦取得了较好的临床疗效。

《厘正按摩要术·按法》亦曰："按法者多，其中有不可按者，按则增病。有不可不按者，按则疗病，故首先辨证。"因此，临床上井教授特别强调在明确诊断的基础上，首先应排除小儿推拿的禁忌证，以保证小儿推拿疗法的安全、有效。因此，临证时，治疗之前的辨病辨证非常重要，以排除禁忌证。如患有严重肺炎、病毒性心肌炎、川崎病、EB病毒感染、肠梗阻、阑尾炎、腹泻严重脱水、过敏性紫癜、急性尿路感染、骨髓炎、骨关节结核、骨肿瘤、骨折、严重关节脱位等疾病者不宜采用推拿治疗；手法治疗部位有皮肤破损、感染及皮肤病者不宜推拿治疗，以免引起局部感染。

三、强调功法锻炼和手法实训，达到手法基本技术要求

（一）功法锻炼是手法操作之基

《小儿推拿秘旨·自序》曰："唯推拿一法……但此专用医者精神力量，不若煎剂丸散，三指拈撮，便易从事，故习学者少而真传罕觏矣。"说明小儿推拿手法操作看似简单，其实耗损医者气力尤为明显。良好的推拿手法必须达到"持久、有力、均匀、柔和、深透、稳、准、巧、快"等技术要求，此为手法取效的关键。若医者气力不足，手法操作达不到基本技术要求，会直接影响临床疗效。因此，通过功法锻炼可提高术者体质，增强气力，提高术者关节的柔韧性和灵活性。在此基础上，按照手法操作规范及动作要领进行反复训练才能使手法形神兼备，达到手法基本技术要求。井教授非常重视功法锻炼（易筋经、少林内功及抱球式站桩），通过静功和动功的锻炼，使医者气力倍增，以增强手法功力，提高临床疗效。如"易筋经"就是在调身、调息、调意的基础上，着重进行较长时间的肌肉静止性锻炼，以增强全

身肌肉的持久力和耐力，达到抻筋拔骨、骨壮筋柔的目的。早在《黄帝内经》也强调功法锻炼的重要性。如《灵枢·官能》所曰："缓节柔筋而心和调者，可使导引行气……爪苦手毒，为事善伤者，可使按积抑痹……手毒者，可使试按龟，置龟于器下而按其上，五十日而死矣。手甘者，复生如故也。"

（二）手法实训为小儿推拿治疗提供疗效保证

《论语·卫灵公》曰："工欲善其事，必先利其器。"推拿手法的功力技巧是推拿疗效差异的关键。因此，只有通过刻苦的手法实训才能提高手法的功力和技巧，才能做到动作、力量及技巧的完美结合，进而保证手法的安全、有效、舒适。当然，要成为具有深厚的功力与技巧，有独特的个人风格，并达到娴熟的层次的推拿圣手，绝不是一蹴而就的，而是要坚持不懈地在长期的临床实践中反复练习，才能功到自然成。这就要求施术者必须脚踏实地、持之以恒、勤学苦练、扎扎实实地进行手法实训，最终使手法达到形神兼备的操作要求。因此，井教授认为，手法是推拿治病的一个重要环节，强调手法操作要规范，且要达到轻巧、柔和、深透，直达病所。如摩法是非常轻柔的一个手法，貌似操作简单，实则易学难精，必须经过刻苦实训，才能达到"不宜急，不宜缓，不宜轻，不宜重，以中和之义施之"的要求。

四、辨证取穴，宜少宜精

（一）辨证取穴

掌握穴性，据证选穴。《幼科推拿秘书·穴象手法》曰："推拿一书，其法最灵，或有不灵，认穴不真耳……穴不真则窍不通，窍不通则法不灵。"说明熟识穴位是手法治病的关键环节。若对穴位的定位、主治及功效认识不清，随便使用手法治疗可能会导致疗效不佳或无效，甚至导致不良作用。因此，井教授强调治疗前必须掌握穴位的穴性及功效，才能辨证用穴，取得较好的临床疗效。正如《幼科铁镜》所曰："寒热温平，药之四性，用推即是用药，不明何可乱推，乱用便添一死……推上三关，代却麻黄、肉桂，退下六腑，替来滑石羚羊。"

（二）不拘于特定穴，创新活用经穴

小儿推拿特定穴具有点、线、面等特点，为小儿所特有，主要分布肘膝以下，以上肢小儿特定穴为多，常适用于6岁以下儿童。临床治疗儿科疾病虽然以特定穴为主，但不能拘于特定穴，所有的十四经穴、经外奇穴都可以辨证用于儿科疾病的防治。如《幼科推拿秘书·穴道图像》除了特定穴，还记载了百会、囟门、印堂、风府、天柱、风门、风池、水沟、地仓、少商、商阳、外关、中冲、关冲、少冲、内劳宫、膻中、人迎、神阙、中脘、关元、心俞、肺俞、委中、足三里、涌泉等50个经穴。因此，井教授在继承传统穴位应用的基础上，还创新发展了新的穴位和操作，应用于临床取得较好的疗效。

（三）取穴宜少宜精

中医儿科学的奠基人钱乙开启了处方精简，药味确当、由博返约的新局面。其在《小儿药证直诀》中载方药味大部分在六味以下，超过十一味者仅五方。钱乙的处方思路也给小儿推拿的穴位处方提供了借鉴。正如《景岳全书·小儿则》所曰："其脏气清灵，随拨随应，但能确得其本而撮取之，则一药可愈。"张景岳也强调了根据小儿的生理病理特点，在精准辨证的基础上，药味精简，药效可靠，是医界追求的最高境界。因此，用推之妙，如将用兵，兵不在多，独选其能，法不贵繁，唯取其功。因此，井教授临证时强调小儿推拿取穴宜精不宜滥，贵专不贵多，宜少而精，关键要辨证准确，对证取穴，直达病所而取效。正如《李德修小儿推拿技法》所曰："取穴不宜多，多则杂而不专。"

五、推之不及，针药所宜

明代四明陈氏撰《小儿按摩经》是我国现存最早的小儿按摩学专著。书中并非独取按摩之法治疗儿科疾病，而是结合内服、针刺等法综合治疗。清代张振鋆撰《厘正按摩要术》曰："人之所患患病多，医之所患患道少。"提示临床复杂疾病的治疗，仅靠推拿治疗，可能效果并不佳，强调内外治法结合。如《厘正按摩要术·痰迷》曰："痰能随气升降，周身无处不到，在肺则咳，在胃则呕，在心则悸，在头则眩……则各有治法在，不徒按摩已也。"清代骆如龙《幼科推拿秘书·幼科要方》曰："推拿小儿，由初生月内，以及周年三五岁时，手法少，去病速，良甚便也。及八、九、十岁，童年渐长，难施手法之万遍，必以药饵济之。"在临证时，井教授在继承传统儿科推拿医术的基础上，针对疑难病症的治疗也特别强调推拿、针灸、外治、药物内服等方法协同辨证综合应用，方能取得较好的临床疗效。

六、强调"工标病本"

（一）重视脾胃，顾护正气

薛己宗东垣脾胃说，认为"凡小儿诸病，先当调补脾胃，使根本坚固，则病自退。"骆如龙撰《幼科推拿秘书·察儿病症秘旨》曰："调理脾胃，医中之王道也。节戒饮食，却病之良方。惊疳积热，小儿之常病也。恒居时，常观其脾……脾上用功，手法之要务也。”骆如龙强调脾胃的重要性，主张不论治疗何病，皆须配以推脾土。因此，井教授在临床遇到病证复杂的患儿时，一定把调治脾胃放在首位，顾护患儿的正气，保证患儿能对治疗措施产生反应，达到平衡阴阳、调整脏腑功能的作用。正如张景岳《类经·论治类》所曰：“行药在乎神气。故施治于外，则神应于中，使之升则升，使之降则降，是其神之可使也。若以药剂治其内，而脏气不应，针艾治其外，而经气不应，此其神气已去，而无可使矣。”

（二）重视健康教育

医生在诊治疾病过程中，要根据患儿病情及其自身身心特点，有针对性地指导患儿饮食、起居、用药及精神情志调节。同时，患儿家长要积极主动地帮助其建立健康的生活方式，并遵循医嘱密切配合治疗，如此才能保障治疗措施取得应有的疗效。正如《素问·上古天真论》所曰：“法于阴阳，和于术数，食饮有节，起居有常，不妄作劳，故能形与神俱。”若患儿只是被动地接受治疗，却不发挥自己的神机及正气，不建立健康的生活方式，即使医者医术高明也达不到满意的治疗效果。因此，井教授在治疗疾病过程中，注重考虑影响患儿疾病康复的各种因素，如情志、起居、服药、饮食、体质等，然后给予患儿家属科学的建议以配合疾病的治疗。

饮食、运动及睡眠教育是保证儿童健康和提高临床疗效的关键因素。《金匮要略》曰：“所食之味，有与病相宜，有与身为害，若得宜则益体，害则成疾，以此致危。”因此，饮食宜忌是临床儿科常见病取得疗效的基础。在临证时，井教授一般都要根据患儿病情给予其合理科学的饮食建议。正如秦伯未在《谦斋医学讲稿》中所曰：“膳食忌口就是视食物性质的甜、咸、辛、凉来观察其对疾病的寒、热、虚、实是否有害，作出饮食宜忌。”

（三）重视保健推拿

基于中医治未病理论的指导下，开展保健推拿可扶助儿童的正气，做到“有病治病，无病防病”的目的。孙思邈在《备急千金药方》中首次记载了小儿保健推拿医学文献，曰：“小儿虽无病，早起常以膏摩囟上及手足心，甚避风寒。”井教授也非常强调未病先防，通过保健推拿增强儿童体质，可达到不生病或少生病的目的。

综上所述，井教授从医近 30 年，在继承了历代医家关于儿科病因病机、诊法、辨证立法、取穴及推拿治疗等丰富经验的基础上，非常注重读经典，拜名师，借鉴流派经验，勤于临床，善于思考，逐渐形成了自己的小儿推拿诊疗特色，以便更好地指导小儿推拿临床实践，为儿童健康保驾护航。

特色技术

椎动脉型颈椎病好发于中老年人，其发病率占颈椎病的 20% ~ 25%。由于颈椎出现不同程度的退化，导致椎－基底动脉狭窄，供血量下降，引起颅内供血不足。针灸推拿疗法是治疗椎动脉型颈椎病的常用方法，单纯使用推拿手法，操作简便，能及时缓解患者的症状，便捷、快速，推拿配合其他疗法，其疗效显著。结合浙江省推拿名医陈省三教授的手法经验并根据本院推拿科治疗椎动脉型颈椎病的临床经验，井教授于 2004—2006 年对益脑推拿法进行系统研究，结果表明益脑推拿法优于常规推拿法。现将益脑推拿法治疗椎动脉型颈椎病的经验做简要介绍。

一、病因病机

椎动脉型颈椎病属于中医学“眩晕”范畴。本病属本虚标实之证，肝肾亏虚，颈部劳伤，筋脉失养为本，风寒湿邪外侵为标，从而伤及气血，气机阻滞，血行受阻，筋失所养，致眩晕诸症乃发。椎动脉型颈椎病发病机制目前尚无统一认识，学者们日益认识到其很可能是多个病理因素共同作用的结果，其中增生骨赘直接压迫并不是椎动脉型颈椎病的主要原因，而更多见的是颈椎关节功能紊乱和椎动脉痉挛。井教授认为，导致椎动脉型颈椎病形成分骨性和非骨性因素，骨性因素主要是骨赘形成，颈椎失稳，小关节紊乱等压迫或牵拉刺激椎动脉、交感神经引起的症状，非骨性因素主要是软组织的炎症刺激，局部炎性物质的释放，刺激了椎动脉和交感神经，可致椎动脉痉挛。

二、治疗方法

（一）益脑推拿法

1. 整体放松　患者取俯卧位，胸下垫一高枕，颈部稍前屈，手臂自然下垂，术者用一指禅推法、第五掌指关节定点㨰法、拿揉法操作于颈项、肩及上背部，常规操作 10 分钟。

2. 局部放松　患者取俯卧位，术者从上向下拿颈项部、风池、肩井各 1 分钟；再以指端按揉或点按风池、肩井、天宗、阿是穴各 1 分钟，以有酸胀感为度；最后用拇指指腹适当力量着力，沿颈椎横突侧线，自下而上弹拨，重点弹拨患侧病变节段有条索状结节处，反复操作 3 ~ 5 遍。

3. 头面手法　患者取仰卧位，术者坐于其头端，分推前额、上下眼眶及面部各

3遍；按揉印堂、太阳、神庭、百会、四神聪等穴，以酸胀得气为度；双手拇指上下并拢沿头督脉，用拇指擦法作用于前发际至百会一线，共10遍；分别在颞部左右，用手拇指端桡侧和其余四指指端贴近头皮做短快速距离摩擦动作，扫散两侧胆经，各10遍；从前发际向后拿五经，操作6遍。

4. 整复手法　患者取仰卧位，术者坐于其头端，双手掌面向上手指重叠，着力点位于棘突之间，自第7至第2颈椎由下向上托抹颈椎，双手在第3、4颈椎棘突下将颈部稍微托起，与水平方向上呈15°～20°角，拔伸颈椎，反复5遍；然后两手协同用食、中、无名三指指腹着力于督脉和两侧膀胱经的颈段，由下而上沿直线平推，交替进行，每条线各6遍，共12遍。

5. 结束手法　患者仰卧位头转向右侧，术者一手固定于患者耳后，一手固定于左侧，双手协同最后双手拿肩井，约1分钟。

每次治疗时间为25分钟，隔日1次，15次为1个疗程。每次推拿后行针刺操作。

（二）针刺疗法

用1.5寸无菌毫针，取穴：风池、天柱、颈3～7夹脊穴、天宗。第1步，患者俯卧位，充分暴露穴位，皮肤常规消毒；第2步，取毫针在上述穴位依次进针；第3步，进针后小幅度提插捻转得气；第4步，留针20分钟，同时用特定电磁波治疗仪照射颈项部，每5分钟捻转行针1次；第5步，出针，用无菌棉球压迫针孔以防出血。

三、益脑推拿法的特色优势

（一）标本兼治

推拿按照一定经络循行和相关肌肉走形为治疗线，如扫散头颞侧胆经项，按揉头顶督脉，弹拨项背部足太阳膀胱经等，能起到平肝潜阳、补肾强筋、益脑补虚、活络通窍之功效。合擦颈项部肌肉，拿揉枕下肌，拔伸斜方肌、肩胛提肌、大小菱形肌等改善气血津液的运行，解除病变处的肌肉痉挛，促进疼痛物质的消散。研究表明，手法干预能不同程度地延缓软骨终板中软骨细胞及胶原的退变，进而维持其正常生物力学性能和生理特性，发挥正常营养通路功能，延缓椎间盘退变。推拿手法作用机制可能与恢复颈椎力学平衡，缓解对椎动脉、交感神经的刺激，进而改善椎动脉血供有关。

（二）注重头面，改善供血

人体气血上荣于面，面部是经络汇聚之处。督脉总督全身之阳气而行于头正中。督脉与脑有着非常密切的关系，《难经·二十八难》："督脉者，起于下极之俞，并于脊里，上至风府，入属于脑。”按揉头面部穴位、擦督脉、扫散两侧胆经，可调节机体阴阳，振奋阳气，行气活血。头面部推拿能够改善局部血液循环，可刺激头皮神经末梢和头皮血管感受器以及颈部软组织内的感受器，通过反射机制，使交感神经紧张度降低，导致血浆内皮素水平下降，进而改善椎动脉供血。

（三）筋骨并重，调节曲度

遵循“筋骨并重”的治疗原则，即要协调好软组织与骨关节的关系，强调正骨先整肌。处于放松状态下的肌肉，能更好地将手法的作用力施加于紊乱的颈椎关节处；在指腹平推时，放松的肌肉更容易改善颈椎生理曲度变直或反弓的情况；在卧位定点拔伸法时，放松的肌肉有利于对病变部位的作用更直接、更准确，捋顺颈椎小关节。理筋和仰卧位拔伸整复手法可作用于病所，纠正解剖位置异常，重建软组织与颈椎力学平衡，而达到顺则通、通则不痛的目的。益脑推拿法改善颈椎生理曲度优于传统推拿。

（四）选穴精当，事半功倍

触摸或按压颈椎病患者的天宗穴处会有十分明显的压痛感，有的甚至可以触及皮下硬节或条索状结节。从神经解剖结构看，$C_4 \sim C_6$ 神经后支支配的冈下肌、菱形肌等肌肉，当 $C_4 \sim C_6$ 神经受到压迫或刺激时，会在天宗穴局部生成某些致痛物质。这些局部反应会通过中枢或交感神经的反射作用使肌肉紧张。按揉可促进炎症物质的消散。风府穴位于项后，督脉行至此进入脑内，故风府穴可治疗脑髓病。从西医解剖学来看，风府穴附近有枕动脉分支及第三枕神经和枕大神经分支，与大脑的生理联系密切。风池穴局部有枕动、静脉分支及枕小神经分支，亦与大脑有着直接的生理联系。风池穴为胆经要穴，为手、足少阳、阳维和阳跷之会。现代研究表明，风池穴对脑血管功能及脑血流变化有更好的调整作用。颈夹脊穴附近有脊神经及椎旁交感神经和自主神经等，从经络看，夹脊穴内夹督脉，外邻膀胱经，行于督脉与膀胱之间，故针刺夹脊穴可多方面调节交感神经和自主神经，可疏通颈部经络，协调阴阳。肩井穴对调和气血，维系阴阳平衡具有重要作用。拿捏肩井穴，可祛风通络、行气止痛。在头面部按揉印堂、太阳、四白、百会，调整头部经气。通过推拿头面部，可使毛细血管扩张，脑部血流增加，脑血液循环得到改善。

（五）采取卧位，操作安全

常规颈椎推拿放松和整复手法通常选坐位。益脑推拿手法采用俯卧位放松手法和仰卧位拔伸整复手法，一方面避免了旋转扳法的使用，托抹颈椎卧位拔伸操作的安全性比坐位旋转扳法高，能减轻患者的紧张度，使患者更容易接受。另一方面有利于手法的渗透性，患者取卧位操作使颈椎肌肉松弛，更易直达病所，提高临床疗效。

患者，女，49岁，2016年10月9日初诊。主诉：头晕伴颈肩背部疼痛3天。患者自述既往颈椎病史5年，曾经颈部X线片诊断为颈椎病。3天前，患者因劳累致颈部不适，向右转头出现头晕感觉。休息后未明显缓解，来我院专家门诊就诊。现症见头晕伴颈肩背部持续性疼痛，向右转头时头晕加重，眠差、纳可，无上下肢麻木感、无耳鸣，舌淡，苔白，脉浮紧。查体：颈背部两侧肌肉紧张，僵硬，C_3～C_4棘突右侧压痛，以C_3为甚，天宗穴、风池穴附近压痛明显，旋颈试验、椎动脉挤压试验（+），颈椎活动度受限，臂丛牵拉试验、霍夫曼征检查左右侧均为（-）。X线示：颈椎生理曲度略直，颈椎序列右偏，横突间距变小，钩椎关节增生，C_3、C_4椎体后缘骨质增生、韧带退行性变、C_3、C_4椎间隙的变窄。

诊断：西医诊断为颈椎病（椎动脉型）；中医诊断为项痹病（气滞血瘀证）。

治疗：给予益脑推拿法治疗，每次治时间为25分钟，隔日1次，15次为1个疗程。3次推拿后头晕颈项疼痛感减轻，再行巩固治疗3个疗程后无头晕症状。2个月后随访，无复发。

郑 一

个人简介

郑一，1972年生，医学博士，主任医师，第四批全国中医临床优秀人才、山东省名中医药专家、山东省东营市中医院首席中医专家、康复医学科主任，兼任山东省名医联盟委员会委员、山东省中药脑病专家组成员、东营市中医学会脑心同治专业委员会秘书长，2018年入选山东省优秀医师，荣获东营市有突出贡献的中青年专家荣誉称号。

郑一教授于1997年以研究生身份毕业于长春中医药大学，师从国医大师任继学教授，学习中医脑病及急症诊疗；2001—2004年攻读北京中医药大学医学博士，师从国医大师张学文教授，系统学习中医脑病学临床经验；2005—2007年进入原解放军总医院神经科学博士后流动站，师从神经内科于生元教授系统学习神经内科疑难病的诊疗，完成博士后课题；2014—2015年赴日本国立精神神经医疗研究中心从事访问学者工作，在神经研究所所长武田伸一教授的指导下，学习了神经系统罕见病的诊治方案及康复训练手法。郑一老师在国家级核心期刊发表医学论文30余篇，编写出版了《丹参研究》等多部著作。翻译出版了多部国外医学著作。荣获东营市科技进步奖一等奖1项，胜利石油管理局科技进步奖二等奖2项、三等奖2项，申请国家发明专利5项。

学术见解

郑一教授擅长用中医中药、针灸和康复训练的综合方法治疗脑病科常见病、多发病。在“从肝论治”和“血浊理论”的指导下，他在治疗脑卒中后遗症、帕金森病、肌营养不良等临床疑难疾病的诊疗上有独到的见解和体会，擅长解决脑病科罕见病的临床难题。

在临床实践中，郑一教授遵循经方意旨，严格按照辨证论治思想救治疾病，取得良好的临床疗效。在多年的临床实践中，郑一教授尤其推崇“从肝论治”法在脑病治疗中的作用，整理总结从《黄帝内经》开始的中医古典医籍中“从肝论治”的思想和历代“从肝论治”的主要方剂，从中提炼出“从肝论治”的用药规律，并用之于临床，验证了“从肝论治”治疗方法的有效性。

一、《黄帝内经》提出木郁病变的治疗原则

《素问·六元正纪大论》从运气学说角度论述了“木郁”在人体疾病发生中的具体表现，曰：“民病胃脘当心而痛，上支两胁，膈咽不通，食饮不下，甚则耳鸣眩转，目不识人，善暴僵仆。”《素问·至真要大论》从病机角度提出中风、眩晕等疾病多与肝脏密切相关，曰：“诸风掉眩，皆属于肝”“诸暴强直，皆属于风”。

《黄帝内经》从理论层面提出肝病的调治原则，其论述多从四气五味的药性角度制订了具体治法。如《素问·脏气法时论》曰：“肝苦急，急食甘以缓之。”“肝欲散，急食辛以散之，用辛补之，以酸泻之。”《素问·至真要大论》则提出五味和各脏器之间的关系，如：“木位之主，其泻以酸，其补以辛。”“夫五味入胃，各归所喜，故酸先入肝……久而增气，物化之常也。气增而久，夭之由也。”《灵枢·五味》从饮食禁忌角度提出“肝病者，宜食麻、犬肉、李、韭”“肝病禁辛”等，创建了“从肝论治”的理论框架。

《素问·生气通天论》曰：“阳气者，大怒则形气绝，而血菀于上，使人薄厥。”《素问·调经论》曰：“血之与气并走于上，则为大厥。”这些内容明确指出，怒伤肝，肝失调畅，气血上逆而发生中风。而《素问·至真要大论》提出“诸风掉眩，皆属于肝”的病机特点，指出了肝风内动的症状特点，说明中风发病与肝脏密切相关。故明代方广在《丹溪心法附余》中云：“予尝见中风之症，多是老年因怒而成，盖老年肾水真阴衰，火衰于畏，适因怒动肝火，火无所制，得以上升，心火得助，邪热暴甚，所以僵仆不知人事。”近代医家张山雷认为，中风发病是肝阳化风，导致气血并逆，直冲犯脑所致。至于对中风的治疗，《丹溪心法》云：“治风之法，初得之即当顺气，乃日久即当活血，此万古不易之理。”该书道出了调理气血为中风治则，调气血当然离不开调肝。

二、张仲景《金匮要略》的“从肝论治”方药

汉代医圣张仲景在继承《黄帝内经》治肝之法则的基础上，从临床实践总结提高了“从肝论治”思想，其在《金匮要略》提出了肝虚证的具体药物治疗原则，如“夫肝之病，补用酸，助用焦苦，益用甘味之药调之”。同时强调要重视脏腑间的生

克影响，如“见肝之病，知肝传脾，当先实脾。”张仲景虽没有明确提出“从肝论治”思想，但其小柴胡汤、四逆散、当归芍药散、吴茱萸汤、肝着汤（旋覆花汤）为后世创建了理法方药之准绳。

小柴胡汤出自《伤寒论·辨少阳病脉证并治》96条。小柴胡汤以调畅肝胆气机，辛开苦降、寒热并调、攻补兼施，无论是外感发热性疾病还是内伤杂病皆可使用。小柴胡汤由疏肝清胆的柴胡、黄芩和辛开苦降、降逆止呕的小半夏汤（半夏、生姜）以及调补脾胃的人参、甘草、大枣三组药物组成。凡是涉及肝郁胆火、肝脾不和、胆胃不和的病证，“但见一证便是”就可以得到满意的疗效。张仲景的大柴胡汤、半夏泻心汤、黄连汤、柴胡桂枝干姜汤等诸多和解剂都化裁自小柴胡汤。

四逆散出自《伤寒论·辨少阴病脉证并治》318条，具有调和肝脾的功效，用于少阴病枢机不利、阳郁厥证的证治。四逆散中君以柴胡，疏肝解郁、和解枢机，臣以枳实行气散结，调达中焦，柴枳相配，一升一散，疏肝解郁，行气通阳。芍药养肝泻木，柴芍相配，一散一收，佐以炙甘草和中缓急。芍甘相配，酸甘化阴。调和阴阳是《黄帝内经》“木郁达之”的原则体现。后世多用于治疗郁证，《太平惠民和剂局方》的逍遥散、张景岳的柴胡疏肝散及王清任的血府逐瘀汤都源于四逆散。故四逆散被后世医家誉为治疗郁证的祖方。

当归芍药散出自《金匮要略·妇人妊娠病脉证治》：“妇人怀妊，腹中㽲痛，当归芍药散主之。”并且在《金匮要略·妇人杂病脉证并治》中记载：“妇人腹中诸疾痛，当归芍药散主之。”当归芍药散由其方由当归三两、芍药一斤、川芎三两、茯苓四两、白术四两、泽泻半斤组成，具有养肝健脾、养血利水的作用。方中当归、川芎、芍药包含有四物汤的方义，用于养肝阴、补肝血及行肝气，茯苓、白术、泽泻有健脾利水之功。当归芍药散中，芍药的用量为一斤，主要体现了治疗腹痛的立方本意。后世的四物汤及八珍汤都化裁自当归芍药散。

吴茱萸汤见于《伤寒论·辨厥阴病脉证并治篇》378条“干呕，吐涎沫，头痛者，吴茱萸汤主之”，具有暖肝和胃、温中散寒之功，属于肝寒头痛的“从肝论治”。厥阴头痛多发生在头顶部，伴有阳虚的临床症状。多因体质阳虚，清阳不升，肝胃浊寒上逆，扰乱清窍所导致。肝寒犯胃，胃失和降，呕吐清水涎沫。故治以吴茱萸汤温中散寒，暖肝和胃。方中吴茱萸为君药，辛开苦降，暖肝降浊。生姜温胃散寒，与吴茱萸相配，温降更强且具镇痛作用。人参甘温，益气健脾为佐。大枣甘平，合人参益脾，合生姜调脾胃，且调和诸药。四药配伍，共奏暖肝温胃、健脾补虚、降浊化饮之功效。

肝着汤为行肝气、活肝血、通肝络的代表方。《金匮要略·五脏风寒积聚病脉证治》说："肝着，其人常欲蹈其胸上，先未苦时，但欲饮热，旋覆花汤主之。"旋覆花汤由旋覆花、葱、新绛组成，但目前多用茜草代替新绛。

《金匮要略》载有用养肝血为基本原则治疗失眠的酸枣仁汤，血痹虚劳脉证并治篇曰："虚劳虚烦不得眠，酸枣仁汤主之。"用酸枣仁汤达到养肝血、清肝火、宁心除烦，治疗肝阴血虚，火热内扰之心烦不眠，乃是补肝血治疗失眠的祖方。

三、朱丹溪六郁之治，以行肝气为主

朱丹溪在《格致余论·阳有余阴不足论》中提出了"司疏泄者，肝也"。《丹溪心法》说："气血冲和，万病不生，一有怫郁，诸病生焉，故人生诸病，多生于郁。"

朱丹溪认为万病之由，皆因于郁，而治郁必先理肝气。越鞠丸，又名芎术丸，是朱丹溪治疗郁证的代表方，以脘腹胀痛、痞满，饮食不消为证治关键。朱丹溪认为越鞠丸所治的郁证，以肝气郁滞为根本，气、血、痰、火、湿、食皆可相因成郁，六郁之中更偏重气郁，所以治疗以行气开郁为主。重用香附为君，取其疏肝解郁、行气止痛之功效。

四、缪希雍"从肝论治"治疗吐血、失眠

缪希雍在《先醒斋医学广笔记》中，独创治疗"吐血三要法"，提出治疗吐血应"宜降气不宜降火""宜行血不宜止血""宜补肝不宜伐肝"对后世影响深远。

缪希雍认为，肝脏是将军之官，功主藏血。吐血是肝失其责而不能藏血而引起的。养肝则肝气得平而血有所归。若妄行功伐，则肝虚不能藏血而血不能止。因此应从肝之性而论治吐血。吐血多因肝阴不足、肝阳偏亢，气血逆乱而藏血功能失职导致。不宜伐肝是指不能用香燥辛热劫夺肝胃之阴之意。缪希雍常以柔润之品，如白芍、枸杞子、牛膝、地黄、酸枣仁、炙甘草等酸甘化阴，以柔克刚，养阴制阳。缪希雍重点提出"补血需用酸枣仁"这一观点，是吐血三要法的至要之处。

1580年秋天，缪希雍在南京和王肯堂相会，相谈医理。王肯堂说到其外兄虞检庵患有呕血之病，虽然用补法治疗，始终没有明显疗效，尤其患者伴有严重的失眠，达到"未尝瞑目而卧也"。王肯堂对合并的失眠一直不明白其中的原因，曾言"余一时思不及此，心常缺然"，直到缪希雍提出"补血需用酸枣仁"后恍然大悟。肝藏血，人卧则血归于肝，因肝血虚极，不足以摄血，营卫之气无所归则失眠，虚血妄行则吐血。从而在《灵兰要览·吐血》篇中对缪希雍提出的三要法进行了深入的

探讨。

五、陈士铎“从肝论治”治疗偏头痛

清代名医陈士铎对头痛的治疗有独到的辨证思路，尤其散偏汤在多年的临床实践中已经证明治疗偏头痛卓有疗效。散偏汤适用于肝胆气郁的偏头痛，也可治疗外风入侵少阳经的偏头痛。临床常见“半边头痛，或左或右，遇顺境则痛轻，遇逆境则痛重，遇怫抑之事而更加风寒之天则大痛而不能出户”。陈士铎认为，胆与肝相表里，一般情况下郁气先伤肝而后伤胆，所以虽然外风侵入少阳，治疗也应该以疏肝为主，如散偏汤（川芎、白芍、白芥子、白芷、柴胡、香附、郁李仁、甘草）。另外，治疗肝郁伴有胆火痰热的半解汤（白芍、川芎、柴胡、当归、甘草、蔓荆子、半夏）也是治疗偏头痛的常用方剂。对散偏汤的组方配伍的分析上，陈士铎认为川芎作为治疗头痛的特效药物，和白芍同用可以养肝阴、补肝血，防止川芎的辛燥之气。所以临床上治疗头痛每以生川芎为君药；再配以柴胡、香附疏肝解郁；配白芥子引药深入，直达病所，通窍化痰，适用于子宫内膜异位导致的月经相关性头痛；配郁李仁、白芷助川芎散头风。

六、王清任“从肝论治”创立血府逐瘀汤

王清任认为“气有虚实”“血有亏瘀”，每易致血瘀，“气通血活，何患病之不除”。王清任创立的血府逐瘀汤为四逆散和桃红四物汤加桔梗、牛膝而成。王清任在《医林改错》中提出治疗血瘀证不需要按照三焦论治，而是根据血瘀为害人体的不同部位分别创制了五个逐瘀方。在桃红四物汤基础上，辨证合方，以达到分部论治的目的。

血府逐瘀汤主治胸中血瘀证。王清任认为胸胁为厥阴肝经分布区域，故应以气血立治法，以桃红四物合四逆散。四逆散一则调畅肝胆气机，助血药活血，二则引活血化瘀之药专达胸胁，更有桔梗一味载药上行，使行气活血之力留连胸胁，牛膝一味引血下行，使血瘀消散有去路，同时可使气机升降平衡。

七、傅青主“从肝论治”治疗痛经

傅青主治疗妇科疾病受到李东垣“脾胃学说”的影响，以李东垣补脾胃、升清阳原则基础上，又师法张景岳“阳邪之至，害必归阴，五脏之伤，穷必归肾，此源流之必然，即治疗之要着”的理论，治疗始终以脾肾两脏为中心。

傅青主认为，肝郁化火是痛经的直接病因，会出现“妇人有经前腹痛数日而后经水行者，其经来多是紫黑块”的临床症状。提出肝火逼经外泄是引起痛经的主要原因。经血色紫黑为火之象。经血成块是因火煎成形。所以其治疗方法“宜大泄肝中之火”。但是不能徒泄肝火而不解肝郁，不然热之标可祛，而热之本未除。拟定了宣郁通经汤。

宣郁通经汤为清肝泻火的名方，临床上可见心烦、口苦、腹痛、经色紫黑成块。药物组成为：白芍、当归、牡丹皮各五钱，栀子三钱，白芥子二钱，柴胡、香附、郁金、黄芩、生甘草各一钱。宣郁通经汤具有补肝血，解肝郁、利肝气、降肝火功能。方中白芍养肝阴、当归补肝血，牡丹皮、栀子、黄芩清肝火，柴胡、香附行肝气，郁金活肝血，白芥子化痰散结，炙甘草调和诸药，共奏清肝止痛之能。

八、叶天士“从肝论治”，创“辛润通络”法

叶天士在领悟张仲景《金匮要略》肝着治法，认为旋覆花汤具有辛通之用，视之为“辛润通络”之祖方，并在旋覆花汤的基础上悟出络病治法。如《临证指南医案·胁痛门》云：“汪案，此非脏腑之病，乃由经脉，继及络脉，大凡经主气，络主血，久病血瘀，瘀从便下……议通少阳阳明之络。”对于“初病在经在气，久病入络入血”，叶天士喜用旋覆花汤加当归、桃仁、柏子仁作为基本方。如《临证指南医案·胁痛门》沈案：“……渐及胁肋脘痛……久病已入血络……白旋覆花、新绛、青葱管、桃仁、当归须、柏子仁。”

九、魏之琇养肝阴创立一贯煎

一贯煎原载于清代医家魏之琇所著的《柳州医话》，是治疗肝阴虚、气滞胁痛的代表方剂，由当归、生地黄、沙参、枸杞子、麦冬、川楝子组成。魏之琇认为，肝脏体阴而用阳，其性喜条达而恶抑郁。肝阴不足的胁痛证治以养肝阴为主线，配伍疏肝理气之品。重用生地黄为君药滋养肝阴，当归养肝血。沙参、麦冬助生地黄养阴润肺，枸杞子养阴补肾为臣药，并用少量佐用川楝子，疏肝理气而止胁痛。

十、王旭高是“从肝论治”的集大成者

清代名医王旭高是“从肝论治”的集大成者。《西溪书屋夜话录》以详论肝病治法流传于世，论治精辟。

《西溪书屋夜话录》全面讨论肝病的治法，以肝气、肝风、肝火三者为主纲，根

据乘胃、侮脾、冲心、犯肺、夹寒、夹痰、夹瘀等不同的病理分型为目。在治法上，提出疏肝气之九法，即疏肝（香附、郁金）、通络（旋覆花、桃仁）、柔肝（当归、枸杞子）、缓肝（芍药、甘草）、培土泻木（人参、白术、吴茱萸、木香）、泻肝和胃（白豆蔻、金铃子）、抑肝平喘（桑白皮、杏仁）、泻肝平冲（延胡索、吴茱萸）、散肝（逍遥散），祛肝风之七法，即凉肝（羚羊角、钩藤）、滋肝（生地黄、阿胶）、养肝（当归、枸杞子）、缓肝（人参、白芍）、暖肝（白术、附子）、平肝（白蒺藜、钩藤）、搜肝（防风、蝉蜕）；清肝火之六法，即清肝（牡丹皮、栀子）、泻肝（龙胆、大黄）、化肝（青皮、陈皮）、清金制木（枇杷叶、麦冬）、补母（六味丸、大补阴丸）、泻子（甘草、黄连）。另立肝寒四法，即补法（山茱萸、枸杞子）、镇法（龙骨、牡蛎）、敛法（乌梅、白芍）、温法（肉桂、吴茱萸）；通治补肝四法，即补肝气（白术、杜仲）、补肝血（当归、牛膝）、补肝阴（地黄、白芍）、补肝阳（肉桂、肉苁蓉）。以上治法合称王旭高治肝三十法，但治法的论述过于简单，很难窥其全貌。

王旭高认为，“从肝论治”理应疏肝为先，药用香附、郁金、紫苏叶、桔梗、青皮等。寒加吴茱萸，热加牡丹皮、栀子，兼痰加半夏与茯苓。络脉瘀阻可选择辛润化瘀药物，药用当归须、桃仁、旋覆花、泽兰等。疏肝通络治疗气胀时，当加柔肝法与缓肝法，药用当归、牛膝、枸杞子、柏子仁、白芍、甘草、小麦。寒加肉桂与肉苁蓉，兼热加天冬与生地黄。

十一、吴鞠通提出“初病肝郁，久病入络”概念

吴鞠通创制“香附旋覆花汤”，方由香附、旋覆花、紫苏子、广陈皮、半夏、茯苓、薏苡仁组成。主治“伏暑、湿温胁痛，或咳，或不咳，无寒，但潮热，或竟寒热如疟状。”在《温病条辨》中，吴鞠通提出湿温之证候不可误认为是柴胡证，应选择香附旋覆花汤主之。方中香附与旋覆花相配“善通肝络而逐胁下之饮”，紫苏子降肺气而化痰，“建金以平木”，三药合用行肝气、通肝络。更有半夏、陈皮、茯苓、薏苡仁化痰和胃，运脾除湿。本方肝脾同治，气痰并调，适用于肝气郁滞脾胃痰湿中阻之证，重点放在治疗湿热合并的肝郁血滞。

十二、费伯雄“从肝论治”治疗内伤杂病

费伯雄擅长治杂病，尤其善用调肝和营法，以治诸病。《医醇賸义》有很多脍炙人口、临床有效的治肝良方，如“调营敛肝汤”“抑木和中汤”等。调营敛肝汤有当

归身、白芍、阿胶、枸杞子、五味子、生川芎、酸枣仁、茯苓、陈皮、木香、大枣、生姜以养肝行气、活血为主线，兼顾健脾。抑木和中汤组成为白蒺藜、郁金、青皮、陈皮、苍术、厚朴、当归、茯苓、白术、木香、砂仁、佛手、白檀香，用于肝郁脾虚，两方多为后世所采用。费伯雄强调的调营治肝，多用当归、白芍、生地黄、丹参等补肝养和肝药物，体现行肝气、养肝阴、补肝血、清肝火思想。费伯雄遵照张景岳的“肝无补法，养血便是补肝”的思想，在调营时皆用补血养阴药品，即“治肝亦用血药”之言。同时，要注意乙癸同源、壮水涵木、肝肾同补亦为其调肝常法，以柔制刚、补阴济阳、体以为用。

十三、张锡纯“从肝论治”治疗喘、汗、悸、泻、脱证

张锡纯“从肝论治”思想主要体现在建瓴汤（实证从肝论治）和来复汤（虚证从肝论治）。

张锡纯运用建瓴汤治疗中风先兆，认为中风是肝胆之火逆乱，挟气血上冲于脑部所致，提出治疗中风应该“清肝火、平肝阳、引血下行”为法。借鉴张仲景《金匮要略》的风引汤方意，用龙骨、牡蛎、白芍以镇肝息风，怀牛膝、赭石平肝阳、引血下行；生山药、生地黄、柏子仁养肝阴。生山药补脾阴的同时且“能调和金石之药与胃相宜，犹白虎汤用甘草、粳米之义”。张锡纯建瓴汤同时使用的铁锈水，取自《本草纲目》李时珍认为生铁落水具有“平肝坠热”之功。

建瓴汤组成：生怀山药一两，怀牛膝一两，生赭石八钱，生龙骨六钱，生牡蛎六钱，生怀地黄六钱，生杭芍四钱，柏子仁四钱。磨取铁锈浓水，煎上药服。如果大便稀则去赭石，加莲子三钱。如果有畏凉等阳虚表现，以熟地黄换生地黄。中风患者开始服用建瓴汤一两剂时，可以酌加大黄数钱以通腑泄热。临床上建瓴汤用以治疗高血压、三叉神经痛、帕金森病等肝肾阴虚、肝阳上亢的疾病有指导性意义。

镇肝熄风汤就是在建瓴汤的基础上增加天冬、玄参、龟甲以加强养阴之功，茵陈、川楝子、生麦芽以加强疏肝清热之效。如张锡纯所言：“茵陈为青蒿之嫩者，得初春少阳生发之气，与肝木同气相求，泻肝热兼疏肝郁，实能将顺肝木之性。麦芽为谷之萌芽，生用之，亦善将顺肝木之性，使不抑郁，可疏肝和胃。川楝子泻肝热，善引肝气下达，又能折其反动之力。”张锡纯在《医学衷中参西录》来复汤章节中重点讨论了山茱萸的作用，可总结为喘、汗、悸、泻导致的脱证的首选药物。来复汤主要治疗主证为：“治寒温外感诸证，大病瘥后不能自复，寒热往来，虚汗淋漓；或但热不寒，汗出而热解，须臾又热又汗，目睛上窜，势危欲脱；或喘逆，或怔忡，

或气虚不足以息，诸证若见一端，即宜急服。”可见，来复汤可治疗肝阴肝阳暴脱之各种脱证。

来复汤处方组成为：山茱萸二两，生龙骨一两，生牡蛎一两，生杭芍六钱，野台参四钱，甘草二钱。从来复汤的组成来看，以滋补肝肾，尤其擅长收敛的山茱萸为君药，配以龙骨、牡蛎助萸肉救脱之功，人参、甘草补气，芍药甘草酸甘敛阴。张锡纯认为，山茱萸“较参、术、芪更胜。盖萸肉之性，不独补肝也，凡人身之阴阳气血将散者，皆能敛之。故救脱之药，当以萸肉为第一。而《本经》载于中品，不与参、术、芪并列者，窃忆古书竹简韦编，易于错简，此或错简之误欤。”综上所述，“从肝论治”应分虚实两端，肝脏的实证可分气滞、血瘀、寒凝、火郁、气逆、阳亢六种病机，虚证可分为阴虚、血虚和脱证三种病机。临床上可根据具体病机辨证论治。

从用药规律来分析“从肝论治”，也应分为虚实两端。肝病的用药应围绕补肝阴（白芍、生地黄）、养肝血（当归、酸枣仁）、行肝气（柴胡、香附）、清肝火（牡丹皮、栀子）、活肝血（川芎、牛膝）、平肝阳（生龙骨、生牡蛎）、降肝气（旋覆花、赭石）、温肝寒（吴茱萸、干姜）、敛肝脱（山茱萸、人参）为纲目，根据患者临床症状灵活运用，可获得满意的疗效。

特色技术

在临床实践中，郑一教授采用直流感应电定向透穴的方法治疗特发性面神经炎。以直流感应电定向透穴的方法模拟传统医学中的手法透穴。研究发现，选择疏波、10Hz、每次 10 分钟 ×6 天 ×3 周的直流感应电定向透穴方案可以显著提高面神经炎的康复疗效，减少手法透穴对局部组织的过度损伤，是对传统针刺手法的有效改良，可有效减少面肌痉挛等后遗症的发生，保证面神经炎患者的日常生活质量，实现较高的社会经济效益。

验案验例

一、应用大柴胡汤体质辨治临证验案

大柴胡汤为张仲景《伤寒论》的经典名方，由小柴胡汤与小承气汤合方而成，主治少阳邪热不解，兼阳明里实之证。传统中医理论认为，运用大柴胡汤应具备往来寒热、心下急、呕不止和便秘四大主症。根据日本经方医家和国内知名学者的研

究总结，大柴胡汤符合“从肝论治”理论的经典名方。同时大柴胡汤也符合“大柴胡汤体质”的“方—病—人”的诊疗思维模式。目前普遍认为符合大柴胡汤证的患者的体质特点为：体格壮实、颈部粗短，胸腹饱满，急躁紧张，剑突下抵抗压痛，反酸口苦，便秘，用之于临床屡见奇效。郑教授临床上根据体质学说和从肝论治思想的辨证论治原则治疗若干内伤杂病，取得满意的疗效，总结如下。

（一）便秘

刘某，男，69岁，退休工人，2018年8月1日初诊。患者因大便干结5年就诊。患者5年前接受腹部手术后出现严重的便秘，大便干结成块，如羊屎状，色黑坚硬，难以排出，3～5日一行，每次都需要开塞露等药物才能完成排便。1年前口服浸泡大黄水帮助排便，诉曾服用了30kg左右的生大黄。患者体格壮实，性格坚韧，平素自感火大，口干口苦，声音嘶哑，出汗多，喜欢吃冰糕，上腹部胀满不适，大便解出时肛门感觉很热。舌尖红，苔黄厚而干，脉弦。

处方：大柴胡汤加味。醋柴胡20g，生黄芩20g，炒枳壳20g，生白芍30g，清半夏10g，生大黄10g，生姜6g，大枣6g，生白术50g，瓜蒌仁30g，当归30g，川牛膝20g，火麻仁20g，生地黄30g，炒杏仁10g。配方颗粒7剂，冲服，每日2次。

患者服药后，大便干结较前好转，不再是成块硬便，但仍感排便不通畅和排便无力感明显，在原方基础上加炒莱菔子30g，炒槟榔15g，生木香15g，在上方基础上进退服用3个月的疗程后，大便转软，排便通畅，但停药仍有复发。

按：患者的体型完全符合大柴胡汤证的诊断标准，主要临床症状为顽固性便秘，长年服用大黄水以通便。少阳腑实证病位较阳明腑实证为上，表现为胃脘胀满，是气机郁滞的结果，单独应用通腑泄热非但不能取效，而且可能起到相反作用。大柴胡汤荡涤肠胃积滞，调理气机，气机通畅，则大肠传导功能易恢复正常。配以大量生白术、瓜蒌仁、当归、川牛膝、生地黄、火麻仁等通腑作用的药物以养阴润肠。肺与大肠相表里，佐以杏仁宣肺降气。

（二）精神分裂症

李某，男，50岁，在职职工，2018年9月7日初诊。患者因失眠伴幻听1年就诊。患者体态壮实，个性坚强，办事干练，声若洪钟，精力充沛，属于领导型体质。1年前开始，无明细诱因而出现失眠，入睡困难，每晚都需要0.5～1小时才可以入睡，头部发胀，怕外部声音，听到声音后害怕，并能听到有人说话，未服用任何药物。近1个月来，因症状逐渐加重来就诊。大便干燥，喜冷饮，舌尖红，苔薄黄焦，脉弦。该证属少阳阳明同病，治宜和解少阳、内泻阳明。

处方：大柴胡汤加减。醋柴胡20g，生黄芩20g，炒枳壳20g，炒白芍30g，清半夏10g，生大黄3g，大枣10g，炮姜3g，煅龙骨30g，煅牡蛎20g，夏枯草10g，磁石10g。配方颗粒7剂，每日2次，早晚饭后1小时冲服，同时配以草酸艾司西酞普兰30mg，每日2次，口服。

二诊：患者诉失眠及头胀明显减轻，幻听消失，要求继续开1个月的药物服用。视舌苔焦黄没有改善，加生地黄20g以养阴清热。

按：大柴胡汤体质为“实胖”体型，其人体格壮实、颈短肩宽、胸围及肋弓角较大、腹部充实而按压有力、上腹部胀痛且按之不适，常伴高血压、血脂异常、肥胖、胆道及胰腺疾病。本患者为中年男性，精力充沛，阳热过剩，符合大柴胡汤证的体质，并伴有明显的头胀、便秘等症状。故给予大柴胡汤，配以龙骨、牡蛎、磁石以镇静安神，夏枯草清肝火。

（三）失眠

张某，女，28岁，2018年7月13日初诊。患者因失眠3年，加重1个月就诊。患者体态匀称，容貌姣好，精力充沛，属于光芒四射型。3年前开始，因工作繁忙而出现失眠，未服用任何药物。近1个月来，因工作繁忙而失眠复发，难以入睡，梦多，22时卧床，凌晨1～2时才能入睡。心烦，口苦，出汗多，口中有味，怕热，夜间睡眠必须开空调，否则胸闷烦热难当，长年便秘，腹胀，大便数日一行。2周前诊断为乳腺增生，自感乳腺发胀疼痛，以往月经周期非常准，但这2个月月经延期，量少，喜热饮，舌尖红，苔薄黄腻，脉沉弦。

处方：大柴胡汤加味。醋柴胡20g，生黄芩20g，炒枳壳20g，炒白芍30g，清半夏10g，酒大黄10g，大枣10g，炮姜3g，炒栀子20g，淡豆豉20g，醋香附10g，橘红10g，仙鹤草30g。配方颗粒，每日2次，早晚饭后1小时冲饮。

按：大柴胡汤多用于形体壮实、心下按之满痛的紧张型体质患者，体质虚弱、消瘦、贫血者以及皮松肌软、赘肉下垂、动则汗出喘息、神疲乏力的黄芪体质“虚胖”者慎用。本患者为青年女性，虽然没有大柴胡汤证的体质壮实、腹部充实等特点，但作为娇小型体型，精力充沛，喜欢超负荷工作，阳热过剩，符合大柴胡证的体质特点，并伴有明显的腹胀便秘等症状。故给予大柴胡汤，因心烦明显，配以栀子豉汤清胸膈之热。给予醋香附及橘红疏肝气，缓解乳腺增生。

（四）痤疮

潘某，女，26岁，2018年11月6日初诊。患者因面部痤疮2年就诊。患者2年前赴美国攻读学位，因水土不服及大量进食高热量食物并长期熬夜，面部满布痤疮，因病史较长，痤疮变现为暗红色突出于皮肤表面，触诊痤疮发硬，无红肿热痛表现。大便干，2～3日1次，干结难以排出，睡眠困难，难以入睡，口干口苦。月经周期正常，色黑，量少，舌红，苔黄干，脉沉弦。

处方：大柴胡汤加味。醋柴胡20g，生黄芩20g，炒枳壳20g，炒白芍30g，生大黄3g，清半夏10g，炮姜6g，大枣10g，煅龙骨20g，煅牡蛎20g，连翘30g，生地黄20g，炒白芥子6g。配方颗粒7剂，每日2次，早晚饭后1小时冲饮。

二诊（2020年11月13日）：患者诉服药后大便通畅，面部痤疮开始变软，无明显口干口苦，睡眠好转，大便略稀。停用煅龙骨、煅牡蛎，白芥子改为10g，加生牡蛎20g以增加软坚散结之功效，并配以丹参30g以活血化瘀，促进痤疮的吸收。因大便略稀，白芍减为20g，大黄减为2g。

三诊（2020年11月20日）：患者诉面部痤疮明显减少，痤疮变软变小，面部皮肤逐渐变白，诉大便偏干，加瓜蒌仁10g以通便、清热化痰。

按：痤疮为年轻女性常见多发病，本患者辨证重点放在体质辨证，属于大柴胡汤证体质。表现为体格健壮，精力充沛，喜欢熬夜，容易便秘及腹胀，口干口苦。给予大柴胡汤原方加连翘、白芥子和丹参。连翘为疮家圣药，因患者病程长，痤疮表现为暗红硬结，给予白芥子化痰、丹参活血。患者容易大便干，给予生地黄养阴，瓜蒌仁通便。患者服药后痤疮疗效明显，虽然平素不愿意服用难以下咽的中药，但每次看病都主动要求看中医，大柴胡汤的确是“神方”。

二、应用王新陆教授血浊理论辨治马德龙病临床心得

刘某，男，55岁，2018年8月6日初诊。主诉：双上肢逐渐增粗1年。患者因家庭悲剧而酗酒30余年，平均每日摄入200～500mL高度白酒，因

长期饮酒导致肝损伤，转氨酶偏高。近1年来自感三餐前心慌汗出，严重的饥饿感等低血糖症状而大量进食高热量食物，尤其喜欢奶油蛋糕等食品。患者下颌、颈部皮肤松弛下坠，尤其双侧上臂严重粗大（图1），而躯干则干瘦无比。因发现特殊临床症状而到我院要求住院。入院检查：生化全套示：总胆红素37.1μmol/L，直接胆红素17.4μmol/L，间接胆红素19.7μmol/L，谷丙转氨酶33U/L，谷草转氨酶42U/L，碱性磷酸酶2015U/L，谷氨酰转肽酶71U/L，谷氨酰转移酶5.97mmol/L，尿酸504.9μmol/L；胸部CT示右肺上叶及中叶多发微小结节；上腹部CT示肝硬化、慢性胆囊炎；双侧上臂MR示上臂皮下大量脂肪沉积（图2），腋窝淋巴结未见肿大；双上臂肌电图正常。左上臂周径36cm，右上臂周径38cm。舌淡，苔白腻，脉沉滑。

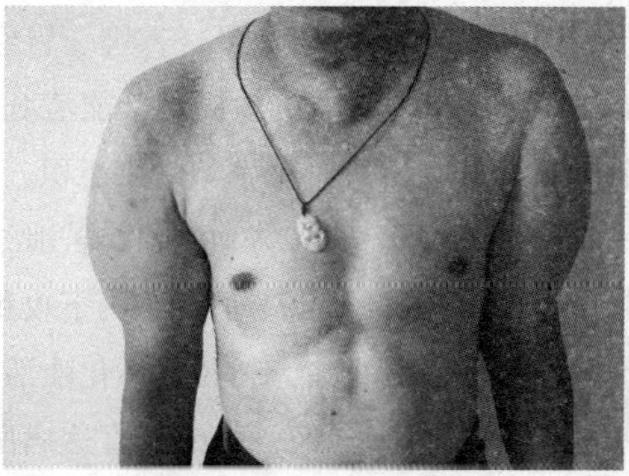

图1　双侧上臂严重粗大

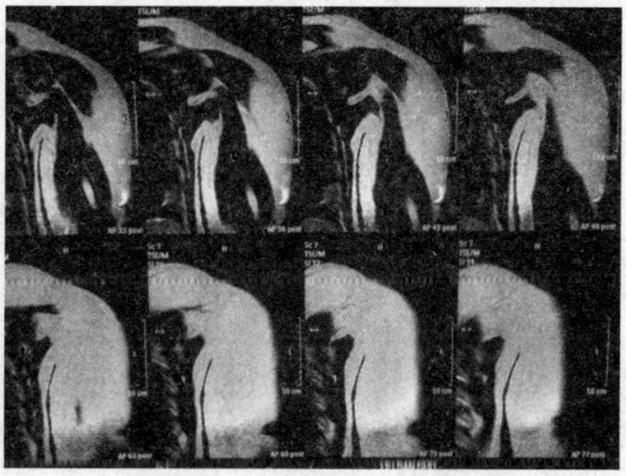

图2　上臂皮下大量脂肪沉积

诊断：中医诊断为血浊（痰热血瘀）；西医诊断为马德龙病（良性对称性脂肪瘤病）。

根据患者临床症状，符合王新陆教授血浊临床证候诊断。给予化浊行血汤口服治疗。

处方：荷叶20g，焦山楂30g，决明子30g，赤芍20g，炒水蛭10g，酒大黄3g，路路通20g，虎杖20g，何首乌10g。中药颗粒剂，每日1剂，早晚饭后冲服。

同时，嘱患者加强双上肢哑铃运动，每次30分钟，每日2～3次，进行康复训练。

二诊（2019年7月29日）：患者服药后，双侧上臂皮下脂肪沉积较诊疗前变细，后背部皮下脂肪沉积导致的皮肤褶皱明显变平。嘱患者坚持服药，控制高能量饮食，坚持康复训练。

按：1846 年由 Brodie 首次报道良性对称性脂肪瘤病，1888 年 Madelung 第一次总结了 33 例该病患者并进行文献报道，因而又被命名为 Madelung 病。该病在地中海地区发病率最高，好发于长期酗酒的中年男性，男女发病比例为 15 : 1。因亚洲人患病率较低，国内报道不多。这是一种罕见的脂肪代谢障碍引起的脂肪组织弥漫性、对称性沉积于颈肩部皮下浅筋膜间隙和（或）深筋膜间隙的疾病。治疗方法主要有外科切除术和吸脂术，目前尚无药物治疗的报道。

《灵枢·逆顺肥瘦论》说："广肩腋项，肉薄厚皮而黑色，唇临临然，其血黑以浊，其气涩以迟。"由于患者长期酗酒，引起肝硬化，对胰岛素灭活不足，导致糖耐量异常，患者反复出现餐前低血糖而大量摄入高热量食物而导致皮下脂肪大量沉积。符合良性对称性脂肪瘤病诊断。

化浊行血汤为王新陆教授通过多年的临床经验而提出的临床有效方剂。方中荷叶、决明子、焦山楂三药清化浊邪，共为君药。荷叶味苦、涩而平，入脾、胃经，升阳利湿化浊、通利小便；决明子味甘、苦、微寒，入肝、肾、大肠经，能清肝明目、通便祛浊；山楂味酸、甘、微温，入脾、胃、肝经，活血化瘀、化浊消积。水蛭、酒大黄、赤芍三药为臣药。水蛭味咸，苦、平，入肝经，咸入血走血，苦泄结，助山药行血通脉，破浊血；酒大黄味苦、性寒，入脾、胃、大肠、肝经，泻下攻积，活血祛浊；赤芍味苦，性微寒，入肝经，清热凉血、散瘀止痛。三药共奏化浊活血之功。路路通、虎杖、何首乌三药为佐药。路路通通行十二经，引诸药直达病所；虎杖活血化浊，清热利湿；何首乌补血益精，滋养肝肾。九味相伍，共收清化血浊、行血畅血之功。